吴天一

高原医学理论与实践

Wu Tianyi's Theory and Practice of High Altitude Medicine

主　编　欧珠罗布
主　译　康　敏　林东涛　顾良军

中国协和医科大学出版社
北　京

图书在版编目（CIP）数据

吴天一高原医学理论与实践 / 欧珠罗布主编.--北京：中国协和医科大学出版社, 2025.2 -- ISBN 978-7-5679-2459-8

Ⅰ. R188

中国国家版本馆CIP数据核字第2024097TE0号

内容提要

本书收录并翻译了吴天一教授曾公开发表的52篇英文学术论文。全文内容涉及范围较广，为便于读者了解其内容，编译人员将全文内容划分为基础医学研究、临床医学研究、流行病学研究和研究平台建设4个部分。其中，基础医学研究收录并翻译论文16篇、临床医学研究收录并翻译论文26篇、流行病学研究收录并翻译论文8篇、研究平台建设收录并翻译论文2篇。

本书具有涉及内容广、时间跨度大、研究方法多样和参考文献翔实等特点，对广大医学工作者，特别是对从事高原医学领域临床或研究的医学工作者和高年级医学生具有很强的可读性、实用性和指导性，是一部有关高原医学领域较为全面、系统的参考读物。

主　　编　欧珠罗布
责任编辑　沈冰冰
封面设计　邱晓俐
责任校对　张　麓
责任印制　黄艳霞
出版发行　**中国协和医科大学出版社**
（北京市东城区东单三条9号　邮编100730　电话010-65260431）
网　　址　www.pumcp.com
印　　刷　北京联兴盛业印刷股份有限公司
开　　本　889mm×1194mm　1/16
印　　张　23
字　　数　670千字
版　　次　2025年2月第1版
印　　次　2025年2月第1次印刷
定　　价　238.00元

编者名单

名誉主编　吴天一

主　　编　欧珠罗布

主　　译　康　敏　林东涛　顾良军

审　　校　王　斌　祁学斌　边　巴

顾　　问　钟　扬　崔超英

秘　　书　胡　洁　扎西德吉

名誉主编简介

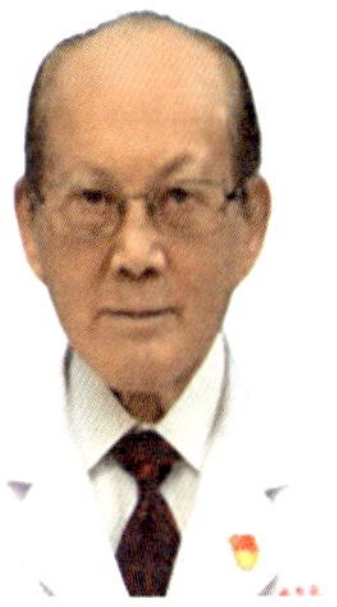

吴天一，塔吉克族，中国工程院院士，低氧生理学与高原医学专家，教授，研究员，博士研究生导师，享受国务院特殊津贴专家。青海高原医学研究院院长，卫生部高原病研究重点实验室主任，科技部省部共建高原医学研究国家重点实验室主任。中华医学会高原医学分会第六届主任委员。美国科学进展学会会员，国际高山医学协会科学顾问，国际病理生理协会理事，国际肺血管病研究所研究员，挪威奥斯陆大学客座博士研究生导师。《中国高原医学杂志》主编，*High Alt.Med.Biol.* 编委。

吴天一是中国低氧生理学与高原医学领域的主要学术带头人。主持和参与国家自然科学基金重大项目、重点项目、“973”项目、“973”前期项目等5项，省部级项目16项。主编和参与编著高原医学专著8部，发表医学论著200多篇。获国际高山医学奖1项、国家科技进步奖特等奖1项、国家科技进步奖二等奖3项及省部级奖13项，并获解放军总后勤部“十一五”重大科技成果奖、香港何梁何利奖、中国光华工程奖等。先后被卫生部授予“全国卫生文明先进工作者”称号，被科技部授予“边远地区优秀医学科技工作者”称号，被中国侨联授予“全国侨界十杰”称号，被人力资源和社会保障部及国家发改委授予“西部大开发突出贡献个人”称号，被中共中央、国务院和中央军委授予“全国抗震救灾模范”称号。2021年中共中央组织部、党和国家功勋荣誉表彰工作委员会办公室授予他“七一勋章”。2023年中国医师协会第八届医学家年会上被授予“中国十大医学泰斗”。

主编简介

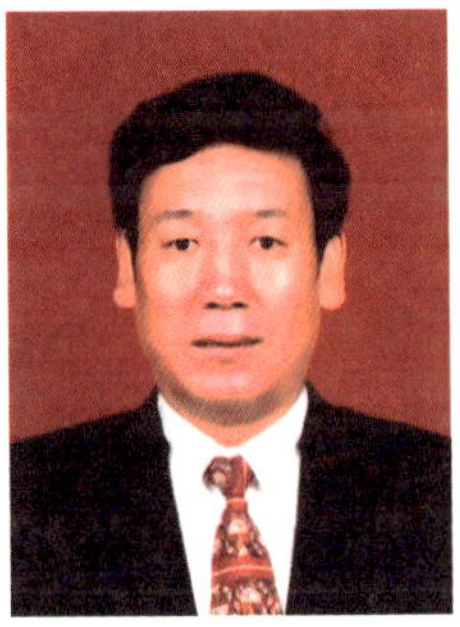

欧珠罗布，男，1959年生，西藏日喀则人，中共党员，硕士学位，教授，博士研究生导师，长期从事临床、教学、管理和研究工作。曾任西藏大学医学院院长、西藏大学研究生院院长等职。先后兼任中国医师协会外科医师分会第一届、第二届常委，中华医学会高原医学分会第六届至第九届副主任委员，教育部高等学校临床医学教学指导委员会委员，中华医学会医学教育分会理事，中国遗传学会理事，西藏医学会理事，西藏自治区继续医学教育委员会副主任委员，西藏大学珠峰研究院特约研究员，《西藏大学学报》《西藏医药杂志》《医学教育管理》编委等职。现任西藏大学附属阜康医院副院长。先后主持完成科技部“973”前期项目、科技部重点研发计划专项、国家自然科学基金、西藏自治区科技厅及美国中华医学基金会等资助的各类研究项目40多项；在《国家科学评论》、*Nature Communications*等国内外学术期刊上发表近百篇学术论文；参与编写《外科学》《高原医学》《西藏自治区卫生服务调查与体系建设研究报告》等13部教材和专著。曾入选西藏自治区学术带头人、西藏大学学科带头人、西藏大学珠峰学者人才支持计划。2007年、2013年分别获西藏自治区教学成果奖二等奖、三等奖；2014年享受国务院政府特殊津贴；先后获西藏自治区科学技术奖一等奖2项，二、三等奖各1项。

序

2008年西藏大学聘请我为特聘教授，工作期间我曾与西藏大学医学院时任院长欧珠罗布，副院长崔超英和康敏，以及边巴副教授共同创建西藏大学高原医学中心，共同实施“973”重大项目，共同考察藏南地区、珠穆朗玛峰、黑脱地区人群生理学，印象深刻，终身难忘。

在进行学术交流时，欧珠罗布院长等发现我的100多篇SCI收录的论文中，有些对在高原就读的研究生和青年医生很有帮助，就萌发了将部分论文译为中文的想法。因此，由中华医学会高原医学分会现任副主任委员欧珠罗布教授携西藏大学等学者历经数年，将本人公开发表的52篇英文学术论文全文译成中文，供广大基层医学工作者阅读和参考，我深切感受到了编译者的初衷和西藏同道的用意。

本书所收录的文章时间跨度较大，且都是在当时的条件下所开展的研究项目以及取得的研究成果。因此，无论其研究方法，还是研究结果不可避免存在一定的历史局限性。由于论文中专有名词、术语众多，又需忠于原文，翻译难度较大。尽管如此，在编译人员的努力下，我的52篇英文学术论文已译成中文并与读者见面。

本书的编译出版，如果对广大医学工作者，特别是对高原医学工作者的临床工作和学术研究有所帮助，这将是本人莫大的荣幸，也是编译人员精心策划、翻译和出版的初衷所在。

最后，向所有为本书编译和出版付出努力的组织和个人表示感谢和敬意。

吴天一

2023年3月20日

前　言

吴天一教授是我国高原医学的著名学者和奠基人之一，他在50多年的职业生涯中，满怀豪情，深恋西域，扎根高原，走遍了青藏高原，努力攻克高原病，守护了万千生命。他从流行病学、病理生理和临床医学等多个角度开展科学研究，建立的慢性高原病诊断标准被国际高原医学学会接纳为国际标准，在全球统一应用；他开创“藏族适应生理学”研究，诊治了藏族群众上万人，被称为“生命的保护神”；他创建了全国第一家高原医学研究院，他和他的团队骑着马、牦牛，在青藏高原的腹地，在藏族居住的高海拔地区进行研究，被称为“马背上的院士”；他填补了低氧生理和高原医学科研领域的空白，构建起高原生存安全的科学体系；在青藏铁路建设期间，他不畏艰难，勇挑重任，主持制订了一系列高原病防治措施和急救方案，创造了青藏铁路建设5年、14万建设大军在海拔4500m以上的唐古拉山强劳动、无一例因高原病死亡的奇迹。他潜心钻研、不断探究、攻坚克难，提出了一系列独特的学术观点，解决和回答了诸多有关高原医学领域的重大理论和实践问题，为提升我国高原医学学科研究水平，扩大我国高原医学在国际上的影响力做出了突出贡献。在长达半个多世纪中，他以敏锐的科学洞察力、严谨的治学态度和务实的工作作风带领我国高原医学工作者登上了国际高原医学舞台的中央。他的家国情怀、高尚品质、奉献精神、治学态度和学术成就赢得了学界的高度认可和敬仰，不愧为当今国际高原医学界公认的领军性人物和享有崇高声望的学者。如今80多岁的他仍然坚守在青藏高原之上，守护着高原人民的健康。

吴天一教授在长期的工作实践中，通过研究和总结，撰写并发表了大量高水平的学术论文，其中不少学术论文曾用英文发表在国际学术期刊。然而，我国基层医务工作者，特别是在青藏高原地区工作的不少医学工作者因受英语阅读能力的限制，无法直接阅读到作者的原文。为此，经作者本人同意，我们把作者在国际学术期刊上发表的52篇英文学术论文翻译成中文，旨在为我国高原医学领域从事临床或研究者提供参考。

在有生之年，有幸承担和参与吴天一教授学术论文的编译工作，这不仅是出于对吴天一教授高尚人格和卓越成就的敬仰，更是体现了所有编译人员对高原医学事业的热爱和使命担当。

《吴天一高原医学理论与实践》一书的出版，将为广大读者了解我国高原医学发展历史、认识高原疾病、指导临床实践、提高诊疗水平、拓宽研究思维、掌握研究方法提供新的视角，并对临床工作和科学研究亦有很好的参考和指导价值。

本书之所以如愿同读者见面，首先得益于吴天一教授对本书编译和出版工作所给予的重视和指导。其次，以十分崇敬和怀念的心情，感谢我们的良师益友钟扬教授生前对本书编译工作所给予的鼓励和帮助。此外，本书的编译和出版得到了西藏大学科研处、西藏大学医学院等部门以及西藏大学附属阜康医院科教部工作人员的大力支持。美国中华医学基金会（China Medical Board）为本书的编译和出版提供了经费资助，中国协和医科大学出版社给予了大力支持，在此一并谨致谢意。

在翻译过程中，我们虽力求忠于原文，尽力做到表述准确，叙述流畅和前后一致，译完后又进行了数次校阅、修改。但限于我们对原文的理解能力、翻译水平和经验，纰漏和不妥之处在所难免，期望同道和广大读者不吝赐教。

欧珠罗布　康　敏

2024年3月20日

目　录

第一部分　基础医学研究

第二部分　临床医学研究

第三部分　流行病学研究

第四部分　研究平台建设

第一部分

基础医学研究

1990年阿尼玛卿山远征——特高海拔地区生理学与医学研究

Tianyi WU[1], Yanbo ZHANG[1], Zhiqin BAI[1], Haimin ZHANG[1], Degan LI[1], Zhisin SUN[1], Akio SAKAI[2], Yasunori YANAGIDAIRA[2], Takayuki FUJIWARA[2], Gou UEDA[1]

[1]中国青海高原医学研究院，西宁 810012
[2]日本信州大学医学院环境生理学部

引言

虽说人类对极度低氧环境的生理反应研究了近百年，但人类不断征服更高海拔的尝试激发了人们对极度低氧环境下人体生理学研究的兴趣[1]。20世纪80年代有两次著名的成功研究：1981年由JB. West[2]率领的美国珠穆朗玛峰医疗远征考察和1985年由CS. Houston、JR. Sutton和JT. Reeves率领的第二次珠穆朗玛峰远征活动[3]。但人类对低氧适应的机制仍不甚明晰。

1990年7～8月，中日联合阿尼玛卿山医学科学考察为获取人类在特高海拔的生理数据提供了良机。

1 阿尼玛卿山

阿尼玛卿山位于中国青海省西南部，是昆仑山东部的最高峰，其最高峰海拔为6282m，山顶终年积雪。山峰主体在北纬33°43′～35°16′，东经98°48′～100°51′。中国第二长河黄河绕山而流，因此，阿尼玛卿山在藏语中意为黄河旁祖父似的山。阿尼玛卿山海拔4900m测得的主要气候参数如表1所示。

1.1 气候

阿尼玛卿山所在的地区属高山大陆性气候，平均气温较低，昼夜温差大，降水少，日照时

表1 阿尼玛卿山海拔4900m测得的主要气候参数

	5月	6月	7～8月
大气压kPa（mmHg）	55.4（416）	53.7（403）	（55～56）（413～420）
日平均气温（℃）	-8.2	-4.8	2.7
昼夜温差（℃）	31.3	30.0	26～31
最高气温（℃）	8.0	12.0	18～25
最低气温（℃）	-24.1	-18.0	-6.0～2.0
风速（m·s）	W12	W8	W10～W4
日照时间（h）	11.5	12.0	11.8～12.5
相对湿度（%）	25	34	35～60

间长，紫外线强。雪线位置东北坡为4600m，东南坡为4800m。阿尼玛卿山地区生态环境保持完好，是高原研究的理想场所。

1.2 受试者

本研究受试者为8名日本人（居住于海平面）、12名中国汉族人（在2261m的中度海拔生活超过10年）和12名本地藏族人（生活在玛沁县的高原世居居民，在海拔3719～4520m游牧）。受试者大部分为青年男性，健康状况良好。

1.3 测试

本研究主要在4个不同的海拔高度进行。在远征初期，队员乘车历经3天从西宁（海拔2261m，大气压581托）到大武（3719m，484托），随后骑马2天从大武到达第一个测试点（4660m，428托），然后到达大本营（base camp，BC）（4904m，412托），在此停留5天。最后，登山队员迅速进入极限挑战区（attack area，AA）（5200m，402托），在1天内进行了一些高山研究。

本次医学考察的主要目的是获取人类在高原地区的生理学及高原病的参数。为此，研究员分别在玛沁县4处不同的海拔高度（3719m、4660m、4904m和5200m）和阿尼玛卿山进行各项测试，并与西宁（2261m）测得的数据作比较。汉族旅居者的数据将与本地藏族人进行比较，他们在不同海拔的数据也将进行纵向比较。

整个远征期间进行了多项医学观测研究，包括心脏功能、肺通气、微循环、能量消耗和体重减轻、神经反射测试、夜间睡眠呼吸状况和氧饱和度、凝血、急性高原病（acute mountain sickness，AMS）患病率、动物实验研究及高原鼠兔的生态研究。

2 结果与讨论

2.1 心脏功能

高原缺氧环境是否会抑制心脏功能，降低人体运动能力？这仍是一个富有争议的话题。显然，此项研究数据对了解普通人心脏适应缺氧环境能力和预见疾病发展过程具有重要作用。

此项研究内容参照了1986年在阿尼玛卿山海拔5620m已有的研究结果。当时的登山队员（受试者）被分作两组：10名汉族旅居者，年龄18～34岁，平均年龄（25.3±1.9）岁，体表面积为（1.65±0.02）m^2；12名本地藏族人，年龄（18～36）岁，平均年龄（26.6±1.7）岁，体表面积为（1.62±0.08）m^2。两组受试者的年龄、性别和体表面积相近。

心脏功能测试采用无创方法，因为在特高海拔地区使用如心导管术等有创方法非常困难，而无创与有创方法的检测结果相近。无创检测方法包括阻抗心动描记法、心力图、超声心动图和心尖心动图（apexcardiogram，ACG）。检测过程使用多项描记图。

检测参数如下：阻抗心动描记法测得心率、每搏输出量（stroke volume，SV）和心输出量。心力图测得心缩间期（systolic time intervals，STI）、射血前期（pree jection period，PEP）、左心室射血时间（left ventricular ejection time，LVET）及PEP与LVET的比值（PEP/LVET）。M型超声心动图测得射血分数、左心室周径纤维平均缩短速度（mean velocity of circumferential filber shorting，mVcf）、左心室舒张末期和收缩末期直径（left ventricular end-diastolic and end-systolic diameters，LVIDd，LVIDs）。ACG测得左心室舒张功能参数，包括总舒张时间（total relaxation time，TRT）、TRT指数（TRT index，TRTI）、ACG中RF波与总振幅的比值（F/H）、ACG中A波与总舒张偏转的比率（A/D）、ACG中A波与总振幅的比率（A/H）及舒张幅度时间指数（diastolic amplitude time index，DATI）[4-8]。

运动测试：所有受试者用立式自行车测力计进行测量。测量在休息30分钟后进行。然后受试者运动负荷逐步由300kg/（m·min）、600kg/（m·min）、900kg/（m·min）到1200kg/（m·min）递增，每个阶段运动5分钟，休息5分钟后在恢复阶段再次进行观查。

其他测量内容包括血压、总外周阻力、血气、动脉血氧饱和度（oxygen saturation in arterial blood，SaO_2）、静脉血血细胞比容及最大摄氧量。

在2261m、3719m和4904m三个不同海拔高度，静息时心率、SV和心输出量随着海拔上升呈小幅上升趋势，但在三个海拔之间，以及汉族旅居者与本地藏族人间并无显著差异（图1）。

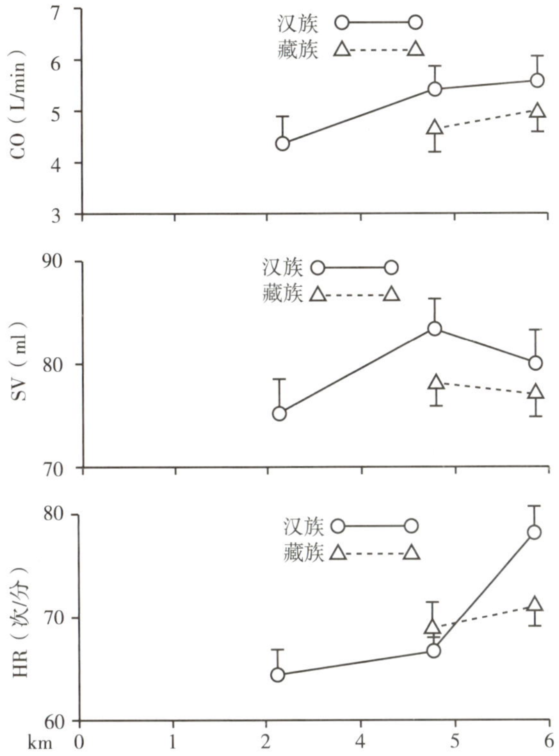

图1　静息时汉族旅居者与本地藏族人在不同海拔高度左心室泵血功能对比

注：其中三角形标虚线表示藏族，圈标实线代表汉族；横轴表示海拔高度。

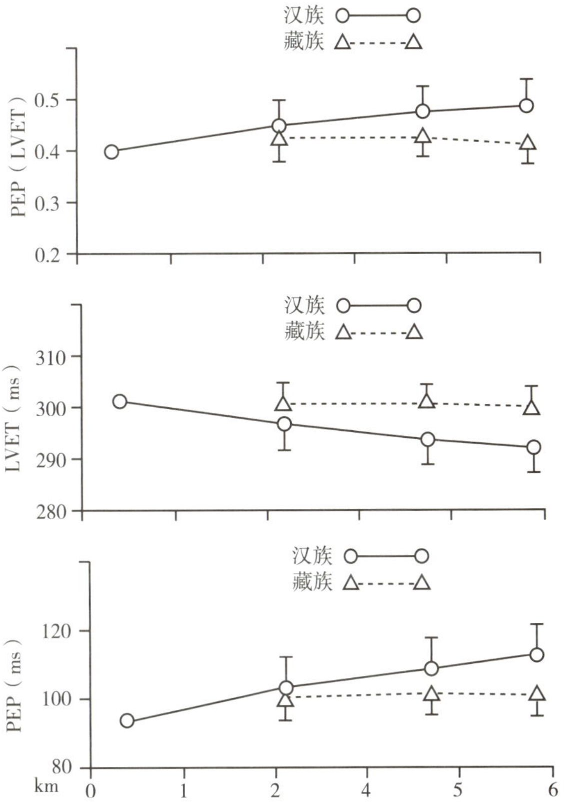

图2　静息时汉族旅居者与本地藏族人在不同海拔高度左心室STI参数对比

注：其中三角形标虚线表示藏族，圈标实线代表汉族；横轴表示海拔高度。

STI值的变化在海平面的数据（2年前在海拔76m的青岛测得汉族登山队员的数据）与高原的数据不同；PEP增长；LVET变短；PEP/LVET比值随海拔增加而增大；在汉族和藏族中均出现STI值的变化；两组受试者在海拔3719m并无明显差异，但在4904m和5620m，本地藏族人比汉族旅居者PEP更小，LVET更长（图2）。

尽管PEP/LVET比值在高原更高，射血分数和mVcf随海拔高度的上升不断增加。射血分数和mVcf的变化表明，在高海拔地区左心室收缩功能有不同程度的增强。事实上，作为常用的评估心脏泵血功能的指标[9]，射血分数在海拔超过3719m后增大；作为评估心肌收缩能力的可靠指数[10]，mVcf随着海拔升高而增大，由海拔2261m的1.25转/秒升至4904m的1.67转/秒（图3）。

LVIDd随着海拔升高呈下降趋势，但海拔超过3719m后，与海拔2261m相比，LVIDs值出现明显下降（图4）。

汉族旅居者运动时，在相对适中的海拔

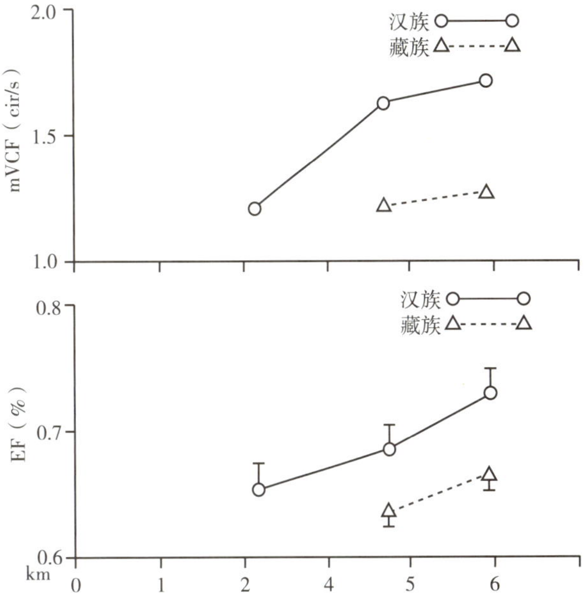

图3　静息时汉族旅居者与本地藏族人在不同海拔高度左室收缩参数对比

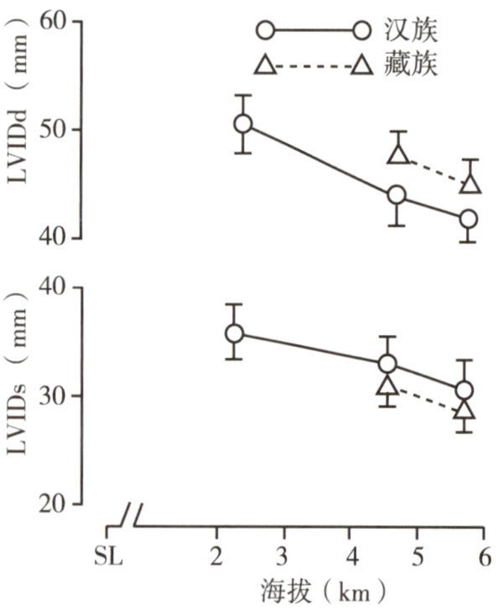

图4　静息时汉族旅居者与本地藏族人在不同海拔高度LVIDd和LVIDs对比

2261m，随着运动负荷的增大，心率、SV和心输出量明显增加；当超过海拔4520m后，心率增大，SV趋于稳定，心输出量随着运动负荷增大呈现小幅增加；在特高海拔5620m，随着运动量增加，心率增长受限，SV和心输出量下降。相应地，PEP/LVTE比值随着海拔增高和运动负荷增加而增加。

在本地藏族人中，随着运动负荷的增加和海拔的升高，心率平稳升高，SV在海拔4520m增加，而在5620m趋于平稳。心输出量在3个不同海拔高度，随着运动负荷增大而明显增加。与汉族旅居者不同的是，PEP/LVET比值随着运动负荷增大逐渐下降（图5）。

汉族旅居者心脏收缩时的血压和TRP在海拔5620m时降低。随着海拔升高，静脉血血细胞比容相应升高，但在本地藏族人中却没有明显变化。当海拔超过4520m后，汉族旅居者的SaO_2明显下降，尤其是在运动后，而在本地藏族人中仅有轻微下降。

在海拔从4520m上升至5620m的过程中，最大摄氧量在汉族旅居者中呈显著下降，而在本地藏族人中仅有小幅下降，因此后者的最大摄氧量（48.8±2.6）ml/（kg·min）远高于前者的（36.4±2.2）ml/（kg·min）（$P<0.01$）。

Balasubramanian等[11]认为因为高原急性缺氧环境导致心脏功能减弱。尽管PEP/LVET比值升高，但射血分数和mVcf保持增大，LVIDd和LVIDs随着海拔升高缩短，这表明心肌收缩功能增强而非减弱。因此，STI的变化可能是由左心室的前负荷降低和心脏储备能力增强造成的。本研究赞同Flower[12]、Reeves等[13]和Suarez等[14]的研究结果，即心脏收缩功能并不会因急性或慢性缺氧受到损伤。

这些结果表明，本地藏族人比汉族旅居者能更好地适应高原环境，因为在高原他们的心脏储

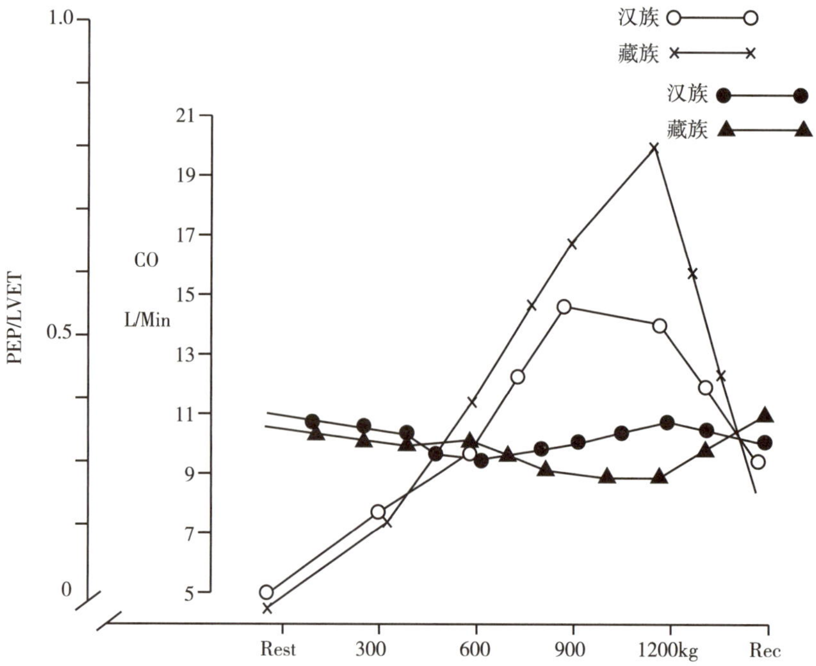

图5　汉族旅居者与本地藏族人运动前后CO与PEP/LVET对比

备能力和最大摄氧量优于汉族旅居者。

2.2 左心室舒张功能和顺应性

据我们所知，目前还没有报道过在高原登山队员左心室舒张功能的数据。本次研究将12名汉族旅居者同12名本地藏族人作比较，两组受试者年龄、性别和体表面积匹配，同时对两组受试者的心电图、PCG和ACG做了记录。

在汉族旅居者中，随着海拔高度升高，TRTI呈下降趋势，A/H呈上升趋势，但差异有统计学意义（$P>0.05$）。当海拔超过3719m后，F/H值下降显著（$P<0.05$）。A/D上升，在海拔3719m处上升显著（$P<0.05$），在海拔4904m上升更为显著（$P<0.01$）。DATI随海拔升高降低，在海拔超过3719m时，与海平面对照数据相比差异有统计学意义（$P<0.001$）（表2）。

在海拔4904m，TRTI、DATI和F/H值的下降，以及A/D的上升在汉族旅居者中比本地藏族人明显（$P<0.01$）（图6）。

在高原，左心室收缩功能可维持稳定。该研究表明在高海拔地区，环境缺氧引起的心肌缺氧可能导致左心室舒张功能和顺应性轻微减弱[15]，但此类变化在本地藏族人中表现不明显。因此，我们认为在高原，本地藏族人的氧利用和心肌代谢能力优于汉族旅居者[16]。

2.3 心电图

本研究记录了12名登山队员在不同海拔高度的13导联静息心电图。心电图特征表明，静息时的心率，标准Ⅱ导联中P波振幅及QRS平均额面电轴随海拔上升而升高。QTc下降，Q-T/T-Q升高（表3）。

表2 汉族旅居者在不同海拔左心室舒张功能和顺应性参数（M±SD）

海拔（m）	TRT（ms）	TRTI	F/H	A/H	A/D	DATI
76（对照）	88.06±16.73	0.22±0.04	0.17±0.08	7.24±3.32	0.25±0.13	0.89±0.32
2261	89.14±17.73	0.22±0.04	0.16±0.11	7.62±3.32	0.28±0.14	0.77±0.31
3719	96.69±15.22	0.21±0.03	0.14±0.05	7.72±3.53	0.32*±0.16	0.66**±0.25
4904	100.07±18.84	0.20±0.03	0.12*±0.06	8.08±3.38	0.36*±0.15	0.54***±0.23

注：* $P<0.05$，** $P<0.01$，*** $P<0.001$。

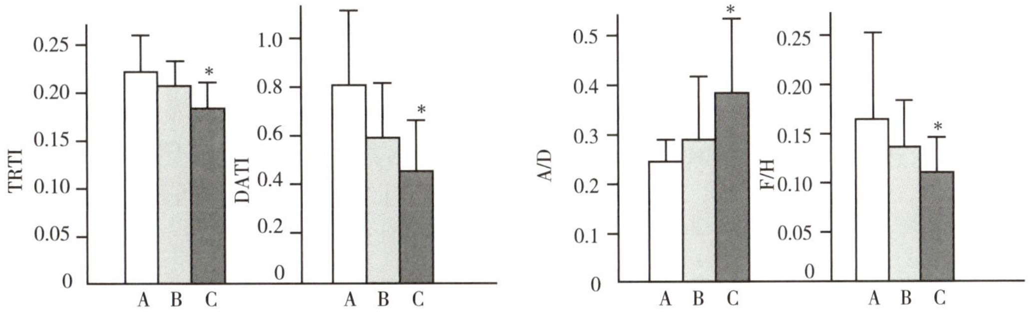

图6 海拔4904m汉族旅居者和本地藏族人左心室舒张功能对比（A＝海平面控制数据，B＝汉族旅居者，C＝本地藏族人，与本地藏族人对比，* $P<0.05$）。

表3 不同海拔12名登山队员的心电图特征（$\bar{x}\pm s$）

心电图	2261m	3719m	4904m
心率（次/分）	62.8±1.9	71.2±2.0	76.9±1.6
AQRS（°）	66±4	80±4	86±5
PV（mV）	0.07±0.03	0.10±0.04	0.13±0.04
QTc（ms）	393±14	347±12	317±14
Q-T/T-Q	0.759±0.020	0.879±0.020	1.112±0.030

在5620m的特高海拔，一名受试者出现不完全性右束支传导阻滞，一名出现右心室肥大，一名出现RS-T节段偏转及T波倒置，一名出现房性期前收缩。所有这些数据在返回平原（2261m）后均恢复至对照水平。

上述心电图数据表明：在特高海拔地区，健康登山队员心电图变化与肺动脉压升高和心室收缩能力增强一致，但并未观测到后遗症。

2.4 心肺反应及AMS

1986年6月，90名年轻男性登山队员到达阿尼玛卿山海拔4520m，并攀登至5620m。对所有受试者进行了立式自行车的亚最大运动测试，然后测量HRD（运动时心率减去静息时心率），$PaCO_2D$（运动时$PaCO_2$减去静息时$PaCO_2$），SaO_2D（静息时SaO_2减去运动时SaO_2）。高原心肺反应是由$PaCO_2D/SaO_2D$和HRD/SaO_2D二者决定。测试结果显示低氧通气反应和心脏反应出现较早，也比较敏感。

1990年8月，15名登山队员从海拔4660m攀登至5200m的极限挑战区。其间，使用心率计和耳部血氧定量法检测队员攀登前、攀登中和攀登后的心率和SaO_2，然后计算HRD/SaO_2D。在习服良好且无AMS症状的个体中，HRD/SaO_2D值为53.32±11.74，高于习服不良者的28.32±8.84（$P<0.01$），或者经常罹患AMS。

上述结果表明，有低氧通气反应和心脏反应的个体更易罹患AMS[17-18]，$PaCO_2D/SaO_2D$和HRD/SaO_2D是判断AMS的简易且敏感的两个参数。

2.5 结膜的微循环

为了确认微循环与低氧的关系，本研究选用结膜显微镜进行测试。

随着海拔高度上升，结膜微血管动脉管径逐渐变细，微血管小静脉不断显著变宽，微血管囊状扩张数增多。结膜处血流速度明显低于低海拔的血流速度，红细胞聚集明显增加。毛细血管周围局部渗出、水肿和出血现象时常发生，微血管处常有白色微血栓形成（表4）。这些数据可能解释了高原病的某些机制和症状。

2.6 凝血因子

测试在两组人群中进行：17名汉族登山队员（26～41岁）和12名本地藏族人，两组受试者均为健康男性。测试结果显示：当汉族登山队员攀登至海拔4660m时，因子Ⅷ促凝成分和因子Ⅷ相关抗原活性减弱，血纤维蛋白溶酶原活性无明显变化。本地藏族人凝血因子和血纤维蛋白溶酶原活性保持正常水平（表5）。

高原地区的凝血功能变化与高原肺水肿、肺动脉高压和血栓形成相关，可能在人类攀登上升至高原时出现[19-20]。

2.7 神经反应测试

用心理运动仪进行测试，其中一个测试的是简单反应时间，另一个测试复杂反应时间。前者要求受试者在4个不同的海拔高度模拟拼装5色彩灯，后者要求受试者在不同海拔模拟拼装不同颜色彩灯组成的24个不同数字。该实验的主要

表4 不同海拔高度登山队员结膜微循环变化（$\bar{x}\pm s$）

	2261m	3719m	4660m	5200m	P值
多重定量评分	2.47±0.91	6.17±2.61	11.76±4.06	20.8±6.06	<0.001
微血管数（条/mm）	4.32±0.53	3.65±1.07	3.76±0.93	3.54±1.00	<0.05
细小动脉管径（μm）	11.29±1.42	11.57±1.25	9.81±1.85	7.90±1.58	<0.01
细小静脉管径（μm）	29.77±0.63	31.31±1.63	32.71±1.85	29.70±1.56	<0.01
血流速度（WS）	0.56±0.38	0.95±0.37	1.25±0.24	2.00±0.39	<0.01
囊状扩张（WS）	0.42±0.17	0.46±0.27	0.59±0.28	1.10±0.73	<0.01
红细胞聚集（WS）	0.75±0.10	0.89±0.43	1.80±0.51	4.38±1.58	<0.01

注：WS为加权分数。

目的是记录并观测手眼脚协调性在速度和准确性上的连续性变化。实验过程中，心理运动仪自动记录结果。

实验结果显示，当海拔高度上升至4904m后，受试者反应时间（简单和复杂反应时间）明显比低海拔地区变长。为了保证准确性，速度自然减慢。

2.8 睡眠特征

为了验证快速暴露于高原时出现的睡眠障碍和睡眠低氧血症与新进者的习服水平相关这一假设，在本次远征期间，特挑选5名30～41岁健康汉族男性进行研究。夜间全程多导睡眠研究均在海拔4660m测得，将与海拔2261m作为对照。

当受试者到达海拔4660m时，总睡眠时间（TST）和睡眠效率指数（SEI）下降；总觉醒次数（TAT）、浅睡眠（阶段1和阶段2非快速眼动睡眠，NREM）增加；深睡眠（阶段3和阶段4，NREM）和快速眼动睡眠（REM）时间减少。3名受试者出现周期性呼吸现象。动脉血氧饱和度显著降低（表6）。

据此我们得出，如果急速升至高海拔地区，高原缺氧会打乱生理性睡眠节奏，进而引起睡眠紊乱、睡眠呼吸暂停和睡眠低氧血症[21-22]。

2.9 能量消耗和体重减轻

在高原地区，要判断一个人是否充分习服，最简单的标准是能否维持正常体重。本研究测量和记录了24名登山队员在不同海拔高度的日热量摄入量和体重。

从西宁（2261m）到极限挑战区（5200m），热量消耗分别为3837kcal/d（西宁）、3763kcal/d（大武）、3453kcal/d（第一个测试点）和3512kcal/d（大本营）。可以看出以上4个海拔间热量消耗差异无统计学意义（$P>0.05$）。当海拔高于3719m后，即便热量摄入充足，登山队员中也时常出现体重减轻的现象。从海拔3719m骑马3天到达4660m，队员的体重平均减轻（2.56±1.11）kg；从海拔4660m到大本营再到极限挑战区的5天内，与前一阶段相比，队员的平均体重显著减轻

表5 登山队员凝血因子活性变化（M±SD）

	2261m	4660m		P值
	汉族	汉族	藏族	
Ⅷ：C	93.9±2.43	77.2±24.5	109.4±27.0	0.01
Ⅷ R：AG	130.0±35.9	70.9±40.2	140.9±13.6	0.001
血纤维蛋白溶酶原活性	94.7±15.1	96.8±17.6	100.7±13.6	0.05

表6 高原地区夜间睡眠变化（$\bar{x}\pm s$）

	2261m	4660m	P值
TST（min）	379.5±23.9	235.3±11.4	＜0.01
TAT（min）	24.1±9.2	84.7±8.6	＜0.001
SEI（%）	94.1±2.2	79.8±2.1	＜0.001
NREM（%）	88.0±2.7	86.9±4.8	NS
1、2阶段	68.05±4.36	77.1±4.8	＜0.05
3、4阶段	19.96±2.89	9.66±2.93	＜0.001
REM（%）	88.0±2.7	86.9±4.8	NS
觉醒SaO_2（%）	96.8±0.8	89.4±2.2	＜0.001
睡眠SaO_2（%）	92.6±0.9	78.2±2.6	＜0.001

（3.73±1.09）kg。在离开阿尼玛卿山到大武后的7天时间内，队员体重持续减轻，但到达海拔2261m的10～15天后，队员体重恢复至正常。

研究还使用了皮肤褶曲仪测量了腋下和肱三头肌顶端皮肤皱襞深度。测量结果表明，随着海拔的升高，皮肤皱襞深度变浅（表7）。

表7　不同海拔高度皮肤皱襞深度变化（$\bar{x}\pm s$）

海拔高度	腋下（mm）	肱三头肌顶端（mm）
西宁（2261m）	26.4±4.1	10.2±2.2
大武（3719m）	23.9±4.4	8.8±1.8
第一个测试点（4660m）	21.8±3.8	9.1±1.9
大本营（4904m）	19.7±3.3	8.4±1.3
极限挑战区（5200m）	18.6±3.5	7.8±1.4

结果提示，队员体重的减轻主要是由于脂肪丢失，也可能是由于水分丢失。在高原，体液流失是由于缺氧利尿、寒冷利尿和呼吸作用导致的[23-24]。

2.10　急性高原病的发病率

在本次医学科考途中，我们就AMS在日本人、中国汉族人和本地藏族人中做了一份问卷调查，通过问卷调查评分来判断AMS，并且量化其严重程度[25]。所有受试者均未接受任何预防性给药。日本受试者到达海拔3719m几小时或几天后出现AMS症状，中国汉族受试者达到海拔4660m后出现症状。最频发的症状和体征为头痛、眩晕、恶心、呕吐、呼吸短促、睡眠紊乱和外周性水肿。

三组不同国籍受试者的AMS发病率有显著差异：日本人为55.6%，其中有些受试者症状严重；汉族为15.4%，大部分受试者仅出现轻度AMS症状；尽管本地藏族人在高原的体力活动量比日本人和汉族更大，也没有出现AMS症状（表8）。

显然，AMS的一个最明显特征便是个体易感性的差异明显[26]，而且与人群对高原环境的适应能力相关。

表8　不同国籍/民族在阿尼玛卿山急性高原病发病率

国籍/民族	受试者总人数	发生急性高原病的人数	发病率（%）
日本人（海平面居民）	9	5	55.6
中国汉族人（中高海拔居民）	15	2	15.4
本地藏族人（高海拔居民）	12	0	/

动物实验研究：这些研究包括寒冷适应指数－高原鼠兔棕色脂肪组织，动物酶活性如乳酸脱氢酶、琥珀酸脱氢酶和腺苷三磷酸酶，神经递质改变如5-羟色胺，鼠类急性暴露于特高海拔时器官的组织病理学和超微结构，藏草药的低氧生理调节效用等。这些动物实验的研究结果将另撰文报告。

原文期刊：High Altitude Medicine. Published by Shinshu University Press，Matsumoto，Japan，414～427（1992）.《高原医学》1992年第414-427页，日本信州大学出版社。

参　考　文　献

[1] WEST JB. A century of physiology of extreme altitude[J]. Fed Proc, 1987, 46: 793.

[2] WEST J B. American Medical Research Expedition to Everest[J]. Physiologist, 1982, 25: 36-38.

[3] HOUSTON C S, SUTTON J R, CYMERMAN A, et al. Operation Everest II: man at extreme altitude[J]. J Appl Physiol (1985), 1987, 63 (2): 877-882.

[4] DENNISTON J C, MAHER J T, REEVES J T. Measurement of cardiac output by electrical impedance at rest and during exercise[J]. J Appl Physiol, 1976, 40 (1): 91-95.

[5] WU T Y, ZHANG L Z, LI W S. Changes of cardiac function at rest and during exercise in healthy residents at 4,520m altitude[J]. Chin J Appl Physiol, 1989, 5: 147-153.

[6] ALEXANDER J K, GROVER R F. Mechanism of reduced cardiac stroke volume at high altitude [J]. Clin Cardiol, 1983, 6(6): 301-303.

[7] WU T Y, HOU K X, DIE T F, et al. A study of left ventricular systolic time intervals in healthy residents at high altitude [J]. Chin J Appl Physiol, 1989, 5: 97-100.

[8] MATTHEOS M, SHAPIR E, OLDERSHAWP, et al. Non-invasive assessment of changes in left ventricular relaxation by combined phono-, echo-, and mechano-cardiography [J]. Br Heart J, 1982, 47(3): 253-260.

[9] ROSS JR. Cardiac function and myocardial contractility: a perspective [J]. J Am Coll Cardiol, 1983, 1(1): 52-62.

[10] KARLINER J S, GAULT J H, ECKBERG D L, et al. Mean velocity of fiber shortening: a simplified measure of left ventricular myocardial contractility [J]. Circulation, 1971, 44(3): 323-333.

[11] BALASUBRAMANIAN V, MATHEW O P, TIWARI S C, et al. Alteration in left ventricular function in normal man on exposure to high altitude (3658m) [J]. Br Heart J, 1975, 40: 276-285.

[12] FOWLES R E, HULTGREN H N. Left ventricular function at high altitude examined by systolic time intervals and M-mode echocardiography [J]. Am J Cardiol, 1983, 52(7): 862-866.

[13] REEVES J T, GROVES B M, SUTTON J R, et al. Operation Everest Ⅱ: preservation of cardiac function at extreme altitude [J]. J Appl Physiol (1985), 1987, 63(2): 531-539.

[14] SUAREZ J M, ALEXANDER J K, HOUSTON C S. Enhanced left ventricular systolic performance at high altitude during Operation Everest II [J]. Am J Cardiol, 1987, 60(1): 137-142.

[15] WU T Y, HOU K X, WAN X Z. The left ventricular diastolic function and compliance in healthy residents at high altitude [J]. Chin J Appl Physiol, 1991, 7: 193-197.

[16] MORT P. Myocardial metabolism: Acute and chronic adaptation to hypoxia [C] //Rivolier J, et al. eds. High Altitude Deterioration. Basel: Kargar, 1985: 48-63.

[17] SUTTON J R, BRYAN A C, GRAY G W, et al. Pulmonary gas changes in acute mountain sickness [J]. Aviat Space Environ Med, 1976, 47: 1032-1036.

[18] MILLEDGE J S, THOMAS P S, BEELEY J M, et al. Hypoxic ventilatory responses and acute mountain sickness [J]. Clin Sci, 1988, 75: 26.

[19] ANDREW M, O BRODOVICH H, SUTTON J R. Operation Everest II coagulation system during prolonged decompression to 282 Torr [J]. J Appl Physiol (1985), 1987, 63(3): 1262-1267.

[20] SINGH I, CHOHAN I S. Blood coagulation changes at high altitude predisposing to pulmonary hypertension [J]. Br Heart J, 1972, 34 (6): 611-617.

[21] LAHIRI S, MARET K, SHERPA M G. Dependence of high altitude sleep apnea on ventilatory sensitivity to hypoxia [J]. Respir Physiol, 1983, 52(3): 281-301.

[22] SUTTON J R, GRAY W G, HOUSTON C S. Effects of acclimatization on sleep hypoxemia at altitude [C] //West JB, LAHIRI S, eds. High Altitude and Man. Bethesda, Maryland: Amer. Physiol. Soc. , 1984: 129-140.

[23] BOYER S J, BLUME F D. Weight loss and changes in body composition at high altitude [J]. J Appl Physiol: Respir Environ Exercise Physiol, 1984, 57(5): 1580-1585.

[24] PUPH LGCE. Physiological and medical aspects of the Himalayan Scientific and Mountaineering Expedition, 1960-1961 [J]. Brit Med J, 1962, 2: 621-633.

[25] HACKETT P H, RENNIE D, LEVINE H D.

The incidence, importance, and prophylaxis of acute mountain sickness [J]. Lancet, 1976, 2 (7996): 1149-1155.

[26] WRIGHT A D, FLETCHER R F. Acute mountain sickness [J]. Postgrad Med J, 1987, 63: 163-164.

心房钠尿肽与高原肺水肿

吴天一

中国青海高原医学研究院，西宁 810012

引言

心房钠尿肽（atrial natriuretil peptide，ANP）是新近发现的一种肽类，迄今关于低氧对其有何影响的最新信息知之甚少，但这在高原习服及急性高原病（acute mountain sickness，AMS）的发病过程中可能起非常重要的作用。关于ANP水平与AMS的关系一直存有争议。Milledge等[1]发现，居住于肯尼亚山区的AMS患者的ANP水平呈降低趋势。基于该结果，Milledge等[1]怀疑AMS患者因抗利尿作用的增强导致钠潴留增加，从而使血浆与细胞外容量增多。相反，Bartsch等[2]报道了在瑞士阿尔卑斯山获得的数据，发现在患有AMS的受试者中ANP水平升高。近年来，Kawashima等[3]证明，低压性缺氧诱发高原肺水肿（high altitude pulmonary edema，HAPE）易感个体的ANP分泌，这些受试者都曾有过HAPE的病史。HAPE是AMS的一种类型。Hacket等[4]发现，在HAPE患者中，体液潴留与肺水肿有关。基于以上观察结果，我们的目的是研究HAPE受试者的ANP水平，以期更好地了解ANP与高原病之间的关系。

1 方法

本研究报道了在海拔4280m的西藏高原观察到的12例HAPE患者（男性10例，女性2例），其中10例为首次进入高原的平原居民，2例为在海平面地区旅居后重返高原的居民（包括1名世居藏族）。年龄18～36岁，平均年龄（±SD）（25±7）岁。平均发病时间为进入高原后2天（时间1～4天），受试者抵达前均未服用药物，有明确的HAPE症状（咳嗽、啰音、呼吸困难），所有患者均经放射诊断确诊，后前位及侧位胸部X线片发现特征性云絮状不对称浸润，心脏侧影正常。所有受试者在当地入院。对照组15例，为正常健康的男性旅游者，年龄18～24岁，平均年龄（22.4±2.8）岁，均为进入高原（4280m）1～5天后未出现不适的平原居民。两组均在清晨采集空腹血样。患者组出现首次症状后的次日采集第一次血样。样本离心处理后冻存于液氮中运至西宁的试验室进行检测。血浆ANP水平采用放射免疫法测定。Yang-Hua Min医生与Huan Wei医生采用相同方法在北京（32m）收集了健康居民（男性20例，女性10例）的血液作为对照组。

2 结果

结果见表1。高原健康旅居者与HAPE患者的血浆ANP水平显著高于海平面地区对照组。同时，HAPE患者发病期间的血浆ANP水平远高于同一海拔的健康旅居者。其中，4例HAPE患者在恢复期（病情发作后4～5天）再次采集了血样，此时发现胸部X线浸润阴影已消失，ANP水平为（425.3±85.5）ng/L，低于发病期，但仍高于对照组。

表1 海平面地区受试者、高海拔健康受试者及HAPE患者血浆ANP水平

	受试者	人数	ANP水平（ng/L）
海平面（32m）	健康居民	20	166.7±80.2
西藏（4280m）	高原旅居者	15	548.6±98.4*
西藏（4280m）	HAPE患者	12	1074.2±232.3*o

注：*表示高于海平面地区对照组（$P<0.05$），o表示高于健康高原旅居者（$P<0.05$）。

3 讨论

急性缺氧时ANP水平升高可能源于直接的心脏效应[5]。在对健康高原旅居者的观察过程中发现，由于低氧生理效应，ANP水平的增加导致利尿排钠增多。已有的数据显示，ANP与AMS的关系仍有争议。HAPE患者的ANP升高，其原因可能是右心房压力增加使其出现生理性扩张，从而刺激释放ANP。曾有相关报道指出，在HAPE急性阶段出现肺动脉高压和右心室压力增高，一些病例还伴有右心房高压[6-7]。另外，外周血管收缩促使回心血量增多，而急性容量负荷效应导致右心房压力升高，刺激ANP释放。同时，低氧时ANP升高还可能促使醛固酮与其调控因子分离[8]，继而促使肾脏排钠排水。因此，强效利尿剂能降低肺动脉高压。尽管ANP升高的确切机制尚不明确，但我们相信，ANP升高，特别是在进入高原受试者中观察到的ANP水平明显升高，是一种适应性机制，在高原习服和缓解HAPE的病理生理过程中发挥保护性作用。因此，ANP在HAPE的发病机制中似乎起到重要作用。

原文期刊：ISSM Newsletter Volume 3，Number 3，August 1993.《国际运动医学协会通讯》1993年8月第3卷第3期。

参 考 文 献

[1] MILLEDGE J S, BEELEY J M, MCARTHUS S, et al. Atrial natriuretic peptide, altitude and acute mountain sickness[J]. Clin Sci, 1989, 77(6): 509-514.

[2] BÄRTSCH P, SHAW S, FRANCIOLI M, et al. Atrial natriuretic peptide in acute mountain sickness[J]. J Appl Physiol, 1988, 65(6): 1929-1937.

[3] KAWASHIMA A, KUBO K, MATSUZAWA, et al. Hypoxia-induced ANP secretion in subjects susceptible to high altitude pulmonary edema[J]. Resp Physiol, 1992, 89(3): 309-317.

[4] HACKETT P H, RENNIE D, HOFMEISTER S E, et al. Fluid retention and relative hypoventilation in acute mountain sickness[J]. Respiration, 1988, 43(4): 321-329.

会议报道：1995年9月第三届全国高原医学及生理学国际研讨会

吴天一

中国青海高原医学研究院，西宁 810012

第三届全国高原医学及生理学国际研讨会于1995年9月18～22日在西宁召开。大会由中华医学会（北京）和高原医学研究院（西宁）主办，由吴天一负责主持。John Severinghaus教授担任学术委员会主席。约150人参会并讨论了高原医学问题。藏族高原适应、高原病及高原训练是本次会议的三大主题。青藏高原是世界上海拔最高、面积最大的高原，也是极度低氧的环境。然而，有300万～350万藏族在海拔2260～5200m成功繁衍生息。因此，藏族的适应性生理机制越来越受到关注。

吴天一（西宁）报道了在青藏高原获得的部分研究结果。与已习服的移居汉族相比，世居藏族的肺脏更大、静息通气功能更强、活动时心输出量和最大摄氧量更高，血红蛋白水平、平均肺动脉压、肺泡－动脉血氧梯度更低，而P_{50}、2,3-二磷酸甘油酸、动脉血氧含量均正常（所有数值都在正常海平面范围内）。吴天一认为低氧环境适应必须依赖于氧传输生理调节。事实上，世居藏族似乎已经建立一个更佳的低氧条件下的氧传送系统。

Linda S. Curran（科罗拉多）报道了一项关于拉萨（3658m）汉藏（族际婚后代）居民通气及低氧通气反应的有趣工作。他们通过对21名出生在拉萨、母亲为藏族、父亲为汉族的族际婚后代居民与27名藏族和30名汉族居民的比较研究发现，居住在海拔3648m汉藏族际婚后代居民的低氧通气反应比同海拔藏族影响似乎更大，这与藏族静息状态下的通气水平及外周化学感受器密切相关。

周兆年（上海）报道了33名生长在青藏高原（3700m），后移居至上海（海平面）的年轻藏族男性。在海平面生活4年后，一次2小时低压缺氧暴露，其呼吸或心泵功能与对照组无差异。他推论藏族对高原适应可能更多依赖于组织和细胞水平而非器官水平。

在高原疾病专题会上，John Severinghaus（旧金山）回顾了高原脑水肿的新生血管和渗透压问题。他指出，高原脑水肿或许由于渗透压和新生血管两种因素所致。Severinghaus认为，大脑中可能形成微小气泡，原因是局部产生的乳酸影响该处的碳酸氢根，从而释放出足量二氧化碳气体，使包括氮气和氧气的组织压超过外周压力。

M. Hanaoka（日本松本）的报道称高原肺水肿患者支气管肺泡灌洗液中存在细胞因子。他还报道了人类白细胞抗原-DRA6与高原肺水肿的关联。T. Koizumi（松本）提出内皮素-1不能调节高原肺水肿易感人群的急性低氧性肺动脉血管收缩反应。Li Y和吴天一（西宁）报道了世居藏族慢性高原病（蒙赫病）的病理生理特征。Z. M. Kudailberdiev（比什凯克）研究了天山山脉及帕米尔高原居民的肺动脉高压和肺心病。该病的病程在上述区域比在吉尔吉斯斯坦低海拔地区似乎更为严重。

最后一个专题会是高原训练。Li Hau（西宁）和J. Aogi（东京）报道了在青海高原训练站（多巴，2366m）进行的中日联合高原训练研究结果。在海拔2366m处训练4周未能提高高原本地运动员在平原地区的成绩，但在中度海拔的耐力竞争中，高原本地运动员似乎比平原地区的运动员更具生理优势。A. Sakai（日本松本）报道了在低压舱中模拟中度海拔（2000m）进行训练对体能的影响。他发现，训练后耐力显著增强。E. Gippenreiter和V. B. Malkin（莫斯科）发表了一篇题为《人类忍受低氧环境的实验性评估》的论文。他们声称通过一整套生理测试，包括在低压舱中缓慢逐步举重、吸入低氧混合气体、配合各种负重运动，外加一项自主过度通气测试，有可能遴选出在极高海拔表现出色的登山者。

原文期刊：ISMM Newsletter，1995，5（4）.
《国际高山医学协会通讯》1995年第5卷第4期。

藏族与安第斯世居者的生理学差异

Tianyi-Wu，Douton Tu，Gaulan Zha，Wanshou Li，Lyiyin Wei，
Reli Ge，Shaozen Wang，Qiuhon Cheng

中国青海高原医学研究院，西宁 810012

【摘要】中国藏族和安第斯世居者是世界上居住在高原的两个民族。然而，我们近期在研究藏族高原适应时发现，这两个民族间存在人群差异，且这种差异贯穿终生。我们假设，对低氧环境的适应很可能主要取决于氧传送的生理机制。事实上，高原世居藏族似已创建了低氧环境下一个优化的氧传送系统。

【关键词】高原世居居民；藏族；安第斯世居者；适应生理学；氧传送系统

引言

为明确不同高原人群间在生理学机制上的差异，需要在不同高原人群中开展低氧适应的比较研究。这里，我们针对生活在青藏高原的我国西藏地区人群（移居汉族和世居藏族）的高原适应情况开展了一系列生理学研究，并将所获结果与安第斯世居者进行了比较（后者数据来自文献）。获得的数据用于藏族和安第斯世居居民间比较，数据包括居住海拔、性别、年龄，实验方法及研究技术等均力求一致。

1 母体–脐带–胎儿系统

我们发现我国世居藏族、移居汉族和安第斯世居者在生命的最早期即已存在一定差异。

普遍认为在高原上出生的新生儿体重较低[1]。胎盘/出生体重比在安第斯世居者和移居汉族新生儿中显著增高。高原世居藏族产妇所产婴儿体重较重，然而，与安第斯世居者和汉族人相比，胎盘/出生体重比相对较低。

1980—1981年，我们对18名来自玉树并入住玉树藏族自治州医院的世居藏族孕妇（孕38～42周）进行了研究。与此同时，我们也对30名入住上海市第六人民医院（海拔110m）的正常汉族产妇进行对比研究。两组在年龄、身高、孕周和营养状况方面差异均无统计学意义。我国藏族、汉族和安第斯世居者之间的比较结果详见图1和图2。

1.1 生长与发育

高原地区藏族儿童生长迟缓。在高原，青少年青春期生长突增现象较不明显，生长期一般推迟2～3年，直至22～24岁时才能正式进入成年期。与克丘亚人相比，藏族人也有可能更高和更重[2]。

1.2 血红蛋白

我国高原世居藏族适应高原环境，且未像安第斯世居者那样出现典型的血红蛋白（hemoglobin，Hb）水平升高。世居藏族居民的Hb水平保持在沿海地区居民Hb水平的2SD之内。世居藏族和安第斯世居者的Hb水平分布见图3。有假说认为，藏族和安第斯世居者分别代表着高原血液学适应的不同模式。

1.3 通气量

高原世居藏族居民的通气量增加，且体力活动时通气储量增加，这与此前报道的安第斯世

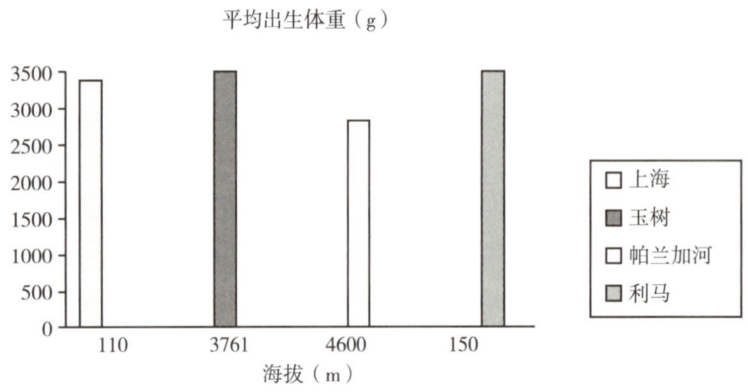

图1　中国和秘鲁低海拔和高海拔地区婴儿平均出生体重

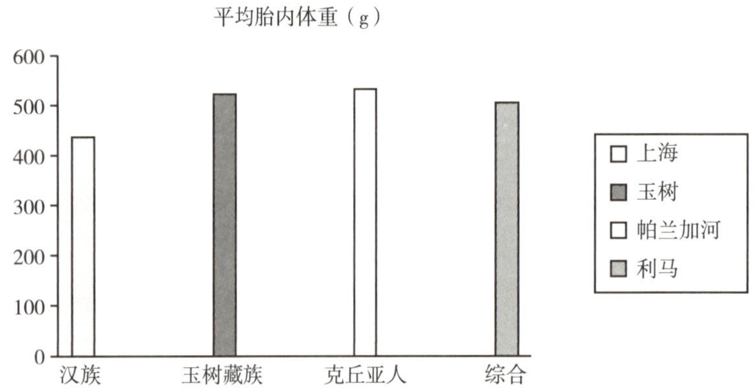

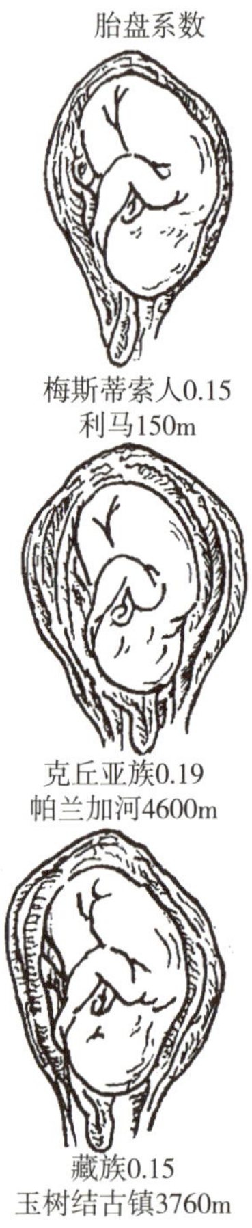

图2　中国和秘鲁低海拔和高海拔地区婴儿平均胎内体重（秘鲁资料引自Kruger和Arias-Stella，1970）。右栏为胎盘系数

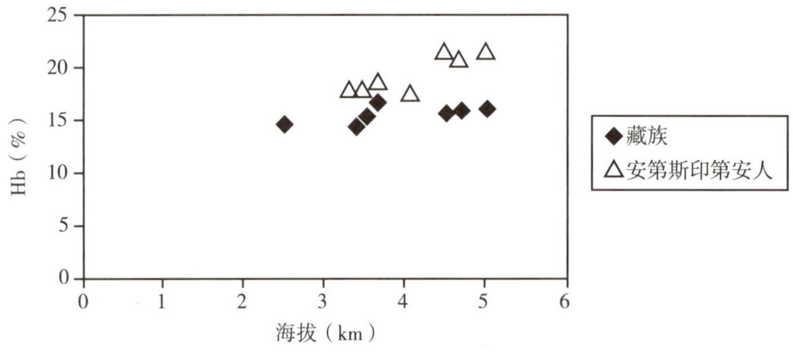

图3　我国西藏世居藏族和安第斯世居者Hb水平的比较。安第斯世居者数据来自Penaloza等（1971）、Garruto（1976）、Arnaud等（1979）、Tufts（1982）、Moore等（1972）和Winolow和Monge等（1987）

居者的通气不足形成了鲜明对比。此外，与安第斯世居者相比，藏族也有较高的低氧通气反应（ventilatory response to hypoxia，HVR）。

世居藏族与已习服高原环境的移居汉族之间的每分通气量见图4。值得注意的是，藏族具有高于安第斯世居者的肺泡通气量，这可能与颈动脉体的结构相关。安第斯世居者通常具有较重、较大的颈动脉体[2]，但高原世居藏族并没有这一特征。

近来有3名世居藏族因意外死亡，其颈动脉体总重量总结在表1中。

组织学检查：高原世居藏族主细胞明显着色较深。相比之下，移居汉族颈动脉体较大，这与大量轻度变异的主细胞相关，其形态测量和组织学所见与克丘亚族（南美印第安人的一大分支）相比也存在差异[3]。

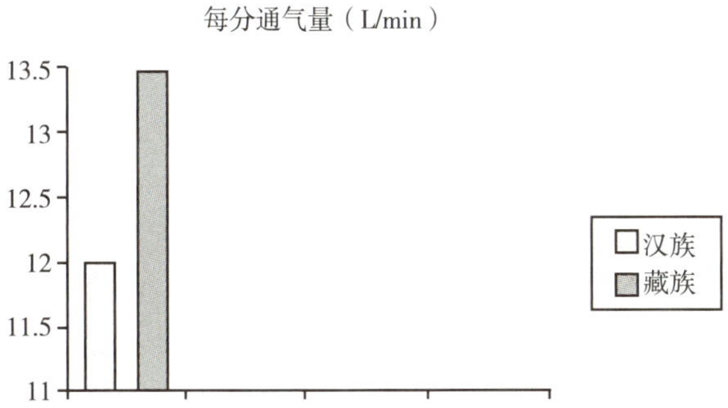

图4　海拔4300m的我国世居藏族和移居汉族的每分通气量

表1　3名世居藏族的颈动脉体总重量及其与移居汉族比较

	性别	年龄（岁）	定居地海拔（m）	颈动脉体总重量（mg）
1	男	20	4200	21
2	男	28	3047	24
3	男	32	3320	28
海平面的汉族（$n=3$）			20.4	
高原（3100～4080m）汉族（$n=6$）			45.4	

1.4　工作能力（体能）

体能是衡量高原适应的最佳指标。无论是在高原野外活动还是在低压舱内试验均显示高原藏族对高强度的运动有极强的耐受力[4]。

心输出量：藏族的静息心输出量要比习服高原的移居汉族略低。然而，在运动状态下，藏族的心输出量明显高于移居高原汉族和安第斯世居者。

最大摄氧能力：在海拔2260～5620m，世居藏族的最大摄氧量和无氧阈值高于移居汉族，并且还可能高于安第斯世居者。

1.5　肺循环

中国世居藏族的肺动脉压和阻力低于移居汉族和安第斯世居者。此外，与中国汉族、美国利德维尔地区（Leadville，海拔3100m）居民和安第斯世居者相比，中国世居藏族缺氧性肺血管收缩幅度最小[5]。这可能是因为中国世居藏族的肺动脉壁较薄，而安第斯世居者（克丘亚族和艾马拉族）的肺动脉壁天然地具有较肥厚的肌层，因此容易发生低氧性血管收缩。

图5显示了4名生活在海拔3700～4600m的世居藏族经心导管术测量的平均肺动脉压（mean pulmonary artery pressure，MPAP）。

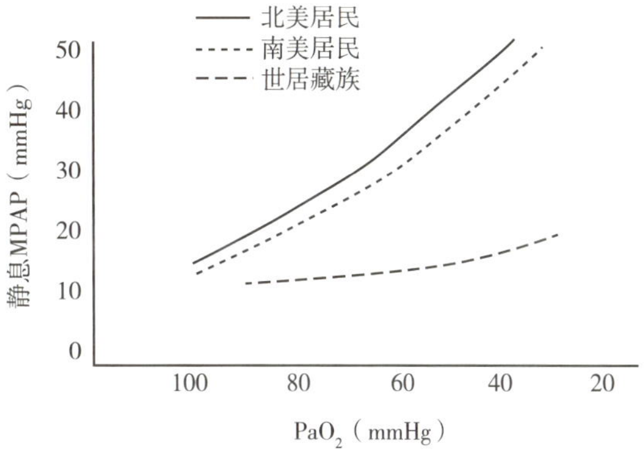

图5　4名居住在海拔3700～4600m的世居藏族在海拔2260m处测得的MPAP，北美和南美的数据来自Grover等，1993

2　引起生理学差异的原因

导致中国世居藏族和安第斯世居者在生理学上存在差异的原因是什么呢？可能有两种解释：一方面，地理差异。安第斯山脉和喜马拉雅山脉的居民之所以存在差异，是因为夏尔巴人在高原上下移动的频率比同样生活在高原的安第斯世居者高。然而，与夏尔巴人不同的是，中国世居藏族更类似于安第斯世居者，已习惯长期定居在某一海拔高度。中国370万藏族人的定居地分布见图6。目前有超过350万藏族人生活在海拔3000m以上的地区，并在高原地区成功地繁衍生息。另一方面，遗传因素的影响。遗传因素对于人类在内的高原物种来说至关重要。古生物学和考古学的证据表明，我国高原世居藏族定居于高原的时间可能早于世界上其他任何高原人群[6]。许多研究者始终认为，藏族在遗传上“适应”了高原环境。

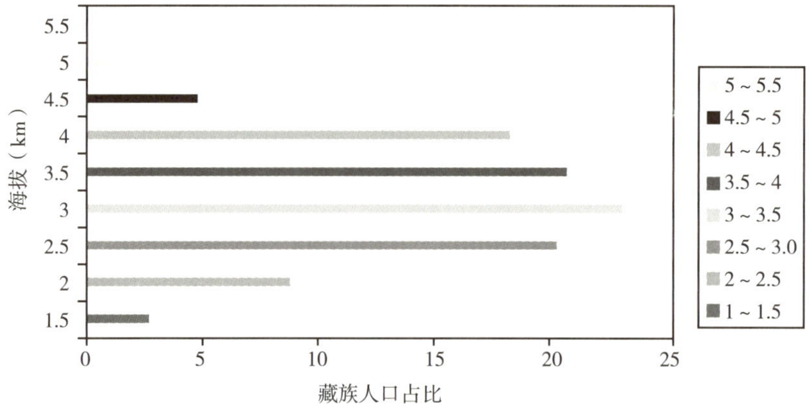

图6 居住在高原的370万中国藏族人口的居住地海拔分布

3 结论

基于既往一些长期研究，迁移或定居于高原的人类和动物的生物状态并不相同。我们认为，不同人群之间生理学机制和适应类型同样存在差别。此外，不同高原世居人群生理学特征是由遗传因素与环境因素综合作用的结果。因此，需要开展比较研究以明确是否存在此类差异。同时，通过将安第斯山脉的克丘亚族、艾马拉族与喜马拉雅山脉、中国西藏的夏尔巴人和藏族进行比较，将有助于我们进一步明确高原适应的机制。

原文期刊：JS Mountain Medicine，May 20-24，1998，Matsumoto，Japan. Progress in Mountain Medicine and High Altitude Physiology. 日本登山医学会组织“登山医学与高原生理学进展”会议论文集1998年5月20～24日，日本（长野县）松本市。

参 考 文 献

[1] KRUGER H, ARIAS-STELLA J. The placenta and the newborn infant at high altitude[J]. Am J Obstet Gynecol, 1970, 106: 586-588.

[2] WINSLOW R M, MONGE C C. Hypoxia, Polycythemia and Chronic Mountain Sickness [M]. The Johns Hopkins University Press, London, 1989: 20-21.

[3] ARIAS-STELLA J, VALCARCEL J. The human carotid body at high altitudes[J]. Path Microbiol, 1973, 39: 292-297.

[4] WU TY, LI WS, LI Y, et al. Tibetan adaptive physiology: a recent study in Tibet(Abst.)[C]// Acta Andina, 1996, 5: 100-101.

[5] GROVES B M, DROMA J, SUTTON J R. Minimal hypoxic pulmonary hypertension in normal Tibetans at 3658 m[J]. J Appl Physiol, 1993, 74: 312-318.

[6] MOORE L G, CURRAN-EVETT L, DROMA JS, et al. Are Tibetan better adapted? [C]//Int J Sports Med, 1992, 13(Suppl 1): S86-S88.

青藏高原：藏族居住的海拔有多高？

吴天一

中国青海高原医学研究院，西宁　810012

众所周知，慢性高原病（chronic mountain sickness，CMS）在喜马拉雅地区和西藏的一个显著特征是其罕见性。但在安第斯山脉的克丘亚人和艾马拉人中却普遍存在。对此众说纷纭，其中最普遍的一个观点是："安第斯山脉与喜马拉雅山脉的地理差异可能是导致不同CMS发病率的重要原因"[1]。这表明人类可以长期居住在喜马拉雅山脉较低海拔地区，甚至是更高海拔地区。Heath等指出，"这种差异在很大程度上可以解释为，相较于克丘亚人和艾马拉人，藏族和夏尔巴人长期生活的地区海拔较低"[2]。Hamilton指出，南美多数地区海拔在3500m以上，而青藏高原海拔3000m[3]。因此，在喜马拉雅山区未见CMS是因为在足够高的海拔上没有形成定居点[1]。

有趣的是，我们发现上述条件仅适用于尼泊尔的夏尔巴人。相较于安第斯山脉的高原，尼泊尔境内的喜马拉雅山区地形使居民更容易迁移到一个海拔更低的地区[4]。同时，夏尔巴人长期居住的海拔远不及克丘亚人居住地的海拔[5]。

相反，像安第斯世居者一样，中国藏族也居住在青藏高原的高海拔地区，不能轻易迁徙到更高或更低海拔地区生活[6]。同样，在喜马拉雅山的中国西藏一侧，藏族世居地的海拔相当于或高于安第斯世居者的世居地。

为了澄清CMS发病率是否与地理因素相关，首先，我们需要简要介绍一下青藏高原，以明确是否存在这种地理差异。

西藏远近驰名，但"青藏高原"对于一些西方科学家来说却很陌生。西藏是中国的一个自治区，而在地理上西藏属于青藏高原[6]，它包括全部的西藏自治区和青海省、甘肃省南部、四川省西部、云南省西南部及新疆维吾尔自治区南部，南北宽1400km，东西长2700km。青藏高原总面积约250万km^2，占中国陆地总面积的26%，是世界上面积最大、海拔最高的高原，大部分在海拔4600～4900m，平均海拔4000m，故称为"世界屋脊"或"世界第三极"。

青藏高原是一个动态的地理区域。第三纪之前，青藏高原被特提斯海——所谓的古地中海覆盖。第三纪晚期、更新世早期，青藏高原发生了剧烈的喜马拉雅山造山运动，也称为新阿尔卑斯山造山运动。其间，高原迅速上升，海洋向西倒退。这次造山运动迄今仍未停止，继续影响着高原的地形结构和地表，也影响着各种高原文化、经济及生态系统[7]。

同时，青藏高原是一个非常特殊的自然地理单元，其西南部被喜马拉雅山脉、东北部被昆仑山脉和祁连山脉环绕。喜马拉雅山脉涵盖了世界上的所有超过8000m的高山，其中珠穆朗玛峰位于中尼边界青藏高原南部边缘，是世界最高峰。这些山不仅增加了海拔高度，而且阻隔了大气循环，造成气候干旱、寒冷且缺氧。高原最高区域位于我国西藏北部，被称为羌塘，藏语译为"北部荒野"。羌塘大部分位于海拔4800m以上，总面积620 000km^2，占西藏总面积的1/3，平均1人占地至少1km^2，是高原上人口密度最低的地区，当地多为游牧民。羌塘最高气温15℃，最低气温−35℃，年降雨量150～200mm。被普遍认为是偏远的神秘地区。因此，其生态环境总体保持完整，变化很小，这为高原生物医学研究提供了理想的自然条件。

其次，青藏高原上的藏族实际能在多高的海拔居住？藏族居住的地理分布和海拔高度或许能帮助我们解决地理差异的问题。

青藏高原地广人稀。根据中国1990年最新人口普查数据显示[9]，藏族总人口为4 594 188人，其中，1 185 510人（25.8%）生活在海拔2000m以上，51.3%在海拔3000m以上，20%在海拔4000m以上，1.02%在海拔5000m以上（表1）。

表1 青藏高原藏族人群的居住高度

高度（m）	区县数量	%	藏族人口	%
1501～2000	3	2.6	87 244	1.90
2001～2500	13	11.1	317 934	6.92
2501～3000	21	17.9	867 576	18.88
3001～3500	26	22.1	327 965	29.91
3501～4000	23	19.7	1 028 187	22.38
4001～4500	23	19.7	680 932	14.82
4501～5000	5	6.8	237 566	5.17
5001～5300	3	1.0	46 992	1.02
总数	117	100.0	4 594 188	100.0

青藏高原共有117个区县，分属于三个省和两个自治区。其中，34个区县（29%）位于海拔3000m以上，26.5%位于海拔4000m以上，1.0%位于海拔5000m以上（表1）。

在秘鲁，根据冈萨雷斯地区的数据显示[10]，生活在高山地区（1500m以上）的总人口估计有800万人，其中，3 233 789人（40.2%）居住在海拔2000m以上，50.1%居住在海拔3000m以上，2.7%居住在海拔4000m以上，这进一步证明了中国世居藏族同克丘亚族生活在同一高度。

青藏高原是中国自然资源丰富的地区之一，包括牲畜、盐、石油和天然气、有色金属和非金属矿产及水力发电等资源。但是，所有这些资源都分布在高海拔或极高海拔地区。如喜马拉雅山西部海拔4880m的Tok Dschalung的金矿，西藏东部海拔5250m的马查拉山露天采煤矿等。同时，藏族矿工在西藏中部海拔高达6000m的唐古拉山脉开采石英石金矿，每年工作数月。上述海拔均高于秘鲁的塞罗德帕斯科（4330m）和莫罗科哈矿山（4540m），等同于智利的奥坎基尔查峰矿山。

青藏高原的藏族牧民长期生活在海拔3000～4500m，最高牧场位于海拔4500～5000m的喜马拉雅山北部斜坡，牧民夏天会迁至最高海拔为5450m的夏季牧场。青藏公路从西宁（2261m）到拉萨（3658m），全长1937km，平均海拔3500m。特别是昆仑山脉和唐古拉山山脉间的区域位于永久冻土层（4460～5200m），长500km，比安第斯山脉的公路海拔更高。修建公路期间，成千上万名筑路工人生活并工作在海拔3200～5200m，成百上千名中国藏族养护工人也长久居住在该地区。

高原上的永久性建筑有的位于海拔5000m以上。很多喇嘛庙位于海拔3200～5000m，最著名的绒布寺位于珠穆朗玛峰山脚海拔5600m的地区，僧侣终身在此修行，该寺的海拔比安第斯山脉的圣地高得多。

青藏高原少部分农民（1.9%）分布在海拔较低的农业区，如西藏的察隅县、墨脱县和青海的湟水流域，这些地区海拔高度在1800～2500m。

关于喜马拉雅山CMS的报道，提示移居汉族的患病率更高[11]。不过，目前已有世居藏族罹患CMS的报道[12]。就地理因素而言，喜马拉雅山区中国藏族永久居住地海拔相当于安第斯山脉的克丘亚人。同时，像安第斯世居者一样，我国居住在青藏高原的藏族不会轻易迁移，一些藏族全年居住地的海拔仅低于5000m，冬季时海拔略低，夏季时略高。根据以上数据，我们认为中国藏族和安第斯世居者CMS的发病率差异不是由于地理所致。有关青藏高原的最近研究表明，高原世居人群对高原的生理适应模式不同，这是基因和环境因素的复杂交互作用所致[13]。这也许可解释为什么中国藏族与安第斯世居者的CMS发病率存在差异。虽然仍需进一步的证据，但对全世界高原人群来说，CMS都是一个严重的公共卫生问题，需要引起足够重视。

原文期刊：ISMM News，2000，10（3）.《国际高山医学协会简讯》2000年7月第10卷3期。

参考文献

[1] WINSLOW R M, MONGE C C. Hypoxia, Polycythemia, and Chronic Mountain Sickness [M]. Baltimore and London: The Johns Hop-

kins University Press, 1987, 17-18.

[2] HEATH D, WILLIAMS D R. High-Altitude Medicine and Pathology[M]. London: Butterworths, 1989, 53, 161-162.

[3] HAMILTON A J, CYMERMAN A, BLACK P M. High altitude cerebral edema[J]. Neurosurgery, 1986, 19(5): 841-849.

[4] WARD M P, MILLEDGE J S, WEST J B. High Altitude Medicine and Physiology[M]. Second Edition. London: Chapman & Hall Medical, 1995, 422.

[5] HEATH D, WILLIAMS D R. Man at High Altitude[M]. London and New York: Churchill Livingston, 1981, 174.

[6] WARD M P. Tibet: human and medical geography[J]. J Wilderness Med, 1990, 1(1): 36-46.

[7] SUN H L, ZHENG D. Formation, Evolution and Development of Qinghai-Xizang(Tibetan) Plateau[M]. (In Chinese). Guangzhou, China: Guangdong Science & Technology Press, 1998: 1-8.

[8] LUOSHANG L D. Qinghai-Tibetan Plateau: Environment and Development[M]. (In Chinese). Beijing: Tibetanology Press, 1996, 6-27.

[9] CHINA'S FOURTH NATIONAL CENSUS OF 1990. Beijing: Chinese Statistic Press, 1991.

[10] GONZALES G F. Demographic, reproductive, morbidity and mortality patterns at high altitude in Peru[C]//OHNO H, KOBAYASHI T, MASUYAMA S, NAKASHIMA M. Progress in Mountain Medicine and High Altitude Physiology. Matsumoto: Press Committee of the 3rd World Congress on Mountain Medicine and High Altitude Physiology, 1998, 174-179.

[11] PEI S X, CHEN X J, SI-REN B Z, et al. Chronic mountain Sickness in Tibet[J]. Q J Med, 1989, 71(4): 555-574.

[12] WU T Y, ZHANG Q, JIN B S, et al. Chronic mountain sickness(Monge's disease): an observation in Qinghai-Tibet plateau[C]//UEDA G, REEVES J T, SEKIGUCHI M. High Altitude Medicine. Matsumoto: Shinshu University Press, 1992, 314-324.

[13] WU T Y, TU D, ZHA C L, et al. The physiological differences between the Tibetans and Andeans[C]//OHNO H, KOBAYASHI T, MASUYAMA S, NAKASHIMA M. Progress in Mountain Medicine and High Altitude Physiology. Matsumoto: Press Committee of the 3rd World Congress on Mountain Medicine and High Altitude Physiology, 1998, 120-125.

珠穆朗玛峰探险——特高海拔地区生理学与医学研究

Wu Tianyi[1], Li Shupin[2], Zhou Zhaoniao[3]

[1]中国青海高原研究院，西宁 810012
[2]中国登山协会，北京 100153
[3]中国科学院上海生理所，上海 200031

【摘要】对高原科学感兴趣的人来说，5月29日是一个具有纪念意义的日子。人们不会忘记，Edmund Hillary和Tenzing Norgay正是在这一天对高原生理学和医学做出了具有里程碑意义的贡献。为纪念人类第一次成功登顶珠穆朗玛峰（下称珠峰）50周年，本文特对中国珠穆朗玛峰探险进行回顾。中国自古是一个“高山的国度”，中国人最早就意识到高原环境对人体造成的不适影响，中国的珠穆朗玛峰调查最早可追溯到1708—1716年。然而，现代登山运动直到20世纪中期才开始起步。1956年，中国登山队成立。1960—2003年，一批又一批的珠峰远征队成功登顶珠峰，进行了一系列的生理学和医学研究，其中最为瞩目的有以下4次：1960年中国珠峰探险，1975年中国珠峰探险，1980年中日联合珠峰探险，1988年中、日、尼联合友好珠峰探险。本文总结了历次探险的高原医学和生理学研究的经验和成果，回顾了中日联合珠峰探险的友谊和取得的成就，揭示了两国在该领域合作的光明未来。

【关键词】珠穆朗玛峰；中国探险；中日友好探险；生理学与医学研究

2003年是人类成功登顶珠峰50周年。1953年5月29日上午11：30，由John Hunt爵士率领的英国登山队成功登顶珠峰。这是一个值得纪念的时刻，Edmund Hillary和Tenzing Norgay两名队员登上了珠穆朗玛峰顶，人类首次站在了地球最高峰[38, 39]。

本篇纪念文章介绍了中国登山及中日友好珠峰探险期间生理学与医学研究成果。

1 珠峰的首次调查

在中国，Everest又称珠穆朗玛峰（Qomolungma），源于藏语。根据佛经记载，“Qomo”是一位名叫“Lang Sangma”的女神，简写为“Qomolungma”[13]。大约从公元750年开始，绒布河谷、寺庙及其藏南周边地区被我国藏族认为是圣人居住的地方，因为它们是能够看到珠穆朗玛峰的地方[15]。

中国对珠峰的最早调查可上溯至1708—1716年，当时为绘制大清版图，调查人员与藏族喇嘛共同对此地进行勘测。根据这次勘测结果，北京耶稣教会于1717—1718年用铜版印刷术出版了康熙时期的中国地图，称为“大清皇舆图”[14, 35]。

这幅地图中，在现在的珠峰位置有一组山脉叫Jumu Lungma Alin（“Alin”在满语中为高山之意）[3, 13]。这幅地图也成为欧洲最早绘制亚洲地图的基础，20年后，即1733年，欧洲出版了“昂维尔新大陆-中国”地图[2, 35]。当年的勘测也可算是中国最早的珠峰登山运动。

2 1955—1959年备战珠峰探险

中国人很早就体验到高原生活对身体的影响，并且也观察到了高原病，例如，早在公元前37—前32年，中国一名叫杜钦的官员详细报道了一支前往克什米尔的武装护卫队所遭遇的困难，因为"旅行者必须穿越大头痛山，小头痛山"，在那儿"人的身体开始发热，他们脸色苍白、头痛欲裂、呕吐不已"[26,36]。Gilbert（1983）认为这是人类历史上描述急性高原病的第一份资料。即便如此，中国现代登山运动仅在20世纪50年代中期兴起。

1955年6月，几个登山队员首次来到北京，1956年3月，中国登山队成立，中国登山协会也于北京成立。

最初，中国登山队与苏联登山队合作，共同探险高加索和帕米尔地区的山峰。然而，1960年中苏关系恶化以后，短暂的登山合作也就此终结，苏方更是单方面撕毁了探险珠穆朗玛峰的合作协议。因此，中国登山队决心依靠自己的力量攀登世界最高峰[14]。

1953年5月29日，Hillary和Tenzing成功登顶珠峰。在那个年代，这一消息极大地振奋和鼓舞了中国登山队员的士气。为了备战1960年珠峰远征，中国登山协会做了充分准备，先后于1955年、1956年、1957年和1959年进行数次远征训练（表1）。

3 1960年中国珠峰探险

1960年初，首支珠穆朗玛峰登山队成立，由史占春和许竞两位非常优秀的登山家负责。1960年3月19日，登山队着手向珠峰出发。这支庞大的队伍由214名男女队员组成，当然其中大部分成员都是前来训练或做后勤服务的。

大本营选址在世界上海拔最高的喇嘛庙——珠峰脚下海拔5154m处的绒布寺[12, 14]。中国1960年珠峰探险选择北坡，经北坳登至第二台阶，然后从东北脊登顶。为此，中国登山队制订了"经历4次适应性行军"的攀登计划，并按如下执行。

3月25～27日：登山队员向上攀登，穿过东绒布冰川，分别搭建1号营地（海拔5400m）、2号营地（海拔5900m）和3号营地（海拔6400m）。

表1 1955—1959年中国登山队几次远征

日期	山峰（海拔/m）	地区	主要登顶人员	队员总数
1955年8月14～15日	团结峰（6773）	苏联帕米尔高原	Xu-Jin、Si-Xiu、	4
	十月峰（6780）		Yan Deyuang	
1956年6月28日	厄尔布鲁士峰（5633）	苏联高加索地区格鲁吉亚	Si-Zhan-Chun、Si-Xiu、Liu-Lian-man等	12
1956年7月31日	慕士塔格峰（7546）	中国新疆	Si-Zhan-Chun、Hu Ben-Ming、Weng Qing-Zhang（队医）等*	12
1956年8月15日	公格尔九别峰（7595）	中国新疆	Cheng Rong-Chang、Pen Zhong-Mu	
1957年6月13日	贡嘎山（7590）	中国四川	Si-Zhan-Chun、Si-Xiu、Liu Lian-Man等	64
1958年5月3日	祁连镜铁山（5100）	中国青海	Xu-Jing、Qu Pin-Duan、Liu Dayi等	6
1958年8月10日	祁连七一冰川（5120）	中国青海	Yuang-Yang、Zhou Yu-Ying等**	
1958年9月7日	列宁峰（7134）	苏联帕米尔高原	Wang Fu-Zhou、Wang Feng-Tong、Yang Yong-Zhong等	17
1958年9月30日	疏勒山（6305）	中国甘肃	Xu Jing、Wang Fu-Zhou等	13
1959年2月14～15日	念青唐古拉东北峰（6177）	中国西藏	Hu-Ben-Ming、Wang-Fu-Zhou、Zhaxi、Xirao***	72
1959年7月7日	慕士塔格峰（7546）	中国新疆	Xu Jing、Si Zhan-Chun、Pan-Dou等	33

注：*1956年加入登山队远征的医务人员。**1958年招募的女登山队员。***1959年加入中国登山队的第一批10名藏族登山队员，其中有5名为女性队员。这批队员中还包括19名俄罗斯登山队员。彼时，中国登山队员所攀登的最高高度不超过7590米。

4月11～13日：队员从3号营地继续攀升，穿过北坳，到达4号营地（海拔7300m）。

4月29日至5月1日：队员离开北坳（6950m），持续攀登至5号营地（7600m）。

5月2～3日：26名队员攀达“第二台阶”（8100m），搭建突击营地（8550m）。

随后的第二天：4名队员开始冲顶。北京时间1960年5月25日早上4：20，3名登山队员成功登顶珠峰，他们分别是王富洲（汉族，25岁）、贡布（藏族，27岁）和屈银华（汉族，25岁）。这3名登顶者被尊为民族英雄。

遗憾的是，3名队员登顶时，因天还没亮，又无灯具照明，于是未能拍摄登顶照片[14]。这就是1960年中国珠峰探险登顶未留下照片的原因。虽然就当时中国队员是否成功登顶有颇多质疑，但现在多数权威人士都承认了这个登顶成绩[39]。1960年珠峰探险期间，有几名登山队员因高原肺水肿和/或高原脑水肿献出了自己的生命。

1960年，有8名医生（如吴永生、翁庆章、张树栋等）参与了珠峰探险。对高原医学和高原生理学进行了初步研究，包括高原对人体体温、血压、心电图、脑电图和通气的影响，观察了急性高原病、高原肺水肿、高原脑水肿和冻伤。他们还探讨了低氧耐力、登山运动员的筛选和辅助供氧技术等。以上数据的专著已于1964年发表（《高山生理与高原医学论文集》，中国登山队和吉林医科大学编写）[1]。

4 1975年中国珠峰探险

1975年中国攀登珠峰，队伍总共410人，可能是珠峰探险规模最大的一次。探险队成员包括登山队员、后勤单位、科学家和测量员。这支队伍的队长是史占春，副队长是潘多，一位37岁的藏族女性登山者。

该队选择了和1960年一样的“经历4次适应性行军”及东北山脊路线。只是突击营地建在海拔8680m，比1960年的8550m高。

攀登队于1975年3月8日离开拉萨，3月19日抵达绒布寺大本营。经过80天艰苦卓绝的训练，5月26日，登山队员从突击营地开始向顶峰攀登。在攀登过程中，队员最小限度地使用氧气，仅仅在休息的时候使用而行进过程中完全不使用。

这次登山取得了令人瞩目的成绩，1975年5月27日下午2：30，9名队员成功登顶。他们是潘多、索南罗布、洛则、侯生福、桑珠、大平措、贡嘎巴桑、次仁多吉和阿布钦。除侯生福是汉族外，其余都是藏族队员。此外，还有6名藏族女队员突破了8000m的高度，其中3位到达8600m，另外3位到达8200m，几乎和优秀的男队员不相上下[14]。

此外，本次登顶的另一个成就便是在峰顶放置了测量用三脚架，从北脊测得珠峰的准确高度为8848.13m[31, 39]。从生理学角度，此次登顶在生理学上的非凡成就是，藏族队员能完成繁重的体力活动。他们在岩石上凿洞来安装长达3m的测量用金属三脚架，为此，在海拔8848m的高度，在不依靠氧气的情况下连续作业1小时以上（90分钟）[11, 31]。当时峰顶的大气压只有251托[40]，肺泡氧分压约为35托[37]，这样的环境是真正的“生理上的刀锋”，这也说明藏族队员有着令人惊讶的低氧耐力和顽强意志。这是人类历史上的第一次，因此可谓是高原生理学上的一个里程碑。

另一件在历史上具有里程碑意义的事件是，副队长潘多在峰顶静躺于三脚架下，通过无线电遥测技术从大本营传送了其心电图。测试结果显示，潘多的心电图无显著改变[30]，不仅如此，这也是在珠穆朗玛顶峰上第一份医学检测报告[39]。

众所周知，潘多并非首位登顶珠峰的女性。1975年日本组织女子珠峰探险队攀登珠峰，35岁的家庭主妇田部井淳子早潘多11天从南线登顶珠峰[39]。此次探险队伍中包含了一支庞大的生理学和医学研究团队，队长是上海生理学研究所的生理学家胡旭初教授。该研究所分别于1965年和1975年两次组织珠峰科学考察[9, 11]。1975年的科学考察涵盖多项内容：高海拔通气和呼吸功能[9, 29]，通过利用放置在大本营的无线电心电图测试仪测量了15名攀登上海拔8000m的登山队员的心电图[30]，以了解登山队员的心脏功能与高原体能之间的关系[25]，在海平面低压舱利用无创心肺功能测试挑选登山队员[10]。这些高原生理学和医学的主要科学成果已分别于

1974年和1980年发表（西藏科学考察，中国科学院，1974[34]；青藏科学考察，中国科学院，1980）[33]。

5　1980年中日登山队员联合珠峰探险

日本著名登山运动员Y. Kato先生1973年从南坡（尼泊尔境内）登顶珠峰后，便决定从北坡（西藏境内）登顶珠峰。因此，中日两国登山队为达成这一伟大理想而共同奋斗。为了探索北坡道路，1979年王洪宝、尼玛扎西、罗朗三名中国登山队员因遭遇暴风雪不幸于北坳牺牲。第二年，也就是1980年，由41名成员组成的日本探险队和中国61名的专家队伍共同组成中日友好探险队一同出征珠峰。队内的医学研究者为Saito A，Nishiyama S和日本山岳会（Japanese Alpine Club-JAC）的其他成员[34]。

5月3日20：55，Kato成功登顶珠峰。紧接着5月10日，Y. Shigehiro和他的同伴率先从北坡登顶。本次攀登宣告圆满成功。

本次攀登对登山队员的心电图变化进行了研究。总共对133名日本队员和62名中国队员在珠峰的心电图做了追踪记录，其中7份来自海拔8000m以上[27]。珠峰地区心电图的主要特征为心率加快，PⅡ波达到峰值且升高，有些队员T波出现倒置[7, 27]。然而，对日本最出色的登山队员之一Kato在登顶前后（包括在海拔8650m无辅助氧气露营过夜）的追踪记录显示，他的脉搏保持在60～80次/分，他的心电图非常正常。另一名从北坡登顶的队员Shigehiro在攀登期间心电图也没有出现明显的变化[27]。

潘多女士（1975）、Kato和Shigehiro先生（1980）在峰顶的心电图检测结果表明，出色的登山运动员在海拔8848m的高度，依然能保持正常的心脏活动功能。

不幸的是，Kato先生在第三次成功登顶珠峰后，再也没有回来，那一天是1982年12月28日。

6　1988年中、日、尼珠峰联合友好探险

1988年，中、日、尼三国联合攀登珠穆朗玛峰（尼泊尔人称Sagamatha）的壮举值得载入史册。来自3个国家的登山队员包括：中国的汉族、藏族，日本人，尼泊尔的尼泊尔人和夏尔巴人。本次攀登的一个壮举是，两组登山队员兵分两路，从珠峰南北两坡向上攀登，峰顶会师，再从另一坡下山，即从南坡上则北坡下，而从北坡上则南坡下。

登山队总人数是254名，其中117名从尼泊尔（南坡）出发，而另外137名从西藏（北坡）出发[28]。

5月5日下午12：44～16：40，4名中国汉族、5名日本人和3名尼泊尔人陆续从南北两侧成功登顶，并在峰顶向全世界进行实时电视转播[16, 42]。

1953年JAC在玛纳斯卢峰探险中开启了日本高原医学研究的先河。此后至1986年，在日本组织的数次喜马拉雅山脉探险中，约有25支队伍报道了医学研究成果[23-24]。因此，日本科学家在特高海拔有丰富医学研究经验，而1988年珠峰科考也是专家云集，包括Saito A、Masuyama S、Horii M、Hirata K、Suzuki H、Nukariya K和Mizukoshi H[24]。中国队本次派出的2名医学专家为李舒平和Wang Y。

探险过程中，医学考察队观察了一些呼吸道和/或消化道的病例，并进行了高原生理学研究，包括心电图、脑电图、高原视网膜出血、呼吸功能分析和激素测定[24, 28]。

Saito A.报道了在珠峰海拔5154～8200m，从北坡攀登的5名日本队员在特高海拔出现胃肠道出血症状。全体表现为腹痛、黑便及急性贫血。H_2受体拮抗剂对胃肠道出血非常有效，但是其中一名患者病情非常严重，在海拔6500m出现多次严重黑便，血红蛋白降至正常值的20%。他被迅速撤至基地营，然后立刻送回日本。让人难以置信的是，当他回到日本后，胃镜检查并没有发现他的胃和十二指肠有任何异常[28]。胃肠道出血在高原并不罕见，一些患者因出血过多丧命，这一疾病理应受到更多的重视[41]。

南坡队中的一名日本医生H.Mizukoshi 4月20日在大本营（海拔5350m）忽然病故。尸检结果表明他的死因并非严重的高原病，而是蛛网膜下腔出血[28]，这也可能与低氧应激有关。

Masuyama等[22]对高原通气调节进行了研究，结果表明高原本地人（夏尔巴人、中国藏族人）并不像大家原来所认为的那样出现了低氧通气反应钝化。夏尔巴人在静息和运动或急性低氧

暴露时都能保持良好通气。

通过研究9名日本登山队员在海拔5360m的睡眠，Masuyama等还确定了高原夜间睡眠周期性呼吸与通气化学敏感性之间的关系。他们的研究结果提示，通气化学敏感性对诱发周期性呼吸有重要作用，因周期性呼吸可诱发过度通气，低氧通气反应良好的登山队员在睡眠时能更好地维持氧合作用。

李舒平使用了“高原出血综合征”这一术语概括胃肠道出血、尿道或视网膜出血，可能是因为不同的出血器官有某些致病方面的相关性。

其他研究还包括心脏功能、脑功能、心房钠尿肽（Saito，1989）、急性高原病的危险因素[6]、肥胖、利尿剂的不良反应[20]及登山队员的肾上腺皮质功能变化[17]。

1988年中、日、尼联合珠峰友好探险在登山及高原医学与生理学研究上都取得了令人瞩目的成就。

此外，在过去25年，中国组织的多次世界知名山峰探险都进行了高原医学研究，最为成功的有以下几次：1985年中日联合攀登纳木那尼峰（海拔7694m，西藏境内），1990年中日合资希夏邦马峰联合探险（海拔8012m，西藏境内），1990年中日联合攀登卓奥友峰（海拔8201m，西藏境内），1990年中日联合攀登阿尼玛卿山（海拔6282m，青海境内）医疗科学考察等，这些本文不再一一赘述。

自人类第一次登上珠峰这一世界最高点以来的50年间，英雄的世界人民在攀登世界巅峰的过程中，用一次次壮举不断成就人类的崇高愿望。特高海拔的高原医学和生理学研究也是硕果累累。

珠穆朗玛峰，西藏人民心中的一处神圣之地，它不仅是中尼两国的骄傲，也是世界人民的宝贵财富。

致谢

此项工作得到中国LS-CNNSF基金（30393130）的大力支持和赞助。

原文期刊：Japan J Mountain Med，2003，23：139-146.

参 考 文 献

[1] CHINESE MOUNTAINEERING PARTY, JILIN MEDICAL UNIVERSITY. A monographs of Mountain Medicine [M]. Chang-Chun: Univ. Jilin. Med. Press, 1964.

[2] DU HALDE J B. Déscription Géographique Historique de l'Empire de la Chine et de la Tartarie Chinoise [M]. Paris: Le Mercier, 1735.

[3] FUCHU W R. Der Jesuiten Atlas der Kanshi Zeit [M]. Peking (Beijing): Fujen University, 1943.

[4] GILBERT D L. The first documented report of mountain sickness: The Chinese Headache Mountain story [J]. Respir. Physiol. , 1983, 52: 315-326.

[5] GUO C R. Plant a red flag on the summit of Qomolungma (Everest) [M]. Beijing: People's Sports Publishing House Press, 1960.

[6] HIRATA K, MASUYAMA S, SAITO A. Obesity as risk factor for acute mountain sickness [J]. Lancet, 1989, 2 (8670): 1040-1041.

[7] HORII M, NUKARIYA K, SUZUKI H, et al. Analysis of five days continuous ambulatory electro-cardiogram at high altitude [C] //Japn. J. Mountain Med. 1990, 10: 75.

[8] HSINHUA NEWS AGENCY. The Chinese Expedition successfully reached the summit of Mt. Qomolungma [N]. The People's Daily, 1975-05-28.

[9] HUANG S Y, NING X H, ZHOU Z N, et al. Ventilatory function in adaptation to high altitude: Studies in Tibet [C] //High Altitude and Man, edited by J B WEST and S LAHIRI. Bethesda, MD: Amer. Physiol. Soci. Press, 1984: 173-177.

[10] HU S T, NING H H, CHOU C N, et al. Studies on the methods of physiological evaluation of ability to acclimatize to simulated high altitude in mountaineer candidates [C] //Scientific

Reports of the Chinese Scientific and Mountaineering Expeditions Ⅱ. Beijing: Science Press, 1980: 175-254.

[11] HU S T. Hypoxia research in China: an overview[C]//Hypoxia, Exercise, and Altitude, edited by SUTTON JR, HOUSTON CS, and JONES NL. New York: Alan R. Liss, 1983: 157-171.

[12] HUO Z, ZHUANG Y. A handbook of Tibetan Explorations[M]. Lhasa: Tibetan Publishing House Press, 2001.

[13] JIANG D. Mt. Qomolungma[M]. Beijing: Commercial Affairs Books, 1974.

[14] KE G G. Mountaineering: the past and the present[M]. Beijing: People's Sports Publishing House Press, 1976.

[15] KEMPSON EGH. 'The local name of Mount Everest' [C]//H Ruttledge. Everest. The Unfinished Adventure. London: Hodder & Stoughton, 1937.

[16] LI H P. The China-Japan-Nepal Friendship Expedition first ascent and cross traverse of the summit of Mt. Qomolungma[N]. The People's Daily, 1988-05-06.

[17] LI S, CHENG B Y. Changes in adrenocortical function during climbing and their effects on altitude acclimatization and high altitude sickness[C]//Proceedings of 1990 Beijing Asia Games Scientific Congress. Beijing, 1990: 342-346.

[18] LI S P. High-altitude hemorrhage syndrome [J]. J Wilderness Med, 1993, 4: 115-117.

[19] LIU D S. Proceedings of Symposium on Qinghai-Xizang (Tibet) Plateau, Vol. 1 and 2[C]. Beijing: Beijing Science Press/Gordon and Breach, 1981.

[20] MASUYAMA S, HIRATA K, SAITO A. "Ondine's Cures", side effect of Acetazolamide? [J]. Am J Med, 1989, 86: 637.

[21] MASUYAMA S, KOUCHIYAMA S, SHONOZAKI T, et al. Periodic breathing at high altitude and ventilatory responsiveness[J]. Japn J Physiol, 1989, 39: 523-535.

[22] MASUYAMA S, HASAKO K, KOJIMA A, et al. Do Nepalese Sherpa maintain high hypoxic ventilatory drive? [J]. Japn J Mountain Med, 1990, 10: 81.

[23] NAKASHIMA M. High-altitude medical research in Japan[C]//Hypoxia, Exercise, and Altitude, edited by SUTTON JR, HOUSTON CS, and JONES NL. New York: Alan R. Liss, 1983: 173-182.

[24] NAKASHIMA M. The high altitude medical research in Japan[J]. Acta Andina, 1997, 6: 51-59.

[25] NING H H, HUANG P K, DUNG Z S. Relationship between cardiac pump competence and high altitude performance in climbing Qomolungma[C]//Scientific Reports of the Chinese Scientific and Mountaineering Expeditions Ⅱ. Beijing: Beijing Science Press, 1980: 68-83.

[26] PAN KU. Ch'ien HS[M]. Shanghai: Chung-Hua Press, 1927.

[27] SAITO A, NISHIYAMA S, GASHU S. Electrocardiographyic changes on climbers stidies of the Japanese Alpine Club Members on Mt. Chomolangma (Tibet) [J]. Japn J Mountain Med, 1981, 1: 55-68.

[28] SAITO A. The medical report of the China-Japan-Nepal Friendship Expedition to Mt. Qomolungma/Sagarmatha (Everest) [J]. Japn J Mountain Med, 1989, 9: 83-87.

[29] SHI Z Y, NING X H, HUANG P G, et al. Comparison of physiological responses to hypoxia at high altitude between highlanders and lowlanders[J]. Sci Sin, 1979, 22: 1456-1469.

[30] SHI Z Y, NING X H, ZHU S C, et al. Electrocardiogram made on ascending the Mount Qomolungma from 50M. a. s. 1[J]. Sci Sin, 1980, 23: 1316-1325.

[31] SHUNAN L B, HOU L Z. Another Ascent of

the Summit of Mount Qomolungma (A Colour Atlas) [M]. Beijing: Foreign Language Press, 1975.

[32] SI ZC. The First Ascent of Mt. Gongga by the Chinese Mountaineering Party [M]. Beijing: People's Sports Publishing House Press, 1958.

[33] The Qinghai-Tibetan Scientific Expedition of the Chinese Academy of Sciences and the Chinese Mountaineering Party. Report on the Scientific Expedition to Mt. Qomolungma, 1975-High Altitude Physiology [M]. Beijing: Science Press, 1980.

[34] Tibetan Scientific Expedition of the Chinese Academy of Sciences. Report on the Scientific Expedition to Mt. Qomolungma, 1966-1968-High Altitude Biology and Physiology [M]. Beijing: Science Press, 1974.

[35] WARD M P. Mapping Everest [J]. Cartographic J, 1994, 31: 33-44.

[36] WEST J B. High Altitude Physiology [M]. Stroudsburg. PA: Hutchinson Ross, 1981.

[37] WEST J B, HACKETT P H, MARET K H, et al. Pulmonary gas exchange on the summit of Mount Everest [J]. J Appl Physiol, 1983, 55: 678-687.

[38] WEST J B. Everest: The Testing Place [M]. New York: McGraw Hill, 1985.

[39] WEST J B. High Life: A History of High Altitude Physiology and Medicine [M]. New York: Oxford University Press, 1998.

[40] WEST J B. Barometric pressure on Mt. Everest: new data and physiological significance [J]. J Appl Physiol, 1999, 86: 1062-1066.

[41] Wu T Y. Take note of altitude gastrointestinal bleeding [J]. ISMM Newsletter, 2000, 10 (2): 9-10.

[42] ZHANG S. An introduction of the China-Japan-Nepal Friendship Expedition to Mt. Qomolungma [N]. The People's Daily, 1988-02-02.

模拟海拔5000m处藏族和汉族的周期性呼吸和动脉血氧合

M.Tianyi Wu [1]，Robert Plywaczewski [2]，Xiaoqing Wang[1]，Pawel Sliwinski[2]，Jan Zielinski[2]

[1]中国青海高原医学研究院，西宁 810012
[2]波兰华沙肺结核及肺病研究所

为研究模拟海拔5000m时低压舱内藏族和汉族的周期性呼吸（periodic breathing，PB）及动脉血氧合，我们调查了8名藏族［平均年龄（26.6±7.4）岁］和6名汉族［平均年龄（30.5±4.5）岁］。采用多导睡眠监测仪进行了两次监测，第一次在海拔2261m环境下进行，第二次在急性暴露于海拔5000m处进行（分夜设计）。结果见表1和表2。

表1 海拔2261m时藏族和汉族的周期性呼吸及动脉血氧合（$\bar{x}\pm s$）

	睡眠时间PB%	SaO_2（%）均值	SaO_2最低值（%）	SaO_2均值REM（%）	SaO_2均值NREM（%）
藏族	0.04±0.01	91.9±1.6	87.5±2.5	92.6±1.6	91.7±1.8
汉族	0.003±0.005	92±0.9	85±3.5	92.5±0.8	91.7±1.0
*P*值	NS	NS	NS	NS	NS

注：SaO_2，血氧饱和度；REM，快速眼动；NREM，非快速眼动；NS表示无统计学意义。

表2 海拔5000m时藏族和汉族的周期性呼吸及动脉血氧合（$\bar{x}\pm s$）

	睡眠时间PB%	SaO_2（%）均值	SaO_2最低值（%）	SaO_2均值REM（%）	SaO_2均值NREM（%）
藏族	53±21	68.3±5.3	56.9±5.8	71.3±4.8	67.5±5.4
汉族	44.6±30.3	64.3±8	55.3±9.3	65.8±8.5	64±7.8
*P*值	NS	NS	NS	NS	NS

注：SaO_2，血氧饱和度；REM，快速眼动；NREM，非快速眼动；NS表示无统计学意义。

结论

海拔2261m时，PB与动脉血氧合无区别；海拔5000m时，相较于汉族，藏族PB更长，平均动脉血氧饱和度更高。与汉族相比，藏族在急性暴露于海拔5000m时能维持更好的动脉血氧饱和度。

原文期刊：High Altitude Medicine & Biology，Volume 5，Number 2，Summer 2004.《高原医学与生物学杂志》2004年夏第5卷第2期。

年龄和性别对西藏藏族与汉族血红蛋白水平的影响

T.Y.Wu，X.Q.Wang，C.Y.Wei，H.W.Cheng，X.Z.Wang，Y.Li
Ge-Dong，H.N.Zhao，P.Young，G.L.Li，Z.G.Wang

中国青海高原医学研究院，高原医学国家重点实验室，西宁　810012

【摘要】藏族是人类在青藏高原居住数千年所形成的一个群体。据报道，藏族血红蛋白浓度低于移居高原的平原汉族，但未见有关两个民族在不同海拔血红蛋白详细比较的数据报道。我们就海拔高度、年龄和性别对高原汉族与藏族居民血红蛋白浓度是否有不同影响的假设进行了调查。检测了居住在平均海拔高度为2664m、3813m、4525m和5200m的4个地区，年龄在5～60岁，不同性别的3000名藏族健康成年人和332名儿童，以及2612名汉族健康成年人和275名儿童的血液指标。两个民族不同性别各年龄段的受试者，其血红蛋白浓度均随海拔升高而增加，其变化顺序为汉族男性＞汉族女性＞藏族男性＞藏族女性。甚至在青春期前，汉族儿童的血红蛋白浓度已高于藏族儿童。年龄对血红蛋白的影响见于青春期男性，但对青春期女性无影响。成年汉族男性与女性的血红蛋白浓度与年龄呈正相关，但藏族男性未发现这一相关性，而藏族女性仅在较高海拔时有此相关性。藏族与汉族男性在不同海拔高度的血红蛋白浓度均高于同族女性，且这一性别差异在汉族中随海拔升高而增大，而在藏族中却表现为随海拔升高而减少或无变化。检测血红蛋白浓度分布的直方图表现为非正态分布：藏族男性与女性向高数值方向倾斜，而汉族男性与女性向相反方向倾斜。我们的结论是：藏族血红蛋白浓度随海拔变化与年龄及性别的相关性与汉族不同，推测可能与遗传因素有关。

【关键词】青藏高原；血红蛋白；血细胞比容；红细胞计数；正常值；青春期

引言

人类的血红蛋白浓度随居住海拔升高而增加，但在同一海拔也表现出极大的个体差异。近来，我们报道了一项有关不同性别对居住在不同海拔藏族与汉族群体血红蛋白浓度影响的初步研究结果，发现汉藏人群间海拔对血红蛋白影响的差异在很大程度上与性别有关（Wu等，2005）。不过，其他因素，如海拔、年龄、性别、不同民族、地区、环境污染和疾病等也同时影响着红细胞对高原低氧的反应（Adams和Atrang，1975；Adams和Shrestha，1974；Beall和Reichsman，1984；Beall等，1987，1998；Kryger等，1978；Leon-Velarde等，2000；Winslow等，1989，1990）。引起血红蛋白浓度变化的原因十分复杂，因为其中任何一个因素既可能单独影响血红蛋白水平，也可与其他因素协同发挥作用。此外，各种因素对血红蛋白水平的影响与海拔变化相关。即使简单认为海拔刺激了血红蛋白的变化，在世界范围内尚不清楚不同年龄、性别和民族在不同地区、不同海拔是如何既独立又共同影响着血红蛋白的浓度。为了描述健康人群在不同海拔高度血红蛋白的反应差异，以及其与年龄、性别、原民族的关系，我们对青藏高原的大量居民进行了血液指标检测。

我们采用队列研究方法，收集了不同海拔居民的血液参数。为了减少疾病和环境污染两个变量的影响，把研究的重心放在了农村。根据过去有关高原藏族和汉族血红蛋白水平差异的报道

（Moore，2001），我们收集了世居高原时间最长的藏族人群及出生于接近海平面地区后又移居高原的汉族人群数据（Moore，2001；Wu，2004）。通过收集大样本量数据，我们可以比较藏族和汉族之间的差异，以及其与年龄、性别和海拔的关系。像这样大规模的研究并不多见，这对更好地了解人类在高原上如何调控血红蛋白浓度具有重要作用。

1 材料与方法

1.1 研究区域

由于青藏高原人口稀少且分散，本次调查是在4个地理区域历时5年完成的（1998—2002年）。所有区域均位于青藏高原东北部和西南部，为高原大陆性气候。①西宁－格尔木地区，平均海拔（2664±258）m（包括海拔2261m的西宁、海拔2801m的格尔木，以及海拔分别为2560m、2808m和2900m的3个相邻的农村）。②靠近海北的6个农牧村，平均海拔（3813±96）m（分别为3719m、3750m、3762m、3790m、3890m和3986m）。③位于昆仑和巴颜喀拉山脉青南地区高山牧场的7个村，平均海拔（4525±370）m（分别为4180m、4200m、4300m、4420m、4650m、4700m和5226m）。④除以上地区外，还在阿尼玛卿山附近一个海拔5200m被称作“雪山”的藏族村庄中进行了采样。这是藏族居民居住的海拔最高的社区之一。同时，对居住在该村时间超过1年的汉族居民也进行了研究。

1.2 研究对象

对5887名高原健康成人居民进行了研究。为减少环境污染对研究的影响，我们选择了无矿区且人口密度低的农村地区。调查问卷涉及年龄、性别、种族、职业、出生地、平原居住时长、移居高原时长、目前和既往居住高原时段、烟酒史、现病史、既往史及家族史等。通过问卷调查、询问家族史、查阅人口普查登记来明确研究对象为藏族或是汉族。已知的汉藏族际婚后代未纳入研究，吸烟者及最近几周曾服用药物者亦排除在外。所有女性收集了月经史与孕产史。妊娠妇女及最近3个月内有分娩史的妇女排除在外。通过病史调查、查体、辅助检查（静息心电图、肺功能、胸部X线检查、血气分析、血氧饱和度检测），来确保研究对象无身体异常。根据Carlos Monge C标准（Monge，1966），血红蛋白值超过23gm/dl的人员未纳入其中，以期排除慢性高原病患者。儿童（5～15岁，含15岁）通常不愿抽血，因此藏族和汉族儿童的样本量都相对较少。儿童期年龄范围的界定基于研究地区藏汉族男童进入青春期16岁和女孩的月经初潮年龄。

符合以上标准的3000名藏族受试者自出生后一直居住于高原，从未到过平原地区。2668名成年人（其中妇女1230名）的职业分别为牧民（81.2%）、农牧民（14.5%）、民工或公职人员（4.3%），其余的332名藏族受试者均为儿童。

与藏族受试者居住在同一地点的2612名汉族成年人均出生于海拔1000m以下的地区，移居高原时间为1～48年，至少1年。53%的受试者在高原居住时间超过10年，而居住高原的平均时间为（16.7±13.5）年。汉族移居者为办公室文员、民工（64.1%）或农民（35.9%），大都每隔1～3年回平原地区休假1个月。同时对275名汉族儿童进行了研究。

1.3 血常规

受试者均在上午静坐时抽取两份静脉血样。其中一份为含0.2mg肝素钠的Wintrobe管，置于有效半径159mm、速度50rps的离心机（LXY-64，北京医疗器械公司），以3000rpm离心30分钟，用于测定血细胞比容。延长离心时间未出现血细胞比容值降低。采用氰化高铁血红蛋白测定法，通过事先已校准的分光光度计（SM-571，上海医疗器械厂）测定血红蛋白浓度。红细胞计数采用经典显微镜方法测定。所有血样均在收集后当即分析，血细胞比容与红细胞计数普遍支持表1所示的血红蛋白浓度趋势。由于数据量庞大，我们重点分析了血红蛋白浓度。有兴趣的读者也可参考表2和表3的血细胞比容和红细胞计数。妇女绝经的影响不在本文考虑之列。

1.4 统计学方法

使用SPSS统计软件进行数据分析。数据分为两个组（藏族和汉族），每组再按年龄和性别细分。描述性数据包括均值、标准差、置信区间、百分率等，用于描述各种参数。单因素方差分析用于组间比较。均数间的比较采用以贝塞尔公式校正的*t*检验。线性回归分析与相关系数用于评价变量间关系。数据以均值±标准差及概率（*P*）表示，$P<0.05$为差异具有显著性。

2 结果

由于海拔和年龄因素均被认为是可促进造血的因素（Winslow等，1987），因而我们将儿童（5～15岁）与成人分开，分析了不同年龄组中海拔对血红蛋白浓度的影响。由于样本量很大，我们还能够分析每一年龄组和每一海拔的人群。同时，考虑到民族和性别因素也可能影响血液指标。

2.1 一定海拔时年龄的影响

2.1.1 藏族男性

5～15岁藏族男童在同一海拔的血红蛋白值均显示随年龄增长而升高，但只有在海拔2664m（图1a）时差异有统计学意义。男性青春期血红蛋白水平出现一次突然上升。大于20岁男性的血红蛋白水平与年龄无明显关系（图1a）。经检测发现同一海拔不同年龄对藏族男性血红蛋白浓度都有影响，但在16～20岁这个5年特定阶段内影响更为突出，这与儿童到成人的过渡期有关。

为便于数据展示与分析，我们参照Leon-Velarde等（2000）在秘鲁受试者中采用的方法，将成年人分为两个年龄组：16～40岁组和41～60岁组（表1）。4个研究地区的方差分析显示，16～40岁及41～60岁年龄段的成年藏族男性血红蛋白值均高于5～15岁的儿童（表1），但两组成年人之间没有明显差异。

2.1.2 藏族女性

研究显示，藏族女童血红蛋白浓度在同一海拔均显示随年龄增长而升高（图1b），但只有在海拔3813m时差异有统计学意义。16～20岁女性的血红蛋白浓度与女童相比并未升高，反而有下降趋势，与男性相反。超过16岁女性的血红蛋白在海拔2664m时与年龄无明显关系，但在海拔3813m和4525m时，随年龄增长而升高（图1b，直线斜率）。对4个海拔中所有3个年龄段的藏族女性进行方差分析，成年女性的血红蛋白值并未高于儿童（表1），表明本组中年龄对血红蛋白水平的影响取决于分析方法。因此，藏族妇女即使出现血红蛋白随年龄增长而升高的情况，也仅限于海拔高于2264m的地区。

2.1.3 汉族男性

儿童时期的血红蛋白水平在海拔2664m和3813m时随年龄增长而升高，在海拔4525m（图1c）时也有相似趋势，但差异无统计学意义。在16～20岁的成人早期，在海拔3218m和4525m时的血红蛋白水平高于儿童期。另外，在所研究的几个海拔，较年长成年受试者血红蛋白水平呈渐进性升高（图1c）。所有4个海拔的方差分析显示，汉族成年男性的血红蛋白值高于5～15岁儿童（表1）。因此在汉族男性中，在调查的所有海拔上，年龄对血红蛋白均有影响，且这一影响似乎在儿童期、进入成年的过渡期及整个成年期均有表现。

2.1.4 汉族女性

在海拔2664m和3813m，儿童时期汉族女性的血红蛋白值与年龄呈正相关（图1d）。16～20岁的血红蛋白水平与5～15岁时相似，表明月经初潮对该值并无影响。16岁以后女性的血红蛋白浓度在3个海拔与年龄呈正相关（图1d，直线斜率）。所有海拔的方差分析显示，成年汉族女性的血红蛋白值高于5～15岁儿童（表1）。因此，汉族女性的血红蛋白值虽然随年龄增长而持续升高，但与汉族男性相比，青春期时并无升高表现。

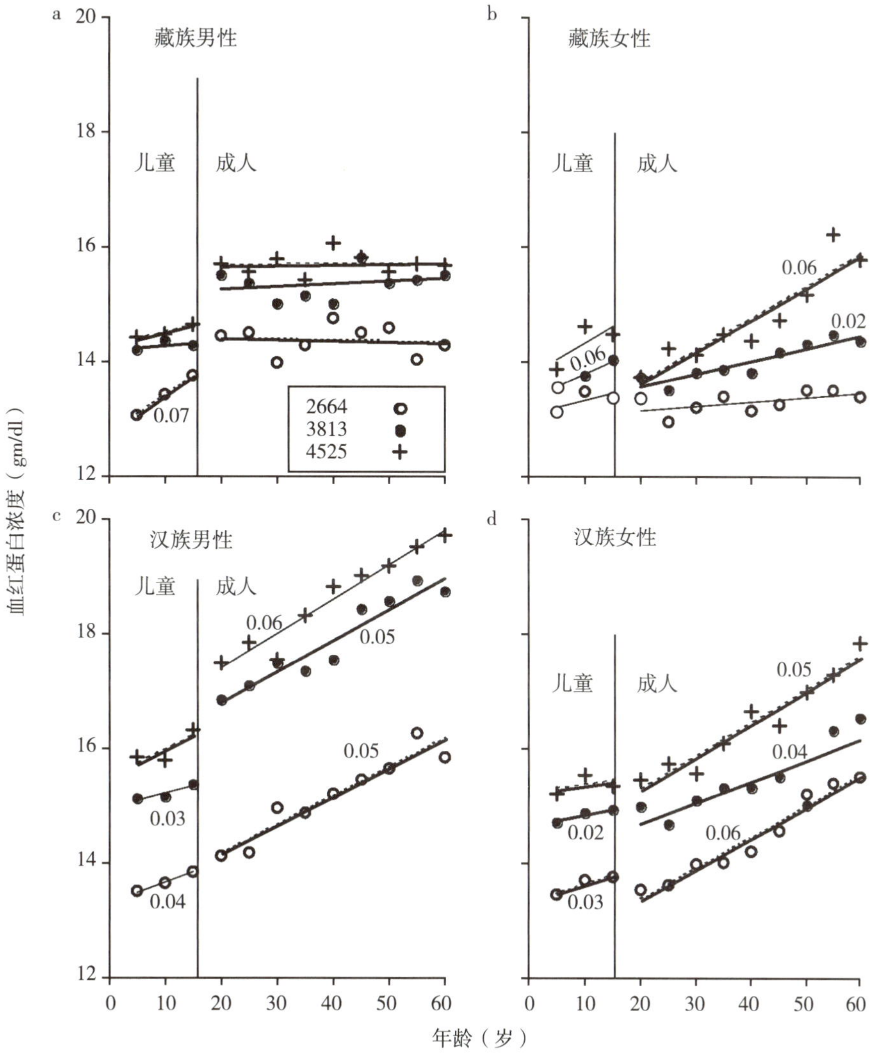

图1　青藏高原居民在3个海拔高度（m）时血红蛋白浓度与年龄的关系。年龄以5年划分，5为5岁，10为6～10岁，15为11～15岁，以此类推。60含60岁以上。儿童为15岁及以下年龄，成人为16岁及以上年龄。图示为藏族男性（a）、藏族女性（b）、汉族男性（c）、汉族女性（d）。个体数据总结见表1

表1　青藏高原正常藏族男女居民及汉族男女居民血红蛋白值（gm/dl，$\bar{x}\pm s$）。所示为4个海拔高度（m）、3个年龄范围（岁）的测定值，受试者人数以（n）表示

海拔（m）	藏族男性			藏族女性		
	5～15	16～40	41～60	5～15	16～40	41～60
2664	13.4±0.9	14.4±1.5[a]	14.7±1.6[b]	13.4±1.0	12.8±1.5	13.0±1.6
n	42	215	171	58	150	176
3813	14.3±1.0[c]	15.3±1.7[a, c]	15.5±1.7[b, c]	14.0±1.1	14.1±1.4[c]	14.4±1.1[c]
n	66	262	241	44	236	206
4525	14.6±0.9[d]	15.6±1.5[a, d]	15.7±1.6[b, d]	14.4±1.0[d]	14.5±1.7[d]	14.7±1.5[d]
n	68	288	231	32	228	204
5200	14.6±0.8[d]	15.7±0.8[a, d]	15.7±0.8[b, d]	14.5±0.8[d]	14.6±0.8[d]	14.7±0.8[d]
n	12	15	15	10	15	15

续 表

海拔（m）	汉族男性			汉族女性		
	5 ~ 15	16 ~ 40	41 ~ 60	5 ~ 15	16 ~ 40	41 ~ 60
2664	13.7±0.9	15.6±1.7[a]	15.6±2.0[b]	13.7±0.9	14.0±1.7	14.5±1.5[b]
n	72	348	282	54	174	161
3813	15.3±1.2[c]	18.1±1.6[a, c]	18.4±1.4[b, c]	14.8±1.1[c]	15.1±1.8[c]	15.5±1.6[b, c]
n	54	323	283	38	185	174
4525	16.1±1.2[c, d]	18.6±1.7[a, c, d]	19.0±1.6[b, c, d]	15.4±1.2[c, d]	16.1±1.6[a, c, d]	16.8±1.8[b, c, d]
n	28	208	187	18	145	82
5200	17.1±1.2[c, d]	19.6±1.6[a, c, d]	19.6±1.5[c, d]	15.6±1.1[d]	16.3±1.4[a, d]	16.9±1.4[b, d]
n	6	15	15	5	15	15

注：统计符号表示4个群体中的方差分析有显著意义（$P < 0.05$）。a表示16 ~ 40岁年龄段的值大于5 ~ 15岁年龄段的值。b表示41 ~ 60岁年龄段的值大于5 ~ 15岁年龄段的值。c表示3813m的值大于2664m，或4525m的值大于3813m，或5200m的值大于4525m。d表示2664m和4525m之间，或2664m和5200m之间的比较差异有显著统计学意义。

表2 青藏高原正常藏族男女居民及汉族男女居民血细胞比容（%）。所示为4个海拔高度（m），3个年龄范围（岁）测定值，受试者人数同表1

海拔（m）	藏族男性			藏族女性		
	5 ~ 15	16 ~ 40	41 ~ 60	5 ~ 15	16 ~ 40	41 ~ 60
2664	44.3±2.7	47.9±3.2	48.3±2.8	43.9±3.3	43.3±4.2	43.8±3.5
3813	44.5±3.0	48.1±4.2	48.5±3.8	43.8±2.8	45.7±4.1	46.4±3.7
4525	45.1±3.1	50.6±4.4	51.3±4.3	44.9±3.5	47.8±3.3	48.2±3.5
5200	45.7±1.1	51.2±1.9	51.8±1.8	44.9±0.8	48.4±1.4	49.1±1.4
		汉族男性			汉族女性	
2664	45.6±3.3	48.4±4.5	49.6±4.7	44.8±2.9	46.2±2.9	46.8±3.6
3813	47.5±3.5	55.4±3.9	56.3±4.2	46.9±3.2	47.8±3.7	48.8±4.8
4525	49.1±3.0	59.2±2.8	60.4±3.1	48.6±3.4	51.8±3.9	53.6±4.3
5200	49.8±1.1	60.5±1.4	61.4±1.8	49.2±1.3	51.9±1.3	54.9±1.7

表3 青藏高原正常藏族男女居民及汉族男女居民红细胞计数（$\times 10^{-6}/mm^3$）。所示为4个海拔高度（m）、3个年龄范围（岁）测定值，受试者人数同表1

海拔（m）	藏族男性			藏族女性		
	5 ~ 15	16 ~ 40	41 ~ 60	5 ~ 15	16 ~ 40	41 ~ 60
2664	4.57±0.36	4.74±0.68	4.86±0.78	4.46±0.33	4.22±0.66	4.54±0.70
3813	5.03±0.35	5.06±0.52	5.15±0.57	4.92±0.29	4.45±0.61	4.57±0.65
4525	5.25±0.41	5.16±0.58	5.24±0.66	5.12±0.35	5.08±0.49	5.14±0.52
5200	5.31±0.33	5.32±0.10	5.33±0.22	5.15±0.34	5.16±0.12	5.28±0.25

续　表

海拔（m）	汉族男性			汉族女性		
	5～15	16～40	41～60	5～15	16～40	41～60
2664	4.72±0.33	5.29±0.44	5.37±0.48	4.67±0.32	4.34±0.42	4.48±0.47
3813	5.13±0.34	5.92±0.65	6.08±0.73	4.99±0.37	5.15±0.54	5.31±0.63
4525	5.36±0.38	5.98±0.73	6.16±0.76	5.24±0.41	5.28±0.61	5.59±0.65
5200	5.40±0.13	6.24±0.13	6.37±0.11	5.28±0.19	5.36±0.11	5.68±0.13

2.2 海拔不同年龄段的影响

2.2.1 5～15岁年龄段

汉藏男女儿童的血红蛋白水平随海拔升高而增加，且汉族儿童比藏族儿童增加更多（图2a，直线斜率）。汉族男性组在海拔2.6km以上地区时对血红蛋白浓度影响最大，在这个海拔，每升高1km，血红蛋白水平增加1.33gm/dl。

2.2.2 16～40岁年龄段

在较年轻的成人组，4组的血红蛋白水平在海拔高的地方较高，其血红蛋白水平均随海拔升高而增高，且汉族比藏族增加更多（图2b，直线斜率）。海拔对汉族男性组血红蛋白影响最大，在海拔2.6km以上高原地区，海拔每升高1km，血红蛋白水平增加1.53gm/dl。藏族男性血红蛋白水平高于藏族女性，但随海拔升高的幅度并无明显差异（图2b，直线斜率）。

2.2.3 41～60岁年龄段

在较年长的成人组，4组的血红蛋白水平在海拔高的地方较高，其血红蛋白水平均随海拔升高而增高，且汉族比藏族增加更多（图2c，直线斜率）。海拔对汉族男性血红蛋白影响最大，在海拔2.6km以上高原地区，海拔每升高1km，血红蛋白水平增加1.57gm/dl。藏族男性血红蛋白水平高于藏族女性，但随海拔升高的幅度并无差异（图2c，直线斜率）。

因此，在4个年龄组中，海拔升高均与血红蛋白水平增加相关，且随海拔升高血红蛋白增

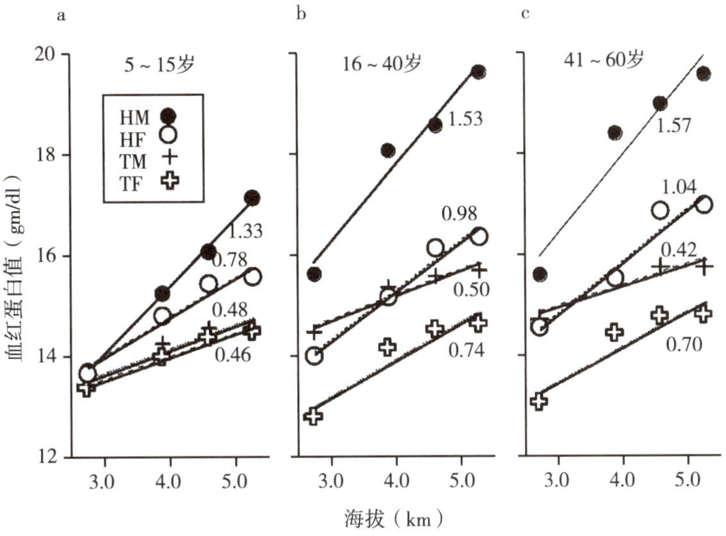

图2　青藏高原居民4组群体HM（汉族男性）、HF（汉族女性）、TM（藏族男性）、TF（藏族女性）血红蛋白值与海拔高度（km）的关系。最适直线显示每一组血红蛋白与海拔高度的关系，直线斜率从0开始具显著性差异（$P<0.05$），并在图中标示。图示为5～15岁（a）、16～40岁（b）、41～60岁（c），数据来自表1

加的顺序为汉族男性＞汉族女性＞藏族男性和女性。

2.3 汉族和藏族受试者比较

通过观察同一年龄段汉族和藏族男性的血红蛋白水平，我们可以了解每一海拔高度不同种族对血红蛋白值的影响，我们称为种族相关的血红蛋白差异。该分析显示了所有年龄段男性的种族相关差异：汉族男性血红蛋白水平高于藏族男性，且成人间差异大于儿童（图3a）。另外，汉族和藏族所有年龄段的这一种族相关的血红蛋白差异均随海拔升高而增加。各年龄段的女性也表现出种族相关的血红蛋白差异：汉族女性血红蛋白水平高于藏族女性（图3b）。与男性不同的是，女性的这种差异随海拔升高时变化相对较小。

2.4 男性与女性受试者比较

通过观察同一年龄段男性和女性的血红蛋白水平，我们可以了解性别在每一海拔高度中对血红蛋白值的影响，我们称为性别相关的血红蛋白差异（图4）。藏族成人组性别相关的血红蛋白差异大于儿童组，但成人中这一差异随海拔升高而减少，儿童组却没有变化（图4a）。因此，藏族性别相关的血红蛋白差异随海拔升高而减少，或无变化。汉族成人组性别相关的血红蛋白差异大于儿童组，且成人和儿童组这一差异均随海拔升高而增加（图4b）。因此，汉族性别相关的血红蛋白差异随海拔升高而增加，而藏族随海拔升高而减少或无变化。

2.5 海拔4525m处成人血红蛋白值分布

4525m是我们有大量受试者的最高海拔，在此我们检测了16～60岁成年藏族男性、藏族女性、汉族男性和汉族女性的血红蛋白值分布情况（图5）。在汉族男性中血红蛋白出现频率（即模型）最高的浓度为18～19gm/dl，汉族女性为16～17gm/dl，藏族男性约为15gm/dl，藏族女性为14gm/dl。模型中的数值支持以上数据，即汉族男性与女性的血红蛋白水平高于藏族男性和女性。直方图呈非高斯分布，显示出藏族血红蛋白水平向高位值倾斜，而汉族血红蛋白水平向低位值倾斜（图5）。

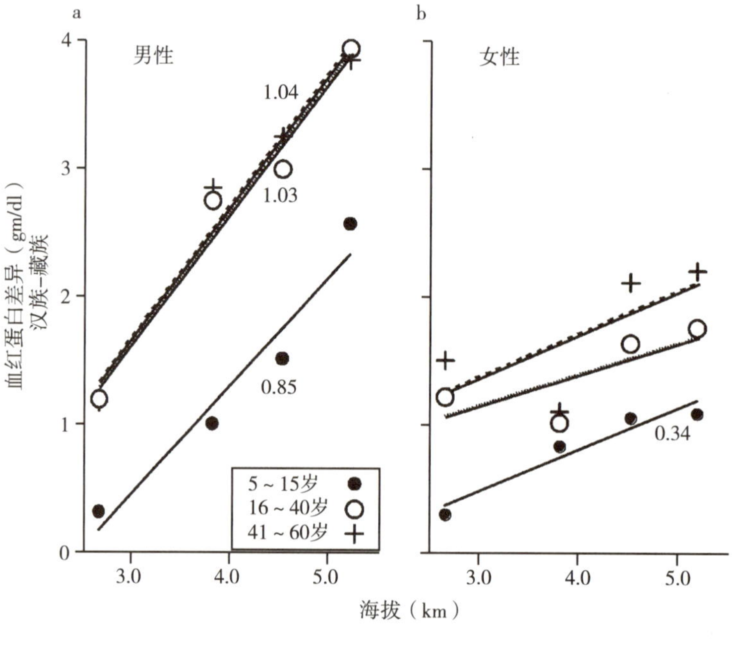

图3 3个年龄组血红蛋白种族差异（汉-藏）与居住海拔的关系。5～15岁（实心圆点，实线），16～40岁（空心圆点，点虚线），41～60岁（加号，短划虚线）。做出最适直线，斜率如图2标示。图示为男性（a）和女性（b）

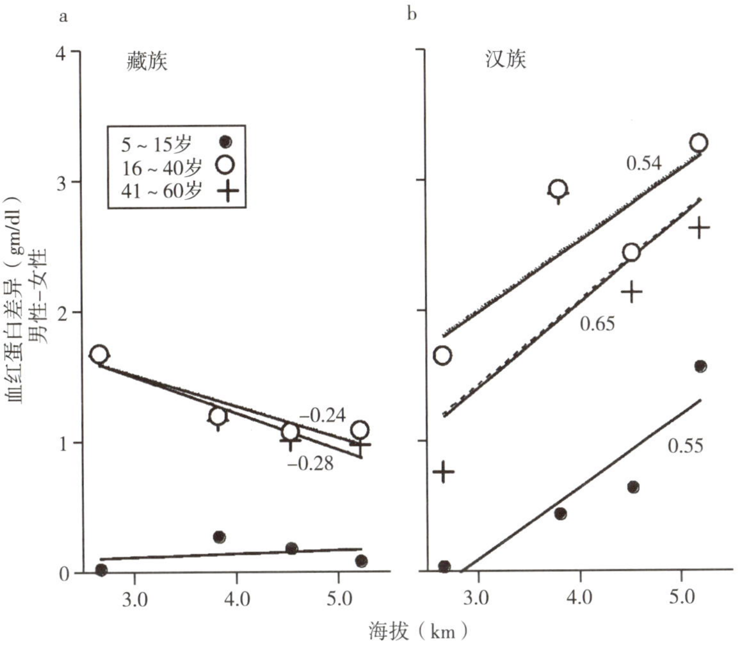

图4　3个不同年龄组中血红蛋白性别差异（男性－女性）与居住海拔的关系。符号意义同图3，最适直线斜率如图2标示。图示为藏族（a）和汉族（b）

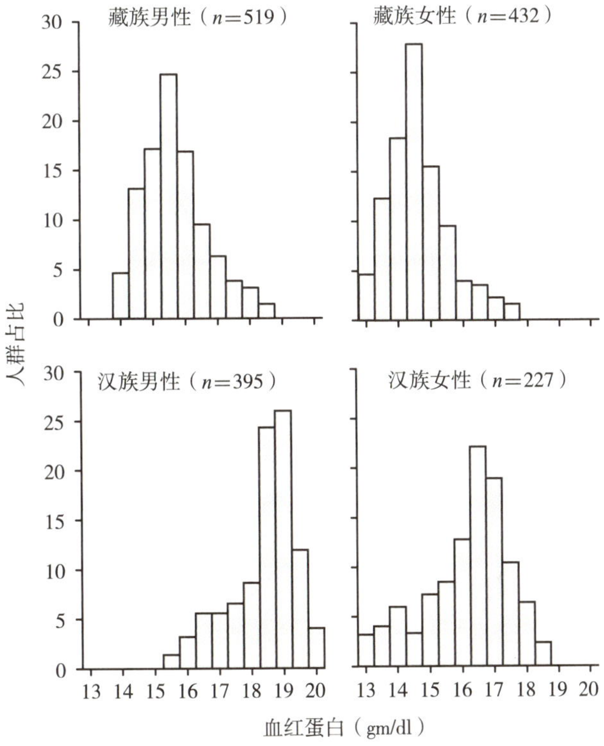

图5　藏族成年男女性、汉族成年男女性在海拔4525m高度的血红蛋白频率分布。藏族男女性最大值低于汉族男女性最大值，藏族数值向右倾斜，汉族数值向左倾斜

3 讨论

本研究主要发现青藏高原健康居民在不同海拔高度的血红蛋白的浓度取决于受试者的年龄、民族及性别，这些变量对血红蛋白的影响在藏族和汉族群体之间也存在差异。本研究旨在调查健康受试者，因此，排除了患病人群、有吸烟史、粉尘接触史和滥用药物史者。幸运的是，我们发现符合这些要求的受试者其血红蛋白很少超过20mg/dl，这样就能和血红蛋白高于23mg/dl的慢性高原病患者有了清晰划分（Monge，1966）。对居住在4个海拔的3个不同年龄段和不同性别的大量藏族汉族受试者，只就血红蛋白水平与一项变量的相关性进行研究，从而使其他变量的影响最小化。在收集数据的5年中，我们尽一切努力保证方法的一致性。本研究的一个局限性是缺少在海平面地区的数据，因为无法找到出生并生活在海平面地区符合队列研究的藏族群体样本。本研究也无法区分民族差异对发育的影响，因为藏族是在高海拔地区出生，而高原汉族居民则是在低海拔地区出生。此外，我们也没有做可能与铁缺乏相关的血样分析。尽管存在这些问题，但本研究在青藏高原，乃至在世界范围内，对收集到的有关高原血红蛋白数据进行了最大、最完整的分析。

本研究提出了一个问题：为何藏族受试者的血红蛋白浓度低于已发表的数据？例如，藏族成年人的血红蛋白水平低于之前其他学者发表的同一海拔高度非藏族人群的数据，以及其他研究中藏族人群的低值水平（图6a）。相反，本研究中汉族受试者的血红蛋白水平总体上与之前其他学者发表的北美和南美高原居民，以及其他研究中西藏的汉族居民的血红蛋白水平一致（图6a）。因此，问题是：为什么汉族的血红蛋白值在预期范围内而藏族却不是这样呢？环境差异似乎不能解释，因为这两组群体均在同一时间段从同一社区中采样。两个民族采用相同的检测技术，因此也不能用方法学差异解释血红蛋白值的这一偏离。不过，藏族居民有缺铁现象，而汉族没有，这可能是一个原因。本研究并未测定铁蛋白、血清铁或铁结合力。缺铁会造成小红细胞含量不足。但是，按表1、表2和表3所计算出的藏族成年男性平均红细胞体积（MCV，图6b）和平均红细胞血红蛋白浓度（MCH，图6c）并不低于海平面地区的正常范围值，且藏族与汉族相近。此外，之前对青藏高原的营养学研究未发现缺乏基本饮食成分，包括铁（Jie等，1987）。与汉族相比，我们不能完全排除藏族中有选择性缺铁的可能性，但可能性也不大。之前发表的数据显示，在某一特定海拔高度，藏族男性的血红蛋白浓度范围较广，但并不清楚其原因，而且我们也不清楚为何本研究所测得的数据与已发表数据比较，处于低值水平（图6a）。尽管如此，我们的结果确实强调了生活在同一地点的藏族和汉族受试者的差异，根据我们的判定标准，他们均有健康的饮食习惯，健康状况良好。

这一结果与之前发表的数据吻合（Adams和Strang，1975；Beall和Reichsman，1984；Beall等，1987，1998；Curran等，1997；Moore和Sun，1990；Moore，2001；Moore等，2002），我们发现藏族和汉族，其血红蛋白水平升高与海拔升高呈正相关，该影响出现在所有年龄组及不同性别中。这些新发现使得年龄、性别、不同海拔高度对血红蛋白影响的报道更为全面，并且描述了藏族和汉族之间的差异。对海拔4525m处进行的直方图分析，支持了所有成年人中种族差异的重要性。在青春期后随年龄的增长，藏族在高海拔地区与年龄相关的血红蛋白水平增加低于汉族，这表明在高海拔地区年龄对血红蛋白的影响在很大程度上受种族因素调节。例如，藏族男性在任何海拔高度均未表现年龄与血红蛋白的相关性，但汉族男性在所有海拔高度均显示很强的正相关，而藏族女性血红蛋白与年龄的正相关也弱于汉族女性。

即使在比青春期更早的年龄段，汉族儿童的血红蛋白也高于藏族儿童，这一差异随海拔升高而增高。其中一项数据是在所有海拔高度的藏族儿童，其平均血红蛋白值均接近或属于海平面地区儿童的正常报道值（Den，1985）。因此，综合考虑以上数据，提示即使在年少时期无激素影响的阶段，藏族血红蛋白亦低于汉族。与汉族相比，藏族更少出现低氧反应，或对其敏感性更低。这一有趣的发现与两个族群表现出的遗传差异一致。以前从未报道过有关不同年龄段藏族儿童在不同海拔高度的血液指标检测值。最近

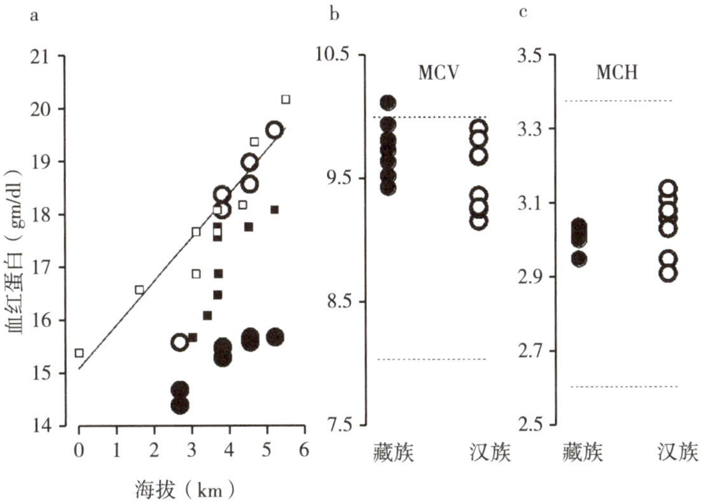

图6 高原正常人群造血反应。a.不同海拔高度的平均血红蛋白浓度。实心圆表示藏族成年男性，空心圆表示汉族成年男性。数据来自本文表1。空心正方形表示之前报道的北美和南美成年男性，以及西藏的汉族居民（Curran等，1997；Leon-velarde等，2000；Okin等，1966；Sun等，1996；Treger等，1965；Wu等，1998）。所示为以上数据的最适直线。实心正方形表示之前报道的藏族成年男性数值（Beall和Reichsman，1984；Beall等，1987；Curran等，1997；Groves等，1993；Moore等，2002；Sun等，1996），其中一组报道的平均值（Beall等，1998）被代表本次研究的实心圆遮住。需要注意的是，藏族的数值，特别是本次研究中的藏族数值，均落在非藏族群体的最佳直线以下。b根据表2和表3的数据计算藏族成年男性（实心圆）与汉族成年男性（空心圆）的平均红细胞体积[MCV，血细胞比容（%）/每mm^3红细胞计数]。海平面地区的正常95%置信区间以虚线表示。注意藏族的数值不低于汉族。C根据表1和表3的数据计算的藏族成年男性（实心圆）与汉族成年男性（空心圆）的平均红细胞血红蛋白浓度[MCH，血红蛋白（gm/dl）/每mm^3红细胞计数]。海平面地区的正常95%置信区间以虚线表示。注意，藏族的数值并不低于汉族

一项对6～30岁藏族、汉族受试者的研究，比较了在海拔3200～3800m时男性和女性的血红蛋白浓度，发现汉族青少年与成人早期的血红蛋白浓度高于藏族（Garruto等，2003）。来自美国莱德维尔（Treger等，1965）和秘鲁安第斯山（Garruto和Dutt，1983；Leon-Velarde等，2000）有关儿童血液学的研究报告显示，其相关数值均高于海平面地区，但未观察种族对不同海拔地区和不同年龄儿童的影响。

从性别方面看，青春期血红蛋白浓度增加仅见于藏族和汉族男性，未见于女性。同时，所有海拔高度的成年人均表现出性别相关的血红蛋白差异：成年男性血红蛋白水平高于成年女性。传统上认为，雌性激素孕酮可刺激呼吸，缓解血氧不足，而雄性激素睾酮主要是增强造血作用。如果这样，那么对造血作用而言，孕酮降低了低氧刺激，而睾酮增加了低氧反应（Fried，1995）。我们的研究结果与预期一致，符合雄性激素睾酮对造血的正向影响，而雌性激素黄体酮与孕酮可能使血红蛋白的高海拔反应迟钝（Leon-Velarde等，1997，2001；Peschle等，1973）。

然而，令人不解的是，藏族与汉族的性别相关差异却有不同。例如，我们发现藏族成人血红蛋白性别相关效应随海拔升高而降低，但汉族成人却是升高。也就是说，随着海拔升高，藏族男性和女性之间的血红蛋白水平差异在减少，而汉族却在增加。如果性别对血红蛋白的影响与雄性和雌性激素有关，那么随着海拔升高，这些激素水平或其对造血机制的影响在藏族和汉族中是不同的。

儿童的相关结果则值得进一步讨论。我们预计儿童在任何海拔高度均不会出现血红蛋白浓度的性别相关差异，因为男童和女童基本上不应有激素差异。藏族和汉族儿童也确实表现出比成年人更低的血红蛋白性别相关效应。但我们意外地发现，汉族儿童的血红蛋白性别相关效应随海拔升高而增加，当海拔上升时，男童的血红蛋白逐渐高于女童。且这一随海拔增加的血红蛋白性别相关效应（图4b的直线斜率）在汉族儿童和成人中是一样的。如果藏族和汉族儿童的雄性与

雌性激素浓度（本研究中未测定）相近，高海拔时汉族儿童受激素影响的造血反应则应该不同于藏族儿童。另一个可能性是，除睾酮和孕酮水平外，高海拔地区的血红蛋白水平还受其他因素影响。我们仍需进一步研究才能解答这些问题，不过本次对儿童和成人的研究结果均强调了民族间差异性，显示藏族与汉族受试者随海拔变化的血红蛋白性别相关反应是不一样的。

青藏高原居民人类血红蛋白浓度变化是个复杂问题，反映出缺氧刺激红细胞生成血红蛋白，这一刺激产生的反应过程是由多种因素共同作用的结果。虽然已发表综述文献可能提示这一情况（Reeves和Weil，2001），但本研究的独特性在于，在某一特定高原地区进行了一项单一连贯性研究，描述和分析了各种因素相互作用和影响的关系。本研究对海拔4525m成人居民直方图的分析，可能有助于观察高原居民对不同刺激所产生的反应。例如，我们不清楚为何藏族成人群体（包括男性和女性）的血红蛋白水平均未显示出正常高斯分布，而是向高位值倾斜。对此需要重点明确的是，高于平均值的个体是否对缺氧刺激更敏感，抑或更强的造血反应，或者是兼而有之。相反，我们不知道为何汉族成人群体（包括男性和女性）的血红蛋白水平也未显示出正态分布，而是向低值倾斜。需要明确的是，血红蛋白低于平均值的个体是否对缺氧刺激不敏感，抑或更弱的造血反应，或者兼而有之。

血红蛋白浓度增加是对长期缺氧的基本反应。本研究特别检测了对高原低氧有极端适应能力的代表性居民群体。藏族是一个在青藏高原适应了数千年的群体，其高原居住时间可能长于地球上其他任何一个族群（Moore，2001）。因此，藏族是有机会发生遗传改变的一个群体，但汉族受试者却不同，在他们的寿命期限内还不足以产生高原适应。因此，在对这两个民族进行比较时，年龄和性别对高原相关的血红蛋白反应的影响有如此大的差异也就不足为奇。今后的研究者肯定需要探索血红蛋白反应差异的遗传基础。本文指出了今后需要进一步研究的领域，这样的研究非常重要，因为血红蛋白浓度是判断健康或疾病的一项决定性因素，了解其调控机制对于高原居民尤为重要。

致谢

作者谨对John T. Reeves博士（丹佛，科罗拉多大学卫生科学中心儿科和科罗拉多高原医学及生理学中心）在本项研究各阶段给予的热心及慷慨帮助致以由衷感谢。我们也对Lorna G. Moore博士、Robert F. Grover博士及John V. Weil博士提供的有益建议表示感谢。本研究由中国国家自然科学基金项目LS 39730190提供部分支持。

原文期刊：Comp Clin Path，2005，14：25-35.《比较临床病理学》2005年第14期24～35页。

参 考 文 献

[1] ADAMS W H, SHRESTHA S M. Hemoglobin levels, vitamin B_{12}, and folate status in a Himalayan village［J］. Am J Clin Nutr, 1974, 27（7）: 217-219.

[2] ADAMS W H, STRANG L J. Hemoglobin levels in persons of Tibetan ancestry living at high altitude［J］. Proc Soc Exp Biol Med, 1975, 149: 1036-1039.

[3] BEALL C M, REICHSMAN A B. Hemoglobin levels in a Himalayan high altitude population［J］. Am J Phys Anthropol, 1984, 63（3）: 301-306.

[4] BEALL C M, GOLDSTEIN M C, TIBETAN ACADEMY OF SOCIAL SCIENCES. Hemoglobin concentrations of pastoral nomads permanently residing at 4, 850-5, 450 m in Tibet［J］. Am J Phys Anthropol, 1987, 73（3）: 433-438.

[5] BEALL C M, BRITTENHAM G M, STROHL K P, et al. Hemoglobin concentration of high-altitude Tibetans and Bolivian Aymara［J］. Am J Phys Anthropol, 1998, 106（3）: 385-400.

[6] CURRAN L S, ZHUANG J, SUN SF, et al. Ventilation and hypoxicventilatory responsiveness in Chinese-Tibetan residents at 3,658m［J］. J Appl Physiol, 1997, 83（6）: 2098-

2104.
[7] 邓家栋. 临床血液学[M]. 上海: 上海科学技术出版社, 1985: 1018-1050.
[8] FRIED W. Erythropoitin[J]. Ann Rev Nutr, 1995, 15: 353-377.
[9] GARRUTO R M, DUTT J S. Lack of prominent compensatory polycythemia in traditional native Andeans living at 4,200 m[J]. Am J Phys Anthropol, 1983, 61(4): 355-366.
[10] GARRUTO R M, CHIN C T, WEITS C A, et al. Hematological differences during growth among Tibetans and Han Chinese born and raised at high altitude in Qinghai, China[J]. Am J Phys Anthropol, 2003, 122(2): 171-183.
[11] GROVES B M, DROMA T, SUTTON J R, et al. Minimal hypoxic pulmonary hypertension in normal Tibetans at 3,658 m[J]. J Appl Physiol, 1993, 74(4): 312-318.
[12] JIE X F, ZHU F L, YUAN G Z, et al. A nutritional survey in Tibetan nomads in Tibet[J]. 中华高原医学杂志, 1987, 10(2): 54-58.
[13] KRYGER M H, MCCULLOUGH R E, DOEKEL R, et al. Excessive polycythemia of high altitude: role of ventilatory drive and lung disease[J]. Am Rev Respir Dis, 1978, 118(4): 659-666.
[14] LEON-VELARDE F, RAMOS M A, HERNANDEZ J-A, et al. The role of menopause in the development of chronic mountain sickness[J]. Am J Physiol Regul Integr Comp Physiol, 1997, 272(5): R90-R94.
[15] LEON-VELARDE F, GAMBOA A, CHUQUIZA J A, et al. Hematological parameters in high altitude residents living at 4,355, 4,660, and 5,500 m above sea level[J]. High Alt Med Biol, 2000, 1: 97-104.
[16] LEON-VELARDE F, RIVERA-CHIRA M, TAPIA R, et al. Relationship of ovarian hormones to hypoxemia in women residing at 4,300 m[J]. Am J Physiol Regul Integr Comp Physiol, 2001, 280(6): R488-R493.
[17] MONGE C C. Natural acclimatization to high altitudes: clinical conditions[M]//Life at high altitude. Washington: PAO, 1966: 46.
[18] MOORE L G. Human genetic adaptation to high altitude[J]. High Alt Med Biol, 2001, 2(2): 257-282.
[19] MOORE L G, SUN S F. Physiologic adaptation to hypoxia in Tibetan and acclimatized Han residents of Lhasa[M]//Hypoxia: the adaptation. Philadelphia: BC Dekker, 1990: 66-71.
[20] MOORE L G, ZAMUDIO S, ZHUANG J, et al. Analysis of the myoglobin gene in Tibetans living at high altitude[J]. High Alt Med Biol, 2002, 3(1): 39-47.
[21] OKIN J T, TREGER A, OVERY H R, et al. Hematologic response to medium altitude[J]. Rocky Mountain Med J, 1966, 63(4): 44-47.
[22] PESCHLE C, RAPPAPORT IA, SASSO G, et al. The role of estrogen in the regulation of erythropoietin production[J]. Endocrinology, 1973, 92(5): 358-362.
[23] REEVES J T, WEIL J V. Chronic mountain sickness. A view from the crow's nest[M]//Hypoxia: from genes to the bedside. New York: Kluwer Academic, 2001: 419-437.
[24] SUN S, OLIVER-PICKETT C, PING Y, et al. Breathing and brain blood flow during sleep in patients with chronic mountain sickness[J]. J Appl Physiol, 1996, 81(4): 611-618.
[25] TREGER A, SHAW D B, GROVER R F. Secondary polycythemia in adolescents at high altitude[J]. J Lab Clin Med, 1965, 66(4): 304-314.
[26] WINSlow R M, MONGE C C. Hypoxia, polycythemia, and chronic mountain sickness[M]. Baltimore: Johns Hopkins University Press, 1987.
[27] WINSlow R M, CHAPMAN K W, GIBSON C C, et al. Different hematologic responses to

hypoxia in Sherpas and Quechua Indians [J]. J Appl Physiol, 1989, 66 (6): 1561-1569.
[28] WINSlow R M, CHAPMAN K W, MONGE C C. Ventilation and the control of erythropoiesis in high altitude natives of Chile and Nepal [J]. Am J Human Biol, 1990, 2 (4): 653-662.
[29] WU T Y. Guest editorial: life on the high Tibetan plateau [J]. High Alt Med Biol, 2004, 5 (2): 1-2.
[30] WU T Y, LI W S, WEI L Y, et al. A preliminary studies on the diagnosis of chronic mountain sickness in Tibetan populations [M] //Progress in mountain medicine and high altitude physiology. Matsumoto: Press Committee of the 3rd World Congress on Mountain Medicine and High Altitude Physiology, 1998: 337-342.
[31] WU T Y, WANG X Q, WEI C Y, et al. Hemoglobin levels in Qinghai-Tibet: different effects of gender for Tibetans vs Han [J]. J Appl Physiol, 2005, 98: 598-560.

性别对青藏高原藏族和汉族血红蛋白水平的影响

Tianyi Wu，Xiaoqin Wang，Chunyin Wei，Huawei Cheng，Xiaozhen Wang，Yan Li，Ge-Dong，Haining Zhao，Ping Young，Guilan Li，Zhigang Wang

中国青海高原医学研究院，西宁 810012

【摘要】藏族是青藏高原上的古老居民，他们的血红蛋白浓度比移居汉族要低，但在不同海拔高度，性别是如何影响两个人群血红蛋白浓度的机制至今尚不完全清楚。本研究收集了海拔2664m、3813m、4525m和5200m处5887名5～60岁健康汉藏男女居民的血红蛋白浓度。多元回归方程显示汉族男性海拔和年龄间的β系数比藏族男性高，汉族女性海拔和年龄间的β系数比藏族女性高（$P<0.05$）。分析表明，海拔、性别与民族之间具有显著的三因素交互作用（$\chi^2=3.72$，$P=0.05$）。随着海拔的升高，汉族男性血红蛋白浓度逐渐超过女性，但藏族群体中未出现此现象。当海拔超过2664m时，汉族从儿童到青年期的血红蛋白浓度增长的性别差异比藏族更明显。我们认为，汉藏在不同海拔高度的血红蛋白浓度差异很大程度上取决于性别。

【关键词】青藏高原；血红蛋白；正常值；青春期

引言

我国青藏高原移居汉族血红蛋白（hemoglobin，Hb）浓度比世居藏族高[1, 4, 5, 8, 13, 23, 36]，表明高原居民红细胞生成反应存在民族差异。同时，汉族和藏族男性受试者的Hb高于与之相对应的女性[5, 13]，说明性别在高原地区血红蛋白生成反应中扮演重要角色。结合这些观点，我们考虑这样一个假设，即海拔对Hb影响的民族差异很大程度上可能与性别有关。现有对Hb的研究报道各有差异，侧重点也有所不同，研究对象来自西藏不同海拔和地区，研究样本数量偏小。而且，很少有研究关注妇女和儿童的Hb（见参考资料13）。最近开展的一项Hb研究针对生活在海拔3200～3800m[13]、年龄在6～30岁的汉藏受试者，虽然这项研究并没有直接验证我们的假设，但研究数据表明Hb存在民族差异，且在高海拔地区可能与性别有关。为了更全面地评估我们的假设，我们在不同海拔高度研究了大量的受试者（包括汉族和藏族、男性和女性、儿童和成年人）。

我们的研究方法是收集居住在平均海拔2664～5200m居民的血液指标。研究对象主要为农村地区的健康居民，以此来尽量降低疾病和环境污染等变量因素的影响。根据前面的研究结果，这些地区铁、蛋白质、热量等营养物质充足[15, 35]。根据前文描述的我国青藏高原地区汉藏居民血红蛋白水平之间的差异[26]，本研究收集的对象包括高原世居藏族[23, 26]和原出生在海平面、后移居至同一高原地区的汉族。通过对汉藏居民大规模样本的数据研究，我们便能通过多元回归分析（分析海拔和年龄变化）比较汉藏男性和女性的血红蛋白值。如此大规模的研究具有新颖性，对我们更好地认识在不同海拔高度性别对Hb的影响有重要作用。

1 材料和方法

1.1 地理区域

本研究的初步结果已在1987年[15]和1989

年[35]出版，但本文使用的数据为1998年2月至2002年3月收集所得。因为青藏高原人口稀疏，分布不均，该研究在4个地理区域进行，它们分布于高原东北和西南部，均为高原大陆性气候。4个区域分别为：平均海拔为（2664±258）m的西宁和格尔木地区（西宁海拔2261m，格尔木海拔2801m，以及附近3个农业村落，海拔分别为2560m、2808m和2900m）；海北附近平均海拔为（3813±96）m的6个农牧村庄（海拔分别为3719m、3750m、3762m、3790m、3890m和3986m）；青海地区昆仑山和巴颜喀拉山山地草场的7个村庄（海拔分别为4180m、4200m、4300m、4420m、4650m、4700m和5226m），平均海拔为（4525±370）m。除在以上点抽样外，还在阿尼玛卿山附近海拔5200m处一个被称为"雪山"的藏族村庄进行了抽样，这是西藏地区海拔最高的社区之一。我们还研究了在此处生活超过1年的汉族。

1.2 研究对象

研究对象为高原地区健康成年居民（$n=5887$）。为最大限度降低周围环境污染影响，我们选择了没有采矿业和人口密度较低的地区。通过问卷了解了研究对象的以下信息：年龄、性别、民族、职业、出生地、在平原居住时间、移居高原居住时间，吸烟史、饮酒史、现病史和既往史及家族史。研究对象是藏族还是汉族由问卷、家系和人口普查记录共同确定。研究对象不包括已知的汉藏族际婚后代和最近几周内吸烟或用药的居民。对所有女性研究对象的经期和孕产史进行了记录，不包括孕妇和分娩3个月内女性。为确保研究对象健康，研究人员还调查了他们的病史，进行了体检和实验室检查（包括静息时心电图、肺功能、胸片、血气分析和血氧饱和度测试）。根据Carlos Monge C标准[22]，尽量排除血红蛋白值高于23g/100ml的居民，以排除慢性高原病患者。儿童（5～15岁，包括15岁）通常不愿意抽血，所以儿童样本较小。儿童年龄的界定是根据Leon-Velarde等[19]的研究进行的，这样还可将收集到的数据与安第斯世居者进行比较。为保护受试者，本研究严格遵循中国国家自然科学基金会和青海高原医学研究院伦理委员会关于人体试验的相关条款和规定。研究取得了所有受试人的口头知情同意。我们向儿童及其父母详细介绍了本研究的目的，对于年龄较小的儿童，我们征得了父母和儿童本人的同意；对较大的儿童，我们征得了本人的同意。

符合上述标准的藏族受试者（$n=3000$）从出生起就生活在高原，从未去过低海拔地区。从职业来看，2668名成人（其中女性1230名）为牧民，占81.2%，牧民/农民占14.5%，工人或办公室工作人员占4.3%，其余的为儿童（$n=332$）。生活在同一地区的成年汉族（$n=2612$）均出生和生活在海拔1000m以下，移居高原至少1年，年龄在1～48岁。其中，移居高原10年以上的占汉族受试者总数的53%。汉族受试者在高原居住年限平均为（16.7±13.5）年，他们当中办公室工作人员或工人占64.1%，农民占35.9%。其中大部分每1～3年会返回平原休假1个月。同时对275名汉族儿童进行了研究。

1.3 血常规

清晨在静息坐立状态下抽取受试者静脉血样两份。一份放入加有0.2mg肝素钠的Wintrobe管，在有效半径为159mm、速度为50rps的LXY-64型离心机中（北京医疗仪器制造厂）以每分3000转的速度旋转30分钟，测量血细胞比容。延长离心旋转时间不会影响血细胞比容测得值。Hb使用氰化正铁血红蛋白技术，通过已提前校准的分光光度仪（SM-571型，北京医疗仪器制造厂）测量。红细胞计数使用传统的显微镜测量。所有血样在收集完成后立即在现场进行分析。血细胞比容和红细胞值（未列出）大体能反映Hb状况（表2）。因为数据巨大，所以我们着重分析Hb水平。

1.4 统计学方法

数据分析使用SPSS软件。为了方便分析，整个数据分为4组：汉族男性、藏族男性、汉族女性和藏族女性。每组的多元回归分析采用以下公式：Hb（g/100ml）＝a＋b×海拔（m）＋c×年龄（岁），其中b、c为β系数。随年龄和海拔变化，将每一组不同年龄和海拔的Hb水平代入方程进行回归分析，并在汉藏同一性别之间进行比较。对男性受试者，我们采用Wald χ^2和标准差，观察汉藏男性在不同海拔和不同年龄之间是否存在差异。在女性受试者中也采用相似方法进行分析。此外，为了图示，我们对统计量进行了描述性分析。按种族和性别计算出不同海拔和年龄段的均数和标准差，再运用线性回归分析和相关参数评估各个变量之间的关系。表1中的数据为均数±SE，表2中的数据为均数±SD。当$P \leqslant 0.05$时，视为差异有统计学意义。

表1　青藏高原居民4个组别不同海拔和年龄血红蛋白浓度多元回归分析

方程：[Hb]（g/100ml）＝a＋b×海拔（m）＋c×年龄（岁）					
组别	人数	a	b	c	*P*值
男性受试者					
汉族	1812	9.605	0.001420±0.00028	0.06144±0.013	＜0.001
藏族	1626	12.214	0.000465±0.00013*	0.02909±0.006*	＜0.001
女性受试者					
汉族	1066	10.852	0.000933±0.00012	0.02629±0.004	＜0.001
藏族	1374	11.409	0.000630±0.00006*	0.00415±0.005*	＜0.001

注：b和c分别代表海拔和年龄的β系数（±SE）。海拔和年龄系数差异有统计学意义（$P<0.05$）。*表示藏族（藏汉两族相同性别比较）的β系数比汉族人低（$P<0.05$）。

表2　青藏高原健康汉藏男女居民的血红蛋白值

海拔（m）	男性受试者			女性受试者		
	5～15岁	16～40岁	41～60岁	5～15岁	16～40岁	41～60岁
藏族						
2664	13.4±0.9	14.4±1.5*	14.7±1.6	13.4±1.0	12.8±1.5	13.0±1.6
n	42	215	171	58	150	176
3813	14.3±1.0	15.3±1.7*	15.5±1.7	14.0±1.1	14.1±1.4	14.4±1.1
n	66	262	241	44	236	206
4525	14.6±0.9	15.6±1.5*	15.7±1.6	14.4±1.0	14.5±1.7	14.7±1.5
n	68	288	231	32	228	204
5200	14.6±0.8	15.7±0.8*	15.7±0.8	14.5±0.8	14.6±0.8	14.7±0.8
n	12	15	15	10	15	15
汉族						
2664	13.7±0.9	15.6±1.7*	15.6±2.0	13.7±0.9	14.0±1.7	14.5±1.5*
n	72	348	282	54	174	161
3813	15.3±1.2	18.1±1.6*	18.4±1.4	14.8±1.1	15.1±1.8	15.5±1.6
n	54	323	283	38	185	174
4525	16.1±1.2	18.6±1.7*	19.0±1.6*	15.4±1.2	16.1±1.6	16.8±1.8*
n	28	208	187	18	145	82
5200	17.1±1.2	19.6±1.6*	19.6±1.5	15.6±1.1	16.3±1.4	16.9±1.4
n	6	15	15	5	15	15

注：表格中的数值为g/dl±SD平均值，在3个不同海拔高度（m）和3个年龄（岁）群中测得。*n*表示受试者数量。*在不同种族、性别和海拔群体，16～40岁组的血红蛋白浓度高于5～15岁组（$P<0.05$），41～60岁组高于16～40岁组（$P<0.05$）。

2 结果

表1中的每一组，样本数量均为1000，4个方程中的多元回归都具有统计学意义。海拔和年龄的β系数也具有统计学意义，表明这些变量会影响藏汉男女受试者的Hb。在男性中，汉族受试者的海拔和年龄的β系数均超过藏族受试者（$P<0.05$），汉族受试者Hb始终较高（表2）。以前的报道也表明，汉族男性的Hb较藏族男性高[13]。在女性中，汉族的β系数也超过藏族（$P<0.05$），同样表明汉族女性Hb较藏族女性高。

我们还观察到海拔、性别和民族间呈现出显著的三因素交互作用（$\chi^2=3.72$，$P=0.05$），这表明Hb水平在汉藏民族间的差异除受海拔因素影响外，还取决于性别。这种涉及民族、海拔、Hb和性别4个变量的三因素交互作用可用图形化形式（表2）展示，并可阐明汉藏不同性别在不同海拔的Hb值。在成年藏族人中，男性Hb浓度比女性高，且二者皆随着海拔的升高而增加（图1a）。在海拔2664～3813m，增长最为明显，当海拔超过3813m时，增长不明显。成年汉族中，男性Hb浓度比女性高，且二者皆随着海拔的升高而增加（图1b），但当海拔超过3813m，Hb持续增长。图1a和图1b对比显示，当海拔到达或超过3813m后，汉族Hb浓度在性别间差异比藏族更明显。图1a和图1b均证实了在任一海拔高度的汉藏成人，男性Hb浓度均比女性高，并且汉族中这一性别差异更明显。

Hb浓度在不同性别之间存在明显差异，随着海拔的升高藏族受试者Hb浓度并未继续上升（图1c）。即藏族男性成人和儿童的Hb浓度与同族女性存在差异，但并不因为海拔升高而差异增

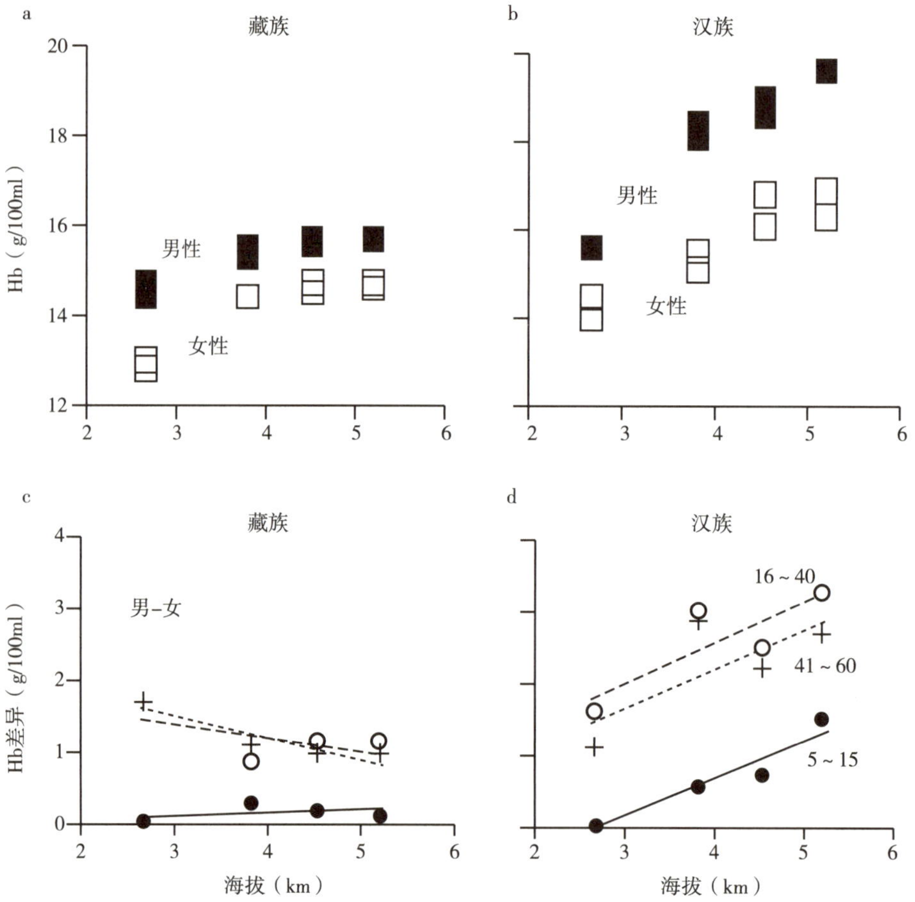

图1 4个不同海拔高度藏汉受试者的Hb值。a.2个年龄段（16～60岁）藏族成年男（■）女（□）Hb值；b.2个年龄段汉族成年男（■）女（□）Hb值（请留意AB中的符号重叠）；c和d.3个年龄段藏族（C）和汉族（D）Hb值性别间差异（●和实线代表5～15岁，○和折线代表16～40岁，＋和短划线代表41～60岁）。数据来自表2

大。相反，对于汉族受试者，随着海拔升高，男女之间Hb浓度差异扩大（图1d）。即汉族男性成人和儿童，随着海拔升高，其Hb浓度不断升高，男女差异进一步扩大。因此，图1数据表明，海拔对Hb值影响与民族和性别差异有关。

然而，民族差异的三项交互作用显示，年龄对Hb浓度的影响与民族和性别之间无显著差异（$\chi^2=0.42$，P=不显著）。例如，运用表2数据，我们可以图示出汉藏两族不同性别中Hb浓度随年龄变化的模式相似（图2）。因此，在所有的海拔高度，藏族和汉族Hb浓度的性别差异显示出相似的模式——从儿童到成年前期Hb浓度差异增大，但青年到老年未出现进一步持续增长。汉藏男性从儿童向成人过渡时期其Hb浓度增高，这在两个民族中呈现相似的模式，而在藏汉女性中并未出现这一现象（表2）。这些发现支持汉藏Hb浓度增长与男性成熟期的生理特点有关这一观点。这种观点以前也有人报道过，至少对汉族男性是如此。然而，如图2a和图2b比较所示，在海拔3813m、4525m和5200m，汉族成人Hb浓度在不同性别之间的差异比藏族成人大。从儿童到成人的6个年龄段，在海拔3813m、4525m和5200m，藏族Hb浓度在不同性别之间的差异在1.0～1.2（平均1.1±0.1）g/100ml，汉族在2.2～3.3（平均2.8±0.4）g/100ml，藏族比汉族低。

Hb浓度在不同性别和民族之间的差异在4525m处的柱状图中也得到体现。在最高海拔4525m处，我们测量了大量的受试者，并观察了16～60岁汉藏男女血红蛋白值的分布情况（图3）。在藏族男性中，Hb浓度（即模式）在15～16g/100ml频率最高；藏族女性为14～15g/100ml，汉族男性为18～19g/100ml，汉族女性为16～17g/100ml。因此，不难看出，汉族男女血红蛋白水平比藏族男女高，汉族不同性别之间差异更明显。柱状图同样呈现出非高斯分布特点，藏族血红蛋白水平向高值倾斜，汉族人向低值倾斜（图3）。

3 讨论

本研究比较了生活在青藏高原的汉族和藏族，最主要的发现是高原对Hb浓度的影响在民族间的差异取决于性别。本次研究比较了生活在高原的藏族居民和从平原移居高原的汉族，因此不能断定是遗传差异[26]还是发育差异[16]，因为藏族出生在高原地区，而研究中的汉族却是在出生后移居到高原的。出生在高原地区的汉族受试者，其Hb水平可能比移居汉族受试者更接近于相对应的藏族人群[13]。然而，截至目前，接近6000名受试者群体使本研究成为针对高原人群Hb水平进行的样本量最大、最系统的比较研究。

虽然通过病史和检查显示藏族受试者的健康状况正常，但本次获得的Hb值分布较之前发表的正常Hb值偏低（图4），这可能与受试者缺铁或营养因素有关。在实验设计阶段，为避免此类因素的干扰，我们特地选取来自同一地点、生活在同一时段的藏族和汉族，并采用了相同的研究手段。此外，我们早在1998年对高海拔藏族游

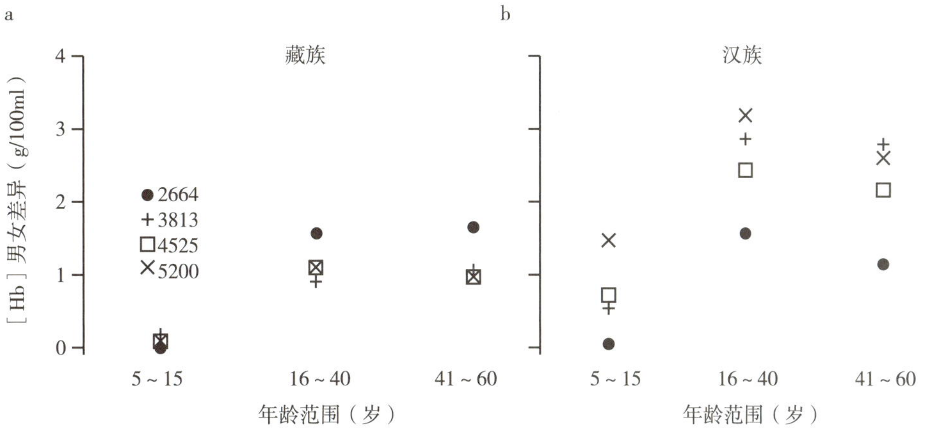

图2 在4个不同海拔高度，藏族男女Hb值差异（a）和汉族男女Hb值差异。图示为海拔2664m（●）、3813m（＋）、4525m（□）和5200m（╳）Hb值差异。数据来自表2（横轴表示年龄段，纵轴表示Hb值性别差异）

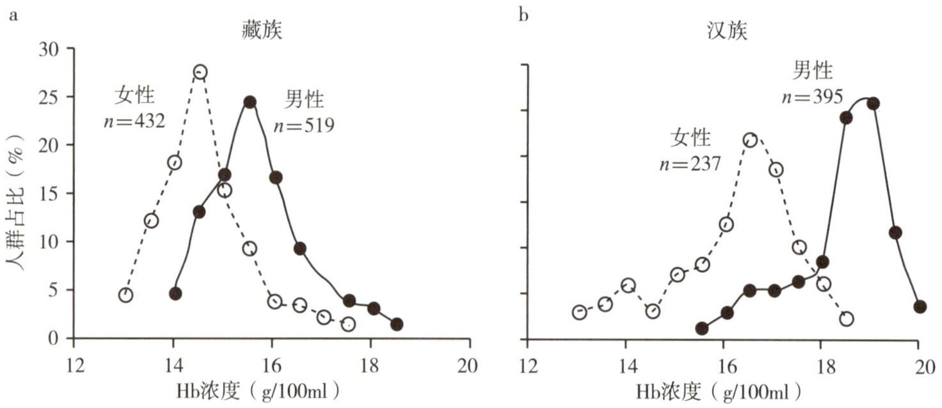

图3　海拔4525m处藏（a）汉（b）成人（16～60岁）Hb值频率分布。●和实线代表男性，○和虚线代表女性。注意在藏族中，Hb值向右倾斜；汉族中，Hb值向左倾斜

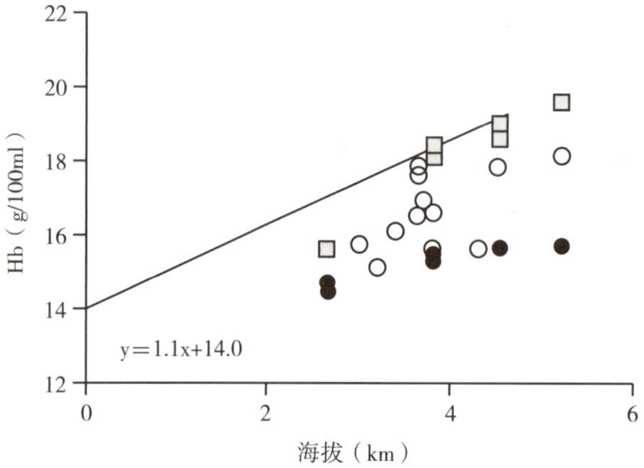

图4　高原居民中健康成年男性不同海拔高度的血红蛋白值。方程所示的直线代表南、北美文献中报道的最适宜平均值及西藏地区汉族最适宜平均值[3, 6-8, 11-13, 17-19, 22, 23, 25, 27, 28, 30-34]。○代表之前报道中藏族男性的血红蛋白值[1-5, 8, 13, 14, 25, 30]；■代表本研究中汉族男性值；●代表本研究中藏族男性的值

牧家庭的研究[15, 35]显示，他们的热量和营养成分、铁摄入量和血清铁值正常；总血浆蛋白，维生素A、B族维生素和维生素C值正常；同时，藏汉两个民族的饮食包含谷物、奶制品、土豆、动物蛋白质、内脏（肌肉、心脏、肝、肾）及血制品[15, 35]。本研究中显示存在缺铁现象，我们预期会出现小红细胞或Hb，但我们计算出的平均血细胞比容和Hb含量（数据未列出）均显示正常。此外，最近在青海地区进行的一项研究，其中涉及铁含量，研究发现，藏族人的Hb值与本研究结果相近（图5）。因此，我们认为本研究中的Hb值为该地区Hb的正常值。

本研究结果与此前报道[1, 4-6, 8, 13, 23, 24]一致，即随着海拔的升高，汉藏居民Hb浓度升高，并且高原地区汉族居民Hb水平高于藏族居民。本研究的新发现为在不同海拔高度，汉藏男性Hb浓度（尤其是性成熟后）在性别差异中起重要作用。多元回归分析证实了这一发现，表明海拔对不同民族Hb浓度的影响取决于性别差异。研究显示当海拔达到或超过3813m时，结果如下：①汉族男性Hb值高于藏族男性。②在某一特定海拔高度，汉藏年轻女性Hb水平和儿童时期相比几乎没有增长。③汉族不同性别间的Hb水平差异比藏族大。④汉族不同性别之间的Hb水平随着海拔高度的上升而增高，藏族中未见此现象。⑤儿童向青年期过渡时，在不同性别间Hb水平差异在汉族中更明显。这些发现也得到了Garruto等[13]研究数据的支持（图5）。他们的研究显示，在海拔3200m和3800m，在进入青春期以前，藏族男童和女童Hb水平与汉族儿童相似，藏族妇女的Hb水平与汉族妇女相似。然而，在海拔3800m时汉族男性Hb水平超过藏族男性（图5c）。

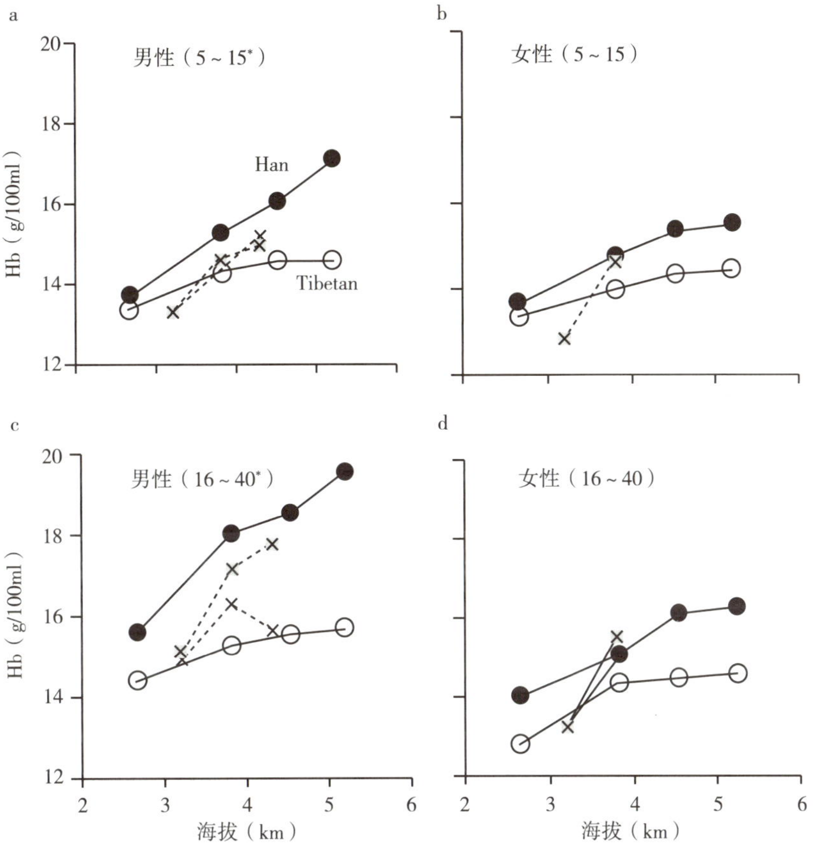

图5　本研究中青藏高原上汉族（●）和藏族（○）居民在4个不同海拔上的Hb值。上排为男（a）女（b）儿童（5～15岁）Hb值，下排为男（c）女（d）成人（16～40岁）Hb值。同时，该图还显示了Garruto等[13]研究的汉（实心圆圈）藏（空心圆圈）Hb值。*表示Garruto报告的不同，儿童为6～14岁，成人为15～30岁

虽然在海拔4300m时汉族男性仅有6例，但他们的Hb水平比相同海拔的藏族男性高。此前的发现与本研究结果一致，即在青春期，汉族男性Hb水平增高比藏族男性快。

在高原地区，睾酮刺激人体产生Hb，而卵巢激素抑制Hb的生成[10, 18-21, 29]。虽然本研究并未测量睾酮，但推测造成性别间Hb水平差异的可能因素：①伴随男性性成熟会产生汉藏间Hb水平的差异，但这可能不是因为睾酮。②汉族男性Hb水平高是因为睾酮浓度比藏族男性高。③在睾酮作用下，汉族男性红细胞生成反应比藏族更敏感。④汉藏两个民族间低氧通气反应可能有遗传差异，睾酮对汉族男性的通气抑制作用比藏族男性强。

调查人员侧重于后一种可能性，因为前人的研究表明，由于长期生活在青藏高原地区，藏族人已经获得了低氧环境下良好通气反应和/或血液氧合作用的遗传基础[13, 25, 26]。这种遍布整个藏族群体的特征可以解释我们研究中发现的藏族成人男女性及儿童Hb水平低于汉族的现象。虽然本研究未涉及呼吸调节，但正如之前Zhuang等[36]报道的，有可能藏族男性低氧通气反应优于汉族男性。藏族比汉族更强的通气反应和/或更好的肺部氧运输能力可能与遗传因素相关，这有助于提高他们的通气能力和氧合能力，并在高原环境下钝化其造血反应[25, 26]。因此，根据之前和本研究的结果，即民族间Hb水平差异与男性性成熟有关，我们可以推断，与居住在高原地区的藏族男性相比，汉族男性睾酮的增长水平与呼吸调节负相关。

检验良好的通气和/或良好的氧合作用是否是造成藏族人Hb水平低的原因还有一种可行的方法，这是我们根据生活在海拔4525m人群中的新发现而提出的。这一发现显示藏族Hb水平向高值倾斜，而汉族Hb水平向低值倾斜，如果该地区人群中血红蛋白向低值倾斜的汉族受试者缺氧情况比其他汉族的轻，Hb向高值倾斜的藏族受试者缺氧情况比其他藏族严重，证明低氧刺

激是造血反应出现差异的主要原因。这一发现可以为我们了解青藏高原地区，性别、性成熟和遗传因素是如何影响高原Hb反应提供了线索。本研究证明，研究上述因素是如何影响低氧刺激和造血反应，对于生活在高原上的数百万人极为重要。

致谢

本文作者要特别感谢丹佛科罗拉多大学健康科学中心高原医学和生理学研究中心及儿科系John T. Reeves博士的协助。他虽然没有直接参与数据收集，但进行了材料和数据分析及文稿筹备，没有他的协助，本文不能顺利完成。科罗拉多大学健康科学中心预防医学和生物统计学Lorraine Ogden博士为本研究提供了必要的统计咨询。同时，我们还要感谢Drs. Lorna G. Moore、Robert F. Grover及John V. Weil的宝贵建议和技术支持。

资金支持

本研究得到中华人民共和国国家自然科学基金（LS 39730190）的部分资金支持。

原文期刊：Journal of Applied Physiology，2005，98：598-604，2005.《应用生理学》2005年98卷第598-604页。

参考文献

[1] ADAMS W H, STRANG L J. Hemoglobin levels in persons of Tibetan ancestry living at high altitude[J]. Proc Soc Exp Biol Med, 1975, 149(4): 1036-1039.

[2] ADAMS W H, SHRESTHA S M. Hemoglobin levels, vitamin B_{12}, and folate status in a Himalayan village[J]. Am J Clin Nutr, 1974, 277: 217-219.

[3] ARNAUD J, QUILIEI JC, GUTIERREZ N, et al. Methaemaglobin and erythrocyte reducing systems in high-altitude natives[J]. Ann Hum Biol, 1979, 6(6): 585-592.

[4] BEALL C M, REICHSMAN A B. Hemoglobin levels in a Himalayan high altitude population[J]. Am J Phys Anthropol, 1984, 63(3): 301-306.

[5] BEALL C M, GOLDSTEIN M C. Hemoglobin concentrations of pastural nomads permanently residing at 4850-5450 m in Tibet[J]. Am J Phys Anthropol, 1987, 73(4): 433-438.

[6] BEALL C M, BRITTENHAM G M, STROHL K P, et al. Hemoglobin concentration of high-altitude Tibetans and Bolivian Aymara[J]. Am J Phys Anthropol, 1998, 106(3): 385-400.

[7] BEALL C M, BRITTENHAM G M, MACUAGA F, et al. Variation in hemoglobin concentration among samples of high altitude natives in the Andes and the Himalayas[J]. Am J Human Biol, 1990, 2(6): 639-651.

[8] CURRAN L S, ZHUANG J, SUN S F, et al. Ventilation and hypoxic ventilatory responsiveness in Chinese-Tibetan residents at 3,658 m[J]. J Appl Physiol, 1997, 83(6): 2098-2104.

[9] DEN J D. Clinical hematology[M]. Shanghai: Shanghai Science and Technology Press, 1985: 1018-1050.

[10] FRIED W. Erythropoietin[J]. Annu Rev Nutr, 1995, 15: 353-377.

[11] GARRUTO R M. Hematology in Man and the Andes: A Multidisciplinary Study of High-Altitude Quechua (US/IBP Synthesis Series no. 1)[M]. Stroudsburg, PA: Dowden, Hutchinson and Ross, 1976.

[12] GARRUTO R M, DUTT J S. Lack of prominent compensatory polycythemia in traditional native Andeans living at 4200 meters[J]. Am J Phys Anthropol, 1983, 61(3): 355-366.

[13] GARRUTO R M, CHIN C T, WEITZ C A, et al. Hematological differences during growth among Tibetans and Han Chinese born and raised at high altitude in Qinghai, China[J]. Am J Phys Anthropol, 2003, 122(2): 171-

183.

[14] GROVES B M, DROMA T, SUTTON J R, et al. Minimal hypoxic pulmonary hypertension in normal Tibetans at 3,658 m[J]. J Appl Physiol(1985), 1993, 74(1): 312-318.

[15] JIE X F, ZHU F L, YUAN G Z, et al. A nutritional survey in Tibetan nomads in Tibet[J]. Chin J High Alt Med, 1987, 10: 54-58.

[16] JOHNSON R L J R, CASSIDY S S, GROVER R F, et al. Functional capacity of lung and thorax in beagles after prolonged residence at 3100 m[J]. J Appl Physiol, 1985, 59: 1773-1782.

[17] KRYGER M H, MCCULLOUGH R E, DOEKEL R, et al. Excessive polycythemia of high altitude: role of ventilatory drive and lung disease[J]. Am Rev Respir Dis, 1978, 118(4): 659-666.

[18] LEÓN-VELARDE F, RAMOS M A, HERNaNDEZ J A, et al. The role of menopause in the development of chronic mountain sickness[J]. Am J Physiol Regul Integr Comp Physiol, 1997, 272/Pt2: R90-R94.

[19] LEÓN-VELARDE F, GAMBOA A, CHUQUIZA J A, et al. Hematological parameters in high altitude residents living at 4355, 4660, and 5500 meters above sea level[J]. High Alt Med Biol, 2000, 1(2): 97-104.

[20] LEÓN-VELARDE F, RIVERA-CHIRA M, TAPIA R, et al. Relationship of ovarian hormones to hypoxemia in women residing at 4300 m[J]. Am J Physiol Regul Integr Comp Physiol, 2001, 280: R488-R493.

[21] LEÓN-VELARDE F, RIVERA-CHIRA M, MONGE C. Gender differences in the physiopathological sequence which leads to chronic mountain sickness[C]//Progress in Mountain Medicine and High Altitude Physiology, edited by Ohno H, Kobayashi T, Masuyama S, and Nakashima N. Matsumoto: Japanese Society of Mountain Medicine, 1998: 143-148.

[22] MONGE C C. Natural acclimatization to high altitudes: clinical conditions[M]//Life at High Altitude. Washington: PAO, 1966.

[23] MOORE L G, SUN S F. Physiologic adaptation to hypoxia in Tibetan and acclimatized Han residents of Lhasa[C]//Hypoxia: The Adaptation, edited by Sutton JR, Coates G, and Remmers JE. Philadelphia, PA: Dekker, 1990: 66-71.

[24] MOORE L G. Comparative human ventilatory adaptation to high altitude[J]. Respir Physiol, 2000, 121(2-3): 257-276.

[25] MOORE L G, ZAMUDIO S, ZHUANG J, et al. Analysis of the myoglobin gene in Tibetans living at high altitude[J]. High Alt Med Biol, 2002, 3(1): 39-47.

[26] MOORE L G. Human genetic adaptation to high altitude[J]. High Alt Med Biol, 2001, 2(2): 257-279.

[27] MORET P, COBARRUBIA E, COUDERT J, et al. Cardiocirculatory adaptation to chronic hypoxia: III[J]. Acta Cardiol, 1972, 27(2): 596-619.

[28] OKIN J T, TREGER A, OVERY H R, et al. Hematologic response to medium altitude[J]. Rocky Mountain Med J, 1966, 63(1): 44-47.

[29] PESCHLE C, RAPPAPORT I A, SASSO G, et al. The role of estrogen in the regulation of erythropoietin production[J]. Endocrinology, 1973, 92(2): 358-362.

[30] SUN S, OLIVER-PICKETT C, PING Y, et al. Breathing and brain blood flow during sleep in patients with chronic mountain sickness[J]. J Appl Physiol(1985), 1996, 81(2): 611-618.

[31] TREGER A, SHAW D B, GROVER R F. Secondary polycythemia in adolescents at high altitude[J]. J Lab Clin Med, 1965, 66: 304-314.

[32] WINSLOW R M, MONGE C C. Hypoxia, Polycythemia, and Chronic Mountain Sickness[M]. Baltimore, MD: Johns Hopkins University Press, 1987.

[33] WINSLOW R M, CHAPMAN K W, GIBSON C C, et al. Different hematologic responses to hypoxia in Sherpas and Quechua Indians [J]. J Appl Physiol, 1989, 66 (4): 1561-1569.

[34] WINSLOW R M, CHAPMAN K W, MONGE C C. Ventilation and the control of erythropoiesis in high altitude natives of Chile and Nepal [J]. Am J Human Biol, 1990, 2 (6): 653-662.

[35] YAN G Z, SONG J T, GUO Y S, et al. A nutritional survey among Tibetan nomads at high altitude [J]. Chin J High Alt Med, 1989, 12: 37-42.

[36] ZHUANG J, DROMA T, SUN S, et al. Hypoxic ventilatory responsiveness in Tibetan compared with Han residents of 3658 m [J]. J Appl Physiol (1985), 1993, 74 (1): 303-311.

在极高海拔的藏族

Tianyi Wu[1]，Shupin Li[2]，Michal P. Ward[3]

[1]中国青海高原医学研究院
[2]中国（北京）登山协会
[3]英国伦敦药剂师协会

【摘要】1960—2003年，中国探险队13次成功登顶珠穆朗玛峰（又称埃弗勒斯峰或萨加玛塔峰）。80名登顶者中有45名是藏族高原居民。在上述登顶活动及西藏其他高海拔探险中，对藏族登山者进行了一系列医学和生理学研究。结果表明，藏族登山者更适应高海拔环境，在高海拔时，他们比来自平原地区的汉族登山者具有更强的体能。他们具有更高的最大摄氧量、更大的通气量、更快速的缺氧通气反应、更大的肺容量、更高的肺弥散功能和更好的睡眠质量。此外，藏族还有较低的急性高原病发病率和体重丢失较少。这些差异体现了遗传适应性，而这对于生活在极端高海拔环境中的人类是很重要的。本文回顾了藏族人在极端高海拔生理反应的相关知识。

【关键词】珠穆朗玛峰；海拔；藏族

引言

2003年5月29日是Edmund Hillary和Tenzing Norgay首次登顶珠峰50周年纪念日，对高原探险感兴趣的人们举行了庆祝活动。这一成就是人类高海拔医学与生理学的里程碑[1]。2003年的纪念活动之一是珠峰探险活动。中国珠峰探险队8名队员于5月21日下午1：40～2：10到达顶峰，其中5名队员是藏族人，他们比汉族队员更快登顶。

1960—2003年，中国登山协会在国内共组织了13次攀登珠峰的探险，其中5次为国际友好探险，共计80名队员登顶成功。其中45名（56%）为本地藏族人，如果算上4名夏尔巴人，那么成功登顶喜马拉雅山的高原人比例占到61%，汉族和国外运动员登顶人数分别为11名（14%）和20名（25%）。

令人印象深刻的证据显示，藏族适应高原的能力非同寻常[2]。本综述涉及藏族在高原和极高海拔地区（超过18 000英尺或5500m）的临床特点和生理特性。夏尔巴人在极高海拔工作能力闻名于世，并多次成功登顶珠峰[4]，他们的生理特性可作参照。相比而言，有关藏族和汉族登山运动员的数据较少。本文讨论了登山者在极高海拔的各种特征。

1 身体表现

在中国的珠峰探险中（1960年、1975年、1988年、1990年、1992年、1993年、1997年两次、1998年两次、1999年、2002年和2003年），藏族登山者经常在没有辅助供氧条件下负重攀登，速度与使用辅助氧气者相当。中国登山协会并不完全提倡“脱氧攀登”，然而在1975年的珠峰探险中，登山者仅在中途休息时使用辅助氧气[2, 5]，9名队员于1975年5月27日成功登顶，取得了极大的成功。登顶队员中除1名汉族队员外，其他8名均为藏族。此外，此次探险活动中有6名藏族女队员突破了8000m高度，其中3名到达8200m，另外3名到达8600m，和一些优秀的男队员不相上下[5]。

登山队在山顶安置了测量用的金属三脚架，从北坡量得珠峰的海拔高度（8848.13m[2,5]）（图1）。从生理学角度而言，更值得一提的是藏族队员具备在极高海拔进行繁重作业的能力。为了安置长达3m的金属觇标，他们在不使用辅助供氧的前提下，在海拔8848m连续作业70分钟（在岩石上凿孔）[5]。当时珠峰上的大气压值约为251mmHg[6]，肺泡血氧分压（partial pressure oxygen，PO_2）约为35mmHg[7]。这种条件可谓是“生理极限”，这一工作也充分显示了藏族队员惊人的低氧耐力。

在此次登顶中，女队员潘多在到达顶峰后静躺于三脚架下，接受了大本营（海拔5154m）心电图遥测，结果显示正常[8]（图2）。这是在珠穆朗玛峰上的第一项医学测试[2]。毋庸置疑，人体在世界的最高峰已经濒临低氧耐受的极限。

在1988年中国－日本－尼泊尔珠峰友好探险中，29岁的藏族队员Ciren Daorji在海拔8848m的高度，不使用辅助供氧的条件下，成功坚持99分钟[9]。

藏族女队员耐低氧、寒冷、低压的能力不逊于男队员。一共有4名女队员成功登顶珠峰，

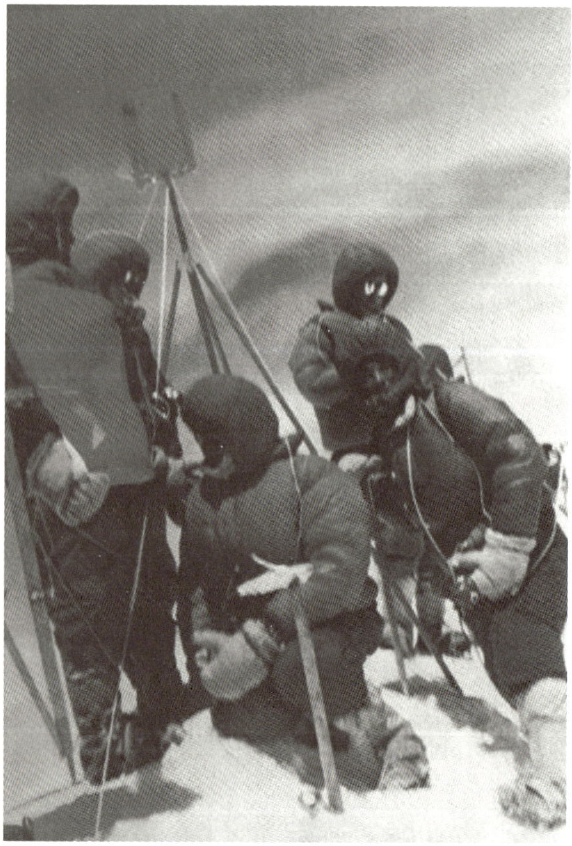

图1　中国登山队员（8名藏族人和1名汉族人）为安放金属觇标进行地质测量，于海拔8848m处在岩石上凿洞，在不使用辅助供氧情况下连续作业70分钟。根据Shunan等资料[5]。

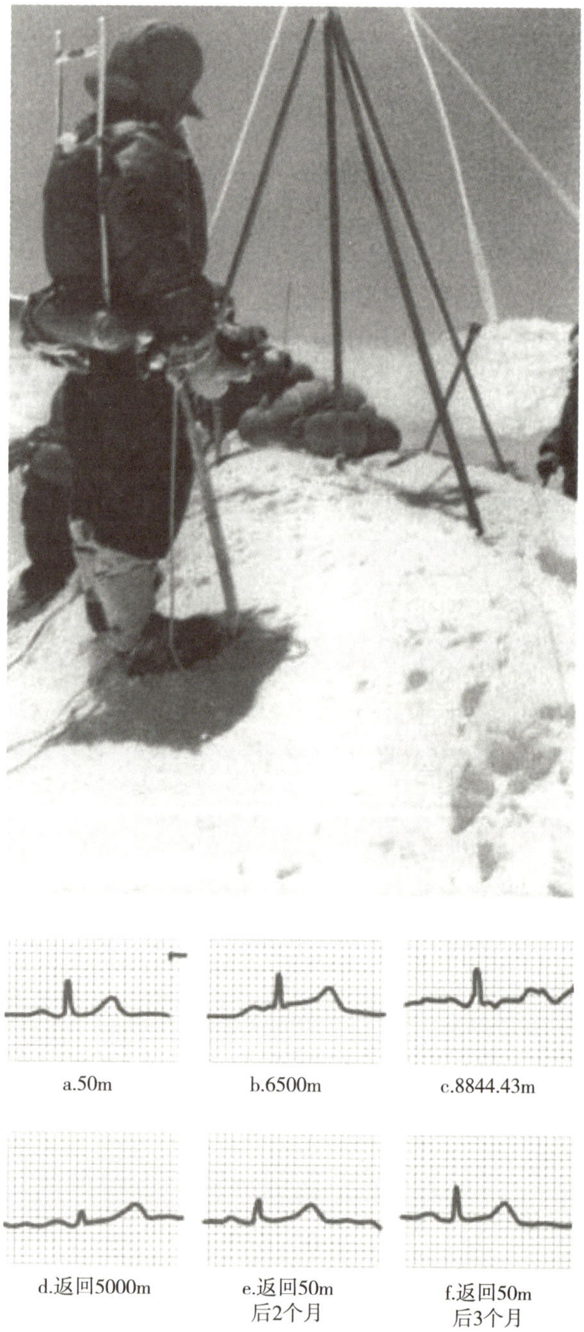

图2　1975年中国登山队成功登顶珠峰时，a示潘多在到达顶峰后静躺于新放置的金属觇标下，通过无线电遥测的心电图；b示标准导联Ⅰ ECG：潘多从50m到8848m再返回50m心电图。a.50m处心电图；b.6500m处心电图；c.8848m处心电图；d.返回5000m处心电图；e.返回海拔50m处2个月后心电图；f.返回海拔50m处3个月后心电图。根据Shunan等资料[5]

她们是潘多（1975）、桂桑（1990、1999）、Jia-Zhen（1998）和普布卓嘎（2003）。其中，桂桑是唯一一位两次成功登顶的女队员，而普布卓嘎三次突破了8000m高度。

2 急性高原病发病率低

1990年中日联合医学研究探险来到阿尼玛卿山（海拔6282m），在此进行了一项针对3个不同的登山群体急性高原病（acute mountain sickness，AMS）的研究。这3个群体分别为在海拔2261m居住超过10年的中国汉族、生活在海平面地区的日本人及出生并生长在海拔3719～4520m的中国藏族。AMS的诊断基于环境研讨会调查问卷[10]。日本人到达3719m后几小时或几天内发生AMS；而中国汉族到达4660m后几小时或几天内发病。到达海拔4904～5200m 5天后，AMS在3个不同群体中的发病率呈现出极大差异。日本人发病率为55.6%（5/9），部分队员病情严重，其中2名被送至海拔4660m进行吸氧救援，4名出现外周性水肿（眶周、面部或者足踝）。中国汉族AMS发病率为15.5%（2/15），症状较轻。12名中国藏族队员均无AMS症状出现，而且他们承担的体力活动比日本人和中国汉族大得多[11-12]。

夏尔巴人和藏族人一样，在由低海拔向高海拔行进中，几乎不受AMS困扰。Hackett等[4]于1984年报道，25名夏尔巴人在47次登山探险中，均负载沉重的行李至极高海拔，而未曾发生AMS。此外，即便是坐飞机在短时间内迅速从低海拔地区向高海拔地区转移，夏尔巴人也很少有高原肺水肿病例报道。

高原视网膜出血是高原地区的常见现象。在中国的珠峰探险中，78%（7/9）的汉族队员在海拔5000～7500m出现高原视网膜出血，但12名藏族队员无一出现[13]。Rennie和Morrissey[14]在道拉吉里峰海拔5880m处对15名美国登山队员和5名夏尔巴人行视网膜出血检查，发现1/3美国登山队员出现视网膜出血，而夏尔巴人却未出现。虽然需要更多的数据来证明藏族人和夏尔巴人相对更能抵抗AMS和高原视网膜出血，但报道高原人出现该类症状数据缺失，反证了他们具有极好的低氧耐力。

3 体重减轻

人类在海拔远高于5500～5800m的地方只能短暂生存，在此高度之上，人体的精神和身体状况将不断恶化，这种现象被称为高原衰退症[15, 16]，然而，藏族人中极少出现这一现象，即便是他们在更高的海拔停留更长的时间也是如此。体重减轻是高原衰退症的一个最客观评估指标[17]。

1990年，在阿尼玛卿山探险中，经过19天攀登，登山队到达4660m高度，并在海拔5000m左右的实验室停留6天。在此期间，尽管食物美味可口，但中日两国登山队员食欲不断下降。12名中国汉族队员在19天的行进中体重平均减轻（2.56±1.11）kg，在海拔5000m以上停留期间体重平均减轻（3.37±1.09）kg；8名日本队员平均减轻（2.2±0.9）kg，4名日本队员因AMS出现外周性水肿，体液潴留影响了体重测量。12名中国藏族队员食欲良好，虽然他们承担繁重的作业，体重仍出现轻微增加，行进期间平均体重（59.8±7.2）kg，在海拔5200m停留6天期间平均体重为（60.7±4.2）kg[11, 18]。

皮褶测量法用于测量身体脂肪含量。汉族队员在行进中脂肪丢失占到体重丢失的76.3%，在5000m以上停留期占到54%。大部分体重丢失发生在探险的早期阶段，因为此时身体需要消耗多余脂肪[16]。在大本营（海拔4660m），汉族队员体内脂肪含量（14.7%）略高于藏族队员（12.4%）[18]。Boyer和Blume[19]记录，1981年美国医疗队远征珠峰时，夏尔巴人在大本营高度（海拔5400m）（大部分在海拔6300m或以上）无体重丢失。相比之下，西方高加索（白种人）登山队员在前往海拔5400m的行进途中体重减轻2.7kg，海拔5400m以上停留期间减轻3.9kg。他们的体重丢失与汉族队员相似。

4 睡眠质量

1990年阿尼玛卿山医疗探险中，海拔4660m来自海平面地区的日本队员和低海拔地区的汉族队员在睡眠中出现了血氧饱度严重下降与频繁的睡眠窒息[11, 20]。随后，在模拟海拔5000m[21]

的高度，对8名（26±7）岁健康年轻藏族和6名（30.5±4）岁健康年轻汉族的睡眠质量进行调查研究。所有试验对象均生活在青藏高原海拔4179m（Zidou，西藏）。研究在西宁（海拔2261m，大气压581mmHg）进行，共在低压舱进行两次完整多导睡眠记录。第一次记录在海拔为2261m的自然环境中进行，第二次记录在受试者突然暴露在模拟高度为海拔5000m（大气压405mmHg）时进行。汉族受试者的动脉血氧饱和度（oxygen saturation in arterial blood，SaO_2）在大气压581mmHg条件下平均为92%，405mmHg条件下平均为64.3%。

在藏族受试者中，SaO_2在大气压581mmHg条件下平均为91.9%，405mmHg条件下平均为68.3%。从大气压581mmHg到405mmHg，汉族受试者的总睡眠时间从231分钟骤降至121.1分钟，而藏族受试者仅从197.1分钟降至171.2分钟；前者快速眼动睡眠占总睡眠时间的比重从7.4%下降至5.7%，后者从8.5%下降至5.3%；前者睡眠觉醒次数从21.8（次/小时）上升至24.3（次/小时），后者从6.8（次/小时）上升至25.8（次/小时）；前者周期性呼吸占睡眠时间的比重从0.003%上升至44.6%，后者由0.04%上升至53%。以上数据表明，在模拟海拔5000m的高度，藏族相比于汉族睡眠时具有更优的睡眠结构和更好的动脉氧合作用。此外，藏族更多地进行周期性呼吸，这表明虽然通气化学敏感性对诱发周期性呼吸至关重要，但具有高低氧通气反应（hypoxia ventilation reaction，HVR）的队员可在睡眠期间通过与周期性呼吸相关的高通气保持他们的氧合，因而能更好地供氧[22]。

5 肺通气和低氧通气反应

在高海拔攀登中肺通气功能尤为重要。提高肺通气能更好地维持氧合。1966年中国珠穆朗玛科学登山探险时，研究人员在大本营（海拔5000m）进行了肺通气功能研究。Huang等[23]报道了藏族和新到高原已习服汉族具有相似的每分静息肺通气量、呼吸频率、潮气量及动脉血气。

在1975年中国珠穆朗玛科学登山探险中，研究人员在海拔5000m和平原分别进行了HVR和二氧化碳通气反应的研究[10]。在平原地区，藏族的HVR平均值与低海拔生活人群相似（ΔVe%，16.5±12.9比24.9±16.6，$P>0.2$），表明藏族没有出现明显缺氧通气驱动钝化。而且，藏族人群无论在高原还是平原，都具有与平原地区生活人群相似的CO_2敏感度[24-25]，表明藏族也有正常的高碳酸血症通气驱动力。

研究人员在西藏拉萨（海拔3658m）进行了两组相似研究。Zhuang等[26]将年龄、身材和运动量相仿的27名藏族人与30名高原习服的平原汉族人进行比较，结果发现二者静息通气量、动脉血氧饱和度及呼气末二氧化碳分压（prtial pressure of end tidal carbondioxied，$P_{ET}CO_2$）并无差异，然而，藏族受试者的低氧通气反应（hypoxia ventilation reaction，HVR）（参数A）比汉族高。相反，当吸入氧为70%时，藏族受试者每分通气量增加，$P_{ET}CO_2$减少，这一现象在汉族受试者中并未出现。

Kobayashi等[27]将年龄相仿、体貌相近的17名健康藏族人与5名来自平原的日本徒步旅行者（在拉萨停留2～3周）做了比较，结果发现，与日本人相比，藏族的肺通气量、$P_{ET}CO_2$和SaO_2值都较高，藏族在静息时有更高的SaO_2和较低的$P_{ET}CO_2$。藏族的HVR（ΔVe/ΔSaO_2）不像日本人那样钝化，而二氧化碳通气反应（ΔVe/$\Delta P_{ET}CO_2$）则与日本人近似。

最近，Beall等[28]将320名9～82岁的藏族同542名19～94岁生活在相似海拔高度（3800～4065m）的玻利维亚艾玛拉人相比较，发现静息时藏族人的肺通气量约为艾玛拉人的1.5倍，而HVR约为艾玛拉人的2倍。

以上研究表明，来自低海拔地区已习服高原的汉族和安第斯世居者的HVR和二氧化碳通气反应与生活在海平面地区的日本徒步旅行者相似；与前二者相比，藏族的肺通气量更高，HVR更强。这一结论与Hackett等[4]和Masuyama等[29]的研究结果一致。他们的研究表明，夏尔巴人不像大家最初设想的那样经常出现HVR钝化。他们进一步发现，夏尔巴人在静息和活动时的肺通气量比来自低海拔地区的登山队员更高。

HVR更强的登山队员运动能力更好。1981年美国医疗探险队前往珠峰时，Schoene等[30]发现探险前和探险中测得的HVR与队员在高海拔地区的表现能力相关。HVR最高的队员能到达更高的海拔，且能在更高海拔入眠。Masuyama等[31]发现，到达干城章嘉峰（8486m）8000m高度的5名登山者的HVR比未到达8000m的5名登山者高。

更好的肺通气量和更强的HVR使藏族保持更好的SaO_2，这也是他们在极高海拔表现出色的一个重要适应体现。

6 肺弥散功能和肺容量

相对较强的肺弥散功能可能在提高极高海拔地区的工作能力。1966年中国珠穆朗玛科学登山探险时，Huang等[10]发现，在海拔3890m的高度，藏族的一氧化碳弥散量略高于来自已习服的低海拔汉族[（27.6±2.0）ml/（min・mmHg）*vs.*（25.3±1.6）ml/（min・mmHg）]。

然而，在高海拔进行运动时，由于肺弥散功能受限制，肺部的氧气输送问题变得明显[32]。这一限制对平原人有很大影响，但藏族人受到的影响较小。Zhuang等[33]比较了10名世居藏族人和9名在拉萨（海拔3658m）已习服的汉族在静息状态和3个不同运动强度下的肺泡－动脉血氧分压差。两组在休息状态下的血气张力和SaO_2相近。在运动过程中，与汉族人相比，藏族人在每个运动强度级别上都有较低的总通气量（Ve）、更高的动脉PO_2和SaO_2。藏族通气量比来自低海拔地区的汉族低，随运动强度增加Ve增加率相似，这表明他们氧运输效率更高；高强度运动时，藏族肺泡－动脉血氧分压差梯度比汉族小[（14±1）mmHg *vs.*（20±1）mmHg]；在高原进行高强度运动时，藏族表现出比汉族更好的肺弥散功能和更大的运动负荷。

藏族有利的肺弥散功能可能与其肺容量大有关。Droma等[34]研究了居住在拉萨、年龄相仿、身高体重相近、有相似吸烟史的38名藏族和45名汉族。结果表明，生活在高原的藏族胸围更大[（85±1）cm *vs.*（82±1）cm，$P<0.05$]，肺容积更大[肺总量（6.80±0.19）L *vs.*（6.24±0.18）L，$P<0.05$；肺活量（5.00±0.08）L *vs.*（4.51±0.10）L，$P<0.05$）。Sun等[35]也对拉萨的本地藏族和移居汉族作了比较，发现前者肺活量显著高于后者（5808ml *vs.* 4280ml，$P<0.01$）。我们自己的数据[36]也显示：在海拔3147m和海拔4300m，藏族儿童和青少年的肺容积远高于移居高原的汉族儿童和青少年[海拔3417m：（3.39±0.14）L *vs.*（2.66±0.14）L，$P<0.01$；海拔4300m：（3.44±0.17）L *vs.*（2.58±0.12）L，$P<0.01$]。这些数据具有重要意义，并且与在高原地区出生和成长的儿童会发展出更强的肺容量和肺弥散能力的观点相符。

较大的肺容量可通过增加肺表面积和毛细血管血容量来提高肺弥散功能，以此来提高运动期间的SaO_2。因此，肺弥散功能增加可能对藏族登山队员极为有利。

7 最大摄氧量

最大摄氧量（maximal oxygen consumption，VO_{2max}）是一种常用的测量机体运动能力的指标。最大摄氧量高表明运动员攀登时耐力强。在3658m的中等海拔，藏族的最大摄氧量比移居汉族高[17]。1986年青海医疗研究探险队远征阿尼玛卿山（6282m）[37]，研究人员用递增负荷自行车测量了15名本地藏族和10名移居汉族在不同海拔（2261m、4520m和5620m）的最大摄氧量。两组测试对象均为年轻的健康男性，年龄、身高、体重和训练水平匹配。结果发现，随着海拔高度上升，汉族受试者的最大摄氧量平均值下降；到达海拔5620m（大气压374mmHg）20天后，最大摄氧量由海拔2261m的（49.7±1.2）ml/（kg・min）降至（36.4±2.2）ml/（kg・min），相当于每分钟摄氧2.6L。相比之下，藏族受试者的最大摄氧量为（48.8±1.3）ml/（kg・min），相当于每分钟摄氧4L，远高于汉族（$P<0.05$）。本次探险测定了静息状态和3个不同海拔高度在运动状态下的心率、每搏输出量及SaO_2。在海拔5620m进行最大强度运动时，藏族的最大心率高于汉族[（184.4±4.4）次/分 *vs.*（148.8±4.6）次/分，$P<0.001$]，与其更高的最大心输出量相关[（20.96±0.56）L/min *vs.*（12.31±0.37）L/min，$P<0.001$）。事实上，我们证明了在高原最大心输出量与最大摄氧量间呈线性关系（$\gamma=0.694$，$P<0.01$）。

当运动负荷由静息状态上升至每分钟1200kg时，移居汉族的SaO_2逐步下降，而藏族却保持在较高的水平（海拔5620m，汉族为65.6%±0.7%，藏族为78.8%±0.6%，$P<0.01$）。

我们的数据显示，藏族最大摄氧量提高伴随着最大肺通气量[19]和最大心输出量的增加[20]，这表明在高原心肺功能与最大摄氧量密切相关。在第二次探险珠峰时，Reeves等[38]同样提出，高原地区心脏功能受损会使最大摄氧量降低。

一些优秀的登山队员在平原地区的最大摄氧量只有中等水平[39]，这一现象仍是未解之谜，但显然可以解释为什么Meissner和Habeler在1978年能不依靠辅助氧气成功登顶珠峰[16]。

显然，藏族人更稳定的心率、更大的最大心输出量和更高的最大摄氧量表明对高原的卓越适应能力。

8 低温耐受性

藏族不仅能承受低氧，而且对寒冷也有极强的耐受性。例如，藏族能在海拔4900m的雪地里赤足行走数小时而不被冻伤。这一能力可能与他们较高的代谢率和四肢持续较高的体表温度有关[40-42]。

然而，1990年中日联合阿尼玛卿山探险进行了一份手指冷却调查，结果表明事实并非如此。当时，在海拔4860m的高度，研究员测量了7名日本男登山队员浸入0℃水中20分钟后手指皮肤平均温度，并将这些数据与7名当地健康藏族男性的数据进行比较，发现两组试验对象并无显著差异。这也有可能是由日本队员当时血浆甲肾上腺素暂时升高所致[43]。

相比于生活在高原的其他人群，如安第斯世居者、高加索人和中国汉族人，藏族人（或夏尔巴人）是否具有更多的自然选择优势，这是高原生理学和生物学要研究的问题。根据历史学、考古学和古生物学记录，南美印第安人可能已经在安第斯山脉地区生活了约1万年[44]。欧洲人约150年前开始在北美高原地区定居[28]。与此同时，在青藏高原北部海拔4500～5200m的地方发现了与北亚上古石器文化相一致的旧石器和细石器，其年代在距今2.5万～5万年[45]。在中国的汉族人仅从100年前开始移居青藏高原[46]。因此，藏族人高原生活的历史可能比其他任何人群都长，这可能也是藏族人比安第斯世居者、高加索人和汉族人都更能适应高原环境的原因。从生活在高原甚至是极高海拔的藏族人（或夏尔巴人）中收集到的初步数据与藏族遗传适应性的概念一致。然而，这些研究成果都相对较新，值得进一步调查论证。

9 结论

虽然藏族人加入登山队伍的历史不长，但已经成为中国登山队的生力军。在极高海拔探险中，他们展示出优于常人的体能，似乎能更好地适应高原环境。作者希望本文能够激发人们对极高海拔地区人类生理适应和体能表现进行进一步研究的兴趣。

原文期刊：Wilderness and Environmental Medicine，2005，16：47-54.《野外与环境医学杂志》2005年16期第47-54页。

参考文献

[1] WARD M P. Everest 1953, first ascent: a clinical record [J]. High Altitude Med Biol, 2003, 4: 27-37.

[2] WEST J B. High Life: A History of High-Altitude Physiology and Medicine [M]. New York, NY: American Physiological Society, 1998.

[3] GUPTA R, BASU A, PAWSON I G, et al. Is high altitude a specialized environment in the human case? Analyses of some Eastern Himalayan data [R]. Indian Statistical Institute, 1985: Technical Report No. Anthropology/2.

[4] HACKETT P H, REEVES J T, GROVER R F, et al. Ventilation in human populations native to high altitude [C] //WEST JB, LAHIRI S, eds. High Altitude and Man. Bethesda, MD: American Physiological Society, 1984: 179-191.

[5] SHUNAN L B, LU-ZE HOU, HOU S F, et al. Another Ascent of the Summit of Mount Qomolungma [M]. Beijing: Foreign Language Press, 1975.

[6] WEST J B. Barometric pressure on Mt. Everest: new data and physiological significance

[J]. J Appl Physiol, 1999, 86: 1062-1066.
[7] WEST J B, HACKETT P H, Maret K H, et al. Pulmonary gas exchange on the summit of Mount Everest[J]. J Appl Physiol, 1983, 55: 678-687.
[8] SHI Z Y, NING X H, ZHU S C, et al. Electrocardiogram made on ascending the Mount Qomolungma from 50M. a. s. l[J]. Sci Sin, 1980, 23: 1316-1325.
[9] ZHANG S. An introduction of the China-Japan-Nepal Friendship Expedition to Mt. Qomolungma[N]. The People's Daily, 1988-02-02.
[10] SAMPSON J B, CYMERMAN A, BURSE R L, et al. Procedures for the measurement of acute mountain sickness[J]. Aviat Space Environ Med, 1983, 54: 1063-1073.
[11] WU T Y, ZHANG Y B, BAI Z Q, et al. Expedition to Mt. Anymaqen: 1990-physiological and medical research at great altitudes[C]//UEDA G, REEVES JT, SEKIGUCHI M, eds. High Altitude Medicine. Matsumoto: Shinshu University Press, 1992: 414-427.
[12] WU T Y, LI W S, WANG S H, et al. Incidence of acute mountain sickness in three different national mountaineers[C]//Int J Sports Med, 1992, 13: 82.
[13] LI S P. High-altitude hemorrhage syndrome [J]. J Wilderness Med, 1993, 4: 115-117.
[14] RENNIE D, MORRISSEY J. Retinal changes in Himalayan climbers[J]. Arch Ophthalmol, 1975, 93: 395-400.
[15] WARD M P. High altitude deterioration[J]. Proc R Soc Lond Ser B, 1954, 143: 40-42.
[16] WARD M, MILLEDGE J S, WEST J B. High Altitude Medicine and Physiology[M]. London: Arnold, 2000.
[17] MILLEDGE J S. Altitude deterioration[C]// VISCOR G, RICART A, LEAL C, eds. Health & Height. Barcelona: Universitat de Barcelona, 2003: 173-180.
[18] WU T Y, LI W S, BEI S Z, et al. Weight loss at high altitude[J]. Chin J Appl Physiol, 1997, 13(suppl): 39-41.
[19] BOYER S J, BLUME F D. Weight loss and changes in body composition at high altitude [J]. J Appl Physiol: Respir Environ Exercise Physiol, 1984, 57: 1380-1385.
[20] ASANO K, SAKAI A, YANAGIDAIRA Y, et al. Oxygen desaturation and abnormal breathing pattern during sleep in Qinghai plateau expedition[C]//Sutton JR, Coates G, Houston CS, eds. Hypoxia and Mountain Medicine. New York, NY: Pergamon Press, 1992: 298.
[21] PLYWACZEWSKI R, WU T Y, WANG X Q, et al. Sleep structure and periodic breathing in Tibetans and Han at 5000 m[J]. Respir Physiol Neurobiol, 2003, 136: 187-197.
[22] MASUYAMA S, KOCHIYAMA S, SHINOZAKI T, et al. Periodic breathing at high altitude and ventilatory response to O_2 and CO_2 [J]. Jpn J Physiol, 1989, 39: 523-535.
[23] HUANG S Y, NING X H, ZHOU Z N, et al. Ventilatory function in adaptation to high altitude: studies in Tibet[C]//High Altitude and Man, edited by J B WEST and S LAHIRI. Bethesda, MD: Amer Physiol Soci Press, 1984: 173-177.
[24] SHI Z Y, NING X H, HUANG P G, et al. Comparison of physiological responses to hypoxia at high altitude between highlanders and lowlanders[J]. Sci Sin, 1979, 22: 1456-1469.
[25] HUANG S Y, GU Z Z, PA C F, et al. Ventilatory control in Tibetan highlanders[C]//LIU DS, ed. Geological and Ecological Studies of Qinghai-Xizang Plateau. Beijing: Science Press, 1981: 1363-1369.
[26] ZHUANG J, DROMA T, SUN S, et al. Hypoxic ventilatory responsiveness in Tibetan compared with Han residents of 3,658 m[J]. J Appl Physiol, 1993, 74: 303-311.
[27] KOBAYASHI T, MASUYAMA S, MASUDA A, et al. Control of breathing and metabolism

in Tibetans [C] //UEDA G, REEVES JT, SEKIGUCHI M, eds. High Altitude Medicine. Matsumoto: Shinshu University Press, 1992: 226-230.

[28] BEALL C M, STROHL K P, BLANGERO J, et al. Ventilation and hypoxic ventilatory response of Tibetan and Aymara high altitude natives [J]. Am PhysAnthropol, 1997, 104: 427-447.

[29] MASUYAMA S, HASAKO K, KOJIMA A, et al. Do Nepalese Sherpas maintain high hypoxic ventilatory drive? [J]. Jpn J Mountain Med, 1990, 10: 81-90.

[30] SCHOENE R B, LAHIRI S, HACKETT P H, et al. Relationship of hypoxic ventilatory response to exercise performance on Mount Everest [J]. J Appl Physiol, 1984, 56: 1478-1483.

[31] MASUYAMA S, KIMURA H, SUGITA T, et al. Control of ventilation in extreme-altitude climbers [J]. J Appl Physiol, 1986, 61: 500-506.

[32] WEST J B. Diffusing capacity of the lung for carbon monoxide at high altitude [J]. J Appl Physiol, 1962, 17: 421-426.

[33] ZHUANG J, DROMA T, SUTTON J R, et al. Smaller alveolar-arterial O_2 gradients in Tibetan than Han residents of Lhasa (3,658 m) [J]. Respir Physiol, 1996, 103: 75-82.

[34] DROMA T, MCCULLOUGH R G, MCCULLOUGH R E, et al. Increased vital and total lung capacities in Tibetans compared to Han residents of Lhasa (3,658 m) [J]. Am J Phys Anthropol, 1991, 86: 341-351.

[35] SUN S F, DROMA T, ZHUANG J G, et al. Greater maximal O2 uptakes and vital capacities in Tibetan than Han residents of Lhasa [J]. Respir Physiol, 1990, 79: 151-161.

[36] CHENG Q H, GE R L, WANG X Z, et al. Exercise performance of Tibetan and Han adolescents at altitudes of 3,417 and 4,300 m [J]. J Appl Physiol, 1997, 83: 661-667.

[37] WU T Y, LI W S, ZHANG L Z. Changes in cardiac function at rest and during exercise in mountaineers at extreme altitude [J]. Natl Med J China, 1990, 70: 72-76.

[38] REEVES J T, GROVES B M, SUTTON J R, et al. Operation Everest II: preservation of cardiac function at extreme altitude [J]. J Appl Physiol, 1987, 63: 531-539.

[39] OELZ O, HOWALD H, DI PRAMPERO P E, et al. Physiological profile of world-class high-altitude climbers [J]. J Appl Physiol, 1986, 60: 1734-1742.

[40] WARD M P. Tibet: human and medical geography [J]. J Wilderness Med, 1990, 1: 36-46.

[41] WARD M P. Everest: A Thousand Years of Exploration [M]. Glasgow: Ernest Press, 2003.

[42] PUGH LGCE. Tolerance to extreme cold at altitude in Nepalese pilgrim [J]. J Appl Physiol, 1963, 18: 1244-1248.

[43] TAKEOKA M, YANAGIDAIRA Y, SAKAI A, et al. Effects of high altitudes on finger cooling test in Japanese and Tibetans [J]. Int J Biometeorol, 1993, 37: 27-31.

[44] MOORE L G. Human genetic adaptation to high altitude [J]. High Altitude Med Biol, 2001, 2: 257-279.

[45] ZHIMIN A. Paleoliths and microliths from Shenja and Shuanghu, Northern Tibet [J]. Curr Anthropol, 1982, 23: 493-499.

[46] WU T Y. Tibetan populations [J]. Chin High Altitude Med J, 2000, 10: 56-61.

藏族人群的高原适应

Tianyi Wu[1]，Bengt Kayser[2]

[1]中国青海省西宁市高原医学研究院低氧生理学与高原医学研究室，
高原医学国家重点实验室
[2]瑞士日内瓦大学医学院，运动医学研究所

【摘要】自从人类进入攀登喜马拉雅时代，夏尔巴人和藏族人在高原出色的体能表现激发了科学家对高原适应的研究兴趣。这些族群在高原生存的历史比其他人群都长，进化遗传适应的假说也有据可循。关于藏族是否确实比其他人群更适合在高原生活、工作这一问题，本文综述了相关论据。如果答案是肯定的，那么这种适应优势是否是先天的。与平原人相比，藏族人在静息和运动时保持更高的动脉氧饱和度，并且随着海拔的升高，有氧运动表现的损失较小。藏族人比低海拔人群有更强的低氧和高碳酸血症通气反应能力，拥有更大的肺容积、更好的肺功能及更大的肺弥散功能。藏族人的血红蛋白浓度低于生活在类似海拔的平原人或安第斯世居者。藏族极少发生低氧性肺动脉高压，且呼出的一氧化氮水平比低海拔人群和安第斯世居者更高。藏族在高原的睡眠质量更好，夜间血氧饱和度下降更少。上述特征同样也见于出生在平原地区的藏族人成年后首次进入高原时。总之，藏族人似乎确实更能适应高原生活和工作，虽然其确切的遗传基因基础有待进一步论证，但其优异的高原适应能力极有可能是天生的。

【关键词】海拔；西藏；适应；自然选择；喜马拉雅；安第斯山脉；汉族

引言

19世纪末20世纪初，当登山运动员和探险家开启喜马拉雅探险之旅时，几名随队医生和生理学家报道了夏尔巴人在高原探险时的出色体能表现。具有藏族血统，生活在尼泊尔和印度喜马拉雅山区的夏尔巴人参与了这些登山探险。1953年，Edmund Hillary爵士成功登顶珠峰时，就是由一名为Tenzing Norgay的夏尔巴人陪同。随着西藏和尼泊尔再次向西方人开放，加上中国低海拔地区汉族大量移居青藏高原，高原人群的高原适应研究正式起步。时至今日，虽然有些问题仍有待进一步论证，但藏族人高原适应的很多特性已被知悉。目前，大家最感兴趣的可能是，藏族人比其他低海拔群体更能适应高原环境是否有遗传基础（Moore等，1992）。

截至2006年，在青藏高原海拔2200～5200m约有常住居民1200万，每年还有几十万来自低海拔地区的游客到青藏高原旅游，现在约有600万汉族移居者久居高原。这为在相同环境中比较藏汉适应能力提供了条件。

本文简要综述了目前对藏族相较于其他高原人群及低海拔人群所独具的高原适应特征，进一步检验了高原适应差异的遗传证据。为此，我们综合考虑了藏族人、夏尔巴人和拉达克人的研究结果，因为后两者被认为是藏族的分支（Stevens，1993）。

1 身体表现

夏尔巴人和藏族人在高原的出色身体表现已有大量的报道。1960—2003年，共有13支中国登山队成功登顶珠峰，在80名成功登顶的队

员中，45名为藏族。1975年中国登山队第二次成功登顶珠峰时，9名登顶队员中仅有1名汉族，其余8名均为藏族。此次探险需要在峰顶放置测量用的三脚架，因此必须在岩石上凿洞，此项繁重的作业持续超过1小时，且未使用辅助氧气（Wu等，2005）。如今，受雇于登山探险队的夏尔巴人几乎每个季节都能成功登顶，有几人登顶已经超过10次，登顶次数记录由Appa Sherpa保持，他已成功登顶15次。没有使用辅助氧气从大本营到珠穆朗玛峰峰顶的速度纪录由Kazi Sherpa保持，他于1998年10月17日仅用20小时20分钟到达峰顶。Babu Chhiri Sherpa不使用辅助氧气在峰顶停留长达21小时。然而，这些数据本身并不能证明藏族与其他人群间高原适应的差异。

那么，藏族在高原的出色体能表现的科学依据是什么呢？我们将从生理学角度，即沿着氧气从空气吸入体内到在线粒体底物氧化过程给出一些答案。低氧环境对暴发型或短跑型表现没有影响或影响极小，因为此类运动对氧的依赖主要在恢复阶段而非运动阶段——初始阶段所需能量大部分由非乳酸和乳酸代谢（ATP、磷酸肌酸及乳酸产物）提供。然而，耐力活动主要受低氧环境影响（Roach，Kayser，2001）。最大摄氧量（maximum oxygen consumption，$VO_{2\,max}$）及其用于维持1小时甚至多小时耐力运动的耗氧量百分比是衡量耐力运动的决定因素。而在行走、跑步或是攀爬过程中，所有的能量需求几乎全部由底物完全氧化提供。鉴于最大摄氧量可以评估氧气运输系统的综合功能，我们首先检测运动中的最大有氧能力和能量消耗，然后随着氧气的运输步骤，观察藏族人与其他群体间是否存在差异。第一步是气体对流，涉及肺泡通气功能；第二步是氧气从肺泡腔经气血屏障扩散至红细胞内与血红蛋白（hemoglobin，Hb）结合；第三步是再次对流，涉及心血管血液输送；最后一步是氧气从毛细血管弥散至肌细胞再到线粒体。

2 最大摄氧量和运动能力

夏尔巴人和藏族人是否具有更高的有氧代谢能力呢？关于夏尔巴人$VO_{2\,max}$的一份早年数据是由Pugh（1962）报道的，在“银屋探险”（译者注：即1960—1961年，由Sir Edmund Hillary和Dr. Griffith Pugh带队，在喜马拉雅进行的科学登山探险）中在到达海拔5800m时，Pugh测得夏尔巴人的$VO_{2\,max}$为43ml/（kg·min），高于相同海拔高加索远征队员的$VO_{2\,max}$［33ml/（kg·min）］。在拉萨海拔3658m的高度，藏族队员的$VO_{2\,max}$高于来自低海拔的习服汉族队员（44ml/（kg·min）*vs.*39ml/（kg·min）（Zhuang等，1993；1996）。1986年青海医学研究考察队到达阿尼玛卿山（海拔6282m），在海拔5620m停留20天后，汉族队员的$VO_{2\,max}$从50ml/（kg·min）（海拔2260m）降至36ml/（kg·min），而藏族队员则仍能达到48.8ml/（kg·min）（Wu等，1992）。Sun等（1992）将本地藏族与移居拉萨8年的汉族做比较，发现前者摄氧量大于后者（51ml/（kg·min）*vs.* 46ml/（kg·min）。Niu等（1995）研究了长期习服对汉族有氧能力的影响，并将结果与藏族的有氧能力相比较。他们分别测量了在海拔3650m处8天后、7个月后、15个月后和27个月后的亚最大运动和最大运动时的气体交换。结果发现，15个月后，汉族$VO_{2\,max}$几乎已与本地藏族持平，但总工作能力和机械工作的总效率仍低于藏族。

将世居藏族与来自低海拔的移居高原者进行比较是研究的策略之一。另一个巧妙的替代策略是将出生并在低海拔生活的成年藏族首次暴露于高海拔环境，Marconi等（2004）进行的就是此类研究。出生在平原的藏族在到达海拔5050m后的26～28天中发挥了他们的有氧运动潜力，其$VO_{2\,max}$几乎恢复至平原水平（92%），而训练过和未训练过的高加索人的$VO_{2\,max}$则比进入高原前分别降低31%和46%。Garrido等（1997）测量了当时最出色的6位夏尔巴登山队员在海平面运动时的心肺反应，平均$VO_{2\,max}$为67ml/（kg·min）。

综上所述，无论是在低氧或常氧条件下，似乎藏族的有氧能力本身并非特别出众。需要指出的是，训练水平作为决定有氧能力的重要因素，在很多研究中尚未仔细探讨或报道。但无论在任何情况下，均未见有关藏族有氧能力接近优秀耐力运动员水平的报道［80～90ml/（kg·min）］。藏族与其他人群的区别似乎在于，当暴露于低氧环境时，他们在低氧容量占比上的表现比在常氧环境下更佳，因为他们能够达到更高比例的低海拔有氧能力（Niu等，1995；Marconi等，2005）。上述特征也见于出生并成长于平原、在成年后首次暴露在高原环境中的藏族人，该发现也支持了藏族人的高原适应能力是先天的这一观点（Marconi等，2005）。

3 效率

耐力表现和工作能力不仅是有氧能力体现，而且也由运动时的能量消耗决定。与海拔4700m的汉族常住居民相比，进行递增负荷自行车测力运动的藏族，在一定的最大运动负荷时，尽管$VO_{2\,max}$较低，但机械功率输出却更高（Ge等，1994）。Curran等（1998）在海拔3658m，将一直生活在海拔4400m的居民和当地居民相比时，也得出过相似结论。前文提到的Niu（1995）的研究同样表明，在动率输出相同的情况下，藏族比汉族的耗氧量更少。Marconi等（2005）将出生并生活在高原的藏族带到低海拔，研究他们在低海拔（海拔1300m）是否也能保持其高效的有氧能力。结果发现，在海拔1300m进行亚极量行走和跑动时，藏族的有氧能量消耗仍然低于对照组的尼泊尔人，而且这一特性在进入常氧环境后维持长达一个月。但这些发现也可能与研究选取的运动类型有关，即行走或跑步，而非骑自行车。有研究显示，其他人群暴露于低氧环境中时也可能提高运动效率，因此，即便是藏族的这一特征表现得更为明显，却并非其独有（Hochachka等，1991；Saunders等，2004；Marconi等，2005）。

然而，最近一项对玻利维亚艾马拉印第安人进行的研究却对高原人群运动效率增高这一观点提出质疑（Brutsaert等，2004）。研究人员在玻利维亚招募了有不同程度欧洲血统的艾马拉人和习服高原的欧洲人，测量他们的总效率和净效率，并将结果与在低海拔人群中收集的参考数据作比较。结果显示，独立于海拔和种族，不同人群踏车效率并无差别。文章作者还指出，已发表的关于喜马拉雅人群的数据，将摄氧量作为功率的函数，分布在低海拔人群基线附近，这可能反映了测试误差或研究方法差异。作者称，没有证据表明南美或喜马拉雅人群的效率有所提高（Brutsaert等，2004）。总之，藏族在运动时工作效率提高的假说似乎并不稳固，但要推翻也需要更清晰确凿的证据。

4 通气

快速低氧通气反应（hypoxia ventilation reaction，HVR）可维持较高的肺泡张力，限制因低氧造成的血氧饱和度（oxygen saturation，SaO_2）降低，因此被认为是适应低氧环境的一种优势。藏族在低氧环境中是否比低海拔人群通气量更大呢？北美和南美地区的高原居民可能会显示出相悖的HVR钝化。对夏尔巴人的早期报道同样宣称他们出现了HVR钝化（Milledge和Lahiri，1976）。后来，Kackett等（1980）发现在低海拔（海拔1379m）时夏尔巴人比高加索人每分通气量更高，每分钟呼吸频率更快，潮气末二氧化碳张力更低。尽管长期生活在高原降低了一些夏尔巴人的HVR，但研究发现其HVR仍与低海拔人群相似。Samaja等（1997）发现，在特高海拔地区，夏尔巴人和低海拔人群均会出现强烈的过度通气，但前者没有后者明显。总的来说，似乎夏尔巴人的HVR没有或几乎没有减弱，他们在海拔高达4000m的地方表现出相对的过度通气，但在极端高海拔环境下，与高加索攀登者相比，过度通气程度较低（Hackett等，1984；Samaja等，1997）。

在高海拔和海平面，藏族人与低海拔人群的HVR和二氧化碳通气反应相似（Shi等，1979；Huang等，1984）。在拉萨（海拔3658m），Zhuang等（1993a）将藏族人与幼时、青少年时和成年后移居拉萨的汉族人相比较，发现二者静息通气量、SaO_2和潮气末二氧化碳分压并无差异，但随着汉族人在高海拔地区居住时间的延长，HVR减少，而藏族人的HVR高于汉族人，并且随着年龄的增长几乎没有下降。与汉族相比，吸入70%氧气时，藏族的通气增加，潮气末二氧化碳分压下降。Kobayashi等（1992）将藏族和在拉萨（3658m）停留2～3周的低海拔居民相比，发现静息时，藏族人的每分通气量、呼气末氧分压和SaO_2值均较低，呼气末二氧化碳分压值更低；与平原人相比，藏族人的HVR较高，而二氧化碳通气反应则相似。

Curran等（1995）将出生并居住在4400m高

度的藏族人带到3658m高度，与出生并居住在3658m高度的藏族人进行比较，发现尽管他们的静息通气量相似，但4400m居民的HVR低于3658m组。在一项后续研究中，出生在拉萨（海拔3658m）的藏族母亲和汉族父亲的男性后代与居住在3658m高度的藏族人和汉族人进行了比较（Curran等，1997）。尽管在高海拔居住的时间越长，化学感受器敏感性降低，汉藏族际婚后代（在3658m出生和居住）的HVR逐渐钝化，但他们的藏族血统似乎通过维持高水平的静息通气量提供了保护。

Beall等（1997a）将藏族的通气和HVR与生活在相似高度的玻利维亚艾马拉人相比较，发现藏族的平均静息通气水平约为艾马拉人的1.5倍，HVR约为后者的2倍。因此，作者认为，与生活在海平面地区的平原人口相比，高原人群中似乎有两种不同的通气表型：即藏族人长期、持续的高静息通气和适中的HVR与艾马拉人稍高的静息通气和较低的HVR形成对比。作者并未发现HVR与年龄呈负相关，这就质疑了所谓HVR随年龄增长而钝化的说法，至少在安第斯艾马拉人中是如此。Brutsaert等（2005）运用基因标记法研究安第斯克丘亚人（Quechua）的族际婚后代，结果发现他们比其他人群更低的HVR，既有遗传基础，也与进化有关。

Kayser等（1994）将出生和生长在加德满都（海拔1300m）藏族在运动时的通气反应与相匹配的尼泊尔本地低海拔居民进行比较，结果发现在亚极量负荷时，藏族人对常氧运动表现出更高的通气反应，其每分通气量、每分通气量/耗氧量、二氧化碳排出量、通气频率、呼气末二氧化碳分压和SaO_2均高于尼泊尔人。

综上所述，在特高海拔，尽管夏尔巴登山者的高通气水平低于已习服的低海拔人群，但藏族和夏尔巴人区别于低海拔居民和安第斯群体，似乎有HVR更强、静息和运动时通气水平更高的特征。多年的低氧环境生活使藏族似乎具有保护静息时通气水平的优势。从通气不足在慢性高原病发展中的作用来看，这一发现很有意义，因为慢性高原病在藏族中很少见，而在安第斯土著居民中较常见。

由高海拔诱发的通气增加是由呼吸中枢的外周化学感受器的低氧应激反应所致。颈动脉体是主要的动脉血氧分压感受器，分布于颈总动脉分叉处，每个重约10mg。急性缺氧会导致颈动脉窦传出神经的放电频率增加，致使通气量增加。慢性缺氧可能导致颈动脉体形态发生变化（Lahiri等，2000）。有报道称安第斯世居者因实质组织增生导致颈动脉体增大（Arias-Stella和Valcarcel，1976）。颈动脉体增大的程度随年龄呈正增长，且与化学感受器的敏感性日益降低相关。在汉族中也有类似报道（Wu和Tu，1997）。相反，藏族的颈动脉体正常或与海平面相近（Khan等，1988；Wu和Tu，1997）。

5 动脉血氧饱和度

保持高SaO_2可以极大提高氧的运输。藏族的SaO_2是否比其他群体更高呢？研究人员将新进入高原的汉族与本地藏族人在静息状态和运动状态下的SaO_2进行比较，结果发现，在海拔2261m静息状态和运动状态下，两组的SaO_2值相似；在4520m，藏族的SaO_2略高于汉族；在5620m处，静息时和运动时藏族的SaO_2均优于汉族，在进行最大运动的时候差异最明显（Wu等，1990）。

Beall等（1994）对生活在青藏高原的普通藏族受试者进行了一项大的队列研究，发现经血氧饱和仪测试的SaO_2呈双峰分布。因此，作者提出这可能是通过一种主要基因的作用来维持高SaO_2以提高氧的运输（Beall等，1994）。在一项对藏族群体的随访研究中，Beall等将SaO_2与起源关联，发现21%的个体间表型变异都可以用一种主要的常染色体显性基因解释（Beall等，1997）。将SaO_2与家系数据，即将生活在海拔4000m处1745名藏族妇女的生育能力和婴儿存活率相关联，Beall等（2004）证实了存在SaO_2基因位点的推断。此外，他们还发现在高原低氧环境下，这一位点似可推断达尔文的生存选择压力的理论，因为SaO_2高的后代存活概率明显更大。研究人员将藏族女性与安第斯艾马拉女性进行比较，发现静息时前者SaO_2平均比后者低2.6%（Beall等，1999）。另一项研究发现，生活在海拔3800～4200m，年龄为1周到80岁的1582名健康、未孕、不吸烟的本地藏族人中，1岁以下婴儿SaO_2比11岁时的峰值（90%）低

5% ～ 6%。SaO_2在生命中的首个10年升高，但在第二个10年则没有增加（Beall，2000a）。

Niermeyer等（1995）比较了15名在拉萨出生的藏汉新生儿的SaO_2，发现出生时，汉族新生儿的Hb和血细胞比容比藏族新生儿高。两组婴儿的SaO_2均在出生后前两天到达峰值，但这两天中的任何时间和任何情况下，汉族新生儿的SaO_2值均低于藏族新生儿。在接下来长达4个月的跟踪调查中，汉族新生儿的SaO_2从出生时的92%（苏醒时）和90%（睡眠时），到4月龄时分别降至85%和76%；藏族新生儿的SaO_2从出生时的94%（苏醒时）和94%（睡眠时），到4月龄时分别降至88%和86%，表明藏族婴儿比汉族婴儿能维持更高的SaO_2。

6 睡眠质量

良好的睡眠质量表明对高原具有良好的适应能力。睡眠障碍是高海拔的常见症状，且常伴有周期性呼吸、呼吸暂停和血氧去饱和。在慢性缺氧环境中，这在慢性高原病（chronic mountain sickness，CMS）发病机制中可能发挥重要作用（Kryger等，1978）。Weil等（1978）发现，虽然健康的莱德维尔（Leadville，海拔3100m）居民睡眠时也会出现SaO_2波动，但只有CMS患者会出现长时间的呼吸暂停和严重的SaO_2下降。这些观察结果都指向一个问题，即高原藏族人群的睡眠是否比安第斯世居者和平原人群更好？

Lahiri和Data（1992）研究了8名尼泊尔坤德（海拔3800m）的夏尔巴儿童（6 ～ 12岁），并将其HVR和睡眠质量与8名智利奥亚圭（Ollague，海拔3800m）的年轻居民（10 ～ 16岁）进行比较，结果发现夏尔巴儿童的HVR显著低于智利奥亚圭儿童。即使SaO_2值下降至55%，夏尔巴人在睡眠中也并未出现呼吸暂停现象。在智利高地居民中，对低氧的通气敏感性与睡眠期间的间歇性呼吸暂停之间存在良好的相关性。

Arai等（2002）在61名居住在尼泊尔海拔3450 ～ 3850m、从青年到老年的夏尔巴人（男性29名，女性32名）中，调查了年龄与睡眠时SaO_2之间的关系。结果发现，睡眠时SaO_2平均值随年龄增长而降低。1/3的受试者睡眠时出现SaO_2周期性波动。这些人一般年龄偏大，SaO_2值偏低。

Sun等（1996）研究了海拔3658m处CMS患者睡眠时的呼吸和脑血流，发现CMS患者睡眠时很少出现周期性呼吸（periodic breathing，PB），汉族每小时睡眠平均发作1.2次，藏族为1.4次。

Plywaczewski等（2003）研究了生活在海拔4179m的8名健康藏族青年和6名健康汉族青年的睡眠，在海拔2261m和5000m的低压舱内分别进行了两次完整的多导睡眠监测。结果发现在海拔5000m处，所有受试者均出现伴有呼吸暂停和通气不足的PB。有趣的是，在海拔5000m，藏族人的周期性呼吸比汉族人更多，但睡眠结构更好，SaO_2更高。

Lahiri等（1983）却得出了一些相反的结论。他们在海拔5400m研究了6名夏尔巴人睡眠时的PB情况，结果发现所有人均未出现伴有呼吸暂停的PB，这与习服的低海拔人群睡眠时反复出现伴有呼吸暂停的PB形成鲜明对照。事实上，夏尔巴人睡眠时SaO_2仅呈现出轻微下降（Lahiri等，1984）。有人提出PB是导致睡眠相关动脉SaO_2下降的主要原因（Kryger等，1978）。也有人观察到，在高海拔地区睡眠时PB可能提高平均SaO_2水平（Salvaggio等，1998）。Masuyama等（1989）在9名日本登山队员中明确了在高原睡眠时PB和通气化学敏感性间的关系。在海拔5360m处，7名HVR较高的登山队员在睡眠期间PB发作最频繁，时间最长。同时，他们还观察到PB越频繁，睡眠时平均SaO_2越高（Masuyama等，1989）。HVR高的藏族睡眠时通过伴有PB的高通气，保持了较高的平均氧合作用（Plywaczewski等，2003）。

7 肺静态

比起平原人群，藏族人胸围更大，肺容积更大，肺活量也更大（Sun等，1990；Droma等，1991；Apte和Rao，2005）。这一差异在青少年时期已经明显显现（Cheng等，1997），证实了在高海拔出生和成长的高原人群肺容积更大，与早期有关安第斯世居者的报道一致（Brody等，1977）。

8 动态

与对照组的旅居者相比，藏族的最大呼气流速和第一秒用力呼气容积/用力肺活量比值更高，这表明其肺容积更大，呼吸力学也更好（Wood等，2003）。相比于低海拔习服人群，拉达克人的最大呼出气流-容积环显示出更大的用力肺活量和第一秒用力呼气容积。肺容积低时其流速尤其高（Apte和Rao，2005）。因此，相比于来自平原的习服人群，在高原出生和生活的藏族肺弹性回缩力更好，或呼吸道总横截面更大（或二者均有）。

9 弥散能力

在海拔3890m处，藏族的肺一氧化碳弥散能力比汉族强（Huang等，1984）。在拉萨（海拔3658m），藏族和汉族受试者静息时肺泡-动脉血氧分压差相近（Zhuang等，1996）。进行高负荷运动时，藏族的肺泡-动脉血氧分压差梯度比汉族低（14mmHg *vs.* 20mmHg），这可能是由于弥散能力更强和通气/血流比值更好。藏族青少年肺弥散能力也比汉族强（Cheng等，1997）。藏族的肺容积更大，这可能是他们通过增大肺泡表面积和增多毛细血管血量，使肺弥散能力增强，从而改善其在运动时的SaO_2。

10 低氧性肺血管收缩

相比于安第斯世居者人群和平原人群，藏族缺氧性肺血管收缩（hypoxic palmonary vasoconstriction，HPV）程度较小（Yang等，1985；Yan等，1987；Miao等，1989；Miao等，1994；Wu等，1999）。在某一特定海拔高度，藏族的平均肺动脉压（mean pulmonary artery pressure，MPAP）比汉族低，而随着海拔升高，藏族的MPAP增长比汉族慢（图1）。

在汉族移居高原后第一个月，通过吸入氧气可缓解低氧性肺动脉高压（hypoxic pulmonary hypertension，HPH），这表明肺动脉高压的确是由HPV引起。当高原旅居两年发生血管重构后，这一效应出现钝化（Miao等，1989；Miao

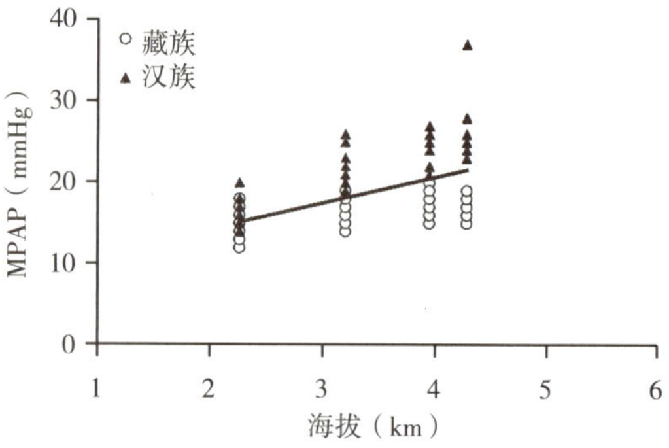

图1 不同海拔本地藏族人和高原习服汉族肺动脉压平均值比较。当海拔超过3000m时，汉族MPAP迅速攀升，但藏族仅出现轻微上升

等，1994）。在高原运动时，藏族的MPAP仅有轻微升高，而汉族却升高明显（Yan等，1987）。Groves等（1993）在拉萨（3658m）对5名藏族男性进行了导管插管。静息时所有测试对象的MPAP和肺血管阻力正常，吸入14%氧气时未出现肺动脉高压。在93% $VO_{2\,max}$运动时，MPAP轻微上升，但PVR未升高。吸入100%氧气均未降低运动时的MPAP和PVR。

高原人群间HPV的差异表明肺循环在高原低氧反应中存在遗传进化（Fagan和Weil，2001）。HPV的进化压力据推断可能来自婴儿出生时从胎盘呼吸转为空气呼吸时HPV值的变化（Niermeyer，2003），此时，动脉血氧分压升高引起的肺血管阻力下降是开启肺循环的重要因素。因此，HPV在成人中可被视为退化。HPV也被认为是一种有用的机制，这一机制使得在海平面肺部通气较弱的部分接受血液较少，从而提高了肺部的通气/血流比值。在高海拔地区，全身性低氧导致肺部HPV进而引起HPH。肺动脉压升高在高原对人体并非有益改变，甚至可能有害，因为肺动脉压力增高通常与高原肺水肿的发生有关。

11 HPH与肺一氧化氮

一氧化氮是在肺部合成的一种内皮细胞产生的舒张因子，可以抑制HPV。易患高原肺水肿的高加索受试者呼出一氧化氮较少，可通过吸入一氧化氮进行治疗（Scherrer等，1996）。

藏族呼出的一氧化氮是平原参照样本的两倍，同时也高于安第斯世居者（Beall等，2001）。

这可能有遗传基础，因为Ahsan等（2005）发现，在喜马拉雅当地人和平原人群中，*NOS3*的G894T多态性野生型等位基因G和4B在高海拔群体中高表达，且与呼出一氧化氮相关。

12 HPH与肺动脉管系统

列城（3600m）的拉达克人右心室与左心室的重量比与低海拔人群相近，肺动脉平滑肌未见增生（Gupta等，1992）。这可能与藏族人极少出现伴有肺部血管过度增生的肺动脉高压性反应有关（Tucker和Rhodes，2001）。这些发现与安第斯世居者人群中出现的肺小动脉肌化增加相悖（Arias-Stella和Saldana，1963；Heath等，1981），后者伴随婴儿时期的肺动脉高压（Penaloza等，1963）和右心室肥大（Arias-Stella和Recavarren，1962）。在高海拔地区，此类肺动脉血管重构的差异在高原发生于生命早期。4月龄到2岁大的藏族婴儿肺动脉和肺小动脉壁很薄，仅有单层弹性膜（图2）（Sui等，1988）。相反，在西藏出生并长大的汉族儿童4岁时肺小动脉内已经出现较厚的平滑肌（图3，Wu和Lin，1978）。这些改变在下降至平原地区不能迅速逆化，显著的肺动脉高压仍然存在（Wu等，2002）。

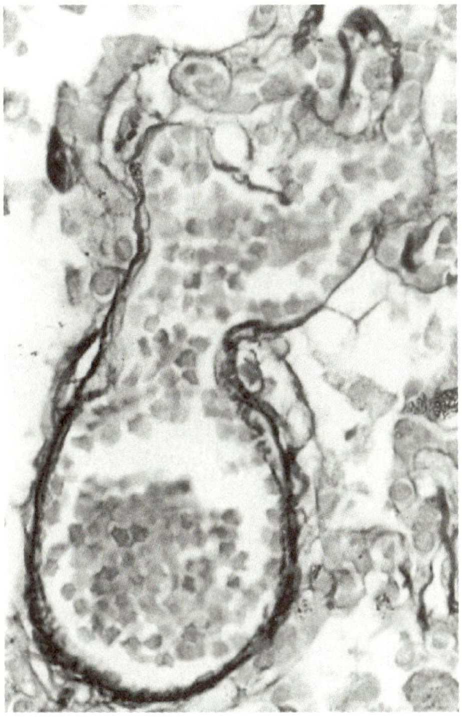

图2 一名2岁大在拉萨（海拔3658m）土生土长的藏族儿童的肺动脉横截面。动脉血管壁正常，间质稀薄（经Sui等同意刊登）

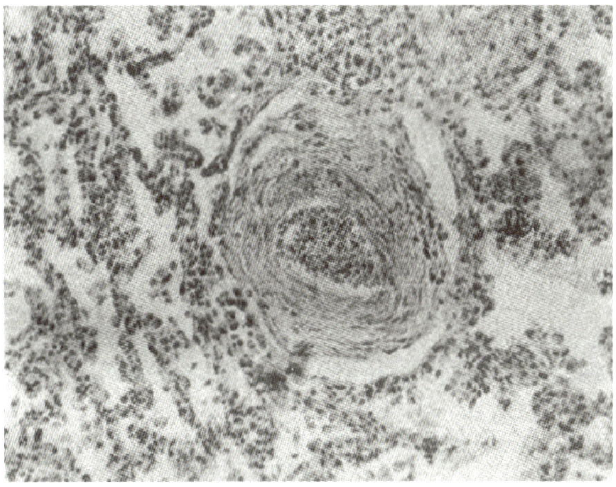

图3 出生并生长在果洛（3719m）的4岁汉族儿童肺动脉横截面。该图中显示出明显的内侧肥大

13 心脏

在海拔5800m处，Pugh（1962）发现一名夏尔巴人的最大心率为168次/分，而高加索探险队员的平均最大心率仅为143次/分。在海拔5620m进行最大运动时，藏族的心率比汉族快（184次/分 *vs.* 149次/分），最大心输出量比汉族大（21L/min *vs.* 12L/min）（Wu等，1990），最大心输出量与$VO_{2\ max}$呈线性关系（$\gamma=0.694$）。Marconi等（2004）将在平原出生和成长的藏族暴露于海拔5050m处，发现3周后他们的最大心率与在平原时的观测值相近。

Hochachka等（1996）评估了急性缺氧对心脏氧代谢调节的影响，并将安第斯世居者、夏尔巴人和平原居民进行比较，发现高原人群心脏以葡萄糖为基质。由于平原居民在测试前从未暴露于高原环境，因此不能断定该发现是高原群体特有特征还是高原习服效应。总的来说，与低海拔人群相比，高原藏族人群无论是心率和心输出量的绝对值还是相对值都更高。

14 Hb

高原暴露的一个特征是Hb增加，最初是由于血浆容量减少，之后因为红细胞增多。在特定的SaO_2下，Hb的升高会使动脉氧含量升高。一些作者认为红细胞增多症是高原适应的的基本特征，而另一些却认为适应最好的本地人其血细胞比容却最低（Winslow和Monge，1987；Winslow等，1989）。

图4显示了16～60岁成人的Hb分布值，其中包括藏族和汉族，男性和女性。藏族（男性和女性）Hb水平偏向高值，相反，汉族Hb水平分布偏向低值。这可能表明这些群体Hb水平的调节不同（Wu等，2005a）。

居住在海拔3800～3900m的夏尔巴人的Hb平均值为16～17g/dl（Adams和Strang，1975；Morpurgo等；1976）。在海拔4850～5450m，成年藏族男性的平均Hb为17g/dl，女性为14g/dl（Adams和Shrestha，1974），均低于所报道的生活在相近海拔的安第斯世居者（Beall等，1987）。总体而言，与平原习服人群相比较，藏族的Hb似乎更低；在某一特定高度，喜马拉雅地区人群的Hb比安第斯地区人群低1～4g/dl（Beall等，1990；Winslow等，1990；Beall等，1998）（图5）。Wu等（2005）的研究结果显示，所有年龄段的汉藏男性与女性人群的Hb值随海拔升高而升高。汉族的Hb在进入青春期前就已经高于藏族。在汉藏人群中，不同海拔男性Hb值均比女性高。随着海拔的升高，汉族男性Hb值逐渐超过女性，但藏族人群却并非如此。当海拔达到和超过3813m时，与儿童向青年转变相关的性别间Hb差异汉族比藏族明显。这些发现与报道的睾酮刺激（Fried，1995）及卵巢激素在高原钝化Hb产生这一结论一致（Fried，1995；Leon-Velarde等，2001）。

Winslow（1984）及其同事Winslow与Monge（1987）的研究提出红细胞增多症是一柄双刃剑：

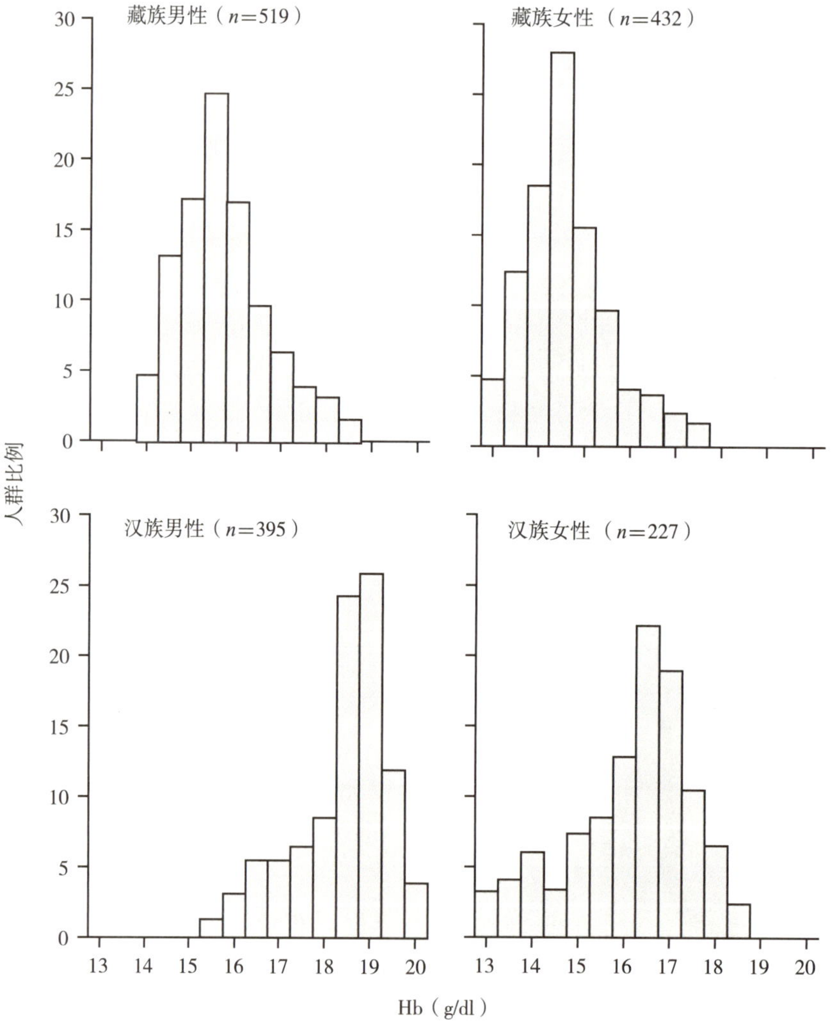

图4　成年汉藏男女在海拔4525m的Hb浓度分布频率。注意：藏族的最大值比汉族低，且藏族向右偏，汉族向左偏

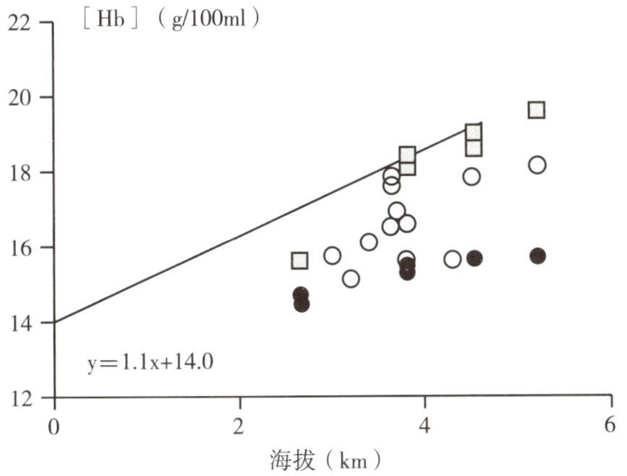

图5 居住在高海拔地区普通成年男性在不同海拔高度的Hb值

注：带有函数的实线代表文献中根据南美、北美人群和西藏汉族受试者得出的最合适平均值；阴影方框代表藏族男性的Hb值；空心圆圈代表汉族男性的Hb值；实心圆圈代表我们近期对藏族男性进行研究得出的数据。

Hb的增加可能对提升携氧能力非常重要，但血细胞比容超过50%～55%就会因增加血液黏稠度而引发其他问题的风险（Winslow，1984；Winslow和Monge，1987）。在安第斯世居者中进行的血液稀释研究显示，最大运动水平并未下降。在某些个体中甚至出现上升，这有力地表明了红细胞增多会产生相反的效果（Winslow和Monge，1987）。也许，即便是生活在低氧环境，保持海平面血细胞比容水平也是高原适应表型的特征之一。

红细胞生成由促红细胞生成素控制，低氧会刺激促红细胞生成素的分泌。在拉萨（3658m），藏族的（SiE_p）比汉族低，即便在匹配了Hb值时也是如此，但SiE_p存在重要的个体差异，尤其是在汉族中。虽然汉族和藏族中红细胞增多症受试者的SiE_p比健康对照组高，但59%的红细胞增多症患者SiE_p值在正常值的95%置信区间内（Pei等，1999）。在6名高原红细胞增多症患者中，其中5名的SiE_p值在正常范围内（Jia等，1998）。这些结论都与在塞罗德帕斯科（海拔4300m）观察的结果一致，患有和未患有CMS受试者的SiE_p值并无差异（Leon-Velarde等，1991）。

高原红细胞增多症是CMS的标志。在青藏高原，移居汉族红细胞增多症的发病率比藏族高（Huang等，1984；Wu等，1998）。在秘鲁的研究表明，年龄是CMS的一个主要影响因素，因为与年龄相关的红细胞增多症伴随着随年龄增长而减少的通气量和动脉低氧血症（Sime等，1975；Leon-Velarde等，2000）。藏族男性的Hb在任一海拔高度均未显示出与年龄有关，但汉族男性却在每一海拔均表现出很强的正相关。藏族女性Hb与年龄的相关性低于汉族女性（Wu等，2005）。

15 肌肉

氧气从空气到肌肉运输的最后一步是从毛细血管中的Hb向肌肉的线粒体转移。与高加索人相比，高原人群肌肉的特点是肌纤维类型和正常毛细血管密度有类似分布，但肌纤维横截面积减少。后者或可增强氧气向收缩纤维的转移和扩散（Kayser等，1991；Kayser等，1996）。Gelfi等（2004）使用蛋白质组学方法比较了在高原土生土长的藏族和在低海拔地区出生及长大藏族的肌肉。研究发现，对清除自由基很重要的几种化合物在高原生长的藏族中表现得更为明显。他们由此得出结论，在某种程度上，与低海拔地区生长藏族比较，高海拔地区出生和长大的藏族能通过特定的代谢适应，免受活性氧引起的组织损伤（Gelfi等，2004）。夏尔巴人肌肉中大约1.4的丙酮酸激酶和乳酸脱氢酶的高比重，与蜂鸟飞行时肌肉中观测到的数值相近。蜂鸟线粒体代谢中的丙酮酸比例更高，普遍认为这是为了满足组织极高ATP转换率的需求（Hochachka，1992）。

将生活在海拔3000m、3700m和4500m本地藏族的肌红蛋白基因多态性与低海拔人群相比较，结果发现，相较于海平面地区居民，高原藏族的肌红蛋白79A等位基因频率更高（Moore等，2002）。然而，因为该研究并未探讨藏族等位基因频率与海拔梯度的关系，所以，79A等位基因是否具有高原适应优势仍是未解之迷（Moore等，2002）。

16 结论

已证实，相较于平原居民，夏尔巴人和藏族人的有氧运动体能优势可以通过生理调整来解释，生理调节帮助他们在高原低氧环境中保持有氧能力。他们的优势来自不同的低氧通气调节、较低的HPV、更好的肺功能、更高的最大心输出量、更高的SaO_2水平和更好的睡眠质量。这些差异极有可能是由遗传引起的，尽管其遗传基础的本质尚待明确。

致谢

吴天一得到了中国国家自然科学基金的支持（LS39730190）。

原文期刊：High Altitude Med Biology，2006，3（7）：193-208.《高原医学与生物学》2006年第3期第7卷第193-208页。

参考文献

[1] ADAMS W H, SHRESTHA S M. Hemoglobin levels, vitamin B_{12}, and folate status in a Himalayan village [J]. Am J Clin Nutr, 1974, 277: 217-219.

[2] ADAMS W H, STRANG L J. Hemoglobin levels in persons of Tibetan ancestry living at high altitude [J]. Proc Soc Exp Biol Med, 1975, 149: 1036-1039.

[3] AHMAD A, NORBOO T, BAIG M A, et al. Simultaneous selection of the wild-type genotypes of the G894T and 4B/4A polymorphisms of NOS3 associated with high altitude adaptation [J]. Am Hum Genet, 2005, 69: 260-267.

[4] APTE C V, RAO K S. The maximum expiratory flow-volume loop in natives of Ladakh and acclimatized lowlanders [J]. High Alt Med Biol, 2005, 6: 209-214.

[5] ARAI Y, TATSUMI K, SHERPA N K, et al. Impaired oxygenation during sleep at high altitude in Sherpa [J]. Respir Physiol Neurobiol, 2002, 133: 131-138.

[6] ARIAS-STELLA J, SALDANA M. The terminal portion of the pulmonary arterial tree in people native to high altitudes [J]. Circulation, 1963, 28: 915-925.

[7] ARIAS-STELLA J, RECAVARREEN S. Right ventricular hypertrophy in native children living at high altitude [J]. Am J Pathol, 1962, 41: 55-64.

[8] ARIAS-STELLA J, VALCARCEL J. Chief cell hyperplasia in the human carotid body at high altitude [J]. Hum Pathol, 1976, 7: 361-373.

[9] BEALL C M. Oxygen saturation increases during childhood and decreases during adulthood among high altitude native Tibetans residing at 3800-4200 m [J]. High Alt Med Biol, 2000, 1: 25-32.

[10] BEALL C M. Tibetan and Andean patterns of adaptation to high altitude hypoxia [J]. Hum Biol, 2000, 72: 201-228.

[11] BEALL C M, GOLDSTEIN M C, TIBETAN ACADEMY OF SOCIAL SCIENCES. Hemoglobin concentrations of pastoral nomads permanently residing at 4,850-5,450m in Tibet [J]. Am J Phys Anthropol, 1987, 73: 433-438.

[12] BEALL C M, BRITTENHAM G M, MACUAGA F, et al. Variation in hemoglobin concentration among samples of high altitude natives in the Andes and the Himalayas [J]. Am J Hum Biol, 1990, 2: 639-651.

[13] BEALL C M, BLANGERO J, WILLIAMS-BLANGERO S, et al. A major gene for percent of oxygen saturation of arterial hemoglobin in Tibetan highlanders [J]. Am J Phys Anthropol, 1994, 95: 271-276.

[14] BEALL C M, STROHL K P, BLANGERO J, et al. Ventilation and hypoxic ventilator response of Tibetan and Aymara high altitude natives [J]. Am J Phys Anthropol, 1997, 104: 427-447.

[15] BEALL C M, STROHL K P, BLANGERO J, et al. Quantitative genetic analysis of arterial oxygen saturation in Tibetan highlanders [J]. Hum Biol, 1997, 69: 597-604.

[16] BEALL C M, BRITTENHAM G M, STROHL K P, et al. Hemoglobin concentration of high altitude Tibetans and Bolivian Aymara [J].

Am J Phys Anthropol, 1998, 106: 385-400.

[17] BEALL C M, ALMASY L A, BLANGERO T, et al. Percent of oxygen saturation of arterial hemoglobin of Bolivian Aymara at 3900-4000 m [J]. Am J Phys Anthropol, 1999, 108: 41-51.

[18] BEALL C M, LASKOWSKI D, STROHL K P, et al. Pulmonary nitric oxide in mountain dwellers [J]. Nature, 2001, 414: 411-412.

[19] BEALL C M, SONG K, ELSTON R C, et al. Higher offspring survival among Tibetan women with high oxygen saturation genotypes residing at 4,000 m [J]. Proc Natl Acad Sci U S A, 2004, 101: 14300-14304.

[20] BRODY J S, LAHIRI S, SIMPSER M, et al. Lung elasticity and airway dynamics in Peruvian natives to high altitude [J]. J Appl Physiol, 1977, 42: 245-251.

[21] BRUTSAERT T D, HAAS J D, SPIELVOGEL H. Absence of work efficiency differences during cycle ergometry exercise in Bolivian Aymara [J]. High Alt Med Biol, 2004, 5: 41-59.

[22] BRUTSAERT T D, PARRA E J, SHRIVER M D, et al. Ancestry explains the blunted ventilatory response to sustained hypoxia and lower exercise ventilation of Quechua altitude natives [J]. Am J Physiol, 2005, 289: R225-R234.

[23] CHENG Q H, GE R L, WANG X Z, et al. Exercise performance of Tibetan and Han adolescents at altitude of 4 417 and 4 300m [J]. J Appl Physiol, 1997, 83: 6631-6637.

[24] CURRAN L S, ZHUANG J G, DROMA T, et al. Hypoxic ventilatory responses in Tibetan residents of 4,400 m compared with 3,658 m [J]. Respir Physiol, 1995, 100: 223-230.

[25] CURRAN L S, ZHUANG J, SUN S F, et al. Ventilation and hypoxic ventilatory responsiveness in Chinese-Tibetan residents at 3,658 m [J]. J Appl Physiol, 1997, 83: 2098-2104.

[26] CURRAN L S, ZHUANG J, DROMA T, et al. Super exercise performance in lifelong Tibetan residents of 4,400 m compared with Tibetan residents of 3,658 m [J]. Am J Phys Anthropol, 1998, 105: 21-31.

[27] DROMA T, MCCULLOUGH R G, MCCULLOUGH R E, et al. Increased vital and total lung capacities in Tibetans compared to Han residents of Lhasa (3 658 m) [J]. Am J Phys Anthropol, 1991, 86: 341-351.

[28] FAGAN K A, WEIL J V. Potential genetic contributions to control of the pulmonary circulation and ventilation at high altitude [J]. High Alt Med Biol, 2001, 2: 165-171.

[29] FRIED W. Erythropoietin [J]. Ann Rev Nutr, 1995, 15: 353-377.

[30] GARRIDO E, RODAS G, JAVIERRE C, et al. Cardiorespiratory response to exercise in elite Sherpa climbers transferred to sea level [J]. Med Sci Sports Exerc, 1997, 29: 937-942.

[31] GE R L, CHEN Q H, WANG L H, et al. Higher exercise performance and lower VO2max in Tibetans than Han residents at 4 700m [J]. J Appl Physiol, 1994, 77: 684-691.

[32] GELFI C, DE P S, RIPAMONTI M, et al. New aspects of altitude adaptation in Tibetans: a new proteomic approach [J]. FASEB J, 2004, 18: 612-614.

[33] GROVES B M, DROMA T, SUTTON J R, et al. Minimal hypoxic pulmonary hypertension in normal Tibetans at 3 658 m [J]. J Appl Physiol, 1993, 74: 312-318.

[34] GUPTA M L, RAO K S, ANAND I S, et al. Lack of smooth muscle in the small pulmonary arteries of the native Lhadakhi. Is the Himalayan highlander adapted? [J]. Am Rev Respir Dis, 1992, 145: 1201-1204.

[35] HACKETT P H, REEVES J T, REEVES C D, et al. Control of breathing in Sherpas at low and high altitude [J]. J Appl Physiol, 1980, 49: 374-379.

[36] HACKETT P H, REEVES J T, GROVER R F,

et al. Ventilation in human populations native to high altitude [C] //WEST JB, LAHIRI S, eds. High Altitude and Man. Bethesda, MD: American Physiological Society, 1984: 179-191.

[37] HEATH D, SMITH P, RIOS D J, et al. Small pulmonary arteries in some natives of La Paz, Bolivia [J]. Thorax, 1981, 36: 599-604.

[38] HOCHACHAKA P W. Muscle enzymatic composition and metabolic regulation in high altitude adapted natives [J]. Int J Sports Med, 1992, 13 (Suppl 1): S89-S91.

[39] HOCHACHAKA P W, CLARK C M, STANLEY C, et al. 31P Magnetic resonance spectroscope of the Sherpa heart: a phosphocreatine adenosine defence against hypebaric hypoxia [J]. Proc Natl Acad Sci USA, 1996, 93: 1215-1220.

[40] HOCHACHAKA P W, STANLEY C, MATHESON G O, et al. Metabolic and work efficiencies during exercise in Andean natives [J]. J Appl Physiol, 1991, 70: 1720-1730.

[41] HUANG S Y, NING X H, ZHOU Z N, et al. Ventilatory function in adaptation to high altitude: studies in Tibet [C] //WEST J B, LAHIRI S, eds. High Altitude and Man. Bethesda, MD: American Physiological Society, 1984: 173-177.

[42] JIA N Y, HE W L, GUO J. The variation of serum erythropoietin in high-altitude polycythemia [C] //3rd World Congress on Mountain Medicine. Matsumoto, Japan, 1998: 83.

[43] KAYSER B, HOPPELER H, CLAASSEN H, et al. Muscle structure and performance capacity of Himalayan Sherpas [J]. J Appl Physiol, 1991, 70: 1938-1942.

[44] KAYSER B, MARCONI C, AMATYA T, et al. The metabolic and ventilatory response to exercise in Tibetans born at low altitude [J]. Respir Physiol, 1994, 98: 15-26.

[45] KAYSER B, HOPPELER H, DESPLACHES D, et al. Muscle ultrastructure and biochemistry of lowland Tibetans [J]. J Appl Physiol, 1996, 81: 419-425.

[46] KHAN Q, HEATH D, SMITH O, et al. The histology of the carotid bodies in highlanders from Ladakh [J]. Int J Biometeorol, 1988, 32: 254-260.

[47] KOBAYASHI T, MASUYAMA S, MASUDA A, et al. Control of breathing and metabolism in Tibetans [C] //UEDA G, REEVES JT, SEKIGUCHI M, eds. High Altitude Medicine. Matsumoto: Shinshu University Press, 1992: 226-230.

[48] KRYGER M H, GLAS R, JACKSON D, et al. Impaired oxygenation during sleep in excessive polycythemia of high altitude: improvement with respiratory stimulation [J]. Sleep, 1978, 1: 3-17.

[49] LAHIRI S, MARET K, SHERPA M G. Dependence of high altitude sleep apnea on ventilatory sensitivity to hypoxia [J]. Respir Physiol, 1983, 52: 281-301.

[50] LAHIRI S, MARET K W, SHERPA M G, et al. Sleep and periodic breathing at high altitude: Sherpa natives versus sojourners [C] // High Altitude and Man. Bethesda, MD: American Physiological Society, 1984: 73-90.

[51] LAHIRI S, DATA P G. Chemosensitivity and regulation of ventilation during sleep at high altitude [C] //Sutton JR, ed. High Altitude Medicine. Bethesda, MD: American Physiological Society, 1992: S31-S33.

[52] LAHIRI S, ROZANOV C, CHERNIAK N. Altered structure and function of the carotid body at high altitude and associated chemoreflexes [J]. High Alt Med Biol, 2000, 1: 63-74.

[53] LEON-VELARDE F, MONGE C C, VIDAL A, et al. Serum immunoreactive erythropoietin in high altitude natives with and without excessive erythrocytosis [J]. Exp Hematol, 1991,

19: 257-260.

[54] LEON-VELARDE F, GAMBOA A, CHUQUIZA J A, et al. Hematological parameters in high altitude residents living at 4,355, 4,660, and 5,500 m above sea level [J]. High Alt Med Biol, 2000, 1: 97-104.

[55] LEON-VELARDE F, RIVERA-CHIRA M, TAPIA R, et al. Relationship of ovarian hormones to hypoxemia in women residing at 4,300 m [J]. Am J Physiol Regul Interg Comp Physiol, 2001, 280: R488-R493.

[56] MARCONI C, MARZORATI M, GRASSI B, et al. Second generation Tibetan lowlanders acclimatize to high altitude more quickly than Caucasians [J]. J Physiol, 2004, 556: 661-671.

[57] MARCONI C, MARZORATI M, SCIUTO D, et al. Economy of locomotion in high-altitude Tibetan migrants exposed to normoxia [J]. J Physiol, 2005, 569: 667-675.

[58] MASUYAMA S, KOCHIYAMA S, SHINOZAKI T, et al. Periodic breathing at high altitude and ventilatory response to O_2 and CO_2 [J]. Japan J Physiol, 1989, 39: 523-535.

[59] MIAO C Y, SUN S Y, TAN X F, et al. [An analysis of pulmonary artery pressure in 162 cases at high altitude] [J]. Chin Circ, 1989, 4: 27-29.

[60] MIAO C Y, YANG L R, YANG J Y. A comparative study of pulmonary hemodynamics in six lowlanders at an altitude of 15,400 ft in China [J]. J Wilderness Med, 1994, 5: 1-3.

[61] MILLEDGE J, LAHIRI S. Respiratory control in lowlanders and Sherpa highlanders at high altitude [J]. Respir Physiol, 1967, 2: 310-322.

[62] MOORE L G, CURRAN-EVETT L, DROMA T Y, et al. Are Tibetans better adapted? [C] // Int J Sports Med, 1992, 13: S86-S88.

[63] MOORE L G, ZAMUDIO S, ZHUANG J, et al. Analysis of the myoglobin gene in Tibetans living at high altitude [J]. High Alt Med Biol, 2002, 3: 39-47.

[64] MORPURGO G, ARESE P, BOSIA A, et al. Sherpa living permanently at high altitude: a new pattern of adaptation [J]. Proc Natl Acad Sci USA, 1976, 73: 747-751.

[65] NIERMEYER S. Cardiopulmonary transition in the high altitude infant [J]. High Alt Med Biol, 2003, 4: 225-239.

[66] NIERMEYER S, YANG P, SHANMINA J, et al. Arterial oxygen saturation in Tibetan and Han infants born in Lhasa [J]. N Engl J Med, 1995, 333: 1248-1252.

[67] NIU W, WU Y, LI B, et al. Effects of long-term acclimatization in lowlanders migrating to high altitude: comparison with high altitude residents [J]. Eur J Appl Physiol, 1995, 71: 543-548.

[68] PEI S X, GOU J X, SUI X L. Plasma erythropoietin in altitude healthy men and in patients with high altitude polycythemia [J]. Natl Med J China, 1999, 79: 753-755.

[69] PENALOZA D, SIME F, BANCHERO N, et al. Pulmonary hypertension in healthy men born and living at high altitude [J]. Am J Cardiol, 1963, 11: 150-158.

[70] PLYWACZEWSKI R, WU T Y, WANG X Q, et al. Sleep structure and periodic breathing in Tibetans and Han at 5,000 m [J]. Respir Physiol Neurobiol, 2003, 136: 187-197.

[71] PUGH LGC. Physiological and medical aspects of the Himalayan Scientific and Mountaineering Expedition, 1960-1961 [J]. BMJ, 1962, 2: 621-633.

[72] ROACH R, KAYSER B. Exercise at Altitude [C] //Hornbein T, SCHOENE R, eds. High Altitude. In the Series: Lung Biology in Health and Disease, Lenfant C, ed. Marcel Dekker, New York, 2001: 663-706.

[73] SALVAGGIO A, INSALACO G, MARRONE O, et al. Effects of high-altitude periodic

breathing on sleep and arterial oxyhaemoglobin saturation[J]. Eur Respir J, 1998, 12: 408-413.

[74] SAMAJA M, MARIANI C, PRESTINI A, et al. Acid-base balance and O_2 transport at high altitude[J]. Acta Physiol Scand, 1997, 159: 249-256.

[75] SAUNDERS P U, TELFORD R D, PYNE D B, et al. Improved running economy in elite runners after 20 days of simulated moderate-altitude exposure[J]. J Appl Physiol, 2004, 96: 931-937.

[76] SCHERRER U, VOLLENWEIDER L, DELABAYS A, et al. Inhaled nitric oxide for high-altitude pulmonary edema[J]. N. Engl. J. Med, 1996, 334: 624-629.

[77] SHI Z Y, NING X H, HUANG P G, et al. Comparison of physiological responses to hypoxia at high altitude between highlanders and lowlanders[J]. Sci Sin, 1979, 22: 455-469.

[78] SIME F, MONGE C, WHITTEMBURY J. Age as a cause of chronic mountain sickness (Monge's disease)[J]. Int J Biometr, 1975, 19: 93-98.

[79] STEVENS S F. Claiming the High Ground: Sherpas, Subsistence, and Environmental Change in the Highest Himalaya[M]. Berkeley, CA, USA: University of California Press, 1993.

[80] SUI G J, LIU Y H, CHENG X S, et al. Subacute infantile mountain sickness[J]. J Pathol, 1988, 155: 161-170.

[81] SUN S F, DROMA T, ZHUANG J G, et al. Greater maximal O_2 uptakes and vital capacities in Tibetan than Han residents of Lhasa[J]. Respir Physiol, 1990, 79: 151-161.

[82] SUN S F, OLIVER-PICKETT C, PING Y, et al. Breathing and brain blood flow during sleep in patients with chronic mountain sickness[J]. J Appl Physiol, 1996, 81: 611-618.

[83] TUCKER A, RHODES J. Role of vascular smooth muscle in the development of high altitude pulmonary hypertension: an interspecies evaluation[J]. High Alt Med Biol, 2001, 2: 173-189.

[84] WEIL J V, KRYGER M H, SCOGGIN C H. Sleep and breathing at high altitude[C]// GUILLEMINAULT C, DEMENT WC, eds. Sleep Apnea Syndrome. New York: Liss, 1978: 119-136.

[85] WINSLOW R M. High-altitude polycythemia [C]//WEST J B, LAHIRI S, eds. High Altitude and Man. Bethesda, MD: American Physiological Society Press, 1984: 163-172.

[86] WINSLOW R M, MONGE C C. Hypoxia, Polycythemia, and Chronic Mountain Sickness [M]. Baltimore, MD, USA: Johns Hopkins University Press, 1987.

[87] WINSLOW R M, CHAPMAN K W, GIBSON C C, et al. Different hematological responses to hypoxia in Sherpas and Quechua Indians [J]. J Appl Physiol, 1989, 66: 1561-1569.

[88] WINSLOW R M, CHAPMAN K W, MONGE C C. Ventilation and the control of erythropoiesis in high altitude natives of Chile and Nepal [J]. Am J Human Biol, 1990, 2: 653-662.

[89] WOOD S, NORBOO T, LILLY M, et al. Cardiopulmonary function in high altitude residents of Ladakh[J]. High Alt Med Biol, 2003, 4: 445-454.

[90] WU T Y, LIN C P. High altitude heart disease: An observation in Qinghai-Tibet[J]. Chin J Cardiovasc Dis, 1978, 6: 186-196.

[91] WU T Y, MIAO C Y. High altitude heart disease in children in Tibet[J]. High Alt Med Biol, 2002, 3: 323-325.

[92] WU T Y, MIAO C Y. The carotid bodies of Tibetan highlanders (Abstr.) [C]//International Congress of Mountain Medicine Francois-Xavier Bagnoud, Interlaken, Switzerland, 1992: 62.

[93] WU T Y, LI W S, ZHANG L Z. Changes in

cardiac function at rest and during exercise in mountaineers at extreme altitude [J]. Natl Med J China, 1990, 70: 72-76.

[94] WU T Y, LI W S, WEI L Y, et al. Expedition to Mt. Anymaqen: 1986—physiological and medical research at great altitudes [C] //UEDA G, REEVES JT, SEKIGUCHI M, eds. High Altitude Medicine. Matsumoto: Shinshu University Press, 1992: 414-427.

[95] WU T Y, LI W S, WEI L Y, et al. A preliminary study on the diagnosis of chronic mountain sickness in Tibetan populations [C] //Ohno H, Kobayashi T, Masuyama S, Nakashima M, eds. Progress in Mountain Medicine and High Altitude Physiology. Matsumoto, Japan, 1998: 337-342.

[96] WU T Y, MIAO C Y, LI W. Determination of pulmonary arterial pressure in high altitude residents [J]. Chin J High Alt Med, 1999, 9: 1-8.

[97] WU T Y, MIAO C Y, WANG X Q. High altitude heart disease in children in Tibet [C] //Viscor G, Ricart A, Leal C, eds. Health & Height. Barcelona: Publicacions Universitat de Barcelona, 2002: 291-294.

[98] WU T Y, WANG X Q, WEI C Y, et al. Hemoglobin levels in Qinghai-Tibet: different effects of gender for Tibetans vs. Han [J]. J Appl Physiol, 2005, 98: 598-604.

[99] WU T Y, LI S P, WARD M P. Tibetans at extreme altitude [J]. Wilderness Environ. Med, 2005, 16: 47-54.

[100] YAN J S, HE Z Q, ZAI H Y, et al. A study on the changes of pulmonary arterial pressure at rest and during exercise in healthy men at high altitude and at sea level [J]. Chin J Cardiovasc Dis, 1987, 15: 39-41.

[101] YANG Z, HE Z Q, LIU X L. High altitude and pulmonary hypertension [J]. Chin J Cardiovasc Dis, 1985, 13: 32-34.

[102] ZHUANG J, DROMA T, SUN S, et al. Hypoxic ventilatory responsiveness in Tibetan compared with Han residents of 3,658 m [J]. J Appl Physiol, 1993, 74: 303-311.

[103] ZHUANG J, DROMA T, SUTTON J R, et al. Autonomic regulation of heart rate response to exercise in Tibetan and Han residents of Lhasa (3,858 m) [J]. J Appl Physiol, 1993, 75: 1969-1973.

[104] ZHUANG J, DROMA T, SUTTON J R, et al. Smaller alveolar-arterial O_2 gradients in Tibetan than Han residents of Lhasa (3,658 m) [J]. Respir Physiol, 1996, 103: 75-82.

西藏肺血流动力学研究：藏汉比较

Tianyi Wu，Chengyu Miao，Pingfa Liu，Bao Zhang，Xiaoqin Wang，JianshengYang

中国青海高原医学研究院

先前研究表明，藏族更能适应高原环境。我们假设，与来自低海拔并已习服高原的汉族人相比，藏族人低氧性肺血管收缩反应（hypoxic pulmonary vasoconstriction，HPV）非常之小。我们对青藏高原健康藏族及初进高原汉族进行了肺血流动力学研究。在不同海拔高度对所有志愿者行右心导管术，使用Swan-Ganz热稀释顺流和气囊导管测量心输出量、肺动脉楔压及肺动脉压。与居住于相同海拔的汉族受试者相比，藏族成年男性平均肺动脉压（mean pulmonary artery pressure，MPAP）更低。同时，无论藏汉，其MPAP均随海拔上升而升高。然而，在某一特定高度，与汉族相比，藏族的MPAP值与海拔变化相关性较小。在海拔2260m（$n=31$）、3200m（$n=23$）、3950m（$n=22$）及4280m（$n=5$）时，成年藏族MPAP值分别为14.4mmHg、15.9mmHg、16.6mmHg及17.2mmHg，而习服的平原成年汉族MPAP分别为14.8～15.3mmHg（$n=$122 260m）、22.6mmHg（$n=$103 200m）、23.6mmHg（$n=$83 950m）及25.3mmHg（$n=$74 280m）。在某一特定高度，藏族的MPAM值低于汉族，平均为1～82mmHg。此外，我们在西宁（2261m）为6名长期居住在海拔3719～4280m的健康藏族男性插管。静息时，受试者的MPAP值（162mmHg）正常，肺血管阻力（1.8 Wood unit）与海平面时相当，吸入14%氧时并未发展成肺动脉高压（平均MPAP值18.8mmHg）。相反，5名居住在相似海拔高度的初进高原汉族静息时MPAP值较高（22.8mmHg），吸入14%氧时MPAP（39.4mmHg）均值明显升高，这些结果表明藏族血管收缩反应程度较低。移居至高海拔地区不足1个月的初进高原汉族可通过吸氧缓解肺动脉压，提示肺动脉压由HPV引起。但已移居高原2年的汉族，其缺氧性肺动脉压因血管重构而对氧气反应不明显。在海拔2261m及3950m处运动时，藏族MPAP值随心输出量的明显增加而略微升高，而汉族MPAP值却随心输出量的略微增加而明显升高。肺动脉血管研究表明，4月龄至2岁的健康藏族婴儿肺动脉壁薄，血管壁由单层弹性薄膜构成。与之相反，在高原地区出生且成长至4岁的汉族儿童肺小动脉平滑肌仍较厚。值得注意的是，高原地区汉族婴儿的肺动脉肌层并未像在平原地区那样退化，仍保持着明显的肺动脉压，从而增加了婴幼儿对亚急性高原病的易感性，HPV进化压力取决于HPV在围产期的值。我们坚持认为肺动脉高压有害而无益，因为它通常与多种高原疾病—高原肺水肿、亚急性高原病及慢性高原病相关。实际上藏族MPAP正常，HPV最低，运动时心输出量明显增加提示卓越的高原适应力。藏族被认为是在高原地区居住最久的民族，在遗传同源性方面高于汉族，表明了进化对HPV遗传控制的影响。

本研究获中国自然科学基金资助（No.30393130）。

资金支持

原文期刊：Kardiol Pol，2006，64：5（Suppl 1）.《波兰心脏杂志》2006年第64卷第5期（增刊1）。

氧气浓缩在高海拔铁路隧道施工中的应用及其对筑路工人生理的影响

YING SHU LIU[1]，TIAN YI WU[2]，SHOU QUAN DING[3]，WEN HAI LIU[1]，QING WEN HOU[1]，JUN XIAO FENG[1]，KAI LE[1]，HUI ZHANG[1]，YONG LING LI[1]

[1]北京科技大学气体分离工程研究所　北京科技大学机械工程学院
中国北京学院路30号，100083
[2]中国青海高原医学研究院，西宁　810012
[3]中国中铁二十局集团有限公司

【摘要】为解决青藏铁路隧道施工中所遇到的缺氧问题，我们研发了一种在高原低压环境中能够浓缩氧气的变压吸附循环装置。在海拔5000m的风火山上建立了两个变压吸附制氧站。我们还提出在隧道施工段使用弥散式供氧系统。系统投入使用后，洞内氧分压能提高2～3kPa，大大缓解了隧道施工中的缺氧问题。同时，我们也观察了在隧道内安装供氧系统前后施工者急性高原病的发病率及其生理反应。观察结果显示，急性高原病发病率在供氧后明显降低，动脉血氧饱和度增高，工作效率得以提高。

【关键词】高原；缺氧；铁路隧道；变压吸附；供氧；急性高原病

引言

为实现中国西部工业发展，2001年6月至2006年7月，我国在世界屋脊修建了一条从格尔木至拉萨的青藏铁路，青藏铁路85%的路段在海拔4000m以上。每年有2万～3万来自中国平原地区的筑路工人参与修路，他们均有患急性高原病（acute mountain sickness，AMS）的风险。这一浩大的高原铁路工程或许是世界铁路建筑史上最具挑战性的项目[1]，特别是“风火山”隧道，海拔高达4905m，全长1338m，是世界上海拔最高的隧道。

海拔4905m处，大气中的氧分压只有海平面的一半，而在这一高度，未经适应的人体肺泡氧分压仅为6.7kPa（50mmHg）[2]。缺氧环境不仅对人体健康造成影响，也会影响生产力和工程效率。并且由于冻土带冻结，挖掘工作必须用手钻进行，对工人的体力提出巨大的要求[3]。如何改善人体缺氧状况是最困难的问题之一（尤其是隧道施工部分）。青藏铁路的大多数施工路段都在海拔4000m以上，如何解决空气中氧浓度过低的问题是隧道施工的关键[4, 5]。此外，在隧道中提高氧浓度可能是缓解缺氧的一种方式。之前，工人们通常背着氧气瓶作业，但氧气瓶不仅运输困难、价钱昂贵、不便使用，效果也并非最好。因此，氧气瓶并非青藏铁路隧道施工过程中供氧的最佳方式。目前尚未研发出在海拔4000m以上高原地区调节氧浓度的技术。

本文报道了开发氧浓缩技术并在风火山隧道施工中的应用，对比了供氧前后隧道工人的生理效应。

1　高原变压吸附制氧技术的原理

根据在青藏高原进行的实验结果，我们研

发了一种在高原低压环境下高效浓缩氧气的变压吸附工艺[6, 7]。该工艺流程由高压吸附、吸附柱顶层和底层均压及在高原低压下直接冲洗解吸的几个步骤组成。空气压缩机将进料空气压提高至0.2～0.4MPa，氮气被吸附剂吸附，并在当地大气压力（约0.05MPa）下解吸，氧气浓度可达到90%以上。在此循环中，尽管未使用真空，但其效果如同VPSA。循环图如图1所示。

2 隧道中的集成供氧方法

为解决高原铁路隧道施工中所遇到的严重缺氧难题，我们研发了一种集成供氧技术。我们相信这是一种全新的供氧技术，它将高纯度的氧气直接向施工隧道的腔壁掌子面弥散释放，以满足隧道内施工人员的氧气需求。

弥散供氧系统由供氧管道、控制阀门、氧气分配器组成，其原理见图2。氧气分配器的两侧有许多微孔，从中喷射出细小的氧气流。氧气流相碰撞，形成一个富氧区，为施工人员提供足够的氧气。此外，为满足施工需要，氧气分配装置的高度和相互之间的距离均可调节。实验结果显示这一弥散供氧系统能够将氧分压提高2～3kPa。结果见图3。

3 风火山隧道施工的整体供氧系统

在风火山隧道施工期间，我们在隧道进出口各建了一座制氧站。供氧系统见图4。变压吸附（pressure swing absorption，PSA）制氧系统所生产的高浓度氧气被分为三个部分。第一部分直接流入氧气压缩机内，再被灌入氧气罐里。第二部

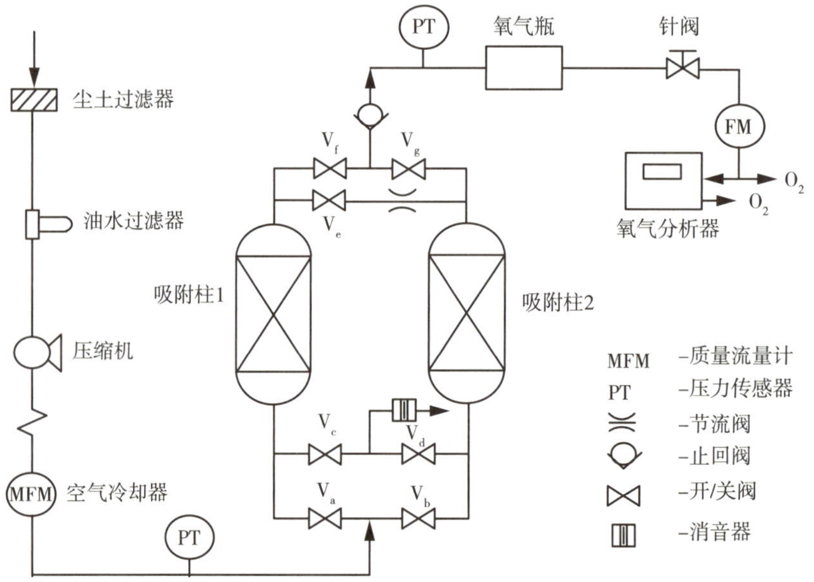

图1 变压吸附试验系统原理

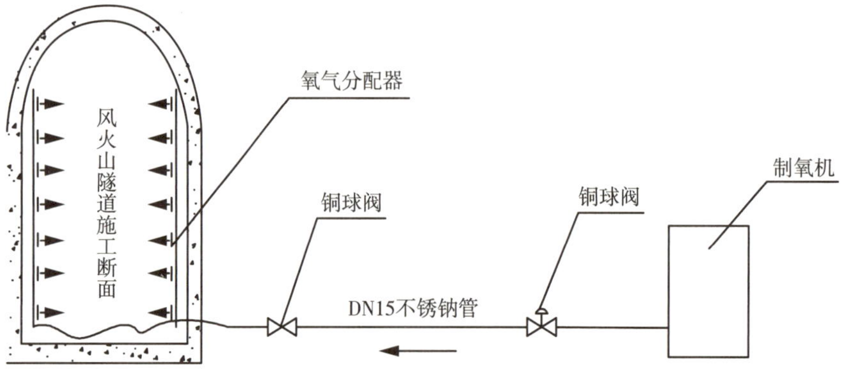

图2 弥散供氧系统示意

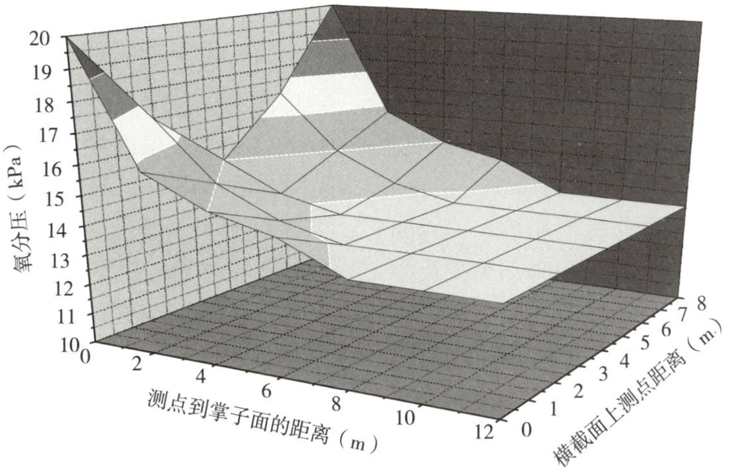

图3　隧道段氧浓度分布图

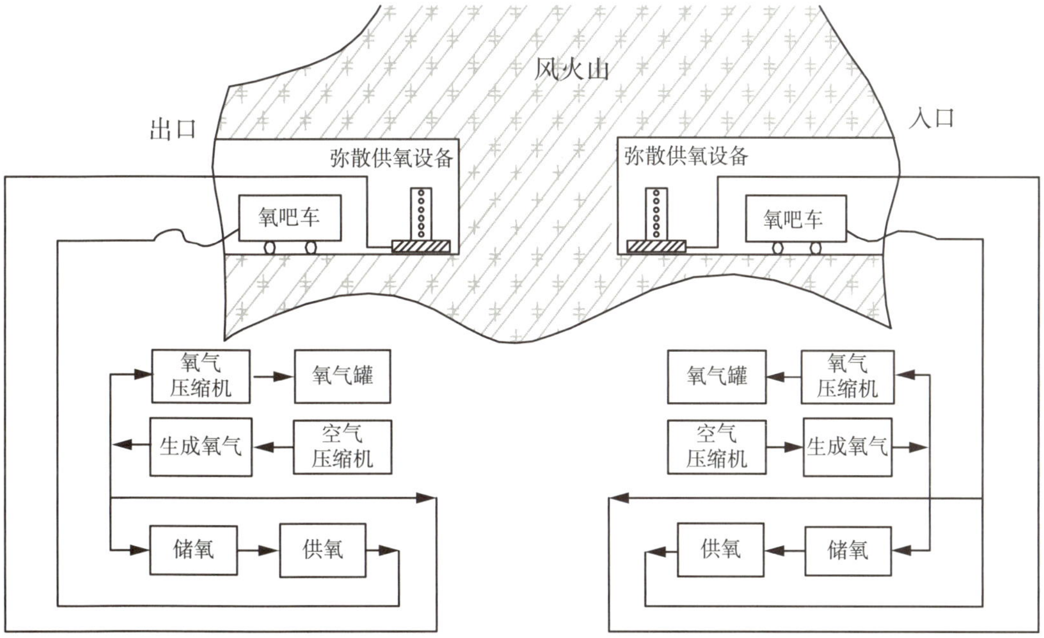

图4　风火山隧道施工所研发的供氧系统

分被输入氧气舱内，以方便在洞内休息的施工人员使用。最后一部分通过隧道掌子面的弥散供氧管道输出，以增加隧道内氧浓度。

综上，整个供氧系统为隧道施工人员提供足够的氧气。该系统的主要参数见表1。

4　富氧对隧道施工人员的生理效应

2001—2005年，我们排除有明显疾患人员后，在风火山隧道的急诊病房对施工人员生理参数进行了研究[8]。共计8014名工人参与了风火山隧道工程，他们中有2042名工人分批在不同

表1　风火山隧道制氧站主要参数

一个制氧站的制氧量（m^3/h）	≥20.0
氧气浓度（%）	≥92
制氧站功率（kW）	18.0
一个掌子面的弥散供氧量（m^3/h）	10.0
一个掌子面的弥散氧气压（MPa）	≥0.2①
氧吧车内氧流量（m^3/h）	3.0
氧吧车内呼吸的氧气压（MPa）	0.14～0.18
氧压机充瓶所需压力（MPa）	10.0
冲瓶氧气流量（m^3/h）	～10.0
氧压机功率（kW）	4.0

注：①表示压强指绝对压强。

时间参与施工最艰难的部分。所有工人均来自中国低海拔地区，此前没有高原习服经历。

我们从施工人员中随机选择了60名22～39岁健康男性。所有受试者在来到高原前后都完成了非常详细的医学评估。在测量血压的同时，进行了血常规、动脉血氧饱和度（oxygen saturation，SaO_2）等实验室检查和胸部X线及心电图检查。所有受试者都在风火山隧道工作，我们比较了受试者使用PSA供氧系统前后的生理反应。

本文计算了施工人员中的AMS发病率（在限定时间内特定人群中的累计发病率）。使用2×2表及卡方检验检测了供氧前后的生理参数百分比，并进行了比较。均数比较采用t检验，$P<0.05$为差异有统计学意义。

4.1 AMS发病率

我们研究了风火山隧道所有施工人员的AMS发病率。采用路易斯湖计分系统评估AMS[9]。AMS临床诊断定义为头痛伴有以下症状之一：疲劳、乏力、头晕、食欲减退和/或呕吐等胃肠道症状、入睡困难，路易斯湖总分≥3。对高原肺水肿（high altitude pulmonary edema，HAPE）和高原脑水肿（high altitude cerebral edema，HACE）的临床表现进行量化评估[7]。但HAPE需通过胸部X线确诊，HACE需经CT和MRI检查确诊。受试者在抵达风火山隧道施工现场数小时后接受问卷调查。受试者需在每天完工后的傍晚和早上醒来后的1小时各填写一次问卷，自主回答包括睡眠在内的部分问题。

隧道于2001年7月1日开工，而PSA供氧系统投入使用时间为2001年11月18日。在2042名施工人员中，有408名工人在PSA供氧系统建成前就在洞内工作了4个月，除去11名患HAPE和HACE的工人返回低海拔地区并被限制重返高原工作外，在PSA供氧系统投入使用后，留下来的397名工人在洞内持续工作了2个月才开始交替休假。每月第一周，我们在施工人员中进行AMS研究。整个工程期内急性高原疾病（AMS、HAPE、HACE）的发病率反映了PSA供氧系统使用前后的效果，统计结果见表2。与使用PSA供氧系统前比较，AMS发病率显著降低，从72%降至31%，差异有统计学意义（$\chi^2=142.2$，$P<0.001$）。HAPE和HACE发病率都有所降低（$\chi^2=2.57$，$P>0.1$），但差异无统计学意义。

4.2 动脉血氧饱和度

我们同步测量了静息脉率，采用手指测量法测定了SaO_2。受试者暴露于海拔4779～4905m低氧环境30分钟后测定静息SaO_2值。在使用PSA供氧系统前测量的8次SaO_2结果均明显低于海平面值。隧道内SaO_2中位值由海平面时的（96.5±5.0）%降至（68.3±4.0）%（$P<0.001$）。此外，平均SaO_2仅为（72.8±3.0）%，而60名在同一海拔高度（4905m）隧道外施工人员的SaO_2均值则为（78.5±4.0）%，两者差异有统计学意义（$P<0.001$）。我们比较了60名在风火山隧道内施工人员在PSA供氧系统使用前后各8周的SaO_2，结果显示，使用PSA供氧系统后所有受试者的SaO_2显著增高，平均SaO_2在第八周明显提高至86%（$P<0.001$），见图5。

虽然已获得一定的高原习服，但劳动强度可能会影响SaO_2。本研究是在相同环境条件下进行的，研究结果发现，在海拔4905m隧道内施工的同一受试者在PSA供氧系统使用后的静息动脉SaO_2较使用前显著提高，说明PSA供氧系统是一个能够有效改善隧道内高原低氧血症的方法。

4.3 睡眠研究

施工人员在海拔比风火山隧道施工现场略低的4779m处睡觉，应用路易斯湖计分系统评估睡眠障碍（0：正常睡眠，1：睡眠不如正常好，

表2 风火山隧道施工人员使用PSA前后急性高原疾病（AMS、HAPE、HACE）发病率比较[例（%）]

组别	AMS	HAPE	HACE
使用前（$n=408$）	294（72）	5（1.2）	6（1.5）
使用后（$n=397$）	123（31）①	1（0.3）	1（0.3）

注：①表示在隧道内使用PSA供氧后AMS发病率有明显降低（$\chi^2=142.2$，$P<0.001$）。

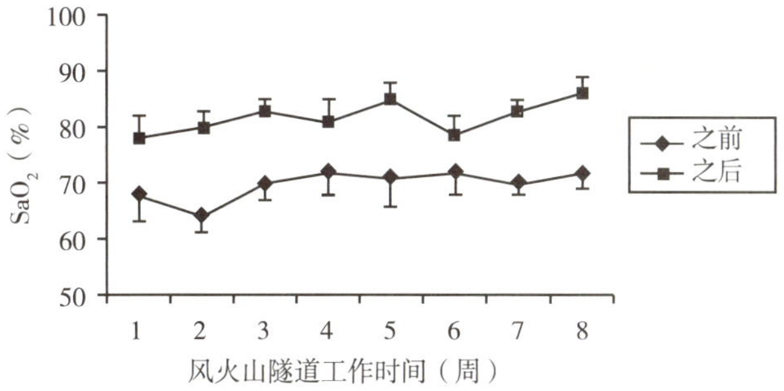

图5　60名健康工人在风火山隧道内使用PSA系统供氧8周前后SaO_2明显提高

2：多次醒来，夜间睡眠差，3：难以入睡）[7]。采用睡眠问卷评分评估60名受试者，用以检测其在PSA供氧系统使用前后的睡眠状况。

在隧道内使用PSA供氧系统前，特别是在2001年7月，即隧道开工后第一个月，56名（93%）受试者有睡眠障碍，平均得分为2.43±1.48。受试者报告的睡眠障碍较之后的3个月多（2.62±1.14 *vs.* 2.27±1.10），但差异无统计学意义（$P>0.05$）。在使用PSA供氧系统后，睡眠障碍平均计分较使用前显著降低（1.54±0.82 *vs.* 2.43±1.48，$P<0.001$）。睡眠障碍程度计分与时间进程相关，所有受试者的平均计分随时间延长略有降低，其第一周平均计分为1.88±0.82，到第八周时平均计分已显著降至1.12±0.42（$P<0.001$）。

研究结果表明，PSA供氧系统在隧道内全天供氧，有助于改善施工人员夜间睡眠质量。

4.4　提高工程进度

PSA供氧系统投入使用后，隧道施工日掘进速度由原来的每天2～3m提高到5～8m，表明工人的工作效率大大提高。

5　结论

PSA是一项在隧道施工段供氧的新技术。弥散供氧系统能够将隧道内氧分压提高2～3kPa。与此同时，供氧舱能满足施工人员在隧道内休息时的吸氧需求。经过验证，该系统使用简单、方便、高效、可靠，适用于高原隧道施工。

生理效应研究表明，PSA供氧系统在隧道内投入使用后，施工人员中的AMS发病率明显降低，其SaO_2升高，睡眠质量改善，工作效率提高。

原文期刊：International Conference on Bioinformatics and Biomedical Engineering，2010.《2010年生物信息学与生物医学工程国际会议文集》。

参　考　文　献

[1] WEST J B. Editorial: Golmud-Lhasa rail link: An enormous challenge in high altitude medicine [J]. High Alt Med Biol, 2004, 5: 3-4.

[2] WEST J B. Prediction of barometric pressure at high altitudes with the use of model atmosphere [J]. J Appl Physiol, 1996, 81: 1850-1854.

[3] WEST J B. A new approach to very-high-altitude land travel: the train to Lhasa, Tibet [J]. Ann of Inter Med, 2008, 149 (12): 898-900.

[4] ZHANG D H, WANG M S. A new technique for construction of Fenghuoshan Tunnel of the Qinghai-Tibet Railway, the highest tunnel in the world [J]. J Engineering Geol, 2003, 11: 213-216.

[5] QI K P, HU Z X. General construction technology of Kuanlunshan tunnel on Qinghai-Tibet Railway [J]. Mod Tunnel Technol, 2003, 40: 41-45.

[6] LIU Y S, CUI H S, LIU W H, et al. Study on technology of oxygen supply in tunnel development in high attitude area [J]. Mining and Metallurgy, 2005, 14: 5-7.

[7] DING S Q, LIU Y S, JIA J H, et al. Study and application of health care measure in tunnel construction of Qinghai-Tibet Railway [J]. Engineering Sciences, 2006, 4: 166-170.

[8] WU T Y, DING S Q, LIU J L, et al. Who

should not go high: work and chronic diseases during construction of Qinghai-Tibet railroad [J]. High Alt Med Biol, 2007, 8: 88-107.
[9] ROACH R C, BARTSCH P, OELZ O, et al. The Lake Louise acute mountain sickness scoring system [G] //SUTTON J R, HOUSTON C S, COATES G. Hypoxia and Molecular Medicine. Burlington: Queen City Press, 1993: 272-274.

喜马拉雅地区藏族人群的遗传变异与高原适应

Yi Peng[†, 1, 2], Zhaohui Yang[†, 1, 2], Hui Zhang[†, 1], Chaoying Cui[†, 3], Xuebin Qi[1], Xiongjian Luo[1], Xiang Tao[4], Tianyi Wu[4], Ouzhuluobu[3], Basang[5], Ciwangsangbu[5], Danzengduoji[5], Hua Chen[6], Hong Shi[*1], Bing Su[*, 1]

[1]中国科学院昆明动物研究所，遗传资源与进化国家重点实验室，昆明灵长类研究中心
[2]中国科学院研究生院，北京，中国
[3]西藏大学，医学院，拉萨，中国
[4]高原医学研究所，高原医学国家重点实验室，西宁，中国
[5]当雄县人民医院，当雄，中国
[6]哈佛大学医学院，遗传学系，波士顿，马萨诸塞州
†这些作者对该文具有均等贡献
*通讯作者：sub@mail.kiz.ac.cn；shihong@mail.kiz.ac.cn.

【摘要】现代人大约在10万年前走出非洲大陆后，已经成功定居在地球的各种环境中。现代人能够在包括寒冷、强紫外线辐射和高原缺氧等极端环境中成功存活下来，主要归功于其行为和生物学的适应性变化。在这些环境压力中，高原缺氧是唯一不能利用传统技术加以克服的环境因素。藏族人群由于长期定居于3000m以上的高海拔地区，成为人们研究高原低氧环境适应的理想人群。然而，人们在这种极端环境条件下长期适应的遗传机制尚不清楚。我们在藏族人群中分析了全基因组范围的序列变异。结合已发表的数据，我们在两个低氧相关基因*EPAS1*和*EGLN1*中发现了强烈的选择性清除信号。在这两个基因上，藏族人群与非藏族的平原人群（中国汉族人和日本人）间存在异常高的遗传分化，藏族人群具有高频率的藏族特异的由许多连锁序列变异位点构成的单倍型。对7个藏族人群（$n=1334$）中的分析进一步表明这种选择性清除信号在喜马拉雅地区人群中是普遍存在的。这些在*EPAS1*和*EGLN1*基因上看到的自然选择信号表明藏族人群由于长期定居于高原低氧环境中，其人群中已经富集了对高原低氧环境具有适应功能的序列变异。

【关键词】适应性进化；高原；遗传变异；藏族；自然选择

引言

生活在喜马拉雅地区（大部分海拔高度为3500～4500m）的当地居民是一个著名的成功适应高原的例子（Wu，2001），这也反映了藏族人群长期（＞25 000年）定居于喜马拉雅地区，并建立了喜马拉雅地区的主要文明的历史（Aldenderfer，2003；Yan等，2007；Shi等，2008；Zhao等，2009）。在高原地区生活的一个主要压力是氧含量下降或者低氧。在海拔4000m处，每次呼吸时吸入的氧气量约为海平面的60%（Beall，2007）。与平原居民相比，适应高原所产生的各种正面效应中，有氧运动能力的提高，表现在高原居民相对于移居高原的已习服的平原居民其静息通气量更高、低氧性肺血管收缩反应性更低、血氧饱和度水平更高及血红蛋白（hemoglobin，Hb）水平更低（Wu和Kayser，2006；Beall，2007）。所有这些适应性特征极有可能存在一定的遗传基础（Moore，

2001；Wu和Kayser，2006；Beall，2007；Grocott和Montgomery，2008）。

研究表明，具有高血氧饱和度基因型的藏族女性可能有更多的存活孩子数。高血氧饱和度基因型人群的平均后代死亡数（0.48例）显著低于低血氧饱和度纯合子型人群（2.53例），表明高原低氧的选择压力甚至超过了恶性疟疾的选择压力（Beall等，2004）。有研究指出，在低氧条件下调节氧运输基因的遗传改变是成功适应高原低氧的功能后果（Beall，2007）。

前人的研究已经提出若干藏族人群高原适应的候选基因。据报道，一个藏族群体（夏尔巴人）比低海拔居民拥有更高频率的内皮型一氧化氮合成酶（endothelial nitric oxide synthase，eNOS）的两个等位基因，这可能是该人群肺部血流量及氧气扩散能力得以改善的原因（Wilkins等，2002）。另一项研究所报道的候选基因则为缺氧诱导因子-1α（HIF-1α），在20例藏族（夏尔巴人）中检测到*HIF-1α*基因的二核苷酸重复序列，但该序列未在30例低海拔地区的日本人对照中检测到（Suzuki等，2003）。然而，这些与高原适应的遗传相关性报道仍然不是很肯定的，而且高原适应背后的关键调控基因仍未发现。

基因组序列变异扫描方法及群体遗传学分析方法为检测近期的人类群体历史提供了强有力的工具（Nielsen等，2007）。最近，许多研究报道了高原藏族的全基因组研究，提出了一批在藏族人群高原低氧环境的遗传适应中发挥重要作用的候选基因（Beall等，2010；Simonson等，2010；Yi等，2010）。然而，这些研究提出的主要候选基因存在较大差别，可能由所用分析方法不同及研究样本量有限导致。Simonson等（2010）报道，*EGLN1*与*PPARA*基因上受到正选择的单倍型与藏族所独有的Hb浓度下降的生理表型密切相关（与移居高原的已习服高原环境的低海拔居民相比）。但在另外两项研究中（Beall等，2010；Yi等，2010），则将内皮PAS结构域蛋白1（endothelial PAS domain protein，EPAS1）［又称缺氧诱导因子-2α（HIF-2α）］作为高原适应正选择的候选基因。我们通过基因组学研究技术及对居住在不同地理区域的多个藏族人群的抽样方法进行了一项独立分析，结果表明*EPAS1*与*EGLN1*基因是藏族人群中可能携带适应性突变的两个候选基因。

1 材料与方法

1.1 人体受试者

本文共采集了1334例世居藏族个体，他们分别代表居住在中国青藏高原的3个省级区域（西藏、青海和云南）的7个不同群体。每个受试者的血液样本是在知情同意前提下采集的。本研究方案经中国科学院昆明动物研究所内部审查委员会审批通过。

1.2 全基因组单核苷酸多态性分析、测序与单倍型分析

本研究采用Affymetrix公司人类全基因组SNP芯片6.0进行分析，该芯片包括906 600个单核苷酸多态性（single nucleotide polymorphism，SNP）位点，单核苷酸间平均距离为1.5kb。选择HapMap数据库中的采自北京的中国北方汉族（northern Han Chinese in Beijing，CHB）数据作为参照人群。我们发现，藏族人群与CHB人群SNP位点的重叠位点数达到843 131个。我们首先从1334例样本中随机选取的50例藏族个体进行扫描。

测序时，我们设计了一批能够覆盖94kb的*EPAS1*基因组全长区域的引物。这50例藏族个体经Affymetrix DNA芯片筛选后即进行测序。在单倍型分析中，为了避免重组的影响，我们遵循Bandelt等（1999）方法，选择*EPAS1*基因组2号内含子中含28个单核苷酸的9kb片段，并构建了藏族、CHB、CEU（采自犹他州的北欧西欧后裔，由CEPH收集）及YRI（尼日利亚伊巴丹约鲁巴人）之间的单倍型网络。

1.3 选择性清除检测、F_{ST}估计及中性检验

我们利用XPCLR检验来扫描具有高度分化的基因组区域作为选择性清除的目标区域（Chen等，2010）。XPCLR方法可同时模拟两个群体间的多位点等位基因频率差异作为关键等位基因与目标区域同围的中性位点之间的选择强度与遗传

距离的函数。选择CHB人群作为参照人群，而藏族人群则作为试验人群。以2kb作为间距，我们沿染色体设置统一网格点并将其作为假设的功能位点位置。滑动窗大小设定为0.2厘摩尔根（cM），根据各单核苷酸与参照人群在相同滑动窗内其他单核苷酸的成对相关系数，将限值选为0.99的权重分配给每个单核苷酸。单核苷酸的成对相关系数则通过期望最大化算法进行估计。

我们采用Weir和Cockerham（1984）定义的F_{ST}的动差估计来测量群体间的遗传分歧度。我们计算了藏族与CHB之间的每个单核苷酸F_{ST}值。全基因组单核苷酸的经验P值已有相关报道。从本质上说，低P值表示所研究的等位基因与基因组其他区域相比属于异常值。经验方法计算的P值对于不确定周围人群历史的估计是稳健的。以非洲人（YRI）作为外类群，按Fay和Wu（2000）所开发的方法进行中性检验。

1.4 *EPAS1*测序分析及候选基因目标SNP位点的基因分型

我们对三组候选基因中各三组目的SNP位点进行了基因分型（*EPAS1*：rs13419896、rs4953354和rs1868092；*EGLN1*：rs2275279、rs2790859和rs961154；*PPARA*：rs6520015、rs7292407和rs9627403）。*EGLN1*与*PPARA*的SNP位点信息来源于文献报道数据（Simonson等，2010），*EPAS1*的SNP位点则根据我们自己的研究数据选取。在ABI3130测序仪（Applied Biosystems，Forster City，CA）上通过单碱基延伸测序的SNaPshot方法进行基因分型，我们设计了可覆盖相关基因组区域的一系列引物。每次分型检测的结果经20例随机选取个体样本重新测序确认。

我们对已经通过Affymetrix基因芯片筛选的50例藏族个体的整个94kb *EPAS1*基因组区域进行了测序。利用测序数据估算选择的强度及时间（Voight等，2006；Tishkoff等，2007）。

2 结果

2.1 藏族选择性清除的全基因组分析

利用90万个SNP组成的全基因组基因分型数据（Affymetrix公司人类全基因组SNP微列阵6.0），我们首先对50例随机选取的藏族个体进行检测（选自1334例来自7个不同群体的藏族个体，图1）。为确定发生选择性清除的基因组区域，我们将藏族标本与HapMap公共数据库中的CHB、日本东京的日本人（Japanese in Tokyo，Japan，JPT）、CEU及YRI等主要人群进行比较，藏族人群样本整体上与CHB/JPT人群接近，但与CEU和YRI人群之间的非常不同，该结果与之前预期相符。因此，藏族与CHB/JPT人群在任何特定基因组区域出现的显著差异都将提示等位基因位点可能成为高原适应的选择目标。应用XPCLR检验方法（Chen等，2010）将高度分化的基因组区域作为选择性清除目标进行扫描，我们共鉴定了包括179个基因在内的131处正选择信号区域（$P<0.01$）。进一步分析表明，低氧基因在选择性清除压力下存在显著的过度表达，其中某些基因在藏族中已经经历了强烈的自然选择［$F_{ST}>0$，Kolmogorov-Smirnov检验：$P=0.0048$，$F_{ST}>0.0252$（CHB人与藏族的平均F_{ST}），Kolmogorov-Smirnov检验$P<0.0001$］（图1）。

为了鉴定高原适应的主要候选基因，我们将研究数据与近期所报道的数据进行合并（Beall等，2010；Simonson等，2010；Yi等，2010）。在排名最靠前的候选基因中，*EPAS1*与*EGLN1*属于选择相对较强的两个基因，同时也得到不同研究的数据支持（表1）。尽管除*EPAS1*与*EGLN1*之外的其他基因也可能涉及高原适应，但多项研究合并的全基因组数据表明，只有这两个基因才有可能是关键的参与基因，该结论也得到了这两个基因直接参与低氧过程的已有认识的支持（Patel，Simon，2008）。*EPAS1*与*EGLN1*基因的正选择信号也得到了检测选择作用时所用不同分析方法结果的进一步支持（Beall等，2010；Yi等，2010）。因此，下面的分析将聚焦于这两个候选基因上。

2.2 藏族*EPAS1*的完整序列

鉴于*EPAS1*基因在全基因组分析中是排在首位的候选基因（表1），我们对50例藏族个体的整个94kb *EPAS1*基因区进行了测序，以揭示我们采集到样品中的所有序列变异情况。共对273个SNP与Indel（插入/缺失）进行了鉴定，其中

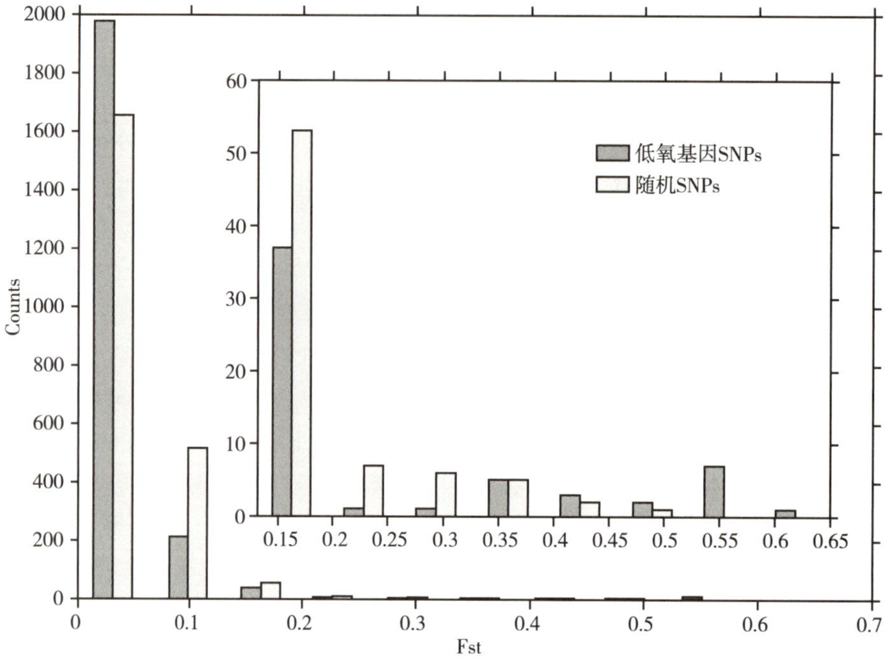

图1　与低氧通路相关或不相关的基因中*Fst*值的分布（藏族和汉族的比较）。对较大的*Fst*值，观察到低氧基因显著的过度表现。X轴为*Fst*值，y轴为计数。灰色条指2244个从基因组中随机选取的SNPs的*Fst*值；黑色条指低氧通路基因中调控区（3kb）和编码区的序列的SNPs的*Fst*值。大图显示了*Fst*值的分布（*Fst*＞0.0252，居于藏族和汉族之间的平均*Fst*值）。嵌入的小图则是大图所示*Fst*值分布的放大图（*Fst*＞0.1）

表1　藏族高海拔地区缺氧通路候选基因

基因	研究1	研究2	研究3	目前
EPAS1	√	√	√	√
EGNL1	√	√	—	√
STATA5B		√	—	
*HBB*和*HBG2*		√	—	
EP300			—	√
CAMK2D	√		—	
EDNRA	√		—	
PTEN	√		—	
CYP17A1	√		—	
CYP2E1	√		—	
HMOX2	√		—	√
ANGPTL4	√		—	
PPARA	√		—	
TGFBR3			—	√
GCH1			—	√
PIK3R1			—	√

注：候选基因的选择是基于对已发表的全基因组数据及本研究数据进行的重新分析（研究1数据来自Simonson等，2010；研究2数据来自Yi等，2010；研究3数据来自Beall等，2010）。本研究中候选基因是从XPCLR（经验*P*＜0.001）测试结果中选择的，“—”表示没有可用数据。

182个SNP已有相关报道（HapMap数据库收录了125个SNP，http://www.hapmap.org），剩下的91个SNP未见相关报道（88个SNP与3个插入/缺失）。重要的是，藏族和CHB/JPT人在125个HapMap数据库收录的SNP中表现出明显差异的SNP数超过半数（附表S2，补充材料在线）。在我们的研究中，连锁不平衡分析（LD）表明*EPAS1*下游的SNP彼此紧密连锁，与所设想的自然选择结论相符（附图S3，补充材料在线）。以*EPAS1*第2内含子中高度连锁的9-kb区域（含28个SNP）作为基础的单倍型分析表明，在藏族中存在一个高频单倍型（72%），而在CHB人群中罕见（2.2%），而且该单倍型在世界其他人群中不存在。值得注意的是，该藏族人群所特有的单倍型与其他单倍型存在较大差异，该结果再次支持了遗传搭车现象（选择性清除）的存在（图2）。中性检验结果也表明，在藏族基因中存在具有达尔文正选择作用的可能信号（$H=-35.86$，$P<0.01$）（Fay和Wu，2000）。

我们认为，在藏族与CHB/JPT人群全基因组相似性基础上所观察到的*EPAS1*基因选择作用是高原适应的最合理解释。Simonson等（2010）报道了有关*EGLN1*的类似研究结果，在该研究中所选核心单倍体在西藏自治区人群中常见，却在中国汉族中相对罕见。以*EPAS1*测序数据为基础，我们对本研究所提出的选择强度及年代进行了估计。由于我们并不知晓哪个SNP是*EPAS1*基因区内经选择的突变体，因此从CHB与藏族中选取了6个F_{ST}值最高的SNP进行研究（附图S3，补充材料在线）。这些SNP具有相似的等位基因频率，而且选择强度与等位基因年龄都处于相似的水平，这与其高度连锁不平衡性及同位于相同核心单倍型的事实有关。选择强度的计算值在0.0145左右，该数据显示高原适应是选择强度最强的信号之一（Tishkoff等，2001；Bersaglieri等，2004；Tishkoff等，2007）。此外，所选等位基因的年代估算值相对较为久远（平均为18 250年）（附表S3，补充材料在线）。

2.3 *EPAS1*与*EGLN1*目标SNP的群体分析

为了对*EPAS1*与*EGLN1*在喜马拉雅地区的选择发生率进行量化，我们对来自中国3个不同省份（图1和表2）的7个藏族人群（共1334名个体）的目标SNP做了进一步基因分型（*EPAS1*基因进一步分为rs13419896、rs4953354和rs1868092；*EGNL1*基因进一步分为rs2275279、rs2790859和rs961154）（Simonson等，2010）。在比较分析中，我们也对其他研究中藏族高原适应候选基因排名靠前，但并未得到我们全基因数据合并分析结果支持的PPARA基因（Simonson等，2010）的目标SNP进行了基因分型（表1）。

在*EPAS1*基因分析中，所观察到了与我们最初全基因分析结果相同的模式，即所有藏族人群具有异常高频率的潜在选择SNP（表明藏族人群与CHB/JPT人群之间存在较大差异的SNP）。从香格里拉（SGL）（3200m）采集到样品经分析

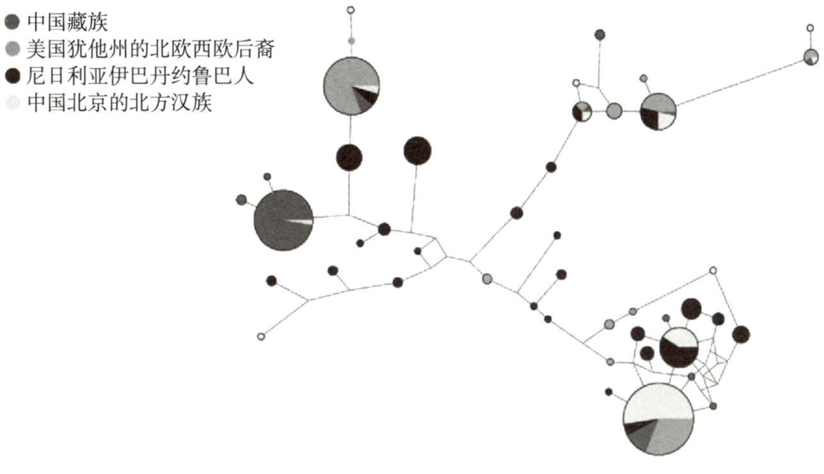

图2 藏族和全球人群中*EPAS1*内含子2中SNP的单倍型网络。内含子2（9kb）中的28个SNP参与了网络的构建。藏族拥有一个主要单倍型（72%），而该单倍体在中国汉族（2.2%）中罕见，在其他人群中则根本没有，提示了由达尔文正选择所致遗传搭车（选择性清除）现象的存在

后发现信号相对较弱（表2），这是因为近代以来居住在该地区的藏族已开始与当地中国汉族及其他族群杂居的结果。

*EGLN1*的目标SNP的群体研究数据也确认了藏族选择性清除信号的存在。但是，在经过分型的3个目标SNP中，藏族人群与非藏族人群仅在rs2275279分型上表现出高度分化，而其他两个SNP并不存在明显的频率差异（表2）。因此，群体分析数据表明，*EGLN1*基因的选择相对弱于*EPAS1*基因，该结果也在全基因组分析（表1）中得以反映。为进一步确认该模式，需要获取详细的*EGLN1*基因序列数据。

在*PPARA*基因分析中，藏族人群与其他非藏族人群的所有3个目标SNP基因分型在等位基因频率上都不存在明显差异（表2），表明该候选基因可能属于假阳性基因，尽管有其他研究报道"经选择的"*PPARA*单倍型与Hb水平密切相关（Simonson等，2010）。

3 讨论

与居住在海平面地区的人群相比，藏族人群已经形成了多种关键适应特性以应对高原的缺氧条件。第一种特性为藏族的Hb水平低于已习服高原的平原人群；平原的非藏族移居者，暴露在高原环境下会因Hb水平持续升高而导致相关并发症（红细胞增多症），藏族则不会（Wu和Kayser，2006；Simonson等，2010）。第二种特性为藏族与平原居民相比，出现异常低程度缺氧性肺血管收缩现象。缺氧性肺血管收缩可引起缺氧性肺高压，这是一种可导致高原肺水肿的有害效应（Wu，Kayser，2006）。其他关键特性包括加快携氧血液向组织的流速及氧从血液扩散入细胞的速率，该现象可用能舒张血管的血管扩张物质一氧化氮的水平升高（Beall，2007）来解释。藏族人群的以上所有关键特性均考虑为存在遗传基础（Beall，2007）。问题在于两个主要的候选基因*EPAS1*和*EGLN1*能否合理解释藏族人群的关键特性。

200多个基因涉及低氧通路（Simonson等，2010），*EPAS1*和*EGLN1*位列其中。*EPAS1*是慢性缺氧情况下的关键调节因子，它通过直接调控促红细胞生成素、血管内皮生长因子及内皮型一氧化氮合成酶应对缺氧环境（Hu等，2003；Patel，Simon，2008）。*EPAS1*优先表达于参与氧交换的关键器官肺和胎盘（Patel和Simon，2008）。*EGLN1*则属于*EPAS1*的反向调节基因，其作用为在常氧情况下降解两种HIFα蛋白（*EPAS1*和

表2 SNPs在3个候选基因中的等位基因频率分布

基因	SNP		人群										
			藏族人群							非藏族人群			
			SGL	DWT	DXT	LWT	MKT	QST	BLT	CHB	JPT	CEU	YRI
EPAS1	rs13419896	（A）	0.54	0.68	0.86	0.78	0.81	0.86	0.81	0.28	0.39	0.01	0.28
	rs4953354	（G）	0.42	0.67	0.83	0.74	0.82	0.81	0.83	0.13	0.12	0.21	0.20
	rs1868092	（A）	0.33	0.52	0.78	0.81	0.77	0.79	0.89	0.08	0.09	0.46	0.23
	rs2275279	（T）	0.53	0.64	0.67	0.74	0.58	0.73	0.64	0.32	0.28	0.01	0.12
	rs2790859	（T）	0.71	0.71	0.73	0.80	0.66	0.74	0.70	0.58	0.59	0.46	0.75
EGLN1	rs961154	（T）	0.72	0.68	0.73	0.80	0.66	0.72	0.68	0.58	0.56	0.51	0.75
	rs6520015	（T）	0.76	0.82	0.76	0.79	0.85	0.73	0.76	0.82	0.78	0.51	0.12
	rs7292407	（C）	0.80	0.85	0.80	0.84	0.85	0.80	0.78	0.83	0.79	0.51	NA
PPARA	rs9627403	（A）	0.81	0.86	0.77	0.84	0.80	0.78	0.78	0.82	0.78	0.53	0.49

注：SGL，香格里拉；DWT，Dawu；DXT，当雄；MKT，芒康；QST，曲松；BLT，白朗；CHB，北方汉族；JPT，日本人；CEU，欧洲人；YRI，非洲人；NA，无数据。

缺氧诱导因子-1α)。在缺氧环境下，*EGLN1*的蛋白降解作用减弱，*EPAS1*蛋白增加可启动下游促红细胞生成素、血管内皮生长因子及一氧化氮合成酶等下游基因的表达（Hu等，2003；Patel，Simon，2008）。

关联分析所报道的数据表明，藏族人群中推测为有利的*EGLN1*单倍型与Hb水平呈显著负相关（Simonson等，2010）。也有相关报道认为*EPAS1*基因与Hb水平有关。藏族人群Hb水平下降的现象可通过推测为有利的*EPAS1*与*EGLN1*基因序列变异得到解释。但是，这两种基因如何参与Hb水平调控的机制仍有待阐明。

研究表明，藏族人群血液中一氧化氮水平的升高可能与其缺氧性肺血管收缩程度较弱、血流量增加的形成机制有关。内皮型一氧化氮合成酶是产生一氧化氮的关键酶，该酶结构中的缺氧反应元件已被证实可被*EPAS1*所特异性识别（Coulet等，2003）。研究表明，eNOS属于缺氧诱导基因，*EPAS1*可通过与该基因上的两个连续性缺氧反应元件部位作用激活转录过程（Coulet等，2003）。我们的分析显示，藏族*EPAS1*基因中所有可能经选择的SNP都位于非编码区，这表明*EPAS1*可能在转录水平上形成了分子适应机制，即一个或多个SNP可能改变*EPAS1*基因的表达和/或剪接方式。这种推测得到了已发表文献中外显子测序数据的支持，在该测序分析中藏族-汉族*EPAS1*基因中内含子SNP的频率差异最大（汉族与藏族样品中获得的等位基因的频率分别为9%和87%），而无氨基酸变化差异的群体频率差异不超过6%（Yi等，2010）。因此，推断为*EPAS1*的有利序列变异可能增强藏族的一氧化氮合成酶基因表达，从而使其血液中的一氧化氮水平升高。功能性试验将有助于鉴定*EPAS1*和*EGLN1*基因内的因果SNP以揭示相关的分子机制。

本研究中对*EPAS1*基因序列的分析结果表明，该基因的选择强度很高（平均0.0145），并且在藏族对高原适应过程中已发挥很长时间的作用，该结果与有研究提出的人类从旧石器时代开始就已经迁居喜马拉雅地区的认识相一致（Aldenderfer，2003；Yan等，2007；Shi等，2008；Zhao等，2009）。不过，该假说目前仍存有争议（Brantingham等，2010）。同时需要指出的是，我们对选择强度及等位基因年龄的估算只能提供该基因的粗略概貌。在今后的工作中，将利用更多的数据资源及计算方法进行更为详细的分析。除*EPAS1*与*EGLN1*基因外，其他基因（包括目前在低氧通路中尚未列出的基因）也可能参与藏族人群高原适应性进化机制的形成（附表S1，补充材料在线），但是此类其他基因所发挥的作用弱于*EPAS1*及*EGLN1*基因。

补充材料

补充方法、附图S1至S3及附表S1至S3可通过访问“分子生物学与进化”期刊在线网站（http: //www.mbe.oxfordjournals.org/）索取。

致谢

我们衷心感谢本研究中所用DNA的志愿捐献者。感谢李艳皎提供的技术协助。感谢Darren Curnoe博士审稿时提出的批评指导。本研究受以下基金资助：中国“973”计划（2007CB947701，2007CB815705）、中国科学院（KSCX1-YW-R-34）、“西部之光”人才培养计划博士生资助、中国国家自然科学基金（30700445、30630013和30771181）、遗传资源与进化国家重点实验室开放课题（GREKF09-03和GREKF10-02）及云南省自然科学基金（2007C100M、2009CD107和2010CI44）。

原文期刊：Mol Biol Evol，2011，28（2）：1075-1081.《分子生物与进化》2011年第28卷第2期1075-1081页。

参考文献

[1] ALENDERFER M S. Archaeologists seek to understand how and when people came to occupy the Andean and Tibetan plateaus [J]. Am Sci, 2003, 91: 542-549.

[2] BANDELT H J, FORSTER P, RÖHL A. Median-joining networks for inferring intraspecific phylogenies [J]. Mol Biol Evol, 1999, 16 (1): 37-48.

[3] BEALL C M. Two routes to functional adapta-

tion: Tibetan and Andean high-altitude natives [J]. Proc Natl Acad Sci USA, 2007, 104 (Suppl 1): 8655-8660.

[4] BEALL C M, CAVALLERI G L, DENG L, et al. Natural selection on EPAS1 (HIF2alpha) associated with low hemoglobin concentration in Tibetan highlanders [J]. Proc Natl Acad Sci USA, 2010, 107 (25): 11459-11464.

[5] BEALL C M, SONG K, ELSTON R C, et al. Higher offspring survival among Tibetan women with high oxygen saturation genotypes residing at 4,000m [J]. Proc Natl Acad Sci USA, 2004, 101 (39): 14300-14304.

[6] BERSAGLIERI T, SABETI P C, PATTERSON N, et al. Genetic signatures of strong recent positive selection at the lactase gene [J]. Am J Hum Genet, 2004, 74 (6): 1111-1120.

[7] BRANTINGHAM P J, RHODE D, MADSEN D B. Archaeology augments Tibet's genetic history [J]. Science, 2010, 329 (5998): 1467-1468.

[8] CHEN H, PATTERSON N, REICH D. Population differentiation as a test for selective sweeps [J]. Genome Res, 2010, 20 (3): 393-402.

[9] COULET F, NADAUD S, AGRAPART M, et al. Identification of hypoxia-response element in the human endothelial nitric-oxide synthase gene promoter [J]. J Biol Chem, 2003, 278 (47): 46230-46240.

[10] FAY J C, WU C I. Hitchhiking under positive Darwinian selection [J]. Genetics, 2000, 155 (3): 1405-1413.

[11] GROCOTT M, MONTGOMERY H. Genetophysiology: using genetic strategies to explore hypoxic adaptation [J]. High Alt Med Biol, 2008, 9 (2): 123-129.

[12] HU C J, WANG L Y, CHODOSH L A, et al. Differential roles of hypoxia-inducible factor 1alpha (HIF-1alpha) and HIF-2alpha in hypoxic gene regulation [J]. Mol Cell Biol, 2003, 23 (24): 9361-9374.

[13] MOORE L G. Human genetic adaptation to high altitude [J]. High Alt Med Biol, 2001, 2 (2): 257-279.

[14] NIELSEN R, HELLMANN I, HUBISZ M, et al. Recent and ongoing selection in the human genome [J]. Nat Rev Genet, 2007, 8 (11): 857-868.

[15] PATEL S A, SIMON M C. Biology of hypoxia-inducible factor-2alpha in development and disease [J]. Cell Death Differ, 2008, 15 (4): 628-634.

[16] SHI H, ZHONG H, PENG Y, et al. Y chromosome evidence of earliest modern human settlement in East Asia and multiple origins of Tibetan and Japanese populations [J]. BMC Biol, 2008, 6: 45.

[17] SIMONSON T S, YANG Y, HUFF C D, et al. Genetic evidence for high-altitude adaptation in Tibet [J]. Science, 2010, 329 (5987): 72-75.

[18] SUZUKI K, KIZAKI T, HITOMI Y, et al. Genetic variation in hypoxia-inducible factor 1alpha and its possible association with high altitude adaptation in Sherpas [J]. Med Hypotheses, 2003, 61 (3): 385-389.

[19] TISHKOFF S A, REED F A, RANCIARO A, et al. Convergent adaptation of human lactase persistence in Africa and Europe [J]. Nat Genet, 2007, 39 (1): 31-40.

[20] TISHKOFF S A, VARKONYI R, CAHINHINAN N, et al. Haplotype diversity and linkage disequilibrium at human G6PD: recent origin of alleles that confer malarial resistance [J]. Science, 2001, 293 (5529): 455-462.

[21] VOIGHT B F, KUDARAVALLI S, WEN X, et al. A map of recent positive selection in the human genome [J]. PLoS Biol, 2006, 4 (3): e72.

[22] WEIR B S, COCKERHAM C C. Estimating F-statistics for the analysis of population structure [J]. Evolution, 1984, 38 (6): 1358-1370.

[23] WILKINS M R, ALDASHEV A, MORRELL NW. Nitric oxide, phosphodiesterase inhibition, and adaptation to hypoxic conditions [J]. Lancet, 2002, 359 (9317): 1539-1540.

[24] WU T. The Qinghai-Tibetan plateau: how high do Tibetans live? [J]. High Alt Med Biol, 2001, 2 (4): 489-499.

[25] WU T, KAYSER B. High altitude adaptation in Tibetans [J]. High Alt Med Biol, 2006, 7 (3): 193-208.

[26] YAN Y B, HUANG W W, ZHANG D. New evidence for human occupation the northern Tibetan plateau, China during the late Pleistocene [J]. Chin Sci Bull, 2007, 52: 2675-2679.

[27] YI X, LIANG Y, HUERTA-SANCHEZ E, et al. Sequencing of 50 human exomes reveals adaptation to high altitude [J]. Science, 2010, 329 (5987): 75-78.

[28] ZHAO M, KONG Q P, WANG H W, et al. Mitochondrial genome evidence reveals successful Late Paleolithic settlement on the Tibetan Plateau [J]. Proc Natl Acad Sci USA, 2009, 106 (50): 21230-21235.

遗传适应模式——喜马拉雅高原居民的低血红蛋白浓度

Tian-yi WU[1, 2], Feng-yun LIU[1], Ouzhou-LOUBU[2],
Chao-ying CUI[2], Xue-bin QI[3], Bing SU[3]

[1]中国青海省高原医学研究院，高原医学国家重点实验室，810012
[2]西藏大学高原医学研究（实验）中心，850000
[3]中国科学院昆明动物研究所，遗传资源与进化国家重点实验室，650223

【摘要】对3500名来自17项研究的喜马拉雅高原人群受试者的平均血红蛋白（hemoglobin，Hb）浓度与居住在喜马拉雅地区的平原人群、珠穆朗玛峰探险期间的欧洲登山者及安第斯山高原人群进行了比较。结果发现，喜马拉雅高原人群的Hb浓度总体上低于已报道的安第斯山高原人群和平原移居者。这些比较结果表明，健康的高原人群可以成功定居高原地区而不会引起Hb浓度的显著增加，并且相对于移居高原的平原人群和安第斯山高原人群而言，喜马拉雅高原人群中的这种较低水平的Hb浓度是一代代对高原环境有利适应的一个例子。此外，红细胞过度增生常被视为慢性高原病的一个标志。Hb浓度较高的高原人群通常慢性高原病发病率也较高。喜马拉雅地区藏族人群较低的Hb浓度提示藏族人群经历了很多世代的适应。近期在西藏的研究提示藏族人群对高原环境的适应优势是由于在低氧环境压力下选择出了在高原具有适应优势的基因的结果，这使得藏族人群在高原生活具有优势。所有这些群体基因组与统计分析表明，*EPAS1*和*EGLN1*这两个基因最有可能对高原适应有作用，并且与藏族的低Hb浓度密切相关。这些数据支持了这样一种假设，即喜马拉雅高原人群由于经历了更长时间的高原低氧暴露，已经进化出一种在遗传上不同于平原人群的对慢性低氧环境的红细胞响应机制。

【关键词】Hb浓度；红细胞生成；高原适应；喜马拉雅人群；进化；遗传变异；慢性高原病

血红蛋白（hemoglobin，Hb）使血液呈现红色，可以结合和运输氧气到身体的各个组织。高原暴露之后最明显的标志是Hb浓度上升，最初是由于血浆容量减少，之后是由于红细胞增加。在特定的氧饱和度（oxygen saturation，SaO_2）下，Hb增加可以提高动脉氧含量。尽管一个多世纪以来人们就已经知道在高原会出现红细胞增多症，但此现象在高原习服和适应方面的重要性仍然存有争议。一些学者认为，红细胞增生是适应的一个重要特征，而另一些人则认为适应最佳的居民拥有最低的Hb浓度或血细胞比容（hematocrit，HCT）[1, 2]。虽然Hb浓度增加可使血液的携氧能力增加，但当Hb浓度升高到18g/dl以上时，血液黏滞度迅速增加。此后，血流量减少，微循环淤滞，外周阻力和心脏负荷增大。因此，高原人群的红细胞增多可能导致进一步缺氧，并进入一个“恶性循环”。当男性Hb浓度高于21g/dl和女性Hb浓度高于19g/dl时，通常会出现头痛、头晕、疲劳、发绀、静脉扩张等，意味着已患慢性高原病（chronic mountain sickness，CMS）[3]。因此，早期报道的高原红细胞增多症实际上也许是一种病理反应，而不是一种适应性生物学过程。

高原低压低氧可以诱发Hb浓度升高，但这不是高原居民的普遍特征。居住在不同海拔高度、不同山区的不同人群可能呈现不同的Hb水平。如果生活在西藏、尼泊尔、拉达克和其他喜马拉雅地区的人群有一个普遍的模式，那么红细胞生成对慢性低氧的反应就应该呈现一种共同的特征，这将充分证明，喜马拉雅地区将比世界任何其他区域更有可能证明，其定居者体现出对高原环境的遗传适应性。假如人类中出现对高原环境的遗传适应，这将为研究人类进化过程提供一个独特的机会。

至今仍然激烈争论的一个最有趣的问题是：我国藏族人群在高原生活的时间是否比安第斯山的居民更长，以及藏族人群是否比安第斯世居者人群更能适应高原环境。比较研究无疑会带来有关藏族人群对高原低氧的可能的遗传适应机制的重要发现。高原居民的Hb浓度是一个反映血液学上适应的非常简单而有效的指标，有必要在喜马拉雅地区人群中测量Hb浓度来证明或反驳这种观点。本文的目的是总结喜马拉雅地区人群中Hb浓度的现有数据并与移居到高原的平原人群或暂居高原的人群进行比较。本文回顾了近期的血液学研究，这些研究解决了有关喜马拉雅地区高原居民对高原环境是否存在遗传适应的问题。

比较研究也许可以验证这一假设：喜马拉雅人群不像我国汉族人和安第斯世居者一样易患CMS，这无疑会产生藏族对高原环境经历了更长时间的遗传适应的重要发现。因此，藏族人群有足够的机会适应高原生活。

近来，随着分子生物学技术的快速发展，在全基因组范围搜索藏族人群对高原低氧适应的基因信号成为重要的研究方向。通常认为Hb浓度是一个重要的高原适应指标。与平原汉族人群不同，藏族人群发展出了一些基因，有助于其免于导致血液黏稠和易患CMS的高Hb浓度。

1 方法

样本：喜马拉雅地区的数据包括17项研究，总计3500例研究对象。样本包括男性和女性，儿童、青少年和成年人，属于生活在喜马拉雅地区的中国藏族人、夏尔巴人和达拉克人。

Hb测定：Hb浓度要在受试者静坐状态下测量，重复两次，分别用未经挤压的手指刺血或用之前通过氰化高铁血红蛋白技术校准过的光度计测量静脉血。HCT测量使用微量血细胞比容技术或将文氏管分装的用肝素或草酸盐抗凝处理的血液按标准离心30分钟。

统计分析：文本、表格和图表中的数据用平均值±标准差表示。喜马拉雅人群与平原人群或安第斯世居者人群的比较采用t检验。用线性回归分析和相关系数来评估变量间的关系。$P<0.05$时为样本间的差异和样本与变量间的关系有统计学意义。

2 结果

研究了三个典型的喜马拉雅地区人群：中国藏族人、夏尔巴人和达拉克人。喜马拉雅地区高原人群的Hb浓度与平原汉族人群、泰米尔移居者、欧洲登山者及安第斯世居者人群做了比较。

2.1 藏族人Hb浓度

在西藏和喜马拉雅地区3250～4500m的不同海拔地区，藏族男性Hb浓度为14.1～18.2g/dl，藏族女性Hb浓度为12.1～17.0g/dl（表1）。

2.2 夏尔巴人的Hb浓度

许多研究测定了夏尔巴人的Hb浓度并报道红细胞增多症非常少见（表2）。尼泊尔夏尔巴人的低Hb水平不能用缺乏维生素B_{12}、叶酸、铁或甲状腺激素来解释。

2.3 拉达克人的Hb浓度

值得注意的是，拉达克高原人群血液中的Hb浓度未见升高（表3）。

2.4 夏尔巴人与欧洲登山者在珠峰探险期间的Hb浓度比较

作者回顾了几次珠峰探险的结果，发现在高海拔（5000～5800m）时欧洲登山者的Hb浓度比夏尔巴背夫有明显增加。当超过5800m的极高海拔时，欧洲登山者和夏尔巴人的Hb浓度均显著增加（表4）。

表1 生活在喜马拉雅山和青藏高原的藏族人的Hb浓度

海拔（m）	地区	例数	性别	年龄（岁）	Hb（g/dl）	文献编号
3250～3560	尼泊尔	126	男	20～79	16.1±1.2	[7]
		100	女*	20～49	14.4±1.4	
		44	女**	＞49	15.0±1.1	
3650	喜马拉雅	—	男	成人	16.8±1.4	[8]
		—	女	成人	14.5±0.7	
4850～5450	西藏	47	男	成人	18.2±1.9	[9]
		56	女	成人	16.7±1.5	
3658	西藏（拉萨）	294	男	成人	14.1±1.5	[6]
		300	女	成人	12.1±1.7	
4040	西藏（江孜）	173	男	成人	14.9±1.8	
		269	女	成人	13.5±1.8	
4500～4570	西藏（那曲）	145	男	成人	17.7±1.9	
		130	女	成人	17.0±1.7	
3680～4179	青海	30	男	成人	16.6±2.3	[10]
3800～4065	喜马拉雅	75	男	成人	15.6±1.7	[4]
		61	女	成人	14.2±0.8	
3813	青藏－西藏	66	男	5～15	14.3±1.0	[11]
		44	女	5～15	14.0±1.1	
		262	男	16～40	15.3±1.7	
		236	女	16～40	14.1±1.4	
		241	男	41～60	15.5±1.7	
		206	女	41～60	14.4±1.1	
4525	青藏－西藏	68	男	5～15	14.57±0.94	[11]
		32	女	5～15	14.38±0.98	
		288	男	16～40	15.58±1.45	
		228	女	16～40	14.48±1.69	
		231	男	41～60	15.73±1.62	
		204	女	41～60	14.72±1.51	

注：*表示绝经前，**表示绝经后。

表2 生活在喜马拉雅山的夏尔巴人的Hb浓度

海拔（m）	地区	例数	性别	年龄（岁）	Hb（g/dl）	文献编号
3800～4300	尼泊尔	22	男	成人	17.1	[12]
4550	尼泊尔	200	男	成人	16～18	[13]
4000	尼泊尔	28	男	15～57	17.0±1.3	[14]
		23	女	15～51	15.3±0.8	
4950	尼泊尔	18	男	成人	16.8±1.6	[15]
3800～3900	尼泊尔	—	男	成人	16.2	[16]
3700	尼泊尔	30	男	24.7±3.8	16.9±1.2	[2]
3900	尼泊尔	13	男	14～50	17.0±1.9	[17]

表3 生活在喜马拉雅山的拉达克人的Hb浓度

海拔（m）	地区	例数	性别	年龄（岁）	Hb（g/dl）	文献编号
3650	拉达克	25	男	15～28	14.7±1.3	[18]
3900	拉达克	24	男	成人	18.3±2.4	[19]
3690	拉达克	24	男	成人	13.66	[20]

表4 喜马拉雅高原居民和在珠峰探险的欧洲登山者的Hb浓度比较

地区和人群	海拔（m）	例数	Hb（g/dl）	备注
卓奥友峰（1952）	5800～6000			
欧洲人		8	14.9（14.1～15.5）	探险前
			20.3（18.3～22.0）	探险中
夏尔巴人		6	13.6（11.6～15.5）	探险前
			19.0（17.6～20.0）	探险中
珠穆朗玛（1953）	8000			
欧洲人		12	20.9（19.3～23.3）	探险中
夏尔巴人		18	19.3（15.1～23.6）	探险中
明博拉山	5800			
欧洲人		8	19.6（18.9～21.2）	探险中
夏尔巴人		10	17.9（15.8～22.7）	探险中

2.5 移居高原的平原人群的Hb浓度

尽管个体之间存在差异，但平原人群移居到高原并长时间居住后，他们的Hb浓度会明显增高（表5，图1）。图1显示了16～60岁成人的Hb值，包括藏族和汉族的男性和女性。藏族（男性和女性）Hb浓度向较高值偏离。相反，汉族Hb水平分布向较低值偏离，表明这些人群之间Hb浓度的调控方式不同[11]。

表5 移居喜马拉雅山的平原人的Hb浓度

海拔（m）	地区	例数	性别	年龄（岁）	Hb（g/dl）	文献编号
3690	拉达克*	45	男	成人	16.03（13.4～19.0）	[20]
海平面		66	男	成人	14.11（11.5～16.5）	
3692	拉达克**	23	男	成人	18.0±1.45	[19]
海平面	马德拉斯	39	男	成人	15.10±1.28	
3890	日喀则	56	男	20～24	17.9	[23]
3813	青海-西藏++	54	男	5～15	14.3±1.0	[11]
		323	男	16～40	18.1±1.6	
		283	男	40～41	18.4±1.4	
		38	女	5～15	14.8±1.1	
		185	女	16～40	15.1±1.8	
		174	女	40～41	15.5±1.6	
4525	青海-西藏++	28	男	5～15	16.08±1.24	[11]
		208	男	16～40	18.55±1.73	
		187	男	40～41	18.97±1.58	
		18	女	5～15	15.44±1.22	
		145	女	16～40	16.12±1.63	
		82	女	40～41	16.84±1.77	

注：*表示居住在高原2年的印度泰米尔平原人；**表示居住在高原10个月的印度泰米尔平原人；+表示移居到高原超过1年的中国汉族平原人；++表示移居到高原超过10年的中国汉族平原人。

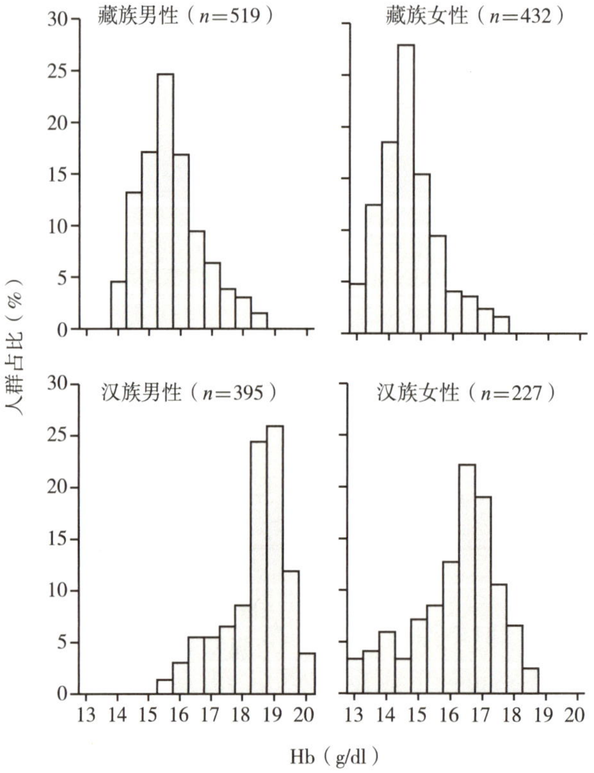

图1 海拔4552m的藏族和汉族成年男性和女性Hb浓度的频率分布。值得注意的是，藏族的最大值比汉族低，藏族的值向右倾斜，而汉族的值向左倾斜

2.6 喜马拉雅与安第斯地区高原居民的Hb浓度比较

安第斯山和青藏高原这两个地区拥有世界上最大的高原人群。一个最有趣的问题是，这两个人群之间是否存在不同的血液学适应模式。

比较已发表的居住在喜马拉雅地区和安第斯山海拔3700～4065m的成年人平均Hb浓度数据，发现喜马拉雅地区高原人群的平均Hb浓度整体低于安第斯世居者人群（表6）。

在海拔4850～5450m的地区，成年藏族男性的平均Hb值为17g/dl，女性为14g/dl[8]，低于大多数安第斯世居者人群相同高度的均值[9]。总体看来，在一定的海拔高度，藏族的Hb浓度比安第斯世居者人群要低1～4g/dl[2,4,24]（图2）。图2显示了在不同海拔不同人群的Hb浓度。

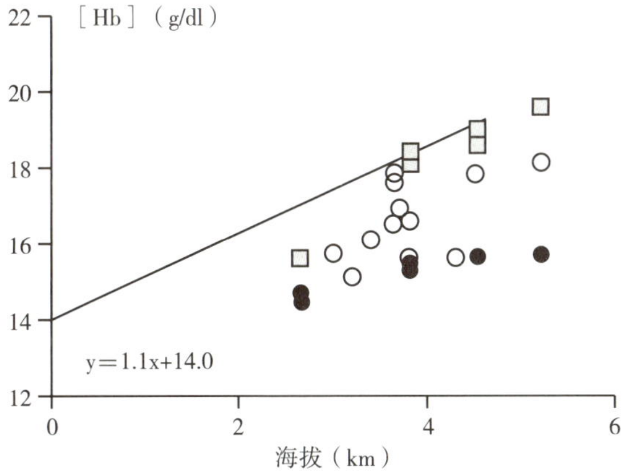

图2　居住在不同海拔高原地区的正常成年男性Hb值。虚线和方程表示文献报道的北美、南美及中国西藏汉族的Hb平均值最适合线。阴影方块表示藏族男性Hb值。空圆圈表示汉族男性的测量值。黑圆圈表示近来我们自己研究中的藏族男性数据

3 讨论

与世界其他任何地区相比，喜马拉雅地区高原人群更可能表现出对高原环境的遗传适应性。喜马拉雅地区高原人群包括作为主体的藏族及其近亲夏尔巴人和拉达克人。下面将对他们分别进行讨论。

3.1 藏族

西藏是一片神秘的土地。从生物学角度看，它最有趣的特点之一是其人群——藏族，他们已成功适应高原低氧环境[5]。

由于藏族长期居住在青藏高原，与平原人群接触较少（基因交流）[25]，部分与世隔绝且非常稳定的藏族人，有可能获得对高原的遗传适应，从而保持他们原有的基因库[5]。因此，藏族人群是研究低氧对人类生理和医学慢性损伤的独特人群。

一些已发表的藏族样本数据表明他们的红细胞增多症很少见，男性和女性的Hb浓度均较低。与安第斯世居者、汉族人和印度泰米尔人相比，无论男女，藏族人的Hb浓度都低于上述人群。显然，这些表型是适应环境的结果，可能有遗传因素。

3.2 夏尔巴人

夏尔巴人生活在喜马拉雅山东麓，其名称实际上来自藏语pa（代表居民）shar（代表东部的）。他们代表藏族人群的一个分支，一直使用藏语方言，并信奉佛教的一个派别[26]。夏尔巴人的故乡最初在西藏东部的康巴Salmongang地区，距

表6　喜马拉雅地区世居人群和安第斯世居者的Hb浓度比较

海拔（m）	地区	人群	例数	年龄（岁）	性别	Hb（g/dl）	文献编号
3700	昆迪（尼泊尔）	夏尔巴人	30	24.7±3.8	男	48.4±4.55*	[2]
3700	奥亚圭（智利）	安第斯世居者	29	27.9±5.9	男	52.2±4.6*	
3800～4065	西藏	藏族**	75	成年	男	15.6±0.2	[4]
		藏族	61	成年	女	14.2±0.1	
3800～4065	玻利维亚	艾马拉人	81	成年	男	19.1±0.2	
		艾马拉人	83	成年	女	17.8±0.2	

注：*夏尔巴人HCT值低于安第斯世居者（$P<0.003$）。**藏族的Hb显著低于艾马拉人（$P<0.001$）。

离他们现在的家园——尼泊尔的Solu和昆布地区约2000km，部分夏尔巴人住在西藏樟木。高海拔地区的夏尔巴人主要居住在海拔3500～4050m的村庄，如Namche Bazar、Khumjung、Khunde Thamichok等。

大约200年前，夏尔巴人按照当地传统从西藏北部迁移过来，他们的祖先在西藏高原生活了几千年，其后代似乎也具有遗传适应性，这可能是在极高海拔夏尔巴人比欧洲平原人更能克服高原缺氧的原因[27]。

在海拔3800～3900m的夏尔巴人男性，平均Hb浓度为16～17g/dl[14, 16]。现有数据表明，尼泊尔夏尔巴高原人样本的Hb浓度和HCT值没有增加。夏尔巴人在高原地区的Hb和HCT值正常。Morpurgo等（1976）[16]发现与平原人群相比，高原夏尔巴人2,3-二磷酸甘油酸的水平没有升高。氧合血红蛋白离解曲线明显向左偏移，表明Hb对氧的亲和力增加（我们的研究表明藏族的P_{50}在正常范围内），这让人联想到本土物种的适应。数十年来，人们对藏族独特的高原适应表型起源感到困惑，起因是有报道称，高海拔夏尔巴人及其藏族亲属的Hb浓度出乎意料地低[28]。排除缺铁性贫血等混杂因素后，红细胞生成减少的解释转向为其他可能性：①可能的代偿性（如Hb的血氧气饱和度）。②藏族可能进化出一套独特的遗传适应机制来抵消慢性缺氧的压力[29]。

3.3 拉达克人

拉达克是位于印度西北部喜马拉雅地区的高海拔地区，与西藏接壤。拉达克海拔为3000～4000m，主要由干旱沙漠构成。拉达克人口稀少。列赫是拉达克首府，海拔3500m，绝大部分Hb浓度的测量都在那里进行。拉达克也被称为“小西藏”，因为拉达克许多人的祖先是藏族，拉达克人和藏族有着密切的亲缘关系[30]，使其成为藏族人群的一部分，其文化和生活方式与印度其他地方截然不同[31]。拉达克人居住在喜马拉雅高原的时间与藏族人一样长，形成了一套最佳的适应机制。

拉达克人的初步数据表明，喜马拉雅地区世居人群的Hb浓度较低。而拉达克地区世居人群的HCT值较高，但与生活在马德拉斯海平原居民的HCT值并无显著性差异[19]。拉达克人较低的Hb（或HCT）值表明拉达克人的适应程度较高。

3.4 喜马拉雅地区高原人群与珠峰探险期间的欧洲登山者比较

Pugh（1964）[21]回顾了5次探险（40名受试者的50次观察）的结果，得出以下结论：在高原大约6周后平均Hb浓度为20.5g/dl（海拔高度超过5500m的不纳入计算）。此外，Pugh（1966）[12]还比较了尼泊尔夏尔巴人与参加1952年和1961年喜马拉雅探险的英国队成员的Hb浓度，结果见表4。

Pugh比较了同一探险中，夏尔巴人在3800～4000m和5800m两个不同高度Hb的变化。22名生活在3800～4300m的夏尔巴人平均Hb浓度为17.1g/dl。10名生活在5800m的夏尔巴人平均Hb浓度为17.9g/dl。同时，在海拔5800m测量欧洲人的Hb浓度平均值为19.6g/dl。出生并生活在喜马拉雅高原的夏尔巴人Hb浓度往往低于欧洲人，即使后者在高原花费了较长时间和精力。在海拔低于5800m处，夏尔巴人的Hb浓度往往低于欧洲人。令人惊讶的是，除了临时停留极高海拔外，夏尔巴背夫和欧洲登山者在5800m以上的地方Hb浓度均明显增加（表4）。尽管夏尔巴人增加的Hb浓度不如欧洲人明显，但却是平原人群对高原低氧环境的习服和高原人群对高原低氧的遗传适应的众多特征之一。通过增加红细胞数量和提高Hb浓度可以提高携氧能力，完全习服的人群能在大约6300m海拔高度时其血液中具有与海平面相同的氧含量[32]。

3.5 喜马拉雅地区世居人群与移居高原的平原人群比较

我们比较了已发表数据和我们自己的数据，发现西藏世居藏族的平均Hb浓度整体较低，而长期生活在3813～4525m的汉族移居者Hb浓度上升较快[11]。中国平原汉族移居到高原很长时间后（1年以上）Hb浓度显著升高[11, 23]。Bharadwaji等（1973）[19]还发现，生活在3692m 10个月以上的泰米尔人的HCT值比其在低海拔地区时显著升高（$P<0.05$）。

西藏高原世居藏族，无论男女，Hb浓度均低于汉族。印度泰米尔人的Hb浓度比拉达克人要高。像Leadville居民和拉美裔人这些晚进高原的人一样，中国汉族和印度泰米尔人的Hb浓度比喜马拉雅高原人要高得多。他们的CMS发病率似乎也比真正的高原世居人群要高。这些研究结果是一致的，表明喜马拉雅地区高原人群适应高原，而移居高原的汉族和泰米尔人群只是对高原低氧产生了习服。藏族的Hb浓度比移居高原的汉族低就是世居藏族对高原低氧环境产生遗传适应的最佳例子。

3.6 喜马拉雅地区世居人群与安第斯世居人群比较

喜马拉雅地区和安第斯山是世界上世居高原人口最多的两个地区。近来人们经常将藏族人群与安第斯高原居民进行比较。Beall等（1983）[33]发现了这两个人群红细胞生成方面的生理差异。以前由于居住地海拔、年龄和技术方法的差异，直接进行喜马拉雅地区和安第斯山居民之间的比较显得困难重重。然而，最近同一团队使用相同技术对两个人群进行了一系列比较研究。Winslow等（1989）[2]用相同方法比较了喜马拉雅地区世居人群（夏尔巴人）和安第斯高原世居人群（克丘亚人），受试对象全为同龄健康男性，居住在约3700m的Khundi、尼泊尔、Ollague和智利。尼泊尔夏尔巴人的HCT平均值显著低于智利（48.8% *vs.* 52.2%，$P<0.003$）。当受试者HCT值相同时，夏尔巴人的促红细胞生成素（erythropoietin，EPO）浓度显著低于克丘亚人（$P<0.01$），表明夏尔巴人对缺氧的红细胞增生反应比克丘亚族印第安人更加温和。因此，尽管印度人HCT高于夏尔巴人，他们仍可能存在功能性贫血。Beall等（1998）[4]用相同方法进行了类似研究，他们比较了海拔3800～4065m的中国藏族人和玻利维亚人，发现中国藏族人的Hb浓度显著低于玻利维亚的艾马拉人（15.6g/dl *vs.* 19.2g/dl，$P<0.001$），在Hb浓度的表型差异中遗传因素占很高比例。

藏族和安第斯高原的世居人群都是早期定居者的后裔，他们分别在距今大约25 000年前和11 000年前来到高原。二者均被暴露于高原低氧环境中，使他们在无法避免严重缺氧的环境胁迫下经受自然选择的洗礼。但是，中国藏族和安第斯世居高原人群的适应途径不同，表现在许多生理特征的数量差异上（包括氧气运输过程在内的血液学特征）。

以上研究支持喜马拉雅和安第斯世居高原人群代表不同的高原人群的血液学适应模式这一假设，藏族与安第斯世居高原人群之间存在两种不同的功能适应机制[33, 34]。在高原低氧环境对Hb浓度的反应方面，喜马拉雅地区高原人群不如安第斯人群显著。遗传的影响似乎占主导地位。藏族长期生活在高原环境使其获得了适应优势，能维持较低的Hb浓度，且Hb与氧气的亲和力强。安第斯人群适应高原的能力相对有限，部分原因是他们保持了“海平面”Hb。

3.7 性别差异

不同高原人群之间的Hb浓度存在性别差异。如表1、表2和表5所示，藏族人、夏尔巴人和汉族人的Hb浓度，女性始终低于男性。Beall和Reichsman（1984）[27]报道了270名20～79岁的健康成年藏族的Hb浓度，他们居住在尼泊尔海拔3250～3560m的地方，126名成年男性的平均Hb浓度为（16.1±1.2）g/dl，100名绝经前妇女的平均Hb浓度为（14.4±1.4）g/dl，绝经后妇女的平均Hb浓度为（15.0±1.1）24g/dl。至少98%的男性、96%的绝经前女性及82%的绝经后女性的Hb浓度在海平面正常范围均值的95%置信区间内。最近，吴等（2005）[11, 35]测量了在海拔2664m、3813m、4525m和5200m的5887名健康的藏族和汉族男女居民（5～60岁）的Hb浓度。在海拔2664m以上，从儿童到青年期，汉族的这种性别相关Hb浓度差异超过藏族。多元回归方程显示，海拔高度与年龄的β系数汉族男性高于藏族男性，汉族女性高于藏族女性（$P<0.05$）。分析表明海拔高度、性别和种族三者之间存在显著的三重交互作用（$t=1.93$，$P=1.93$）。作者认为高原对汉藏之间Hb浓度的影响差异很大程度上受性别的影响。在西藏，我们观察到所有年龄段的人（无论男女，藏族还是汉族），Hb值都随海拔增高而增加。甚至在青春期前，汉族的Hb就高于藏族。无论藏族或汉族，在每个海拔，男性Hb值都高于女性。因此，随着海拔高度增加，汉族男性Hb浓度增加比女性要多，但藏族没有这个现象。这些发现符合在高原睾酮刺激Hb产生[36]和卵巢激素抑制Hb产生

的报道[37]。

性别差异可能是由于雄激素刺激，雄激素已被证明可以刺激红细胞生成，增加红细胞数量。另外，雌激素在动物中已被证实可抑制红细胞生成[11, 35]。此外，在孕酮和雌激素作用下，颈动脉体和中枢神经系统会提高对缺氧的化学感受反应，然后增加通气量和SaO_2[11, 38-39]。然而，这样的性激素刺激效应在绝经后会减弱，安第斯山绝经后的女性通常Hb浓度高于男性[40]。相比之下，西藏绝经后女性的Hb浓度仍维持正常值或略有增加[5, 7]。需要开展进一步的研究来阐明这一问题。

3.8　Hb浓度和CMS

在西藏，藏族和汉族是研究人类对高原病易感性的两个理想人群。CMS又称蒙赫氏病或红细胞过度增多症，是一种对高原适应丧失的表现。过多的Hb（红细胞增多症）是CMS的标志，是对高原缺氧的过度反应，其特点是血液黏稠度增加从而增加患心血管疾病的风险。男性Hb浓度超过21g/dl，女性超过19g/dl可被诊断为高原红细胞增多症或CMS（2004 CMS标准，西宁）[3]。CMS是青藏高原的一个公共卫生问题。流行病学资料表明，CMS在汉族移居者中高发，患病率为5%～10%，即约250 000人患有CMS。相反，藏族CMS很少见，患病率为0.5%[41, 42]。多种生理学数据支持藏族人不易患CMS可能是由于遗传因素。特别值得注意的是，在相同海拔的藏族比汉族的平均Hb要低[43]。藏族在高原地区保持相对较低的Hb浓度，使他们比其他人群更不容易患CMS。使用相同阈值时，相同海拔的藏族人与安第斯人群相比，较低的Hb浓度有望降低藏族人CMS的患病率[38, 42]。

喜马拉雅人群的血液学数据结果表明，喜马拉雅高原人群因为长时间的遗传适应，CMS的患病率非常低，不像汉族和安第斯印第安人群那样易患CMS[1, 41, 43]。

3.9　高原地区的红细胞生成

红细胞生成受EPO调控，缺氧会刺激EPO分泌。在拉萨（3658m）藏族血清免疫反应测得的EPO浓度（SiEp）比汉族低，当与Hb值匹配时差异更明显，尤其在汉族。然而，汉、藏红细胞增多症患者SiEp都高于健康对照组，59%的红细胞增多症患者的SiEp值在正常SiEp值95%置信区间内[44]。6名高原红细胞增多症患者中有5名SiEp是在正常范围内[45]。这些结果与在塞罗迪帕斯科镇（4300m）的研究相一致：塞罗迪帕斯科镇的CMS患者与非患者的SiEp无差异[46]。

出乎意料的是，降低红细胞生成的突变既不在EPO基因的编码区也不在EPO基因两侧的相应调控序列。同样，代表HIF-1异质二聚体氧依赖亚单位[47]的低氧诱导转录因子-1α（HIF-1α）基因的功能性突变位点至今尚未提及[48]，后者是下游超过100个的低氧诱导基因的主要调节因子。然而，最近的一系列研究表明，编码*HIF2α*或*EPAS1*的基因是藏族对低氧血症产生红细胞生成钝化反应的一个关键突变基因，使藏族以较低的Hb浓度适应高原（见下文）。

此外，红细胞增多可能继发于通气异常，通气异常反过来会刺激EPO过度分泌[49, 50]。汉族在西藏通气量较低且发生低氧通气反应钝化，从而导致过度高原红细胞增多症[51]。

Winslow和Monge[1, 2]提出，红细胞增多症是一把双刃剑：增加Hb可增加携氧能力，但HCT值超过50%～55%时会增加由于血液黏滞度增加而出现问题的风险。安第斯人群的血液稀释研究并未能增加其极量运动水平，只有部分人略有增加，强烈表明高HCT可能适得其反[1]。正如所观察到的，藏族尽管生活在低氧环境中却仍然维持海平面水平的HCT，这可能就是高原适应的一个表型特征。

3.10　血红蛋白氧饱和度与高原适应

如果人类对高原缺氧确实存在遗传适应，这是在进化压力下为适应高原基因自然选择的结果。Beall及其同事（1994）[52]报道，居住于西藏4850～5450m高原的妇女SaO_2水平受单基因调控。Beall等（1997）[53]进一步比较了拉萨（3700m）附近46个家系354名非妊娠健康居民的脉搏SaO_2测量数据，发现个体之间SaO_2表型差异的44%是由一种基因引起的。21%的总表型差异表明一个主要基因影响了SaO_2。低SaO_2等位基因的半合子中，平均SaO_2为83.6%，而SaO_2等位基因的杂合子和纯合子平均SaO_2分别为87.6%和88.3%。最近，Beall等（1999）[54]把生活在类似高度（3800m、4065m）的中国藏族女性与玻利维亚艾马拉女性进行比较，他们发现藏族女性的平均SaO_2比艾马拉女性高2.6%，藏族妇女大部分SaO_2的变异可能是遗传因素造成的，而南美人群的SaO_2变化没有显著比例可如此归因。因此，藏族可能受潜在的自然选择而呈现为高SaO_2，但艾马拉人群没有，提示可能基因变异导致的高原适应相关特征在藏族和安第斯人群中有所不同[55]。因此，作者认为一种基因影响了藏族的SaO_2。

3.11 一氧化氮的产物和血液学适应

一氧化氮（NO）是一种内皮细胞衍生的舒张因子，在肺中合成，调节血流速度和血管阻力。高加索人由于呼出的NO较少，易得高原肺水肿，可通过吸入NO治疗[57]。

高水平的NO以各种形式在血液中循环，产生生理效应，导致血流增加，使机体在缺氧状况下仍维持氧气运输。2001年，Beall等[58]报道过88名生活在4200m的中国藏族呼出的NO是来自206m低海拔的50名美国人对照组的2倍，也比艾马拉安第斯人群要多。此外，2007年由同一研究小组的Erzurun等[59]报道，与上述对照人群相比，西藏人群具有高出10倍循环浓度的有生物活性的NO，包括血浆和红细胞硝酸盐、亚硝基蛋白质和血浆氮，但红细胞中亚硝酰铁复合物（HbFeIINO）的浓度较低，并且前臂血流量是低海拔居民的2倍以上，表明藏族的NO产生增加，而且控制NO生成的代谢途径在藏族中受到不同的调节。有趣的是，研究发现藏族女性比男性的亚硝酸盐水平要高而硝酸盐水平较低，海平面居民则无此性别差异。为了证实NO的升高，研究人员将藏族样本用灵敏的高效液相色谱法分析，结果验证了血液中存在10倍的NO。在高原血液中高水平的NO可以增加血液和组织的氧合，减少红细胞生成。藏族表现出较高水平的NO，这种分子可能会帮助组织获得更多氧气，防止发生红细胞增多症。这也许有遗传基础，因为Ahsan等[60]发现喜马拉雅山脉居民和平原人群在*NOS3*基因的G894T多态位性的野生型等位基因G和4B频率在喜马拉雅世居居民比高原人群中更高，此多态位点与呼出的NO水平有关。

3.12 喜马拉雅人群基因组学与低Hb浓度

近来，高原本土居民的分子生物学研究为我们寻找对高原适应起重要作用的基因提供了良机[61]。2010—2011年，多项研究对藏族进行了全基因组扫描，得到12个以上在低氧诱导因子（hypoxia-inducible factor，HIF）通路中汉藏具有显著差异的候选基因[62-69]。分析这些血液样本的100万个基因突变或单核苷酸多态性[65]，发现其中两个基因与血液中运送氧气的Hb密切相关，它们是*ESPAS1*和*EGLN1*。

3.13 EPAS1

EPAS1（或低氧诱导因子2α、HIF2α、MIN603349），是一种内皮细胞Per-Arnt-Sim（PAS）结构域蛋白1，位于2号染色体，涉及血液中红细胞生成和Hb浓度。EPAS1基因是参与低氧诱导因子通路中的一个非常重要的基因。HIF是一个重要的信号通路，负责根据氧水平激活基因表达。作为一种转录因子，HIF调节参与细胞和系统缺氧反应的许多基因，包括红细胞生成、血管生成、血管调节和无氧代谢[70]。它以二聚体形式存在，由α和β亚基组成；α亚基是一种螺旋蛋白，以两种主要形式存在：HIF-1α[71]和HIF-2α（EPAS1）。*EPAS1*是一个参与复杂氧感应的基因，在微血管内皮细胞、肺上皮细胞、心肌细胞和大脑表达[72]。

虽然所有人类都有*EPAS1*基因，而藏族携带了这个基因的特异突变[62, 68]。*EPAS1*的一个单核苷酸多态性在汉藏间有78%的频率差异，从汉族的9%到藏族的87%[66]。随着进化时间的推移，继承这个突变的人，能够更好地生存并遗传给子孙，直到最终将该突变扩散到整个人群。总的来说，所有数据支持EPAS1可维持西藏人群的高原适应特点：SaO_2较低时仍钝化红细胞生成[4, 62, 65]。通过限制低氧诱导的红细胞生成，喜马拉雅高原人避免了高HCT带来的血液黏稠度增加，防止了红细胞过度增生[65]，而红细胞过度增生会引起心血管功能障碍，并且与藏族的低CMS患病率密切相关[69, 73]。

3.14 *EGLN1*

*EGLN1*又称低氧诱导因子脯氨酰羟化酶-2（HIFPHD2，MIN606425），也是一个参与藏族Hb合成和氧稳态的重要基因[65-68]。然而，之前有限的序列变异分析研究不足以确定因果关系[65-66]。因此，Xiang等（2013）[74]在藏族中进行了缺氧基因*EGLN1*整个基因组（59.4kb）的重测序，确定了185个序列变异，包括13个新变异（12个替换，1个插入或缺失）。有一个非同义突变（rs186996510，D4E）显示中国藏族和平原人群之间差异显著（汉藏间$F_{ST}=0.709$）。藏族频率极高（平均70.9%），但在中国汉族人、日本人、欧洲人和非洲人群中极为罕见（0.56%～2.27%），表明*EGLN1*的这个突变极可能是高原适应的关键位点。此外，作者发现rs186996510与Hb水平间显著相关，表明*EGLN1*有助于藏族维持比习服高原的平原人较低的Hb水平。

*EPAS1*和*EGLN1*的正选择单倍型与喜马拉雅人群特有的低Hb表型密切相关[62, 66, 68, 75]。尽管有很多工作需要去做，藏族可能有其他生理因素来适应高原，但这一新发现将为我们了解藏族高原适应遗传机制开辟一个新的领域[76]。因此，无论是通过遗传适应还是应用我们的知识、经验和智慧，人类将不断调整自身来适应严酷的环境，并且扩展我们对极端环境对身体影响的理解[77]。

3.15 结论

汇总所有已发表的喜马拉雅地区不同海拔高度的藏族、夏尔巴和拉达克人群数据，并与安第斯人群和汉族比较，喜马拉雅人群的Hb浓度比安第斯人群平均低2～3g/dl，相同海拔的藏族比汉族平均低1～4g/dl。较低的Hb浓度也许会因通气保持良好而减少低氧刺激[38]。诱人的数据表明，藏族人群比汉族[51, 85]和安第斯人群[86]拥有更高的低氧通气反应。

尽管如此，其他证据，如没有持续的玻尔效应、敏感的低氧通气反应及钝化的缺氧性肺血管收缩，均支持藏族存在促进高原适应的遗传差异[25, 38, 85]。这些可能是由于自然选择产生了受基因控制的生理表型特征。

最近在青藏高原的研究表明，高原人群不同的生理适应模式是基因与环境之间复杂的相互作用的结果[83]。问题是高原人群成功适应高原是环境因素还是遗传/进化因素的贡献大，这个问题非常复杂。迄今为止，还没有研究能确认导致高原疾病的基因，但累积数据支持多基因与环境相互作用导致疾病[87]。未来趋势，如全基因组相关性研究和表观遗传分析，将使我们增强对基因组内和基因组与缺氧环境间复杂相互作用的了解，有助于提高个体迅速、有效地适应高原环境的能力[87-88]。

Hb浓度很可能是一个非常重要而且有用的指标。喜马拉雅人群较低的Hb浓度就是藏族遗传适应的一个标志[23-25, 28, 38, 43, 53]。藏族人群所产生的*EPAS1*和*EGLN1*等基因，使他们在高原低氧环境下进化出更有效的代谢能力而不是过度生成红细胞，并帮助他们适应生活在稀薄空气中[48, 61-69, 73, 89-90]。这初步证实了藏族可能通过许多代自然选择的结果表现出真正对高原低氧环境的适应。

高原适应研究也可能为我们了解相关海平面问题提供了一个模型。在医学方面，人们感兴趣的是在所有海拔高度与缺氧有关的疾病的生物体内氧稳态生物学，这些疾病如充血性心力衰竭、哮喘和癌症。有些人应对得比其他人好得多。这些知识应该促使我们提出新的预防和干预策略[75]。许多患者无论老少，从肺部疾病到心脏问题，都受到低氧的影响。这些研究可以帮助我们了解发病机制，开发新的治疗方法。高原居民长期适应获得的特定DNA的变异可能会为研究者提供一些寻找潜在药物靶点的线索[77]。

致谢

本工作得到国家重点基础研究计划（“973”计划）（2012CB518202）和“973”前期研究项目（2012CB722506）的支持。

原文期刊：Chinese J Applied Physiology，2013，29（6）.《中国应用生理学杂志》2013年第29卷第6期。

参考文献

[1] WINSLOW R M，MONGE C C. Hypoxia，

Polycythemia, and Chronic Mountain Sickness [M]. Baltimore: Johns Hopkins University Press, 1987: 1-4.

[2] WINSLOW R M, CHAPMAN K W, GIBSON C C, et al. Different hematologic responses to hypoxia in Sherpas and Quechua Indians [J]. J Appl Physiol, 1989, 66(1): 1561-1569.

[3] LEON-VELARDE F, MAGGIORINI M, REEVES J, et al. Consensus statement on chronic and subacute high altitude diseases [J]. High Alt Med Biol, 2005, 6(2): 147-157.

[4] BEALL C M, BRITTENHAM G M, STROHL K P, et al. Hemoglobin concentration of high-altitude Tibetans and Bolivian Aymara [J]. Am J Phys Anthropol, 1998, 106(3): 385-400.

[5] WU T Y. Guest Editorial: Life on the high Tibetan plateau [J]. High Alt Med Biol, 2004, 5 (1): 1-2.

[6] XIE C F, PEI S X. Some physiological data on sojourners and native highlanders of 3 different altitudes in Xizang [M] //LIU DS. Geological and Ecological Studies of Qinghai-Xizang Plateau. New York: Gorden & Breach, Vol. 2, 1981: 1449-1452.

[7] BEALL C M, REICHSMAN A B. Hemoglobin levels in a Himalayan high altitude population [J]. Am I Phys Anthropol, 1984, 63(3): 301-306.

[8] ADAM W H, SHRESTHA M. Hemoglobin levels, vitamin B12, and folate status in a Himalayan village [J]. Am J Clin Nutr, 1974, 27(2): 217-219.

[9] BEALL C M, GOLDSTEIN M C. Hemoglobin concentration of pastoral nomads permanently resident at 4 850-5 450m in Tibet [J]. Am Phys Anthropol, 1987, 73(4): 433-438.

[10] WU T Y, ZHANG Q, JIN B S, et al. Chronic mountain sickness (Monge's disease): An observation in Qinghai-Tibet plateau [M] //UEDA G, REEVES JT, SEKIGUCHI M. High Altitude Medicine. Matsumoto, Japan: Shinshu University Press, 1992: 314-324.

[11] WU T Y, WANG X Q, WEI C Y, et al. Hemoglobin levels in Qinghai-Tibet: different effects of gender for Tibetans vs. Han [J]. J Appl Physiol, 2005, 98(2): 598-604.

[12] PUGH LGCE. A programme for physiological studies of high-altitude peoples [M] //BACKER PT, WEINER JS. The Biology of Human Adaptability. Oxford: Clarendon Press, 1966: 521-532.

[13] LAHIRI S. A discussion on cor pulmonale in chronic mountain sickness [M] //POTER R, KNIGHT J. High Altitude Physiology: Cardiac and Respiratory Aspects. Churchill Livingston Edinburgh and London, 1971: 58-59.

[14] ADAMS W H, STRANG L J. Hemoglobin levels in persons of Tibetan ancestry living at high altitude [J]. Proc Soc Exp Biol Med, 1975, 149 (4): 1036-1939.

[15] MORPURGO G, BATTAGLIA R, CARTER N D, et al. The Bohr effect and the red cell 2,3-DPG and Hb content in Sherpas and Europeans at low and high altitude [J]. Experientia, 1972, 28(12): 1280-1283.

[16] MORPURGO G, ARESE P, BOSIA A, et al. Sherpas living permanently at high altitude: a new pattern of adaptation [J]. Proc Natl Acad Sci USA, 1976, 73(3): 747-751.

[17] SAMAJA M, VEICSTEINAS A, CERRETELLI P. Oxygen affinity of blood in altitude Sherpas [J]. J Appl Physiol Respir Environ Exerc Physiol, 1979, 47(2): 337-341.

[18] GULERIA J S, PANDE I N, SETHI P K, et al. Pulmonary diffusing capacity at high altitude [J]. J Appl Physiol, 1971, 31(4): 536-543.

[19] BHARADWAJ H A, SINGH A P, MALHOTRA M S. Body composition of the high altitude natives of Ladakh. A comparison with sea-level residents [J]. Human Biol, 1973, 45 (3): 423-434.

[20] CHOHAN I S, SINGH I. Cell mediated immunity at high altitude [J]. Int J Biometeorol, 1979, 23(1): 21-30.

[21] PUGH LGCE. Blood volume and hemoglobin concentration at altitudes above 18,000 ft (5500 m) [J]. J Physiol, 1964, 170(3): 344-354.

[22] PUGH LGCE. Animal in high altitudes: man above 5000 m mountain exploration [M] // DILL DB, ADOLPH EF, WILLBER CC. Handbook of Physiology, Section 4. Washington, DC, 1964: 861-868.

[23] HUANG S Y, NIN X H, ZHOU Z N, et al. Ventilatory in adaptation to high altitude: Studies in Tibet [M] //WEST JB, LAHIRI S. High Altitude and Man. Maryland: Am Physiol Soci Bethesda, 1984: 173-177.

[24] BEALL C M, BRITTENHAM G M, MACUAGA F, et al. Variation in hemoglobin concentration among samples of high altitude natives in the Andes and the Himalayas [J]. Am J Hum Biol, 1990, 2(6): 639-651.

[25] MOORE L G. Human genetic adaptation to high altitude [J]. High Alt Med Biol, 2001, 2(2): 257-279.

[26] GUPTA R, BASU A, PAWSON I G, et al. Is high altitude a specialized environment in the human case [J]? Analyses of some eastern Himalayan data. Indian Statistical Institute Technical Report, 1985, No. anthropology/2.

[27] HEATH D, WILLIAMS D R. Anthropometric characteristics of Sherpas [M] //OXFORD MEDICAL PUBLICATION. High Altitude Medicine and Pathology. Oxford, New York: Oxford Univ Press, 1995: 25-27.

[28] MOORE L G, ZAMUDIO S, CURRAN-EVERSON L, et al. Genetic adaptation to high altitude [M] //WOOD SC, ROACH RC. Advances in Exercise and Sports Medicine. New York: Marcel Dekker Inc, 1994: 225-262.

[29] GELFI C S, PALMA S D, RIPAMONTI M, et al. New aspects of altitude adaptation in Tibetans: a proteomic approach [J]. FASEB J, 2004, 18(6): 612-614.

[30] ANAND I S, HARRIS P. Koilonychias in Ladakh [J]. Brit J Dermatol, 1988, 119(3): 267-269.

[31] APTE C V. Pulmonary artery pressure in Ladakhi men on exposure to acute hypoxia after a stay at sea level [J]. Indian J Physiol Pharmacol, 2004, 48(3): 321-328.

[32] WARD M P. Optimum hemoglobin concentration [M] //WARD MP, MILLEDGE J, WEST JB. High Altitude Medicine and Physiology. 3rd ed. New York: Oxford University Press Inc, 2001: 105-106.

[33] BEALL C M, STROHL K P, GARY BM. Reappraisal of Andean high altitude erythrocytosis from a Himalayan perspective [J]. Semin Respir Med, 1983, 5(2): 195-201.

[34] BEALL C M. Tibetan and Andean pattern of adaptation to high altitude hypoxia [J]. Human Biol, 2000, 72(2): 201-228.

[35] WU T Y, WANG X Q, WEI C Y, et al. Hemoglobin levels in Tibet: different effect of age and gender for Tibetans vs. Han [J]. Comp Clin Path, 2005, 14(1): 25-35.

[36] FRIED W. Erythropoietin [J]. Annu Rev Nutr, 1995, 15(3): 353-377.

[37] LEON-VELARDE F, RIVERA-CHIRA M, TAPIA R, et al. Relationship of ovarian hormones to hypoxemia in women residents of 4 300 m [J]. Am J Physiol Regul Integr Comp Physiol, 2001, 280(2): R488-R493.

[38] MOORE L G, SUN S F. Physiologic adaptation to hypoxia in Tibetan and acclimatized Han residents of Lhasa [M] //Sutton J R, Coates G, Remmers J E. Hypoxia: The Adaptation. Philadelphia: BC Dekker, 1990: 66-71.

[39] REEVES J T. Chronic mountain sickness (CMS) [M] //Ohno H, Kobayashi T, Masuy-

ama S, et al. Progress in Mountain Medicine and High Altitude Physiology. Matsumoto, Japan: Press Committee of the 3rd World Congress on Mountain Medicine and High Altitude Physiology, 1998: 153-159.

[40] FRISANCHO A R. Origins of differences in hemoglobin concentration between Himalayan and Andean populations[J]. Respir Physiol, 1988, 72(1): 13-18.

[41] WU T Y, ZHANG Q, CHEN Q H, et al. Twenty-six cases of chronic mountain sickness[J]. Ntl Med J China, 1987, 64(2): 167-168.

[42] WU T Y, LI Y, GE R L, et al. Epidemiology of chronic mountain sickness: Ten years' study in Qinghai-Tibet[M]//Ohno H, Kobayashi T, Masuyama S, et al. Progress in Mountain Medicine and High Altitude Physiology. Kyoto: Dogura and Co, Ltd, 1998: 120-125.

[43] WU T Y. Chronic mountain sickness on the Qinghai-Tibetan plateau[J]. Chin Med J (Engl), 2005, 118(2): 161-168.

[44] PEI S X, GOU J X, SUI X L. Plasma erythropoietin in altitude healthy men and in patients with high altitude polycythemia[J]. Natl Med J China, 1999, 79(7): 753-755.

[45] JIA N Y, HE W L, GUO J. The variation of serum erythropoietin in high-altitude polycythemia[M]. Matsumoto, Japan: Abstracts of the 3rd World Congress on Mountain Medicine, 1998: 83.

[46] LEON-VELARDE F, MONGE C C, VIDAL A, et al. Serum immunoreactive erythropoietin in high altitude natives with and without excessive erythrocytosis[J]. Exp Hematol, 1991, 19(4): 257-260.

[47] WENGER R H, GASSMANN M. Oxygen(es) and the hypoxia-inducible factor-1[J]. Biol Chem, 1997, 378(7): 609-616.

[48] TISSOT VAN PATOT M C, GASSMANN M. Hypoxia: adapting to high altitude by mutating EPAS-1, the gene encoding HIF-2α[J]. High Alt Med Biol, 2011, 12(2): 157-167.

[49] BERMARDI L. Erythropoietin and respiration in chronic mountain sickness[M]//VISCOR G, MESONES AR, LEAL C. Health & Height. Publicacions: Universitate de Barcelona, 2002: 49-56.

[50] HACKETT P H, REEVES J T, GROVER R F, et al. Ventilation in human populations native to high altitude[M]//West JB, Lahiri S. High Altitude and Man. Bethesda, Maryland: Am Physiol Soci, 1984: 173-177.

[51] ZHUANG J, DROMA T, SUN S F, et al. Hypoxic ventilatory responsiveness in Tibetans compared with Han residents of 3658 m[J]. J Appl Physiol, 1993, 74(1): 303-331.

[52] BEALL C M, BLANGERO J, WILLIAMS-BLANGERO S, et al. Major gene for percent of oxygen saturation of arterial hemoglobin in Tibetan highlanders[J]. Am J Phys Anthropol, 1994, 95(3): 271-276.

[53] BEALL C M, STROHL K P, BLANGERO J, et al. Quantitative genetic analysis of arterial oxygen saturation in Tibetan highlanders[J]. Hum Biol, 1997, 69(5): 579-604.

[54] BEALL C M, ALMASY L A, BLANGERO J, et al. Percent of oxygen saturation of arterial hemoglobin among Bolivian Aymara at 3900-4000 m[J]. Am J Phys Anthropol, 1999, 108(1): 41-51.

[55] MOORE L G, CURRAN-EVERSON L, DROMA T S, et al. Are Tibetans better adapted[J]? Int J Sports Med, 1992, 13(Suppl 1): S86-S88.

[56] BEALL C M. Two routes to functional adaptation: Tibetan and Andean high-altitude natives[J]. Proc Natl Acad Sci USA, 2007, 104(Suppl 1): 8655-8660.

[57] SCHERRER U, VOLLENWEIDER L, DELABAYS A, et al. Inhaled nitric oxide for high-altitude pulmonary edema[J]. N Engl J Med, 1996, 334(6): 624-629.

[58] BEALL C M, LASKOWSKI D, STROHL K P. et al. Pulmonary nitric oxide in mountain dwellers[J]. Nature, 2001, 414(6862): 411-412.

[59] ERZURUM S C, GHOSH S, JANOCHA A J, et al. Higher blood flow and circulating NO products offset high-altitude hypoxia among Tibetans[J]. Proc Natl Acad Sci USA, 2007, 104(45): 17593-17598.

[60] AHsan A, NORboo T, BAIG M A, et al. Simultaneous selection of the wild-type genotypes of the G894T and 4B/4A polymorphisms of NOS3 associated with high altitude adaptation[J]. Ann Hum Genet, 2005, 69(pt 3): 260-267.

[61] STORZ J F. Evolution. Genes for high altitudes[J]. Science, 2010, 329(5987): 40-41.

[62] BEALL C M, CAVALLERI G L, DENG L, et al. Natural selection on EPAS1(HIF2α) associated with low hemoglobin concentration in Tibetan highlanders[J]. Proc Natl Acad Sci USA, 2010, 107(25): 11459-11464.

[63] AGGARWAL S, NEGI S, JHA P, et al. EGLN1 involvement in high-altitude adaptation revealed through genetic analysis of extreme constitution types defined in Ayurveda[J]. Proc Natl Acad Sci USA, 2010, 107(44): 18961-18966.

[64] BIGHAM A, BAUCHET M, PINTO D, et al. Identifying signatures of natural selection in Tibetan and Andean populations using dense genome scan data[J]. PLoS Genet, 2010, 6(9): e1001116.

[65] SIMONSON T S, YANG Y, HUFF C D, et al. Genetic evidence for high-altitude adaptation in Tibet[J]. Science, 2010, 329(5987): 72-75.

[66] YI X, LIANG Y, HUERTA-SANCHEZ E, et al. Sequencing of 50 human exomes reveals adaptation to high altitude[J]. Science, 2010, 329(5987): 75-78.

[67] PENG Y, YANG Z H, ZHANG H, et al. Genetic variations in Tibetan 493 populations and high-altitude adaptation at the Himalayas[J]. Mol Biol Evol, 2011, 28(2): 1075-1081.

[68] XU S, LI S, YANG Y, et al. A genome-wide search for signals of high altitude adaptation in Tibetans[J]. Mol Biol Evol, 2010, 28(2): 1003-1011.

[69] WANG B, ZHANG Y B, ZHANG F, et al. On the origin of Tibetans and their genetic basis in adapting high-altitude environments[J]. PLoS One, 2011, 6(2): e17002.

[70] CALO M C, VONA G. Gene polymorphisms and elite athletic performance[J]. J Anthropol Sci, 2008, 86: 113-131.

[71] SEMENZA G L, AGANI F, LYER N, et al. Hypoxia-inducible factor-1: from molecular biology to cardiopulmonary physiology[J]. Chest, 1998, 114(1 Suppl): 40S-45S.

[72] HENDERSON J, WITHFORD-CAVE J M, DUFFY D L, et al. The EPAS1 gene influences the aerobic-anaerobic contribution in elite endurance athletes[J]. Hum Genet, 2005, 118(3-4): 416-423.

[73] RUPERT J. Will blood tell? Three recent articles demonstrate genetic selection in Tibetans[J]. High Alt Med Biol, 2010, 11(4): 307-308.

[74] XIANG K, OUZHULUOBU, PENG Y, et al. Identification of a Tibetan-specific mutation in the hypoxic gene EGLN1 and its contribution to high-altitude adaptation[J]. Mol Biol Evol, 2013, 30(8): 1889-1898.

[75] BEALL C M. Genetic changes in Tibet[J]. High Alt Med Biol, 2011, 12(2): 101-102.

[76] WU T Y. High-altitude medical research in China: importance and relevance[J]. Science, 2012, Sponsored Suppl: 3.

[77] LESHNER A. Research atop the roof of the world[J]. Science, 2012, Sponsored Suppl: 4.

[78] ZHIMIN A. Paleoliths and microliths from

Shenja and Shuanghu, Northern Tibet [J]. Curr Anthropol, 1982, 23 (5): 493-499.
[79] QI X B, CUI C, PENG Y, et al. Genetic evidence of Paleolithic colonization and Neolithic expansion of modern humans on the Tibetan Plateau [J]. Mol Biol Evol, 2013, 30 (8): 1761-1778.
[80] ALDENDERFER M. Peopling the Tibetan plateau: insights from archaeology [J]. High Alt Med Biol, 2011, 12 (2): 141-147.
[81] WILLS C. Rapid recent human evolution and the accumulation of balanced genetic polymorphisms [J]. High Alt Med Biol, 2011, 12 (2): 149-155.
[82] RUPERT J L, KOEHLE M S. Evidence for a genetic basis for altitude-related illness [J]. High Alt Med Biol, 2006, 7 (2): 150-167.
[83] WU T Y. The Qinghai-Tibetan Plateau: how high do Tibetans live [J]? High Alt Med Biol, 2001, 2 (4): 489-499.
[84] WU T Y, LI S P, WARD M P. Tibetans at extreme altitude [J]. Wilderness Environ Med, 2005, 16 (1): 47-54.
[85] WU T Y, KAYSER B. High altitude adaptation in Tibetans [J]. High Alt Med Biol, 2006, 7 (3): 193-208.
[86] BEALL C M, STROHL K P, BLANGERO J, et al. Ventilation and hypoxic ventilatory response of Tibetan and Aymara high altitude natives [J]. Am J Phys Anthropol, 1997, 104 (4): 427-447.
[87] MACINNIS M J, KOEHLE M S, RUPERT J L. Evidence for a genetic basis for altitude illness: 2010 update [J]. High Alt Med Biol, 2010, 11 (4): 349-368.
[88] MACINNIS M J, RUPERT J L. Ome on the range: altitude adaptation, positive selection, and Himalayan genomics [J]. High Alt Med Biol, 2011, 12 (2): 133-139.
[89] STORZ J F, SCOTT G R, CHEVIRON Z A. Phenotypic plasticity and genetic adaptation to high-altitude hypoxia in vertebrates [J]. J Exp Biol, 2010, 213 (pt 24): 4125-4136.

高原居民血液参数：世居藏族与移居汉族的比较

Tian-yi WU[1, 2], Feng-yun LIU[1], Ling HU[1], Chun-yin WEI[1, 3], Zhi-gang WANG[3], Ouzhou-LOUBU[2], Chao-ying CU[2], Bianba[2], Xue-bin QI[4], Bing SU[4]

[1]中青海高原医学研究院低氧生理学与高原病研究室，西宁 810012
[2]西藏大学高原医学研究中心，拉萨 850000
[3]青海心脑血管病专科医院血液科实验室，西宁 810012
[4]中国科学院昆明动物研究所，遗传资源与进化国家重点实验室，昆明 650223

【摘要】目的 比较生活在青藏高原的世居藏族与移居汉族的血液参数，以确定年龄、性别和民族对血液生理指标在低氧反应的潜在影响。**方法** 测定了3588名健康世居藏族和3371名移居汉族的血红蛋白（hemoglobin，Hb，g/dl）、血细胞比容（%）和红细胞计数（$10^6/mm^3$），受试者年龄在5～72岁，分别生活在海拔2264m、3813m、4525m和5226m的地区。**结果** 采用多元回归方程分析了Hb与海拔和年龄之间的相关性。2093名汉族男性：Hb＝9.612＋0.001440×海拔＋0.06148×年龄；1948名藏族男性：Hb＝12.202＋0.000462×海拔＋0.02893×年龄；1278名汉族女性：Hb＝10.858＋0.000939×海拔＋0.02632×年龄；1640名藏族女性：Hb＝11.402＋0.000626×海拔＋0.00412×年龄。上述四个方程均有统计学意义（P＜0.001），并且方差（r^2）为0.86及以上，表明海拔和年龄至少对Hb水平的改变有85%的贡献。Hb对海拔和年龄的回归系数，汉族男性高于藏族男性（P＜0.05），汉族女性高于藏族女性（P＜0.05）。当海拔高于4000m时，藏族绝经后女性的Hb值高于绝经前女性，而汉族女性在海拔2664m时就开始出现这一现象。**结论** 我们认为在高原上藏族性别与年龄的增长与较低Hb浓度的相关性要高于汉族，推测遗传因素似乎是重要原因。

【关键词】青藏高原；血液学指标；藏族；汉族；遗传差异；慢性高原病

引言

藏族是长久居住于青藏高原的古老民族。近来，我们报道了一项性别对生活在不同海拔高度的藏族与汉族血红蛋白（hemoglobin，Hb）浓度影响的初步研究，发现不论男性还是女性，汉族Hb水平都高于藏族[1]。然而，海拔、年龄、性别、民族、月经周期、营养和疾病等多重因素都会影响高原低氧环境下红细胞生成的反应[2-3]。影响Hb水平的原因是很复杂的，因为这些因素既可独立作用，也可通过协同作用来影响Hb水平。各种因素对Hb变化的影响程度也随海拔变化而变化。甚至简单地将海拔高度当作Hb变化的刺激因素，但仍不清楚在一定的海拔高度范围内，年龄、性别、民族等因素是如何通过独立或协同作用来影响Hb浓度的。因此，亟须阐明健康人群的Hb浓度随海拔高度的变化与年龄、性别和民族之间的关系。

此外，一个很流行的假说认为，年龄是慢性高原病（chronic mountain sickness，CMS）的一个主要影响因素。事实上，秘鲁安第斯山克丘亚族印第安人的Hb水平在20～70岁随年龄的增长而持续增高[4-5]。然而，Wu等[6]最初的研究发现，高原藏族人群中Hb水平并未随年龄增长而增高。这是一个要讨论的问题，还需要更多的信息。最近还有一个与月经相关的低氧血症指标反映的生物医学问题。秘鲁高原的女性在绝经前的Hb浓度要比男性低，而绝经后Hb急剧增加并达到与男性相同的水平[7-8]。妇女发生CMS可能会比较晚，因为在生育期受到卵巢激素的保护[9]。然而，藏族女性Hb浓度与月经周期之间的相关性的研究很少。最后，研究也证明了遗传因素对血液适应性的影响。这是一个最近才获得的人类可用数据的领域[10-11]。与此相关的是，比较人群研究有助于提供极为重要的证据。本研究通过分析定居在不同海拔（平均2664m、3813m、4525m和5226m）的已知年龄、性别和职业的健康世居藏族和移居汉族受试者的Hb、血细胞比容（hematocrit，HCT）和红细胞的大样本数据来阐明这一情况。

1 材料和方法

1.1 研究区域

由于青藏高原地广人稀，本研究历时23年（1990—2012），覆盖4个地理区域。所有地区均位于北纬31°～39°和东经89°～103°的高原东北部和西南部，均为高原大陆性气候。①西宁-格尔木地区（西宁2261m，格尔木市2801m，3个相邻的农业村庄海拔2560m、2808m和2900m）平均海拔（2664±258）m。②海北地区，包含6个牧区和农区村庄（3719m、3750m、3762m、3790m、3890m、3986m），平均海拔（3813±96）m。③青南地区：昆仑山和巴颜喀拉山脉青南地区牧场的7个村庄（4180m、4200m、4300m、4420m、4650m、4700m，5226m），平均海拔（4525±370）m。④除以上地区，还在阿尼玛卿山一个海拔5200m的藏族村庄抽样。它是西藏最高的居住社区之一，我们也对在村里住了1年以上的汉族进行了研究。

1.2 研究对象

我们对6352名健康成年男性和女性高原居民进行调查。3256名受试者为当地藏族。根据家谱和户籍数据证实藏族血统。只选出生、生长和永久居住在高原并且从未前往平原的藏族。他们终生生活在高原，没有已知的非藏族祖先，主要职业为牧民（84.0%）、牧民/农民（12.6%）、工人或职员（3.4%）。其他3096名是移居高原的汉族，他们出生和生活在1000m或接近海平面的平原地区，已移居高原1年以上，时间为1～48年，平均居住时间为（17.6±12.8）年。职业为办公室职员或工人（62.0%）、农民（38.0%），大多数人每1～3年到平原休假1个月。为尽量减少环境污染的影响，我们选择了非矿区且人口密度低的农牧区。研究方案已通过青海省高原医学研究所伦理委员会审批。我们对孩子和他们的父母详细解释了研究目的。对年幼的孩子，同时获得家长和孩子的同意，年长的孩子征得本人的同意。

已知的汉藏族际婚后代未纳入研究（汉×藏或藏×汉）。吸烟者及最近几周曾服用药物者亦排除在外。有任何重大疾病证据的个体亦不参加本研究。

我们研究了607名儿童（332名藏族，275名汉族，年龄5～15岁）。因儿童不情愿和恐惧采血，所以藏族和汉族儿童的样本量都相对较小。青少年和成年人的年龄分界线定为16岁，因为高原地区藏汉族男孩的青春期年龄及女孩的月经初潮年龄均为16岁。收集了所有女性的月经史和孕产史。怀孕妇女及最近3个月内有分娩史的妇女排除在外。本数据比较了绝经前后的妇女，尚未来月经的女孩被排除在绝经前分组之外。

1.3 调查问卷

调查问卷分发给所有的参与调查人员，问卷内容包括年龄、性别、种族、职业、出生地、在平原的时间、移居到高原的时间、现在和过去在高原居住的时间、吸烟史和饮酒史、既往史、家族史和患者自诉。特别要说明的是，受试者的民族、健康状况、社会经济地位和生活方式也在问卷范围内。

1.4 体格检查和实验室检查

进行了体格检查。每名受试者测试血压、静息心电图、肺功能、胸部X线、血气分析（ABL 3自动血气分析仪、Radiometers，Denmark）及血氧饱和度（oxygen saturation，SaO_2）（指夹式血氧饱和度仪，Datex Ohmeda，Louiseville，CO，USA），检测方法已在其他文章中描述。

1.5 CMS诊断标准

之前的研究中，我们按照48年前的卡洛斯·蒙格C标准排除了Hb＞23g/dl的CMS患者[12]。最近CMS国际诊断标准（青海CMS评分标准）将女性Hb≥19g/dl或男性Hb≥21g/dl作为唯一的CMS诊断标准[13]。最开始的测定纳入3468名成年藏族和3382名成年汉族。根据上述标准排除不符合条件的个体后，最终将3256名成年藏族和3096名成年汉族受试者纳入了后续的分析。

1.6 海平面控制标准

我们利用天津（76m）[14]和上海（38m）[15]分别作为我们的成年人和儿童海平面标准。以天津海拔均值加2倍标准差作为正常海平面的上限。因为在中国没有生活在海平面的世居藏族，因而藏族间的血液学值仅用汉族海平面标准值作为参照来比较。

1.7 血常规

通过静脉穿刺抽取受试者早上静息状态的血液样本，立即放入两个采血管，其中一个含有0.2mg肝素钠的文氏管（2ml静脉血）用于测量血细胞比容。使用标准离心机（lxy-64型，北京医疗器械公司）3000rpm离心30min。离心机有效半径为159mm，速度为50rps。延长离心时间不会进一步降低HCT值。另一管采用氰化亚铁Hb方法的分光光度计（sm-571型，上海医疗器械厂）测量Hb浓度，测量前分光光度计已校准。用传统显微镜技术进行红细胞计数。所有血液样本收集后在现场立即进行分析。无论藏、汉受试者均计算平均血细胞容积、平均红细胞血红蛋白量和平均红细胞血红蛋白浓度。HCT和红细胞值一般支持血红蛋白浓度的趋势（表2和图3）。由于数据量大，我们重点分析了Hb浓度（见附录）。

1.8 统计学方法

数据用统计软件包进行分析（SAS version 9.0，SAS Institute，Cary，NC）。整个数据集分为4组：汉族男性、藏族男性、汉族女性和藏族女性。各组多元回归分析方程：Hb浓度（g/dl）＝a＋b×海拔（m）＋c×年龄（年），b和c为β系数。在汉、藏之间进行性别比较。对于男性，我们用Wald χ^2检验多元回归方程中的海拔和年龄系数及其标准差是否在汉藏之间存在差异。我们在女性中做了类似分析。此外，为了便于说明，我们已进行了描述性统计，包括平均值和标准差，按照民族和性别对整个队列的海拔和年龄分组。线性回归分析和相关系数用于评估变量间的关系。表1中数据用均值±标准差表示，表2和表3中数据用均值±标准差表示。$P<0.05$为差异有统计学意义。

2 结果

如表1所示，每组的样本量大于1000。整体多元回归在4个方程中差异均有统计学意义。表1中还需要注意的是，个体对海拔和年龄的回归系数差异有统计学意义，表明这两个变量均影响藏、汉男性和女性的Hb浓度。事实上，所示的方差（r^2）表明，在被调查的人群中85%以上的群体间Hb浓度差异是由年龄和海拔的共同作用产生的。比较藏汉之间Hb浓度的差异是本研究最初的研究目的，结果表明不管是男性还是女性，海拔和年龄的相关系数总是汉族要大于藏族（表1）。因此，多元回归分析表明年龄和海拔均为影响Hb浓度的因素。不论男女，这些因素对汉族Hb浓度的影响大于藏族。

表2和表3的Hb浓度数据依照Leon-Velarde之前发表的秘鲁研究项目数据[8]，每个海拔划分为几个年龄组。为了确定表2和表3所示的数据是否可以明确表示我们所研究人群的Hb浓度，我们计算了各海拔高度中间年龄段的Hb浓度（按表1的回归方程）。表2和表3中用回归方程预测了各分类项Hb浓度，总均值差异为0.2g/dl＋0.01（标准差）。因此，我们认为出于论证的目的，可以可靠地使用表2和表3数据来举例说明影响高原Hb浓度的因素。

表1 西藏居民4个年龄组血红蛋白浓度与海拔的多元回归分析，b和c分别代表海拔系数和年龄系数

性别	分组	例数	a	b	c	r^2	s	P
男性	汉族	2099	9.612	0.001440	0.06150	1.425	0.877	＜0.001
	藏族	1948	12.202	0.000462*	0.02890*	0.643	0.840	＜0.001
女性	汉族	1278	10.858	0.000939	0.02630	0.501	0.951	＜0.001
	藏族	1640	11.402	0.000626*	0.00412*	0.561	0.854	＜0.001

注：方程：Hb（g/dl）＝a＋b×海拔（m）＋c×年龄（年）。所有数据显示海拔高度和年龄显著相关（$P<0.05$）。*藏族的回归系数（男性对男性和女性对女性）比汉族的（$P<0.05$）低。

表2 青藏高原4个不同海拔高度的藏族儿童和成人的血液参数

海拔（m）	年龄（岁）	性别	例数	Hb（g/dl）	HCT（%）	红细胞（$\times10^6$/mm^3）
2664	5～15	男	42	13.41±0.85	44.3±2.7	4.57±0.36
		女	58	13.38±0.95	43.9±3.3	4.46±0.33
	16～40	男	229	14.38±1.44	47.5±3.4	4.76±0.65
		女	168	12.62±1.55	43.5±4.1	4.20±0.62
	41～60	男	183	14.72±1.58	47.9±3.2	4.84±0.74
		女	190	13.14±1.56	43.6±3.5	4.56±0.71
3813	5～15	男	66	14.26±0.95	44.5±3.0	5.03±0.35
		女	44	13.98±1.06	43.8±2.8	4.92±0.29
	16～40	男	286	15.18±1.72	48.3±4.2	5.10±0.48
		女	261	14.14±1.41	45.4±4.2	4.42±0.58
	41～60	男	273	15.46±1.88	48.0±3.5	5.12±0.55
		女	227	14.20±1.15	46.3±3.7	4.48±0.62
4525	5～15	男	68	14.57±0.94	45.1±3.1	5.25±0.41
		女	32	14.38±0.98	44.9±3.5	5.12±0.35
	16～40	男	316	15.45±1.52	50.2±4.3	5.15±0.61
		女	249	14.52±1.58	47.4±3.2	5.06±0.52
	41～60	男	255	15.58±1.72	51.5±4.2	5.22±0.65
		女	227	14.65±1.48	47.8±4.1	5.16±0.55
5226	5～15	男	12	14.60±0.80	45.7±1.1	5.31±0.33
		女	10	14.50±0.80	44.9±0.8	5.40±0.13
	16～40	男	15	15.70±0.80	51.2±1.9	5.32±0.10
		女	15	14.60±0.80	48.4±1.4	5.16±0.12
	41～60	男	15	15.70±0.80	51.8±1.8	5.33±0.22
		女	15	14.70±0.80	49.1±1.4	5.28±0.25

表3 青藏高原4个不同海拔高度的汉族儿童和成人的血液参数

海拔（m）	年龄（岁）	性别	例数	Hb（g/dl）	HCT（%）	红细胞（$\times10^6/mm^3$）
2664	5～15	男	72	13.72±0.88	45.6±3.3	4.72±0.33
		女	54	13.68±0.92	45.2±2.9	4.67±0.32
	16～40	男	370	15.75±1.68	48.6±4.5	5.32±0.45
		女	194	14.05±1.72	45.8±3.1	4.37±0.38
	41～60	男	300	15.60±1.92	49.4±4.7	5.41±0.48
		女	179	14.72±1.46	46.5±4.1	4.52±0.46
3813	5～15	男	54	14.67±1.15	47.5±3.5	5.13±0.34
		女	38	14.29±0.95	49.9±3.2	4.99±0.37
	16～40	男	345	18.12±1.66	56.8±4.2	5.88±0.58
		女	209	15.35±1.68	48.5±3.8	5.22±0.52
	41～60	男	295	18.85±1.52	56.8±4.2	6.11±0.68
		女	196	15.52±1.74	48.2±4.0	5.35±0.65
4525	5～15	男	28	18.55±1.73	49.1±3.0	5.36±0.38
		女	18	16.12±1.65	48.6±3.4	5.24±0.41
	16～40	男	232	18.61±1.78	59.6±3.2	5.95±0.71
		女	163	16.15±1.64	52.2±4.1	5.25±0.58
	41～60	男	201	19.02±1.62	60.6±3.4	6.25±0.77
		女	88	16.78±1.78	53.8±4.3	5.54±0.68
5226	5～15	男	6	19.60±1.60	49.8±1.1	5.40±0.13
		女	5	16.30±1.40	49.2±1.3	5.28±0.19
	16～40	男	15	19.60±1.50	60.5±1.4	5.36±0.11
		女	15	16.90±1.40	51.9±1.3	5.24±0.41
	41～60	男	15	19.60±1.50	61.4±1.8	6.37±0.11
		女	15	16.90±1.40	54.9±1.7	5.68±0.13

2.1 Hb差异：汉族Hb减去藏族Hb（民族影响）（图1）。

表2和表3的数据显示相同海拔范围和年龄段的汉族与藏族之间的Hb浓度差异。男性受试者见图1a，点代表Hb浓度的差值（汉族减去藏族），得到的值为正值。3个年龄组Hb差值均随着海拔的升高而逐渐增加，也就是说，汉族男性的Hb值比藏族男性更高，这种差异随着海拔的升高而增加。在海拔2664m以上，海拔每上升1000m Hb差值增加约1.0g/dl。

女性见图1b，点表示Hb浓度的差值（汉族减去藏族），得到的也为正值。这与汉族女性Hb浓度高于藏族女性的趋势一致。3个年龄组Hb的差值也都是随着海拔的升高而逐渐增加，但与男性相比差异相对较小。因此，汉族女性Hb值往往比藏族女性更高，在海拔2664m以上，海拔每升高1000m Hb差值只上升约0.3g/dl，低于男性。

2.2 血红蛋白差异：男性Hb减去女性Hb（性别影响）（图2）。

鉴于图1表明了性别是影响汉藏Hb浓度差异的一个重要因素，我们用这两种人群的Hb差值（男性减去女性）分析了每个海拔各年龄段的性别影响（图2）。在任一海拔，藏族男孩与女孩的Hb值相似（图2a）。对成年藏族，虽然男女差异都是正值，但性别差异并未随海拔升高而增加。因此，藏族的数据表明，在成人中而不是儿童中，男性Hb水平往往高于女性，但不论成人或儿童与性别相关的差值均未随海拔升高而增加。

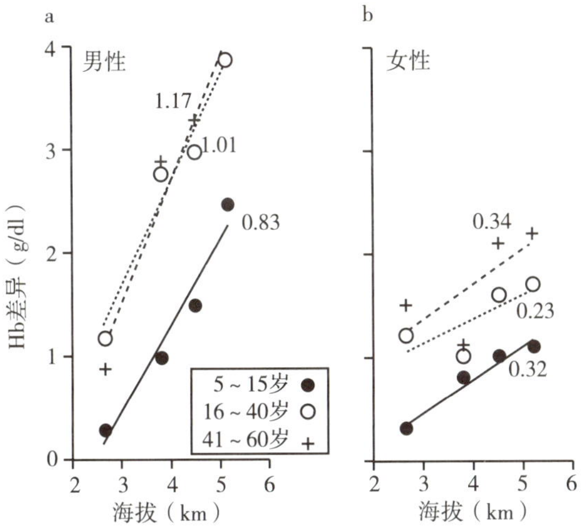

图1　3个年龄组不同海拔高度血红蛋白的差值（民族影响）。黑圈、实线表示5～15岁组，空圈、点虚线表示16～40岁组，加号、短划虚线表示41～60岁组。斜率已标出。a图表示男性，b图表示女性。图1、图2、图3的数据来自表1和表2

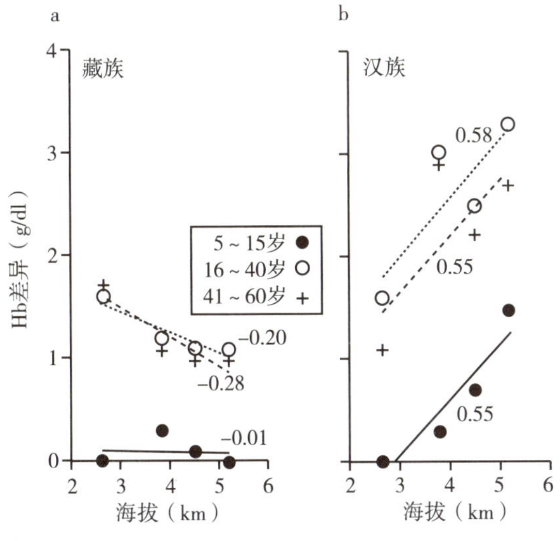

图2　男女之间3个年龄组不同海拔高度血红蛋白的差异（性别影响）。图示同图1。斜率已标出。a图表示藏族，b图表示汉族

对于汉族儿童（图2b），男孩血红蛋白值往往高于女孩（$P>0.05$），但这种差异在海拔4525m以下并不明显，4525m以上汉族儿童的样本很少。对于汉族成人（图2b），男女差值均为正值，这种性别差异随海拔上升而增加。汉族的数据表明，成人（可能还有儿童）男性Hb水平往往比女性高。此外，成人（可能还有儿童）的这种性别差异随海拔高度升高而增加。综合分析，藏族和汉族的图示数据表明，海拔升高加大了汉族受试者的男性–女性血红蛋白差异，而藏族受试者则没有。这意味着在高原环境下，成年男性是增加Hb的更重要因素，在汉族中比藏族更为明显。

2.3 Hb差异：年长的Hb减去年轻的Hb（年龄影响）（图3）。

根据目前的数据，与年龄相关的最引人注目的发现是，年轻男性与男童的Hb差异（图3）。对藏族而言（图3a），在所有海拔中年轻男性的Hb比男童约高1g/dl，但老年男性的Hb仅略高于年轻男性。对于女性而言，年轻女性的Hb可能

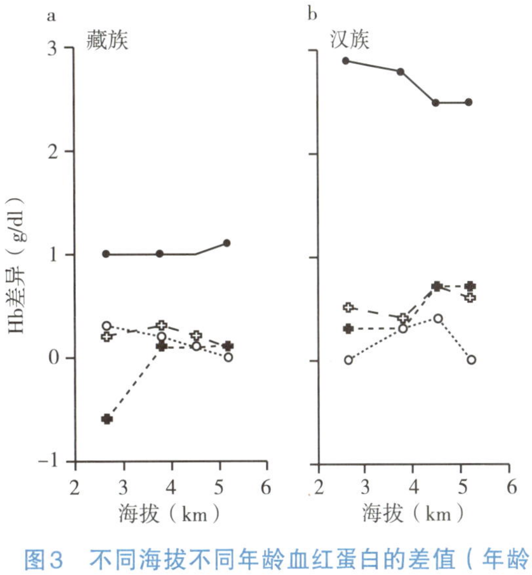

图3　不同海拔不同年龄血红蛋白的差值（年龄影响）。黑圈、实线表示青年男性Hb减去男童Hb的差值，空圈、点虚线表示老年Hb减去青年Hb的差值，黑加号、短划虚线表示青年女性Hb减去女童Hb的差值，空加号、短划虚线表示老年女性Hb减去青年女性Hb的差值。a图表示藏族，b图表示汉族

比女孩多，而中年、老年妇女的Hb比年轻女性高，年龄相关差值显然小于1g/dl，低于年轻男性和男孩之间差值。因此，就藏族而言，相对其他年龄段的比较，青年男性的Hb显著高于男孩。

汉族（图3b）在所有海拔高度，青年男性的Hb比男孩高出约3g/dl，但老年男性的Hb类似于年轻男性。年轻女性可能比女孩的Hb高，且年长女性比年轻女性高。年龄相关差值明显小于3g/dl，低于年轻男性和男孩之间的差值。因此，对汉族而言，相比其他年龄段，年轻男性的Hb显著高于男孩。

综合分析图3a和图3b，我们观察到的年轻男性Hb高于男孩的现象在汉族中更为明显。其他汉、藏各组间Hb的比较（老年与年轻男性，年轻女性与女孩，老年女性与年轻女性）没有显示出如同年轻男性与男孩之间那么大的差异。

2.4 更年期与血红蛋白水平关系

我们对生活在3个不同的海拔高度（2664m、3813m、4520m）的784名藏族绝经前女性和275名藏族绝经后女性及576名汉族绝经前女性和236名汉族绝经后女性进行了研究。随机选择绝经前的藏汉女性。表4比较了藏族世居女性和习服汉族女性绝经前后的Hb浓度。在海拔2664m，藏族女性更年期后Hb变化较小。在海拔3813m，女性更年期时Hb轻微升高但不明显。然而，当海拔达到4525m时，汉族女性Hb浓度急剧增加，并且绝经前后的差异有统计学意义（$P<0.01$）。尽管如此，更年期后藏族女性的Hb浓度仍低于男性，而汉族女性更年期时Hb浓度在3个海拔均显著增加，绝经前后的差异更为显著（2664m和3813m时$P<0.01$，4525m时$P<0.001$）。此外，高原汉族女性的更年期平均年龄比平原汉族女性提前。在3个不同海拔，藏族绝经前后女性的SaO_2高于汉族绝经前后的妇女（表5）。

平均红细胞容积、平均红细胞血红蛋白量和平均红细胞血红蛋白浓度与中国海平面数据完全一致[20-21]。此外，对红细胞形态的直接显微镜检查和评估表明，细胞呈正常形态和正常染色质，未见营养性贫血的证据。虽然藏族的Hb浓度明显低于汉族移居者，但红细胞指数未见差异。

3 讨论

本研究的主要发现是，生活在青藏高原的汉族和藏族居民间Hb浓度在不同海拔高度因性别和年龄而有差异。这项研究旨在对无疾病和无吸

表4 藏族和汉族移居者绝经前后妇女的Hb浓度比较（g/dl）

海拔（m）	藏族居民					汉族移居者				
	绝经前女性	例数	绝经后女性	例数	*P*值	绝经前女性	例数	绝经后女性	例数	*P*值
2664	12.84±1.15	202	13.01±1.43	82	>0.05	14.26±1.74	216	14.83±1.56	79	<0.01
3813	14.23±1.22	298	14.51±1.34	97	>0.05	15.37±1.79	238	16.02±1.63	85	<0.01
4525	14.52±1.71	284	15.06±1.54	96	<0.01	15.85±1.78	122	17.24±1.66	72	<0.001

表5 藏族和汉族移居者绝经前后妇女的动脉血氧饱和度比较（%）

海拔（m）	藏族居民					汉族移居者				
	绝经前女性	例数	绝经后女性	例数	*P*值	绝经前女性	例数	绝经后女性	例数	*P*值
2664	91.2±4.4	202	90.7±5.2	82	>0.05	88.4±5.8	216	85.6±5.4	79	<0.001
3813	90.6±3.8	298	89.7±4.6	97	>0.05	87.4±5.8	238	84.9±6.1	85	<0.001
4525	89.5±4.7	284	89.3±5.5	96	>0.05	86.8±4.2	122	83.2±5.1	72	<0.001

烟、接触粉尘或药物滥用史的正常受试者进行描述。然而，尽管这是一项拥有近7000名正常受试者的队列研究，仍存在一定的局限性。一是缺乏海平面对照值，这是因为我们无法同时评估大量出生并成长在海平面的藏族。二是不能区分民族的发育的差异，因为藏族出生并生长于高原，而汉族是出生在海平面附近之后迁移到高原。因此与藏族不同的是，汉族的高原居住时间低于报道的年龄。然而，尽管存在这些问题，本研究仍然是青藏高原目前为止最大、最系统和最完整的海拔相关血液数据地收集与分析。

将我们的数据与先前发表的来自青藏高原的数据相比较发现（图4），以前发表的藏族成年男性数据中，在特定海拔的Hb浓度范围较宽。虽然我们不知道造成差异的原因，或为什么我们的数据在已发表数据的低值处，我们还是想知道排除吸烟者是否有助于我们的研究结果。如果是这样，比较吸烟与不吸烟藏族人的Hb水平在高原居民未来的研究中具有重要意义。在任何情况下，我们的研究结果重点都是生活于相同海拔的藏族和汉族的差异，并且，根据我们的标准或访谈，纳入研究的受试者通常是日常饮食且健康状况良好。

本研究中移居高原的汉族比藏族Hb水平

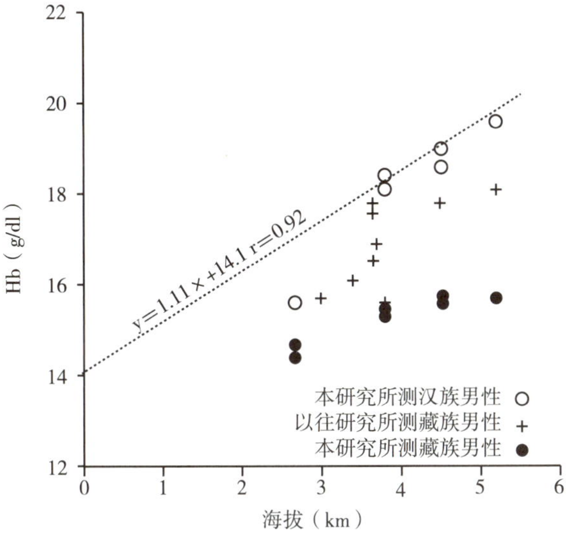

图4　居住于高原的健康成年男性在不同海拔的血红蛋白值。带方程式的点虚线表示文献报道的来自美国北部和南部的数据、我们最近研究报道的西藏汉族数据[10]的平均值最佳拟合线。空圈表示本研究中所测量的汉族男性。黑圈表示本研究中所测量的藏族男性

高，主要依据：①汉族在多元回归分析中有更大的海拔高度系数。②在海拔4525m，男性和女性Hb值的直方图都表明汉族的Hb浓度偏向高值。③特定的海拔和年龄分段时，汉藏之间Hb差异为正值，尤其是男性。④汉藏血红蛋白差异随海拔升高而增加（尤其是男性）。⑤我们最近参考了以前发表的文献[10, 16]。Hb随海拔升高而增加的幅度在汉族中更显著，表明这两个民族对渐进性的严重慢性缺氧的反应不同。

本研究的藏族和汉族居民中均是男性的Hb、HCT和红细胞比女性高。然而，藏族男女之间的差异比汉族小。此外，男性间的差异尤为显著，汉族男性Hb值似乎比藏族男性更高。一个有趣的现象是汉族Hb与海拔呈线性相关，表明汉族的CMS患病率也远高于藏族（1.78%比5.59%，$P<0.001$）[6]。

老龄化和高原红细胞增多症是一个值得讨论的有趣问题。秘鲁科学家认为CMS由红细胞增生过度引起，通常与年龄相关[17]。与年龄相关的红细胞增多症是由于随着年龄增长，通气和动脉血氧不足引起的[18-19]。是否不同海拔藏族人群的Hb/HCT与年龄之间也有类似的关系？遗憾的是，喜马拉雅地区该领域的研究太少。这些诱人的数据表明一个事实，海平面汉族的血液参数从1～18岁逐渐增加到老年保持不变，这些参数包括Hb、HCT和红细胞[14-15]。当他们移居并永久居住高原，在3个海拔发现汉族移居者Hb/HCT与年龄之间呈正相关。然而，藏族这些血液参数很少或根本没有呈现随年龄增长而增加的趋势。相反，安第斯人群表现出与平原人群类似的模式，血液参数随着年龄的增长而增加。这证明了中国藏族和安第斯高原居民不同的适应方式[20]，同时也表明藏族通常具有更多的遗传变异及自然选择的潜能更大[21]。

相对来讲，安第斯山的人群研究表明，女性在绝经前受雌激素保护而不易患CMS，但绝经后由于卵巢激素水平减少Hb会增加，CMS患病率增高[7, 9]。藏族女性的情况如何呢？本研究表明3个海拔汉族女性的Hb浓度绝经后比绝经前都高，差异有统计学意义（$P<0.01$）。即使在海拔2664m时这种差异仍然很明显。这一发现已被Santolaya等[22]证实（1982），他们研究了海拔2800m的162名40～50岁中年安第斯

女性，其动脉血二氧化碳分压的增加高于该年龄段的男性，表明即使在较低海拔高度，女性更年期后孕酮水平下降诱发低通气从而加重引起低氧血症并导致红细胞生成增加。令人惊讶的是，藏族中年绝经后妇女与年龄相关的Hb浓度增加仅见于海拔4000m以上，且差异有统计意义，表明藏族妇女红细胞增生的海拔阈值比汉族女性要高得多。目前尚不清楚这种差异的机制，部分原因可能是藏族中年妇女通气功能超过汉族。我们在玛沁（4520m）获得的数据表明更年期藏族妇女单位体表面积的静息每分通气量比更年期汉族女性更高［(8.2±0.4) L/(min·m^2) 比 (7.4±0.6) L/(min·m^2) SE，$P<0.001$］，SaO_2（88.30%±0.05%比84.20%±0.06%，$P<0.01$）也更高[23]。Leon-Velarde等报道生活于海拔4300m的152名30～54岁女性，绝经期后SaO_2下降了3%，HCT上升了3%。CMS评分阈值为21，绝经后女性超出此阈值者占45%而绝经前只占22%[7]。我们的研究表明，在2264m、3814m和4524m 3个不同海拔，绝经后藏族妇女SaO_2值高于绝经后的汉族女性。藏族女性可能比平原移居高原的汉族女性具有更大的缺氧通气反应、更大的肺容积、更好的肺功能及更强的肺弥散功能，因此，在特定水平的低氧血症条件下，藏族女性比汉族女性产生更少的低氧血症或较低的造血反应[24]。本研究结果可以进一步验证藏族已在遗传上适应高原这一假设[10-11]。

最后，就高原适应而言Hb增加的意义是什么？这仍然是一个有争议的问题。有些作者认为红细胞增多症是高原血氧不足的代偿机制。因此，高浓度的Hb代表了一种生理反应，可能是有益的[25]，至少对那些生活在中等海拔的人群确实如此[8]。然而，其他人认为这种红细胞增多反应是一种病理性的而不是适应[26]。基于血液稀释研究，即使是轻微的红细胞增多症也可能是无用的，无生理作用[27]。温斯洛对此做出了极为出色的阐述[28]：红细胞增多症是一把双刃剑，增加Hb浓度也许可以增加运输氧气的能力，但HCT值超过50%～55%后将大幅增加血液黏滞度，造成血流不畅。显然，高原红细胞增多症是一种劣势而非优势。

致谢

本研究得到国家重点基础研究发展计划项目（"973"计划）(2012 CB 518202）和"973"前期研究计划项目（2012 CB722506）的支持。我们感谢青海师范大学数学系的Ye Cheng-Fu教授为本研究所做的多元回归分析。

原文期刊：Chinese Journal of Applied Physiology，2014，30 (6).《中国应用生理学杂志》2014年第30卷第6期。

参考文献

[1] WU T Y, WANG X Q, WEI C Y, et al. Hemoglobin levels in Qinghai-Tibet: different effects for Tibetans versus Han [J]. J Appl Physiol, 2005, 98 (2): 598-604.

[2] WINSLOW R M, CHAPMAN K W, GIBSON C C, et al. Different hematologic responses to hypoxia in Sherpas and Quechua Indians [J]. J Appl Physiol, 1989, 66 (4): 1561-1569.

[3] WINSLOW R M, CHAPMAN K W, MONGE C C. Ventilation and the control of erythropoiesis in high altitude natives of Chile and Nepal [J]. Am J Human Biol, 1990, 2 (6): 653-662.

[4] MONGE C C, ARREGUI A, LEON-VELARDE F. Pathophysiology and epidemiology of chronic mountain sickness [J]. Int J Sports Med, 1992, 13 (Suppl 1): S79-S81.

[5] LEON-VELARDE F, ARREGUI A, MONGE C, et al. Ageing at high altitude and the risk of chronic mountain sickness [J]. J Wild Med, 1993, 4 (2): 183-188.

[6] WU T Y, LI Y, GE R L, et al. Epidemiology of chronic mountain sickness: Ten years'study in Qinghai-Tibet [M] //OHNO H, KOBAYASHI T, MASUYAMA S, et al. Progress in mountain medicine and high altitude physiology. Matsumoto: Press Committee of the Third World Congress, 1998: 120-125.

[7] LEON-VELARDE F, RAMOS M A, HER-

NANDEZ J-A, et al. The role of menopause in the development of chronic mountain sickness [J]. Am J Physiol Regul Integr Comp Physiol, 1997, 272(1 Pt 2): R90-R94.

[8] LEON-VELARDE F, GAMBOA A, CHUQUIZA J A, et al. Hematological parameters in high altitude residents living at 4355, 4660, and 5500 meters above sea level[J]. High Alt Med Biol, 2000, 1(2): 97-104.

[9] LEON-VELARDE F, RIVERA-CHIRA M, TAPIA R, et al. Relationship of ovarian hormones to hypoxemia in women residing at 4300 m[J]. Am J Physiol Regul Integr Comp Physiol, 2001, 280(2): R488-R493.

[10] WU T Y, LIU F Y, OUZOU-LOUBU, et al. A genetic adaptive pattern-low hemoglobin concentration in the Himalayan highlanders[J]. Chin J Appl Physiol, 2013, 29(6): 481-493.

[11] WU T Y. High-altitude medical research in China: importance and relevance[J]. Science, 2012(Suppl): 3.

[12] MONGE C C. Natural acclimatization to high altitude: clinical conditions[M]//Life at High Altitude. Washington, PAO, Scientific Publication. No 140. 1966: 46.

[13] LEON-VELARDE F, MAGGIORINI M, REEVES J T, et al. Consensus statement on chronic and subacute high altitude Disease[J]. High Alt Med Biol, 2005, 6(2): 147-157.

[14] TIANJING HEMATOLOGICAL INVESTIGATIVE GROUP(THIG). A survey of the hematological parameters in 1677 healthy persons living in the Tianjing region[J]. J Tianjing Med, 1980, 8(Suppl. Transfusion and blood): 158-162.

[15] DENG J D. Clinical hematology[M]. Shanghai: Shanghai Science and Technology Press, 1985: 1018-1050.

[16] MOORE L G. Human genetic adaptation to high altitude[J]. High Alt Med Biol, 2001, 2(2): 257-282.

[17] WHITTEMBURY J, MONGE C C. High altitude, hematocrit, and age[J]. Nature(London), 1972, 238(5362): 278-279.

[18] SIME F, MONGE C C, WHITTEMBURY J. Age as a cause of chronic mountain sickness (Monge's disease)[J]. Int J Biometeorology, 1975, 19(2): 93-98.

[19] MONGE C C, WHITTEMBURY J. Chronic mountain sickness and the physiopathology of hypoxemic polycythemia[M]//Sutton JR, Jones NL, Houston CS. Hypoxia: man at altitude. New York: Thieme and Stratton, 1982: 51-56.

[20] BEALL C M. Two routes to functional adaptation: Tibetan and Andean high-altitude natives [J]. Proc Natl Acad Sci USA, 2007, 104 (Suppl 1): 8655-8660.

[21] BEALL C M. Tibetan and Andean pattern of adaptation to high altitude Hypoxia[J]. Human Biol, 2000, 72(2): 201-228.

[22] SANTOLAYA B R, ARAYA C J, VECCHIOLA D A, et al. Hematocrito, hemoglobina y pression de oxigeno arterial en 270 hombres y 266 mujeres sanas residentes de altura(2800 m)[J]. Rev Hosp Roy H Glover, 1981, 1(1): 17-29.

[23] WU T Y, LI W S, WEI C Y, et al. Chronic mountain sickness: Gender differences and the influence of menopause[J]. Chin J Appl Physiol, 2000, 16(Suppl 1): 5-6.

[24] WU T Y, KAYSER B. High altitude adaptation in Tibetans[J]. High Alt Med Biol, 2006, 7(3): 193-206.

[25] ZUBIETA-CASTILLO G, ZUBIETA-CALLEJA G, ARANO E, et al. Respiratory disease, chronic mountain sickness and gender differences at high altitude[M]//Ohno H, Kobayashi T, Masuyama S, et al. Progress in mountain medicine and high altitude physiology. Matsumoto: Press Committee of the Third World Congress, 1998: 132-137.

[26] GARRUTO R M, DUTT J S. Lack of prominent compensatory polycythemia in traditional native Andeans living at 4200 meters[J]. Am J Phys Anthropol, 1983, 61(3): 355-366.

[27] WINSLOW R M, MONGE C C, BROWN R G, et al. Effects of hemodilution on O_2 transport in high-altitude polycythemia[J]. J Appl Physiol, 1985, 59(5): 1495-1502.

[28] WINSLOW R M. High-altitude polycythemia [M]//West JB, Lahiri S. High altitude and man. Bethesda: Amer Physiol Society Press, 1984: 163-172.

第二部分

临床医学研究

中国高原病术语与分类

吴天一

中国青海高原医学研究院，西宁　810012

在中国的青藏高原，每年都会观察到多起高原病（high altitude disease，HAD）[1]。中国对于HAD的称谓与西方文献中使用的术语不尽相同。例如，在中国，高山症被称为高原病。而且，根据疾病的病理生理学和临床表现对HAD进行的分类可能代表了当下青藏高原科学家的共识。现将中国HAD术语及其分类归类如下。

急性高原病（acute high altitude disease，AHAD），急性轻型高原病（acute mild altitude disease，AMAD），高原肺水肿（high altitude pulmonary edema，HAPE），高原脑水肿（high altitude cerebral edema，HACE），慢性高原病（chronic high altitude disease，CHAD），高原衰退症（high altitude deterioration，HADT），高原性心脏病（high altitude heart disease，HAHD），高原红细胞增多症（high altitude polycythemia，HAPC），慢性高原病（chronic mountain sickness，CMS），又称混合型CHAD。

各类HAD的特征定义如下。

AMAD：该型不是特别严重，又称“简单”急性高原病（acute mountain sickness，AMS）或“良性”AMS[2]。很多迅速从平原地区抵达海拔2200～2500m地区的人都会出现AMAD。幸运的是，大部分患者的症状会在3～5天消失，仅有少数患者会发展到严重的急性高原病的症状。

HAPE：虽不常见但很严重。该型包括两种类型：上升型HAPE（类型1）和复升型HAPE（类型2）[3]。类型1一般发生在抵达海拔3000m以上的平原居民中。类型2影响的是长期居住在高原的居民及在平原地区停留超过7天后重新回到海拔3500m以上世居高原居民。从平原地区返回高原的人群似乎对高原肺水肿更易感。

HACE：一种发生在海拔4000m以上的相对少见的类型，但病情极其严重。在青藏高原上，HACE有时独立发作，有时伴随HAPE发作。其主要症状为脑水肿，表现为进行性意识障碍和神经损伤造成的剧烈头痛、呕吐、虚弱、嗜睡、出现幻觉、共济失调、思维受损、语无伦次、行为怪诞及通常在后期出现的昏迷（也有患者迅速进入昏迷）。如不进行救治，病死率较高。

根据不同的临床症状对CHAD进行的分类，仍颇有争议。在中国，CHAD一词是指临床症状发生在一些在高原（海拔3000m以上）持续居住一定时间（超过6个月）的人。因此，我们建议将CHAD分为以下4种临床病理生理亚型。

HADT：在青藏高原上，这种临床症状不仅出现在长期停留在海拔5000m以上的登山队员中，也出现在从平原移居到高原（海拔超过3000m）较长时间（数月到几年不等）的居民中。它通常造成患者一定程度的精神和生理退化，表现为疲劳、精神萎靡、食欲减退、体重减轻、失眠、抑郁、工作能力降低等特征。然而，我们的实验室研究未显示这与正常习服受试者有何差异。

HAHD：儿童和成人均有可能罹患，通常是由海拔3000m以上长期低氧引起。症状表现为严重肺动脉高压，显著的右室肥大及重症患者出现的右心衰竭。在HAHD患者中，肺动脉压显著高于观察到的健康高原居民。我们认为，这一特有的情况似乎与在人类中出现的皮克威克综合征（Pickwickian syndrome）和在牛群中出现的牛高原病（Brisket disease）相似[5]。有证据表明，HAHD是一种特殊的慢性肺源性心脏病[6]。

HAPC：是CHAD的一种临床亚型，表现为在高于3000m的特定海拔过度增多的红细胞和血红蛋白水平。最常见的症状和体征为头痛、眩晕、乏力、呼吸困难、失眠、出血倾向、发绀和泛红。HAPC患者的血红蛋白值和血细胞比容均高于相同海拔的健康居民。我们的诊断标准：血红蛋白＞20g/dl，红细胞＞650万/mm^3，血细胞比容＞65%。需要排除真性红细胞增多症和由其他原因引起的继发性红细胞增多症。在回撤至低海拔地区后症状和体征是否消失对诊断高原红细胞增多症至关重要。其临床特征与北美报道的“高原极度红血球过多症”描述相似[7]。

CMS：我们研究的患者多为移居高原汉族，他们在高原居住的平均时长超过10年。世居藏族居民中仅有几例。主要的临床表现与严重的低氧血症、过度红细胞增多症、严重的肺动脉高压、显著的右室肥大及神经和心理症状等相关，这些患者同时表现出HAHD和HAPC。因此在中国，CMS也被称作“慢性高原病混合型”。流行病学数据和临床调查数据均表明，CMS确实存在于青藏高原[1, 8]。

在中国，以上描述可被视为划分高原病类型的总原则和依据。即便如此，正如Houston所说，“HAD不应被看成独立的、分散的或相异的问题，而应被看作一个连续的、整体的发病过程，可能存在多种组合”。我们经常看到，在AHAD、HACE或HAPE前出现AMAD，以及HACE和HAPE同时发生。在CMS中，混合型便是蒙赫病。

除上面提到的7种主要的高原疾病，在青藏高原上还有其他疾病，如高原视网膜出血、高原蛋白尿、高原外周水肿和血栓栓塞。这些疾病是高原病的独立型或仅是高原病的不同征兆，尚有待进一步论证。

原文期刊：ISSM Newsletter Volume 3，Number 2，May，1993.《国际运动医学协会通讯》1993年5月第3卷第2期。

参考文献

[1] WU T Y, DAI T F, HUO K S, et al. An epidemiological study on high altitude disease at Qinghai-Xizang (Tibet) plateau [J]. Chin J Epidemiol, 1987, 8 (2): 65-69.

[2] DICKINSON J G. Terminology and classification of acute mountain sickness [J]. Br Med J (Clin Res Ed), 1982, 285 (6343): 720-721.

[3] WU T Y, LI W S, ZHAO G L. High altitude pulmonary edema: an observation in Qinghai-Xizang (Tibet) plateau (Abst.) [A] //International Congress on Mountain Medicine [M]. Crans-Montana, Switzerland, 1991: 8.

[4] HULTGREN H N. High altitude medical problems [A] //SUTTON J R, JONES L, HUSTON C S. Hypoxia: man at high altitude [M]. New York: Thieme-Stratton Inc, 1982: 156-157.

[5] HECHT H H, KUIDA H, LANGE R L, et al. Brisket disease Ⅲ Clinical features and hymodynamic observations in altitude-dependent right heart failure of cattle [J]. Am J Med, 1962, 32: 171-183.

[6] WU T Y, ZHANG Q, XIA S J, et al. High altitude disease-a special type of chronic cor pulmonale [A] //2nd International Symposium on Pulmonary Arterial Hypertension [C]. Beshkek, R. Kyrghyzstan, 1992: 73.

[7] KRYGER M, MCCULLOUGH R E, DOEKEL R, et al. Excessive polycythemia of high altitude: role of ventilatory drive and lung disease [J]. Am Rev Respir Dis, 1978, 118 (4): 659-665.

[8] WU T Y, ZHANG Q, JIN B S, et al. Chronic mountain sickness (Monge's disease): an observation in Qinghai-Tibet plateau [A] //UEDA G, REEVES J T, SEKIGUCHI M. High Altitude Medicine [M]. Matsumoto: Sinshu University Press, 1992: 314-324.

[9] HOUSTON C S. Classification of altitude illness [A] //SUTTON J R, JONES L, HOUSTON C S. Man at high altitude [M]. New York: Thieme-Stratton Inc, 1982: 156-157.

青藏高原上的高原病

T.Y.Wu，W.S.Li，Y.Li，Z.G.Wang，R.L.Re，Gen-Don

中国青海高原医学研究院，西宁　810012

中国的青藏高原是世界上海拔最高、面积最大的高原，居住着世居藏族和移居汉族。本文讨论了青藏高原上的高原疾病，而较严重的高原健康问题有3种。第一，高原肺水肿（high altitude pulmonary edema，HAPE），HAPE在初进高原人群中发病率较高。例如，每年120 000～150 000名旅居者途经青藏铁路（2800～5200m），其中成年人HAPE的发病率为1.27%，儿童为1.51%。相反，藏族重返高原时HAPE发病率较低，仅为0.17%～0.24%，这与来自北美及安第斯山的报道有很大区别。第二，高原性心脏病（high altitude heart disease，HAHD），最近也被称为“亚急性高原病”。HAHD可在任何年龄发病，但婴幼儿风险较高，大多数婴幼儿患者为汉族血统。他们出生或到达高原几个月后，因肺动脉高压而导致呼吸困难、发绀及严重的充血性心力衰竭。尸检显示其右心室肥厚，外周肺动脉肌层增厚。虽然HAHD可通过下撤至低海拔地区得到缓解，但平均死亡率仍高达约15%，因而对婴幼儿而言属于致死性疾病。然而，HAHD在藏族儿童中却极为少见。第三，慢性高原病又称蒙赫病，多数患者的父母是移居汉族，在高原地区生活了平均10年以上，本地藏族极少患病。1991—1993年共发现15名世居藏族罹患慢性高原病，对此已进行了病理生理学研究，流行病学及临床调查数据显示，慢性高原病的确存在于青藏高原。

原文期刊：First World Congress Of High Altitude Medicine And Physiology，Sept，1994.《1994年9月首届世界高原医学与高原生理学大会文集》。

高原世居藏族高血压患病率

吴天一

中国青海高原医学研究院，西宁　810012

引言

对安第斯山区人群的研究数据显示，居住在秘鲁和玻利维亚的克丘亚族和艾马拉族印第安人较少发生高血压[1-2]。但有关高原世居藏族的血压和高血压的研究并不多。一些研究者认为喜马拉雅地区世居藏族的高血压发病率低[3-4]，而另一项研究则发现拉萨的世居藏族高血压发病率相对较高[5-6]，还有一些研究则认为西藏是高血压高发区[6]。实际情况果真如此吗？本研究的目的是阐明高血压在高原世居藏族中的流行情况，并对可能涉及的流行病学因素进行评估。

1　方法

1979—1993年，我们共对15 826例世居藏族和14 154例移居高原汉族进行了调查，年龄均在15岁以上。该调查在自然人群中进行，覆盖了目标人口的90%。根据获得的数据，以患病率表示高血压的流行病学特征，并计算出年龄标化患病率。

调查地区包括西藏自治区、青海省、四川省西部及甘肃省南部，统称为青藏高原（或西藏高原）。事实上，西藏自治区仅指部分青藏高原地区[7]。调查对象中的世居藏族来自8个自治州16个县的28个社区，均位于海拔2261～5188m，大部分在3050～4280m。

世居藏族主要为游牧民（75.8%），还有少数农民（19.4%）和干部（4.8%）。

血压测定及高血压的诊断标准依据WHO相关方法[8]。高血压的诊断标准为血压（收缩压/舒张压）≥160mmHg/≥95mmHg（≥21.3kPa/≥12.6kPa），静息状态下取坐姿测定，连续测三次或测定两次，中间至少间隔24小时。

对世居藏族受试者也进行了饮食摄入的相关分析。通过称量，测定了100例藏族妇女的每日盐的摄入量（氯化钠）。此外，在一组随机抽样的世居藏族中，采用光电比色法测定了200份24小时尿液中的钠钾含量。

2　结果

世居藏族中发现355例高血压，患病率为2.24%，年龄标化患病率为2.43%，而移居汉族患病率为4.12%，年龄标化患病率为4.76%。前者明显低于后者（$P<0.01$）。

共有7797例藏族男性和8029例藏族女性接受调查。藏族男性患病率为2.14%（年龄标化患病率2.37%），藏族女性患病率为2.34%（年龄标化患病率2.52%），性别差异无统计学意义（$P>0.05$）。

世居藏族中游牧民和农民的患病率及年龄标化患病率分别为2.05%（1.78%）和2.77%（3.16%），显著差异有统计学意义（$P<0.01$）。

世居藏族的平均血压水平低于平原汉族，男女性平均收缩压均低于或略高于110mmHg。高原移居汉族的血压低于生活在海平面地区的汉族。

本研究也显示，在55岁以下调查对象中，收缩压与舒张压均无明显升高。60岁以上组中，世居藏族血压出现轻微升高。研究中进一步发现，居住在4000m以上海拔的部分世居藏族游牧民，其血压水平终生维持稳定。

饮食与盐的摄入调查显示，世居藏族通常食用较多的绵羊肉和牦牛肉，会在牛奶或茶中加盐，食物的淀粉含量较低，与汉族相比，摄入的新鲜蔬果较少。世居藏族游牧民的动物食品摄取量高于世居藏族农民。

不同世居藏族组群的盐摄入量也有很大差异。杂多县（平均海拔4068m）世居藏族的食盐摄入量最高，平均14.6g/d，高血压患病率为3.48%，而治多县（平均海拔4179m）世居藏族的盐摄入量最低，平均2.2g/d，高血压患病率为2.62%。两者患病率差异无统计学意义（$P > 0.05$）。不过，调查对象中大部分世居藏族（约78%，主要为游牧民）的盐摄入量均较低，平均4.5g/d。

世居藏族游牧民的24小时尿钠排泄量低于世居藏族农民[（62.38±32.87）meq/d比（70.18±36.48）meq/d，$P < 0.05$]。氮/钾比值也与之相符，游牧民低于农民（5.56比9.43，$P < 0.01$）。

3 讨论

本次关于青藏高原世居藏族的调查历时15年，结果表明高原世居藏族的高血压患病率相对较低，而在平原移居汉族中高血压则更为常见，平均患病率为7.7%[9]。

这些结果与Jackson等[4]和Dasgupta等[10]的研究结果相符，他们发现不丹北部和喜马拉雅山的藏族中并未出现明显的高血压，其报道的患病率分别为4.0%[4]和1.9%[10]，与本研究的数据相近。相反，Sun[5]的报道则差别很大，他们发现，世居藏族的高血压发病率相对较高（9.94%），并认为藏族盐的高摄入量可能是高发病率的一个影响因素。

本研究并不支持这一观点，因为我们的结果提示藏族盐摄入量显著低于之前推测的每人每月1kg[6]。我们所调查的藏族每日食盐摄入量仅为4.76g。同时，稳定状态下的24小时尿钠排泄量也为食盐摄入提供了可靠的指数。经检测，藏族每天的尿钠排泄略高于60mg，这也提示了每天的盐摄入量不超过5g。

此外，世居藏族的血压低于移居高原的汉族，而后者又低于平原地区的汉族。

正如所料，在青藏高原世居藏族和移居汉族中更常出现低血压。关于慢性高原暴露后的血压降低机制目前还不明确。我们倾向于接受Penaloza和Martineaud（1971）的观点，他们认为这可能是因为慢性低氧反应中的血管扩张及生成更多毛细血管床，这两者均减少了外周血管阻力。另外，藏族中肥胖者较少，且吸烟者也相对较少。

在世居藏族相似的其他居住于不同海拔的高原人群中，血压并未随年龄增加而升高[1-2, 10]。这种对高原生理的适应可能与青藏高原环境生物系统保持相对原貌和传统生活方式少有改变有关。

我们的研究结果表明高原低氧这一环境因素与血压具有密切关系。与短期高原暴露观察到的情况相反，长期高原暴露对高血压的发生可能具有保护作用。

原文期刊：ISSM Newsletter Volume 4，Number 1，Feburary 1994.《国际运动医学协会通讯》1994年2月第4卷第1期。

参 考 文 献

[1] RUIZ L, PENOLZA D. Altitude and hypertension[J]. Mayo Clinic Proc, 1977, 52(5): 442-445.

[2] MURILLO F, BARTON S A, PALOMINO H, et al. The Aymara of western Bolivia: Health and disease[J]. Bull Pan Am Health Org, 1980, 14(1): 52-64.

[3] SEHGAL A K, KRISHEN I, MALHOTRA R P, et al. Observation on the blood pressure of Tibetans[J]. Circulation, 1968, 37(1): 36-41.

[4] JACKSON FFS, TURNER RWD, WARD M P. Report on I. B. P. Expedition to North Bhutan[M]. London: Royal Society, 1966.

[5] SUN S F. Epidemiology of hypertension on the Tibetan plateau[J]. Hum Biol, 1988, 58(3): 507-515.

[6] WARD M P, MILLEDGE J S, WEST J B. High Altitude Medicine and Physiology[M]. Philadelphia: University of Pennsylvania Press, 1989: 56-57.

[7] WARD M P. Tibet: human and medical geography[J]. J Wild Med, 1990, 1(1): 36-46.

[8] WORLD HEALTH ORGANIZATION. Arterial

hypertension (Tech. Rep. Series 628) [R]. Geneva: WHO, 1978: 1-17.

[9] LIU L S. Highlights from the National Meeting on Hypertension held by the Chinese Medical Association [J]. Chin J Card, 1986, 14 (1): 2-3.

[10] DASGUPTA D J, PRASHER B S, VAIDYA N K, et al. Blood pressure in a community at high altitude (3000m) at Pooh (North India) [J]. Epid Comm Health, 1982, 36 (3): 251-255.

藏族人群的心血管疾病

Tian-Yi Wu，Doton Tu，Fuda Xue，Reli Ge，Xiao Shijing，Tinfie Die，Boa Zhang，Kiexing Xuo，Xiazeng Wang，Qi zhang

中国青海高原医学研究院，西宁 810012

心血管疾病是20世纪一个常见的全球性健康问题，但人们对藏族人群各种类型心血管疾病的发病率却知之甚少。为此，我们在过去20年间，对分散居住于青藏高原广大地区藏族人群开展了一系列心血管疾病的流行病学及临床病理学研究。总体而言，青藏高原有两个心血管疾病发病率较低，两个发病率较高。

1 高血压患病率低

安第斯山区的资料显示，居住在秘鲁或玻利维亚[1-2]的克丘亚本地人及艾马拉印第安人中高血压比较罕见。仅有少量研究调查了高原世居藏族的血压及高血压发病情况。一些学者认为，居住在喜马拉雅山区的世居藏族高血压的发病率低（Sehgal，1968；Jackson，1996），而另一项研究则表明拉萨（西藏）世居藏族的高血压发病率相对较高[3]，也有人称高血压在西藏很常见[4]。实际情况是否如此呢？ 1979—1993年，我们共调查了15 826例世居藏族和14 154例移居汉族，年龄均在15岁以上，为自然人口，覆盖了90%以上的目标人群。地域涵盖了西藏藏族自治区、青海、四川西部及甘肃南部的青藏高原。血压测量方法及高血压诊断标准参照世界卫生组织的方法[5]。同时，在藏族中对饮食摄入情况进行了分析。使用天平称量，测算了100例藏族家庭平均每日盐（氯化钠）的摄入量。

在藏族中发现355例高血压病例，高血压患病率2.24%，用年龄校准后为2.43%，而移居汉族的患病率为4.12%，用年龄校准后为4.76%，前者明显低于后者（$P < 0.01$），藏族男女间无差异。55岁以下人群收缩压及舒张压均没有明显升高。西藏不同地域人群实际摄入盐的量有所不同，而被调查的大多数世居藏族（约78%，主要为游牧民）平均每日盐摄入量4.5g，相对较低。我们的数据显示，藏族每日经尿液排出的盐略多于60mg，提示每日盐摄入量少于5g。

此项研究结果表明，与南美洲的安第斯人一样，藏族人群的高血压患病率低。

2 冠状动脉疾病发病率低

迄今，西藏并无冠状动脉疾病（coronary artery disease，CAD）的有效数据，部分分歧仍有待澄清。我们在海拔2260～4250m的青藏高原地区进行了一系列CAD研究。

流行病学研究：在青藏高原东北部开展CAD研究，诊断标准参照世界卫生组织的方法（1979）。总共调查了1917例18岁以上的高原人群，CAD患病率为2.3%。682例世居藏族中，8例患CAD，患病率1.2%。

临床研究：医院共收治1512例心血管疾病患者，包括CAD患者178例及急性心肌梗死患者18例，因此，在医院住院的心血管疾病患者中CAD和急性心肌梗死患病率分别为11.8%和1.9%。

尸检研究：310例成人尸检中，114例（36.8%）有主动脉及其主要分支硬化，13例（4.2%）有冠状动脉硬化。其中，62例藏族成人尸检主动脉及其主要分支硬化和冠状动脉硬化的发病率分别为14.5%和1.6%。310例尸检中无一例心肌梗死。这些数据表明，CAD和急性心肌梗死在青藏高原的发生率都极为罕见。

3 慢性肺源性心脏病患病率高

在4619例成人中，海拔2260～2500m处慢性支气管炎、肺气肿和肺源性心脏病的患病率分别为13.9%、3.4%和1.5%，而在海拔4200m时则分别为15.1%、6.6%和0.6%。

4 先天性心脏病发病率高

在居住于西藏的17 141例儿童中，先天性心脏病发病率为1.15%，而平原地区儿童则为0.24%～0.29%（$P<0.01$）。动脉导管未闭是最常见的先天性心脏病之一，其在高原的发病率比在中国平原地区高约19倍。

原文期刊：JS Mountain Medicine，May 20-24，1998，Matsumoto，Japan. Progress in Mountain Medicine and High Altitude Physiology. 日本登山医学会组织“登山医学与高原生理学进展”会议论文集1998年5月20～24日，日本（长野县）松本市。

参 考 文 献

[1] RUIZ L, PENALOZA D. Altitude and hypertension[J]. Mayo Clinic Proc, 1977, 52(6): 442-445.

[2] MURILLO F, BARTON S A, PALOMINO H. The Aymara of western Bolivia: Health and disease[J]. Bull Pan Am Health Org, 1980, 14 (2): 52-64.

[3] SUN S F. Epidemiology of hypertension on the Tibetan plateau[J]. Hum Biol, 1988, 58(4): 507-515.

重返高原藏族人患高原肺水肿

Wu T.Y., Li W.S., Yao R.L., Gele Z.X.*, Carang S.N.**

中国青海高原医学研究院
*玉树藏族自治州医院
**青海玛多县医院

高原肺水肿（high altitude pulmonary edema, HAPE）可见于初入高原的平原人群（1型，或初入型），也可见于平原短期居留后重返高原的高原世居者（2型，或再入型）。再入型常见于南美的秘鲁和玻利维亚世居高原居民[1-2]，在莱德维尔（3100m）的居民中也不少见[3]。偶有报道称，通常在极高海拔时夏尔巴人和其他人会出现HAPE和/或高原脑水肿（high altitude cerebral edema, HACE）[4-6]。之前，尚无世居藏族出现HAPE病例的报道。1984—1995年，我们在青藏高原共发现242例HAPE，其中8例（男性7例，女性1例）为世居藏族。年龄21～37岁，居住地海拔4280～5520m。诊断基于临床症状、体征及影像学指征。7例仅有HAPE，1例同时患有HAPE和HACE。其中，5例属于再入型HAPE。在重返高原地区之前，患者曾在低海拔地区停留6～12天。从重返至发病之间的时间间隔为18～32小时。尽管病情严重，但所有世居藏族患者都得以存活。随访2～4年，所有患者在他们生活的高海拔环境中恢复了正常活动，只要他们待在高原则不会再患HAPE。

观察到的这些藏族人罹患HAPE有许多问题值得探讨，其中有3点尤其值得关注。

第一，危险因素是什么？一些藏族人坚信他们已适应高原，所以在平原短期停留后（2～3天）即迅速返回高原，再入高原后，他们会积极参加各项活动；相反，汉族游客可能会更小心，上升较慢（需用时3～5天）。所有5例再入型HAPE患者在高强度活动（骑马、攀岩或徒步行走）后发病，其他3例从未离开过西藏，但曾作为搬运工前往远高于他们通常居住的地区，然后患病。这是他们首次前往如此高的地区（5480～5520m）。因此，快速再入、急性暴露于极高海拔及过于劳累可能是世居藏族发生HAPE的危险因素。

第二，为什么安第斯人和我国藏族人中的再入型HAPE的发病率存在差异？据Hultgreen等[7]报道，在秘鲁中部地区的拉奥罗亚（3750m），成年人再入型HAPE的发病率为2.6%，远高于我们最近（1996年）报道的世居藏族再入型HAPE发病率（0.17%～0.24%）[8]。长期以来，人们认为高原居民在平原停留一段时间后，返回时更容易患HAPE，但似乎高原世居藏族是个例外。首先，这可能与他们较弱的低氧性肺血管收缩反应相关[9]。我们知道安第斯人肺肌性动脉更多，肌肉可延伸至终末小动脉[10]，且肺动脉压更高，同时他们的肺血管床反应性似乎更强。先前研究表明，急性肺动脉高压也是HAPE的重要病因[11]，这可以解释为什么安第斯人更易发生再入型HAPE。相反，我们发现藏族人的肺肌性动脉有一层薄壁，肺小动脉并无肌肉，这也许可解释为什么藏族不易发生再入型疾病，特别是HAPE。此外，红细胞增多症可能是安第斯人发生HAPE的重要机制。长时间暴露于高海拔导致血容量增加，一旦前往平原地区，红细胞数量会迅速下降，血浆容量则补偿性增加[12]。在返回高原后，其较高的血浆容量会促使其易发生肺水肿。这可以解释为什么许多安第斯人在平原地区停留一段时间后，再返回高原会发生肺水肿。相比之下，藏族人适应高海拔，但没有像安第斯人那样血红蛋白水平和血细胞比容升高，藏族人的血红蛋白浓度和血细胞比容在海平面值的2个标准差内。

最后，为什么藏族人会发生再入型HAPE？藏族人作为高原世居人群，能很好地适应高原环境。不过，不同个体对HAPE的易感度差异很大。在我们的研究队列中，一名37岁男性牧民在平原地区待了12天，在回家（4280m）18小时后出现了HAPE症状；转至低海拔地区（2280m）后，病情康复。我们在模拟海拔4300m条件下测量了该患者的肺动脉压，其间剧烈运动时出现急性低压缺氧，静息时平均肺动脉压从28mmHg升至38mmHg，运动时上升至46mmHg；动脉血氧分压值在静息时从62mmHg降至48mmHg，运动时降至42mmHg。这再次表明再入型HAPE患者有可能因低氧而发生肺动脉高压。由此可见，此前已习服高原的人员未必就不会发生肺水肿。

原文期刊：ISSM News Vol. 8 No.3 July，1998.《国际运动医学协会简讯》1998年7月第8卷第3期。

参考文献

[1] HULTGREN H, SPICKARD W, HELLRIEGEL K, et al. High altitude pulmonary edema[J]. Medicine(Baltimore), 1961, 40: 289-313.

[2] ANTEZANA G, LEGUIA G, MORALES GUZMAN A, et al. Hemodynamic study of high altitude pulmonary edema(12,200 feet)[A]//BRENDEL W, ZINK R N. High altitude physiology and medicine[M]. New York: Springer-Verlag, 1982: 232-241.

[3] SCOGGIN C H, HYERS T M, REEVES J T, et al. High-altitude pulmonary edema in the children and young adults of Leadville, Colorado[J]. N Engl J Med, 1977, 297(23): 1269-1272.

[4] WARD M, MILLEDGE J S, WEST J B. High altitude medicine and physiology[M]. London: Chapman & Hall Medical, 1995: 389.

[5] WABNIG D. HAPE and HACE in a Sherpa? A case report[J]. ISMM News letter, 1994, 4(4): 3.

[6] DICKINSON J G. Severe acute mountain sickness[J]. Postgrad Med J, 1979, 55(645): 454-460.

[7] HULTGREN H N, MARTICORENA E A. High altitude pulmonary edema. Epidemiologic observation in Peru[J]. Chest, 1978, 74(4): 372-376.

[8] WU T Y, LI W S, YOUNG G E, et al. Low incidence of reascent high altitude pulmonary edema in Tibetan native highlanders(abst).

[9] GROVES B M, DROMA T, SUTTON J R, et al. Minimal hypoxic pulmonary hypertension in normal Tibetans at 3658m[J]. J Appl Physiol(1985), 1993, 74(1): 312-318.

[10] ARIAS-STELLA J, SALDANA M. The terminal portion of the pulmonary arterial tree in people native to high altitudes[J]. Circulation, 1963, 28: 915-925.

[11] VISWANATHAN R, SUBRAMANIAN S, RADHA T G. Effect of hypoxia on regional lung perfusion by scanning[J]. Respiration, 1979, 37(3): 142-147.

[12] WINSLOW R M, MONGE C C. Hypoxia, polycythemia, and chronic mountain sickness[M]. Baltimore and London: The John Hopkins University Press, 1989: 48-54.

藏族人群慢性高原病诊断的初步研究

Tian-Yi Wu，Wanshou Li，Liyin Wei，Re-Li Ge，Shaozhen Wang，Qinchong Cheng，Yanshou Jin

中国青海高原医学研究院，西宁　810012

【摘要】尽管慢性高原病（chronic mountain sickness，CMS）已有70多年的研究历史，但目前尚无统一标准来诊断或量化该病的程度，以供临床和流行病学研究之用。本文概述了使用问卷计分系统对CMS诊断的定义和过程。最常见的症状和体征用来建立标准分数值以便计分。血红蛋白（或血细胞比容）和血氧饱和度标准值以健康藏族人群的正常值及对人群和疾病的病理生理研究为基础。根据合计得分评估CMS患病程度。实践证明，问卷计分系统是评估CMS的有效量化方法。

【关键词】慢性高原病；诊断；问卷计分系统；藏族人群

1　定义

在研究慢性高原病（chronic mountain sickness，CMS）的诊断前，首先需明确其定义，因为现代对CMS的定义不统一，而且混乱。

CMS又称蒙赫病，是一种肺换气不足综合征，多发于世居和久居高原者，一般在海拔超过3000m或以上发病。CMS是长期生活在高原的移居人群因习服失败或世居人群丧失适应的临床综合征。习服失败或适应丧失主要是由于外周化学感受器和中枢化学感受器长期受到慢性低氧刺激所致。低氧血症贯穿CMS的全过程，是CMS的重要病理生理学基础，且导致红细胞过度增多和肺动脉压显著升高。此外，患者在血液、心血管、呼吸、精神等各方面都有临床表现。该病转至低海拔地区后，病情通常好转，重返高原时可能复发。

2　原则性问题

高原疾病的诊断经历了从量变到质变的过程，不失为高原医学领域的一次革命。急性高原病诊断标准较为明晰，如路易斯湖诊断标准计分系统[1]。但是，与急性高原病相比，CMS并不是一种突然就发生的疾病，因此，在发病过程中需根据其正常的高原生理表现和病理生理变化在两者间划出一条清晰的界线。

另外，CMS是一个慢性变化过程，表现出来的症状可轻可重。发展至晚期时较易诊断，而病程早期则不易甄别。

问题的关键在于确立诊断标准，特别是确定相关血液指标。例如，过度的红细胞增多是最初且普遍认可的用于诊断CMS的指标。在所讨论的海拔，红细胞增多症的程度用超过正常值血红蛋白（hernoglobin，Hb）或血细胞比容（hematocrit，HCT）来判定。居住在该海拔的健康习服人群，其Hb和HCT平均值超出正常生理指标的两个标准差在病理生理上被视作“正常”。据此，Hb值在安第斯山脉海拔4000～4400m[2]为23g/dl或海拔4300m[3]为213g/L；而在海拔3100m科罗拉多的莱德维尔为180g/L[4]。在西藏，海拔3720～4300m，Hb或HCT值分别为200g/L和65%[5-6]。显然，缺氧的血液学反应在不同人群中，因基因、种族、饮食差异和居住海拔而有所不同，因此影响了Hb和HCT值。这就是人们为何在诊断CMS时对Hb值的意见不统一的原因。不过，我们建议将Hb和HCT视作病理生理指标，这样或可为达成共识奠定基础。

3 合理的诊断基础

本研究中，我们在西藏收集了在海拔3000～5000m居住近10年的188例CMS患者的症状和体征。CMS的诊断基于其明显症状和体征：Hb＞200g/L和血氧饱和度（oxygen saturation，SaO_2）＜85%，症状和体征的分布频率见表1。

在建立血液学诊断标准前，我们应首先确定红细胞、Hb和HCT的正常值。健康藏族的红细胞、Hb和HCT值见表2。

SaO_2是诊断CMS的主要指标之一。3组健康藏族人群在不同海拔的SaO_2值见表3。Hb水平使用分光光度计（型号722，上海Inc）指尖采血测量。SaO_2值使用指尖血氧计（型号500，CSI，Ltd）测量。

CMS计分以8种症状和2种体征为基础（如诊断标准所述），不仅因为这些症状和体征出现得最频繁，而且也是因为它们总是与其他症状和体征同时出现。

表1　188例CMS患者的症状和体征

症状和体征	例数	比例（%）	症状和体征	例数	比例（%）
头痛	188	100.0	腹痛	28	14.9
头晕	172	91.5	咳嗽	27	14.4
身体虚弱	167	88.9	痰	19	10.1
精神疲劳	154	81.9	呕血	9	4.8
呼吸困难和/或心悸	149	79.3	腹泻	9	4.8
睡眠障碍	139	73.9	胸痛	9	4.8
食欲减退	112	59.6	咯血	6	3.2
耳鸣	112	59.6	风红皮肤	176	93.6
发绀	188	100.0	血尿	4	2.1
毛细血管突出	188	100.0	静脉扩张	132	70.2
眩晕	79	42.0	P2加重和/或分裂	135	71.8
健忘	64	34.0	心尖区收缩期杂音	75	39.9
肌肉和/或关节痛	61	32.4	匙状甲	62	33.3
鼻出血	58	30.9	杵状指	31	16.5
牙龈出血	53	28.2	外周性水肿	29	15.4
情绪不稳定	41	21.8	肝大	29	15.4
手足感觉异常	33	17.6	收缩压＞21.3kPa	11	5.9
恶心和/或呕吐	30	16.0	舒张压＞12.7kPa	18	9.6
			收缩压＜11.3kPa	12	6.4
			舒张压＜6.7kPa	10	5.3
			脾可扪及	2	1.1

注：1kPa＝7.5mmHg。

表2　3组不同海拔健康藏族人群的红细胞、血红蛋白和血细胞比容

组别	指标	性别	移居汉族				本地藏族			
			例数	范围	均值	标准差	例数	范围	均值	标准差
A组	红细胞（$\times10^{12}$/L）	男	600	4.17～6.05	4.91	0.46	386	4.12～5.43	4.82	0.77
		女	305	3.84～5.25	4.27	0.42	326	4.04～5.14	4.43	0.65
	血红蛋白（g/L）	男	600	118～178	155	13.9	386	125～165	147	12.4
		女	305	112～162	143	12.8	326	108～154	142	13.2
	血细胞比容（%）	男	212	45.6～62.3	52.4	3.5	192	42.8～55.5	48.2	3.7
B组	红细胞（$\times10^{12}$/L）	男	601	4.45～6.62	5.74	0.66	372	4.25～6.35	5.04	0.14
		女	353	4.08～6..6	4.92	0.57	344	4.04～5.95	4.68	0.56
	血红蛋白（g/L）	男	601	125～186	174	16.8	372	135～185	154	14.0
		女	353	118～165	153	15.7	344	115～170	142	11.0
	血细胞比容（%）	男	147	46.2～61.8	55.8	4.1	122	42.1～60.2	50.3	4.1
		女	110	45.0～57.2	49.9	3.8	86	40.2～56.6	47.8	4.3
C组	红细胞（$\times10^{12}$/L）	男	383	4.48～6.82	6.11	0.76	333	4.45～6.45	5.18	0.63
		女	127	4.05～6.12	5.34	0.64	169	4.15～6.05	5.02	0.51
	血红蛋白（g/L）	男	383	152～195	188	15.2	333	135～185	158	14.8
		女	127	125～175	158	17.2	169	125～155	146.0	14.3
	血细胞比容（%）	男	274	50.8～66.2	58.4	3.6	262	44.5～63.5	55.2	46.0
		女	176	46.7～59.1	50.3	4.2	145	42.2～56.3	49.3	3.4

注：A组，海拔2260～2980m；B组，海拔3128～3968m；C组，海拔4006～5226m。

表3　3组不同海拔健康藏族人群的动脉血氧饱和度（%）

组别	性别	移居汉族				本地藏族			
		例数	范围	均值	标准差	例数	范围	均值	标准差
A组	男	212	90.2～96.5	94.2	1.3	192	89.4～98.0	94.5	1.6
	女	118	89.8～97.0	93.8	1.6	107	90.5～97.8	95.5	1.4
B组	男	147	82.5～93.5	88.9	2.2	122	88.0～94.5	89.2	2.3
	女	110	80.5～95.7	89.4	2.6	86	80.5～95.0	89.5	2.9
C组	男	274	78.6～90.4	85.9	1.8	262	78.5～94.0	88.8	2.1
	女	176	79.8～91.0	86.2	2.1	145	79.2～94.5	88.4	2.3

注：A组，海拔2260～2980m；B组，海拔3128～3968m；C组，海拔4006～5226m。

选择世居藏族的血液学指标为基本诊断标准是可行的。因为我们假设健康世居藏族更适应高海拔生活，并代表生理性适应的“黄金标准”。那些成功适应青藏高原生活的移居汉族也许跟世居藏族一样，有同样的生理性适应[7]。基于人口调查，生活在海拔4006～5226m的藏族健康男性Hb、HCT和SaO_2均值±标准差分别为（158±14.8）g/L，55.2%±4.6%和88.8%±2.1%，正常值上限（+2标准差）和下限（血氧饱和度，-2标准差）分别为188.9g/L、64.4%和84.7%。

病理生理学研究：过度红细胞增多通常用于诊断CMS。根据Monge（1966）所述，长期以来，在秘鲁Hb＞230g/L被随意作为诊断CMS的唯一标准[2]。现在，他们已将213g/L作为新的诊断标准[3]。在西藏，Hb 200g/L（或HCT 65%）显然超过了生活在海拔4006～5226m的健康藏族居民平均值的两个标准差。同时，我们发现Hb值（＞200g/L）或HCT（＞65%）与CMS评分（＞10）之间具有关联性。

过度低氧血症是CMS的重要病理特征之一。蒙赫病患者的SaO_2甚至比在高海拔生活的健康居民还要低。在秘鲁，SaO_2值85%被视作诊断标准[3]。在我国西藏，SaO_2值＜85%比居住在海拔4000m以上的人口均值低。同时，SaO_2随着HCT值的上升和CMS评分的增加（图1、图2）而递减（＜85%）。这表明血氧不足和红细胞增多之间有因果关系。

4 诊断标准

CMS症状和体征问卷计分系统：①头痛。②头晕。③身体虚弱。④精神疲劳。⑤呼吸急促和/或心悸。⑥睡眠障碍。⑦耳鸣。⑧食欲减退。⑨口唇、脸部或手指苍白。⑩咽喉充血及毛细血管突出。

0分：视作否定答案。基于研究对象对症状和体征的肯定回答，1、2、3分分别表示轻微、中等、严重。总分低于10分为健康人群，10～15分为轻微，16～20分为中等，21～30分为严重。

实验室检查：必须将实验室检查的数据也用于CMS诊断，即Hb＞200g/L，HCT＞65%及SaO_2＜85%。

5 关于诊断的具体问题

以问卷计分系统诊断CMS引发了一些特殊问题。

早期诊断：在CMS的经典案例中，诊断本身并无问题，但疾病在早期极难诊断。例如，患者在初次就医时的Hb浓度为200g/L，且只有头痛症状，心肺功能无异常，SaO_2亦无明显偏低（86%）。那么，患者是否罹患CMS？诊断时如果单凭症状是得不出答案的。但是，使用问卷计分系统就能得出否定的结论。这就需要患者每隔数月复查或几年后复诊时才能明确诊断，是因为如果罹患CMS，其症状和体征一般会长期存在，Hb和SaO_2值也会随之发生变化。在诊断有困难时，通常需要对所有证据进行全面评估，包括病史、症状和体征，以及实验室检查的数据，最终

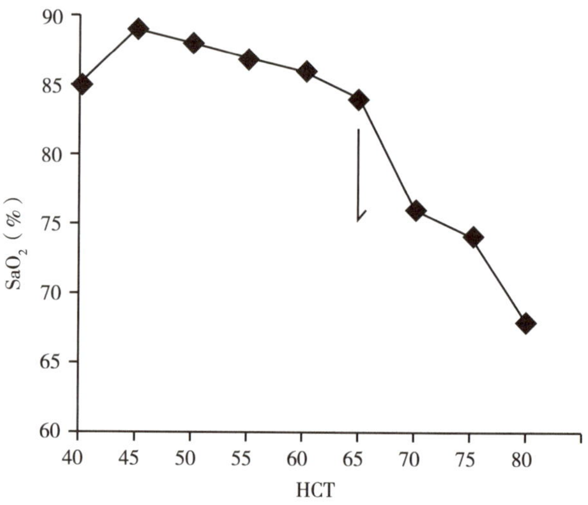

图1　SaO_2值和HCT的关系

注：HCT值高于65%时SaO_2%明显下降。

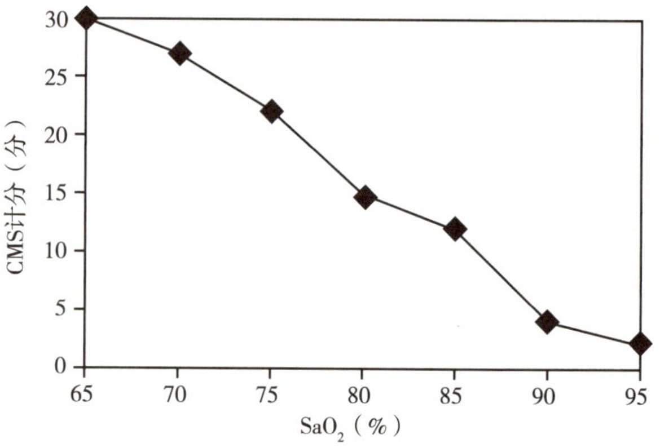

图2　SaO_2值CMS计分的关系

对其计分。

仅有症状和体征时：一些人表现有CMS的症状和体征，但Hb和/或SaO_2却在正常值范围内。怎么办？我们不能确定这些人是否患有CMS，因为CMS的临床表现在个体间存在较大差异。正如我们所知，红细胞增多和血氧不饱和只不过是诊断CMS的重要病理生理学基础而已。

仅有较高Hb和/或HCT时，一些藏族人Hb浓度较高，但无其他任何症状。同样地，一些就诊者对同一症状每天会给出不同的回答。但如果患者表现出的症状和体征始终如一，可推断其患有CMS。

鉴别诊断：诊断CMS需要排除肺病或其他疾病引起的继发性红细胞增多，所以需要更全面的临床评估。

原文期刊：JS Mountain Medicine，Progress in Mountain Medicine and High Altitude Physiology，May 20th-24th，1998，Matsumoto，Japan. 日本登山医学会组织"登山医学与高原生理学进展"会议论文集，1998年日本（长野县）松本市。

参考文献

[1] ROACH C, BATSCH P, HACKETT P, et al. The Lake Louise consensus on the definition and quantification of altitude illness[A]//SUTTON J R, COATES G, HOUSTON C S. Hypoxia and mountain medicine[M]. New York: Pergamon Press, 1991: 327-330.

[2] MONGE C C. Natural acclimatization to high altitudes: clinical conditions[A]//Life at High Altitude[C]. Washington: PAO, 1966, Scientific Pub, 140: 46.

[3] MONGE C, ARREQUI A, LEÓN-VELARD F. Pathophysiology and epidemiology of chronic mountain sickness[J]. Int J Sports Med, 1992, 13(Suppl 1): S79-S81.

[4] KRYGER M, MCCULLOUGH R E, DOEKEL R, et al. Excessive polycythemia of high altitude: role of ventilatory drive and lung disease [J]. Am Rev Respir Dis, 1978, 118(4): 659-666.

[5] HUANG S Y, NING X H, ZHOU Z N, et al. Ventilatory function in adaptation to high altitude: altitude: studies in bet[A]//West J B, Lahiri S. High altitude and man[M]. Bethesda, Maryland: APS, 1984: 173-177.

[6] WU T Y, LI W S, LI Y, et al. Tibetan adaptive physiology: a recent study in Tibet(Abst) [J]. Acta Andina, 1996, 5(1): 100-101.

青藏高原儿童的高原病

Tian-Yi Wu, Chenyi Miao, Chinpin Lin*, Rueyan Ma*, Ruleng Yao, Taoyan Lian**

中国青海高原医学研究院

*青海儿童医院

**中国西宁青海电信医院

【摘要】近期对来自平原的5355名成人和464名儿童在海拔4550m罹患急性高原病（acute mountain sickness，AMS）和高原肺水肿（high altitude pulmonary edema，HAPE）的情况进行了调查。成人AMS和HAPE的发病率分别为38.2%和1.2%，儿童则分别为34.1%和1.51%（$P>0.05$）。上述数据表明来自平原的儿童并不比成人更易患AMS和HAPE。高原性心脏病（high altitude heart disease，HAHD）又称亚急性高原病是在藏儿童较为严重的一种高原病，尤其是在婴儿中患病的风险更大。大多罹患此病的儿童为汉族血统。世居藏族儿童很少罹患此病。HAHD患者都在刚出生或刚到高原几个月后因显著的肺动脉压过高而导致严重右心衰竭。尸检显示右心室肥大和外周肺小动脉肌层增厚。尽管HAHD可在下撤至低海拔处时有所好转，但该病的平均病死率为15%。婴儿HAHD是一种致死性疾病，值得进一步研究。

【关键词】急性高原病；高原肺水肿；高原性心脏病；儿童；西藏

引言

中国的青藏高原居住着两大人群——世居藏族和移居汉族，两个民族的成人和孩子均为久居高原者。近年来，西藏日益成为中国的旅游目的地，许多游客携子女一同前往青藏高原，致使各类高原病在儿童中的发病呈上升趋势，即便是海拔在2800～3000m的地区，也有不少人死于高原病。因此，高原低氧对儿童健康的影响愈加受到关注。遗憾的是，我们对于儿童在高原的健康问题仍然知之甚少。这促使我们开始研究青藏高原地区儿童的高原疾病。

1 急性高原病和高原肺水肿

通常婴儿和儿童不会被带到高原，但青藏高原是个例外。例如，青藏公路从西宁（2261m）延伸至拉萨（3658m），长度为1937km，平均海拔为3500m。特别是昆仑山和唐古拉山段处于永久冻土地带，海拔超过4460～5200m，总长度500km。对游客而言是公认的危险路段。然而，无数人因为旅游、朝圣或商业目的而不得不取道于此。很多成年人带着孩子乘坐汽车在高低海拔间往返。我们最近在海拔4550m的沱沱河公路附近的一处救护站开展了一项有关急性高原病（acute mountain sickness，AMS）的调查，旅居者通常在此过夜。调查对象为5355名成年人和464名儿童，均来自低海拔地区或在海拔2200m以上地区仅停留不到4天。

儿童AMS很难明确诊断，因为根据其主观症状计分不可靠。本研究中的AMS确诊病例是基于症状、查体和氧疗后症状缓解的情况。高原肺水肿（high altitude pulmonary edema，HAPE）的诊断则是依据患者的影像学指标。因此，本研究中儿童AMS和HAPE的发病率相对准确。AMS发病率在成人为38.2%，儿童为34.1%，两者差异无统计学意义（$P>0.05$）。成人和儿童

HAPE的发病率见表1。

表1 唐古拉山（4550m）成人和儿童HAPE的发病率[例（%）]

对象	发病率	HAPE类型
旅客（n=5355）	68（1.27）*	1型
汉族儿童（n=464）	7（1.51）	1型
筑路工人（n=1140）	19（1.67）	1型
本地藏族（n=1638）	4（0.24）**	2型
藏族儿童（n=142）	1（0.70）	2型

注：1型为初进高海拔时出现的HAPE，2型为重返高原时出现的HAPE；汉族成人与汉族儿童比较，*$P>0.05$；藏族成人与藏族儿童比较，**$P>0.05$。

迄今为止，关于永久居住在低海拔地区的儿童前往高原后罹患AMS的风险，我们知之甚少。最近一项对居住在落基山脉海拔2835m的9～14岁儿童的流行病学研究发现，AMS发病率为7%，与同海拔生活的成人8%的发病率相差无几[1]。

然而，在海拔3000m以上居住的儿童尚无研究数据。本研究在唐古拉山区海拔4550m进行，在这一海拔高度成人和儿童AMS的发病率都高。上述数据也表明，低海拔地区的儿童并不比成年人更易罹患AMS[2]。

我们已经知道，在科罗拉多（3100m）里德维尔和秘鲁中心（3750m）拉欧罗雅生活的当地儿童，在从低海拔返回高海拔时患HAPE的风险比成人更大[3-4]。然而，本研究却发现，世居藏族儿童从低海拔重返高海拔地区时发生HAPE的风险较小。造成这一差异的原因尚不清楚，但可能是因为世居藏族儿童的肺动脉壁较薄，肺小动脉内弹性膜仅为单层，肺动脉压较低，以及低氧性肺血管收缩反应程度低[5]。

2 高原性心脏病

尽管Anand[6]声称近期才在人群中描述亚急性高原病的症状，但事实上中国科学家早已在青藏高原报道过此病。该病首次由吴德成和刘永儒于1955年报道[7]。他们报道了一名出生于拉萨（3658m）的11月龄汉族女婴出现呼吸困难、发绀和严重充血性心力衰竭。尸检发现其右心室肥大，周围肺小动脉平滑肌增厚。从病理学上排除了其他疾病诊断，因此作者称该病为高原心脏病（high altitude heart disease，HAHD）。随后，其他相似病例也在青藏高原被发现[8-9]。现在，中国对该病有了进一步了解[10]。

2.1 临床研究

根据对青藏高原286例儿科HAHD病例的临床分析，该病主要临床特征如下。

病情发展：大多数患儿为汉族。在西藏的HAHD患儿有3种情况：①婴儿出生并生活在高原（占73.7%）。②婴儿在低海拔地区出生，但随后被带到高原（16.1%）。③儿童同父母一起从中海拔地区迁徙至更高海拔地区生活（10.2%）[9]。

症状和体征：HAHD的早期临床表现为多动、夜啼、失眠、食欲减退、咳嗽、多汗和声音嘶哑。约一半儿童有呼吸道感染的前驱症状。发病初期伴呼吸急促和呼吸困难，随后出现口唇和手指发绀，进而发展为右心衰竭，肺动脉瓣听诊区第二心音亢进或分裂，在心尖区通常会听到柔和而低调的吹风样收缩期杂音。5岁以上儿童出现疲倦、头晕、胸闷和杵状指。

血红蛋白浓度：仅有7.6%（22例）表现出红细胞增多（超过15g/dl），22.4%（64例）有不同程度的贫血，其他正常。

胸部X线：检查结果包括肺动脉或肺动脉圆锥突出，右心室扩张或心脏阴影呈球形，肺门增大和肺纹理增粗。

心电图：表现为心室顺钟向转位、右轴偏转、右心室肥大、右束支传导阻滞和/或肺型P波。

超声心电图：对56例患者进行超声心电图检查，结果表明所有患者均出现显著的右心室肥厚，但一些患者也表现出一定程度的左心室肥大。17例有心包积液，15例有三尖瓣反流，2例有肺动脉反流。失代偿性期心力衰竭患者心指数下降。

心导管插入术：在海拔2261m处，8例HAHD患者（男童4例，女童4例）在入院时或发病2周内行右心导管术。患者平均年龄为（11.4±4.7）月龄，均在3～15个月内发展成HAHD，平均年龄仅为（8.3±4.5）月龄。所有患者均为汉族。

对照组的种族、性别及年龄均匹配，出生并生活在海拔2261m。

在HAHD组，肺动脉的收缩压、舒张压和平均动脉压均值分别为（52.88±15.98）mmHg［（7.05±2.13）kPa］、（19.88±9.30）mmHg［（2.65±1.24）kPa］和（33.23±11.40）mmHg［（4.43±1.52）kPa］，肺动脉压比高原健康儿童高出2倍或3倍，差异有统计学意义（$P<0.01$）。肺血管阻力和右心室做功按比例增大（表2）。因对照组儿童生活在中等海拔地区，所以他们也表现出轻微的肺动脉压力增高。吸氧时，对照组的肺动脉压降至海平面水平，但HAHD组的肺动脉压仅略微降低。

2.2 转归

部分HAHD患儿通过给予吸氧、强心剂、利尿剂、抗生素、少量输血（如有明显贫血）、糖皮质激素或转移至低海拔地区，症状均得到缓解。但有时因病情发展太快，即使转移至低海拔地区也不能避免死亡。在这种情况下，该病的后期即使将患儿转移到海拔2261m的医院，病死率仍高于62%。住院病例的平均病死率为15%[9]，主要是因为重度心力衰竭，婴儿HAHD或是一种潜在的严重致死性疾病。

2.3 尸检

对11例病死婴儿进行尸检。结果显示，主要的解剖学和组织学特征为严重的右心室肥大和周围肺小动脉平滑肌增厚。肺动脉内膜增厚，肺小动脉异常肌化，有明显的环形肌夹于内外弹性薄层之间。但是，藏族同龄对照组肺动脉壁薄，肺小动脉中仅有单层弹性膜。

在2例尸检中发现，肺动脉和肺小动脉形成血栓和部分栓塞。病理学研究排除了先天性心脏病或其他器质性心脏病的可能。

动脉树状图显示的组织变化很好地解释了儿童在高原的肺动脉阻力增加及肺动脉压增高。小动脉的血管收缩也是肺动脉高压形成的一个重要因素，因为肺动脉高压可以通过注射酚妥拉明或吸氧而轻微或适度降低。同时，内外弹性薄膜因血管收缩而呈波浪形。

如果婴儿的低氧性肺动脉血管反应增加，同时肺动脉树图仍保留其胚胎期结构，则有发展为HAHD的风险。

2.4 流行病学研究

为调查HAHD的患病情况和易感因素，以及找到合理的防治方法，我们对青藏高原人群（15 215名儿童，年龄从出生到14岁；25 618名成人，年龄15岁以上）的HAHD患病情况进行了流行病学研究。受试者为1978—1995年在海拔2261～2808m、3050～3789m和4068～5226m居住的居民。

诊断标准：在研究期间，每名受试者均完整

表2 婴儿HAHD和健康对照组的肺血流动力变化的比较（$\bar{x}\pm s$）

	HAHD	健康对照组	*P*值
右动脉压均值（mmHg）	7.43±3.30	3.68±1.88	＜0.01
肺动脉压均值（mmHg）			
S	52.88±15.98	22.50±1.73	＜0.001
D	19.88±9.30	7.88±1.73	＜0.001
M	33.23±11.40	3.43±3.00	＜0.001
肺动脉楔压均值（mmHg）	7.60±2.40	6.60±2.10	＞0.05
肺血管阻力（dyn.src.cm^{-3}）	1249.1±565.0	201.8±102.4	＜0.001
右心室压力均值（mmHg）			
S	54.38±15.30	24.00±5.93	＜0.01
ED	14.93±5.48	5.70±1.28	＜0.01

注：S，收缩压；D，舒张压；M，均值；ED，舒张末期。

填写了一份调查问卷。HAHD用以下标准来确诊：①疾病只在高原发生，且易发于海拔3000m以上地区。②所有居住在高原的儿童均可受影响。③最显著的临床特征为严重肺动脉高压、明显的右心室肥大（通过X线、超声或在非典型病例中行心导管术），以及充血性心力衰竭。④患者在转移至低海拔地区或进行氧疗后其症状和体征有所好转。⑤应排除先天性心脏病和其他器质性心脏疾病。

患病率见表3。

2.5 流行因素

海拔：HAHD的患病率在低海拔汉族儿童中为0.47%，海拔升至4068～5226m时为3.66%。HAHD的患病率在汉藏儿童中均随海拔的升高而升高。

种族：HAHD婴儿均为汉族。值得注意的是，HAHD在藏族当地儿童中罕见，并且藏族儿童表现出很强的低氧耐受，表明其或许更好地适应了高海拔，这也许是遗传适应的结果。

年龄：得益于大量流行病学和临床数据的积累，强有力的证据表明HAHD不受年龄的限制，在婴儿、儿童[9, 11]、青少年及成年人[12]中都有病例，其中，婴儿的患病率最高（占总病例的89.5%～92.4%）。但是，婴儿在2岁后HAHD的患病率随年龄增长而缓慢降低。

部分在西藏的汉族婴儿即便是在中等海拔地区，也未获得习服。有流行病学调查表明，在海拔2262～2808m，HAHD在汉族儿童中的患病率仍为0.47%，而成年人中无人患病。在海拔3050～5188m，儿童和成人HAHD患病率分别为0.96%和0.30%，前者远高于后者（$P<0.001$）。这些数据再一次表明儿童对HAHD的易感性高于成人[13]。

为何儿童比成人的患病风险更高呢？可能在高原儿童的肺血管对低氧反应更加强烈，形成肺动脉高压，并在出生后保持一种慢性状态，从而导致了HAHD的发生。

2.6 HAHD的本质

基于一系列的研究调查，无论是临床表现还是病理特征均清楚表明HAHD和亚急性高原病是同种疾病。关于HAHD的本质，Wu等[12]首次提出HAHD是牛高原病的人类形式，与Anand[6]最近的观点不谋而合。

令人惊讶的是，牛和人类习服失败的病例都发生在年轻群体中，如被带到犹他山脉中的小牛和在西藏生活的婴儿，且两种情况中导致习服失败的靶器官都是肺血管[14]。

3 结论

当大量生活在低海拔地区的人口迁徙至青藏高原之际，绝大多数人并未意识到此举对其自身及其子女所造成的危及生命的安全隐患。因此，移居人群懂得一些高原健康知识是非常必要的。

综上所述，青藏高原地区约有1200万人口，其中1/4是生活在海拔2200～5400m地区的儿童。由此可推测，每年数以千计的儿童将罹患AMD、HAPE和HAHD，且病死率高。因此，高度关注青藏高原地区儿童高原疾病的病理生理学表现、早期诊断及防治具有重大意义。

原文期刊：JS Mountain Medicine，Progress in Mountain Medicine and High Altitude

表3 西藏高海拔地区儿童HAHD的患病率

海拔（m）	汉族后代			藏族后代			P值
	调查人数（n）	病例数（n）	患病率（%）	调查人数（n）	病例数（n）	患病率（%）	
2261～2808	2330	11	0.47	3017	6	0.20	＞0.05
3050～3797	3347	51	1.52	2258	8	0.35	＜0.01
4068～5226	1146	42	3.16	3153	29	0.92	＜0.01
合计	6823	104	1.52	8428	43	0.51	＜0.01

Physiology, May 20th-24th, 1998, Matsumoto, Japan。日本登山医学会组织“登山医学与高原生理学进展”会议论文集,1998年日本(长野县)松本市。

参考文献

[1] THEIS H R, HONIGMAN B, YIP R, et al. Acute mountain sickness in children at 2,835 m [J]. Am J Dis Child, 1993, 147(2): 143-145.

[2] WU T Y, DAI T F, HUO K X, et al. An epidemiologic study on high altitude disease at Qinghai-Xizang (Tibet) plateau (in Chinese) [J]. Chin J Epidemiol, 1987, 8(2): 65-69.

[3] SCOGGIN C H, HYERS T M, REEVES J T. High-altitude pulmonary edema in the children and young adults of Leadville, Colorado [J]. New Eng J Med, 1977, 297(23): 1269-1272.

[4] HULTGREN H N, MARTICORENA E. High altitude pulmonary edema epidemiologic observations in Peru [J]. Chest, 1978, 74(4): 372-376.

[5] WU T Y, LI W S, YOUNG G E, et al. Low incidence of reascent high altitude pulmonary edema in Tibetan native highlanders (Abst.) [J]. Acta Andina, 1996, 5(1): 39-40.

[6] ANAND I S, CHANDRAWSHEKHAR Y. Subacute mountain sickness syndrome: role of pulmonary hypertension [A] //SUTTON J R, COATES G, HOUSTON C S. Hypoxia and mountain medicine [M]. Oxford: Pergamon Press, 1992: 241-251.

[7] WU D C, LIU Y R. High altitude heart disease (in Chinese) [J]. Chin J Pediat, 1955, 6(5): 348-350.

[8] XUE C. A preliminary observations of high altitude heart disease (in Chinese) [J]. Chin J Pediat, 1957, 8(1): 287-291.

[9] LIN C P, WU T Y. Clinical analysis of 286 cases of pediatric high altitude heart disease [J]. Chin Nat J Med, 1974, 54(Suppl 6): 99-100.

[10] WU T Y. The termiology and classification of high altitude disease in China [J]. ISMM News letter, 1993, 3(1): 2-4.

[11] LI J B, WANG I Y, JIAO H G. Infantile malacclimatizatized to high altitude a pathologic observation (in Chinese) [J]. Chin J Pathol, 1966, 10(2): 98-99.

[12] WU T Y, WANG Z W, LI C H. Adult high altitude heart disease (in Chinese) [J]. Chin J Intern Med, 1965, 13(8): 700-702.

慢性阻塞性肺疾病在青藏高原的高患病率和高病死率

Wu T.Y.，Cheng G.J.，Die T.F.，Xue F.D.，Jin Y.S.

中国青海高原医学研究院，西宁 810012

慢性阻塞性肺疾病（chronic obstructive pulmonary disease，COPD）在高海拔地区与海平面地区表现不尽相同，关于COPD在青藏高原地区的重要发现如下。

高患病率：COPD在青藏高原患病率比国内海平面地区高。COPD在西宁地区最为常见，在海拔2260～2550m，研究人员用问卷调查了4619名18岁以上的干部、工人和农民，结果发现慢性支气管炎、阻塞性肺气肿和慢性肺源性心脏病的发病率分别为13.9%、3.4%和1.5%。在高原地区（海拔4280m）开展的另一份调查涵盖共1245名移居汉族和1074名世居藏族游牧居民，其慢性支气管炎、阻塞性肺气肿和慢性肺源性心脏病在移居汉族中的患病率分别为15.5%、6.6%和1.9%；在世居藏族中分别为5.4%、1.5%和0.28%，本地藏族人COPD患病率比汉族低。可能是因为他们不仅能适应低氧环境，也能适应当地的寒冷气候，而且他们在高海拔地区不会出现肺动脉高压和红细胞增多症，此外，由于宗教信仰原因，藏族很少有人吸烟。相反，永久居住在青藏高原上的移居汉族COPD患病率远高于藏族及居住在低海拔的汉族，这可能是由于其高原习服不良所致。

高病死率：西藏移居汉族的慢性肺源性心脏病病死率高于全国平均水平。青藏高原平均年龄标准化死亡率为182/10万，这比科罗拉多（女性14.9/10万，男性72.5/10万，Moore，1982）高，比吉尔吉斯斯坦（5.89～19.0/1000 PYO，Sarybaev和Mirrakhimov，1998）低。上述数据表明，高原缺氧环境下肺部缺氧性疾病的临床病程更严重，并能导致严重后果。

原文期刊：Центрально-Азиатский Медицинский Журнал（《中亚医学杂志》）。

参 考 文 献

[1] WU T Y. An epidemiological study on high altitude disease at Qinghai-Xizang (Tibet) plateau [J]. Chin J Epidemiol, 1987, 8 (2): 65-69.

[2] DICKINSON J G. Terminology and classification of acute mountain sickness [J]. Br Med J (Clin Res Ed), 1982, 285 (6343): 720-721.

[3] WU T Y, LI W S, ZHAO G L. High altitude pulmonary edema: an observation in Qinghai-Xizang (Tibet) plateau (Abst.) [A] //International Congress on Mountain Medicine [M]. Crans-Montana, Switzerland, 1991: 8.

[4] HULTGREN H N. High altitude medical problems [A] //SUTTON J R, JONES L, HOUSTON C S. Hypoxia: man at high altitude [M]. New York: Thieme-Stratton Inc. , 1982: 156-157.

[5] HECHT H H. , KUIDA H, LANDE R L, et al. Brisket disease Ⅲ. Clinical features and hymodynamic observations in altitude-dependent right heart failure of cattle [J]. Am J Med, 1962, 32: 700-704.

[6] WU T Y, ZHANG Q, XIA S J, et al. High altitude disease-a special type of chronic cor pulmonale [A] //International Symposium on Pulmonary Arterial Hypertension [C]. Beshkek, R Kyrghyzstan, 1992: 73.

[7] KRYGER M, MCCULLOUGH R E, DOEKEL R, et al. Excessive polycythemia of high altitude: role of ventilatory drive and lung disease [J]. Am Rev Respir Dis, 1978, 118 (4): 659-

666.

[8] WU T Y, ZHANG Q, JIN B S, et al. Chronic mountain sickness (Monge's disease): An observation in Qinghai-Tibet plateau [A] //UEDA G, REEVES J T, SEKIGUCHI M. High altitude medicine [M]. Matsumoto: Sinshu University Press, 1992: 314-324.

[9] HOUSTON C S. Classification of altitude illness [A] //SUTTON J R, JONES L, HOUSTON C S. Hypoxia: Man at high altitude [M]. New York: Thieme-Stratton Inc, 1982: 156-157.

关注高原消化道出血

吴天一

中国青海高原医学研究院，西宁　810012

1999年10月出版的《ISMM简报》中，有关的病例讨论对于帮助我们理解高原消化道出血（gastrointestinal bleeding，GIB）十分重要。它促使我们思考高原对胃肠黏膜的影响，特别是GIB的原因。

流行病学和临床研究均表明，GIB在高原并不罕见。Lian和Hun[1] 报道，1978—1984年，共有4520名筑路工人和830名职员前往海拔4767～5232m参与青藏铁路的修建工作。筑路工人中GIB的发病率为0.95%（43例），而职员为1.93%（16例），其中2例GIB发病是在抵达高原5～8天发生的，其他病例则在10～70天内发病。在喀拉昆仑山脉地区，Liu[2] 报道了一些位于喀拉昆仑山脚（3550m）中国军队医院收治的患者。该医院接收了一些来自平原地区并在海拔3700～5380m驻扎1年的士兵患者，GIB病例占这些患者的0.8%，同一时期有1.5%的急性高原病（acute mountain sickness，AMS）患者住院治疗。

据多数山区医生所知，虽然心脏、呼吸和神经方面的症状在登山运动者中更常见，但胃痛、消化不良、咯血、痔疮和消化性溃疡也并非少见[3]。Hu等[4] 指出GIB可表现为咯血、黑便或便血。但出血可隐匿，粪便表面正常，但生化检测可检出血液。Naito等[5] 在“岩手县喀拉昆仑山脉探险”活动期间，检测了粪便隐血。在10名登山运动员中，他们使用了一种名为“OC-Hemodia Kit”的试剂盒，可仅检出人类血红蛋白，而不会与其他动物的血红蛋白发生交叉反应。结果表明，2名有明显胃部出血症状的受试者有阳性反应，另外5名受试者则有轻度的阳性反应。这些数据表明隐匿性GIB可发生在中度海拔（3800m）。然而，Saito[6] 报道了5名在5154～8200m珠穆朗玛峰极高海拔出现上消化道出血的登山者，他们全部出现了便血和急性贫血。

GIB可引发多种症状及体征，具体取决于出血速度和程度。通常急性中度出血（失血量500～1000ml）可导致嗜睡、眩晕、少尿、出汗和面色苍白。最先表现为直立性低血压。脉搏似乎并非可靠的参数，特别是在高原，心动过速在登山运动者中很常见。如患者出现血压降低、心率升高并伴有上腹部疼痛、面色苍白、急性贫血，且粪便隐血实验呈阳性反应，则可作GIB诊断。

最近，科学家在高原居民和登山运动员中开展了一系列使用内镜检查的重要研究。Sugie等[7] 报道了在希夏邦马峰（8020m）的内镜检查结果。该研究共纳入22名登山运动员（20名男性，2名女性，平均年龄32.2岁），其中13人（59%）存在胃、十二指肠黏膜损伤。其中，3例患有急性胃黏膜病变（acute gastric mucosal lesion，AGML）（2例为线形胃溃疡，1例为出血性胃炎），2例患十二指肠溃疡，1例患胃溃疡。Zhao和Li[8] 也在51例健康男性年轻受试者（平均年龄27岁）中开展了内镜检查（含黏膜活检）。受试者是来自低海拔地区的汉族，在受检前1周至1个月移居至海拔3658～4200m的西藏拉萨地区。他们发现胃、十二指肠黏膜损伤的发病率达到60.8%，其中27例患急性浅表性胃炎，3例患AGML，1例患十二指肠溃疡。在AGML患者的胃中观测到弥漫性糜烂和出血及溃疡性坏死。

内镜检查提示，高原GIB是由胃、十二指肠溃疡及出血性胃炎和胃黏膜弥漫性糜烂引起。

令人惊讶的是，在一次珠穆朗玛峰探险活动中，在海拔7028m处，一名男性登山运动员因其血细胞比容降至21%而发生严重GIB和严重贫血。该患者被立即送返日本，回到平原后的胃镜检查发现他的胃和十二指肠无任何异常[6]。同时，Cao[9]报道了1例来自低海拔地区的健康汉族在拉萨（3658m）逗留期间发生GIB。他死于复发性GIB，尸检显示胃内仅有弥漫性浅表糜烂，并未发现消化性溃疡，这也许是AGML的一种特殊表现类型。

AGML可由某些药物诱发。David Syme指出，因为镇痛药（如阿司匹林或其他非甾体抗炎药）可引发GIB。AMS患者要缓解头痛并非易事。目前一般使用地塞米松预防和治疗AMS[10-11]，但如患者此前曾患有溃疡，在使用地塞米松时要倍加审慎，因地塞米松可能会增加GIB的发生风险。

历史上，人们曾认为饮酒可以缓解及防治AMS（Marcet，1886—1888），但如今证实在高原饮酒可能会增加GIB的风险。Steele[12]描述了3例夏尔巴人在珠穆朗玛峰饮用烈酒后，出现严重的上腹痛、恶心和呕吐。他认为他们发生了急性消化道溃疡，需要马上低转。1例夏尔巴人在大量饮酒后咯血约1L。如前所述，在唐古拉山的受试者中，职员的GIB发病率相对较高，这可能与他们饮酒较多有关。

高原GIB可危及生命。在高原地区发生的急性大量出血及休克所致缺氧、细胞功能障碍和酸中毒可导致死亡。Lian TY[1]的研究中报道了59例GIB患者，其中4例死亡，死亡率6.8%。2例因身处偏远地区，不能低转而死，另2例因未能及时低转而死亡。31例患者从高原转运至海拔2800m处，24例被转运至海拔2260m处，并马上入院接受进一步诊断和治疗，他们的病情逐步改善。由此说明及时低转能有效缓解病情。

高原GIB的病理机制仍不清楚。大鼠实验表明，冷应激[13]和低氧应激[14]可诱发AGML。登山运动员在高原上同时面对冷应激和低氧应激。因此，低氧可能是健康平原登山运动员在高原上发生AGML的主要原因[7]。Kamiyama等[15]把胃黏膜细胞电位差视作一种胃黏膜防御机制，它在低氧诱导的AGML的发病机制中可能起重要作用。电位差与胃黏膜上皮细胞转运电解质的能力（这高度依赖于有氧代谢）密切相关。低氧可改变组织中氧的水平，导致电位差下降。Naito等[16]注意到胃黏膜中卵磷脂的过氧化反应可能是导致AGML的另一种机制。红细胞增多症在登山运动者中常见[8-9]。红细胞增多症导致的微血管血栓形成可能引发AGML[17]。

上述因素可以部分解释长期暴露在低氧环境的高原居民中胃溃疡[18]和溃疡出血[19]的发生率较高的原因。因此，已知患有消化性溃疡的人员不应该前往高原，除非其症状已得到良好控制。

应对高原GIB的紧急策略是快速低转、吸氧和输入盐水或输血（如果可能）。H_2受体拮抗剂（雷尼替丁等）或质子泵抑制剂（如奥美拉唑）等药物可有效治疗GIB。任何登山运动员在出现上腹痛等症状时，都应掌握GIB的对症自我疗法。H_2受体拮抗剂能有效治疗溃疡和GIB，是目前的推荐疗法。

我们也注意到约64%的GIB发生在AMS患者中，约36%的患者仅患高原GIB[4]。因此，高原GIB究竟是高原病的一种形式抑或仅仅是初登高原后的一种并发症，还需进一步研究。

原文期刊：ISSM News Vol. 10 No. 2 April, 2000.《国际运动医学协会简讯》2000年4月第10卷第2期。

参 考 文 献

[1] LIN T Y, HUN X M. A survey of the different forms of acute mountain sickness[A]//Second Chinese Congress on High Altitude Medicine [C]. Xining, Qinghai: Qinghai Publishing House, 1985: 115-116.

[2] LI M F. Upper alimentary canal bleeding at high altitude[M]. Tianjing: Tianjing Science & Technology Press, 1995: 586.

[3] BHATTACHARJYA B. Mountain Sickness [M]. Bristol: John Wright & Sons LTD, 1964.

[4] HU H C, WU T Y, LI T L. High altitude disease [M]. (in Chinese). Xining: Qinghai Publishing House, 1997: 65-68.

[5] NAITO H, MATUNO S, SAKAI I, et al. Gastrointestinal symptoms in high mountain

climbing-Medical report in Iwate Karakoram Friendship Expedition on 1989 [A] //UEDA G, REEVES J T, SEKIGUCHI M. High altitude medicine [M]. Matsuwoto: Shinshu University Press, 1992: 286-299.

[6] SAITO A. The medical reports of the China-Japan-Nepal Friendship Expedition to Mt. Qomolangma/Sagarmatha (Everest) [J]. Jap J Mount Med (in Japanese), 1989, 9 (1): 83-87.

[7] SUGIE T, ADACHI M, JIN-NOUCHI Y, et al. Gastroduodenal mucosal lesion at high altitude [J]. Jap J Mount Med (in Japanese), 1991, 11 (1): 55-58.

[8] ZHAO G B, LI L. The gastrointestinal mucosal lesions in high altitude polycythemia [J]. Natl Med J China (in Chinese), 1991, 71 (11): 611.

[9] CAO Z W. High altitude polyeythemia [M]. Beijing, China: Military Medical Science Press, 1996: 96-97.

[10] ROCK P B, JOHNSON T S, LARSEN R F, et al. Dexamethasone prophylaxis for acute mountain sickness. Effect of dose level [J]. Chest, 1989, 95 (3): 568-573.

[11] LEVIN B D, YOSHIMURA K, KOBAYASHI T, et al. Dexamethasone in the treatment of acute mountain sickness [J]. N Engl J Med, 1989, 321 (25): 1707-1713.

[12] STEELE P. Medicine on Mount Everest 1971 [J]. Lancet, 1971, 2 (7714): 32-39.

[13] KAMIYAMA Y, SAKAI I, NAITO H, et al. Pathogenesis and prevention of experimental acute gastric ulcers by cold restraint stress [A] // UEDA G, KUSAMA S, VOELKEL N F. High altitude medical science [M]. Matsumoto: Shinshu University Press, 1988: 454-457.

[14] AICHI M. Experimental studies on development of gastric mucosal damage following acute hypoxia in rats [J]. Jap J Gastroent, 1980, 77 (8): 1223-1233.

[15] KAMIYAMA Y, MATSUNO S, SAKAI I, et al. Pathogenesis of experimental acute gastric mucosal lesions induced by hypoxia in rats [A] // UEDA G, REEVES JT, SEKIGUCHI M. High altitude medicine [M]. Matsumoto: Shinshu University Press, 1992: 280-285.

[16] NAITO H, MASUKO T, KAMIYAMA Y, et al. A possible role of lipid peroxidation in the pathogenesis of acute gastric mucosal lesion induced by hypoxia [A] //Third World Congress On Mountain Medicine And High Altitude Physiology [C]. Matsumoto: Press Committee of the Third World Congress on Mountain Medicine and High Altitude Physiology, 1998: 111.

[17] CHU X Q, SUN H F. Ultrastructural characteristics of gastric mucosa in patients with high altitude polycythemia [A] //Third World Congress On Mountain Medicine And High Altitude Physiology [C]. Matsumoto: Press Committee of the Third World Congress on Mountain Medicine and High Altitude Physiology, 1998: 164.

[18] GARRIDO-KLINGE G, PENA L. The gastroduodenal ulcer in high altitudes (Peruvian Andes) [J]. An Fac Med Lima, 1960, 43: 419-436.

[19] VARGAS S C. Peptic ulcer in the native Peruvian [A] //NANKODO. Proceedings of the Third World Congress of Gastroenterology [C]. Tokyo: Nankodo, 1967.

西藏儿童的高原性心脏病

Tianyi Wu，Chenyi Miao，Xiaoqing Wang

中国青海高原医学研究院，西宁　810012
通讯作者：吴天一
电话86-971-6252279；传真：86-971-6142232；电邮：wutianyi2002@163.com

在中国，数百万世居儿童长期定居在海拔2260～5400m的青藏高原。近来，有大量世居平原地区的汉族移居至青藏高原。因父母工作原因，每年有成千上万的汉族儿童随其家庭移居高原。移居西藏的汉族人面临一个特殊的环境问题：出生于高原或在1岁前带到高原的汉族婴儿无法健康成长。

青藏高原儿童的急性高原疾病（急性高原病、高原肺水肿、高原脑水肿）涉及一个特殊的问题：过度肺动脉高压（这也常发生在部分汉族儿童中），由此可迅速发生充血性心力衰竭，通常可引起致命的预后。

由于这一新的综合征可影响婴儿，并在数周或数月（而非数天或数年）后进展为婴儿亚急性高原病（Sui等，1988；Anand和Chandrashekhar，1992）。在中国，该病被命名为高原性心脏病（high altitude heart disease，HAHD）。婴儿一词指1岁以下儿童，虽然多数患者为婴儿，但前语言期儿童甚至更大的儿童也可罹患该病。隋等（1988）报道了15例在拉萨（海拔3658m）发生的急性高原病病例。其中10例为婴儿，2例大于1岁，其中1例系16月龄的藏族男孩；另一例为14月龄汉族女孩。Khoury和Hawes（1963）报道了11例患有严重肺动脉高压的儿童，年龄在6月龄至6岁，均出生于美国科罗拉多州海拔3360～3390m的Leadville-Climax。作者称之为高原儿童原发性肺动脉高压。不过，该病不应与原发性肺动脉高压相混淆，因后者很少发生在高原，且患者返回低海拔地区后症状也不会改变。Grover等（1966）则报道了1例15岁的隐匿性HAHD患者，该患者有明显的肺动脉高压。从青藏高原大量HAHD患者中所收集的详细的临床数据表明，HAHD没有年龄限制。HAHD患者中既有婴儿（青海病例中占89.5%，西藏病例中占83.2%），也有1～12岁的儿童（青海和西藏病例中分别占10.5%和16.8%）（Lin和Wu，1974；Mo和Jiang，1983）。HAHD也可发生在年龄较大（＞8岁）的儿童且已在高原居住时间长达数年的儿童中。鉴于HAHD很可能并不仅局限于婴儿，因此，在中国采用HAHD一词来描述此类充血性心力衰竭。HAHD的基本概念是发生于高原出生或被携带至高原的平原儿童，以重度肺动脉高压和充血性心力衰竭为特征。婴儿更易发生HAHD，且病死率很高。积极治疗包括快速转送至低海拔地区。

儿童HAHD发病机制中的主要因素是重度肺动脉高压。然而，在婴儿亚急性高原病或HAHD儿童中，经由右心导管术开展的血流动力学检测还很有限。Khoury和Hawes（1963）报道了5例6～18月龄的患儿。所有患儿均存在肺动脉高压。其肺动脉收缩压、肺动脉舒张压和平均肺动脉压均值分别为（70.8±27）mmHg、（30±26）mmHg和（47±24）mmHg。2例儿童猝死，其中1例为男性6月龄婴儿，其肺动脉压极高［115/75（88）mmHg］。Grover等（1965）报道了1例居住在美国科罗拉多州莱德维尔市（海拔3100m）的15岁白种人女孩，该女孩存在严重的肺动脉压［67/24（44）mmHg］。给予纯氧吸入后，肺动脉压降至37/21mmHg。我们推测该女孩患有隐匿性HAHD，因其被移送至平原11个月后，肺动脉压显著下降［33/8（17）mmHg］。笔者（Wu等，1998）则收集了8例生活在海拔3008m和4280m的汉族HAHD患儿（4男4女）。这些患儿的平均年龄为（11.4±4.7）月龄，其HAHD的发病年龄在3～15月龄。对照组为12例种族、性别和年龄均匹配的健康儿童，他们均生活在海拔2261m的西宁。受试者在海拔2261m入院时或在发病2周内接受了右心导管术。8例HAHD患儿均存在肺动脉高压：肺动脉收缩压、肺动脉舒张压和平均肺动脉压分别为（52.88±15.98）mmHg、（19.88±9.30）mmHg和（33.23±11.40）mmHg。对照组的相关数据则分别为（22.50±1.73）mmHg、（7.88＋1.73）mmHg和（13.43±3.00）mmHg。因此，HAHD患儿中肺动脉高压的发生率比居住在高原地区的健康儿童高2～3倍，各均值间差异有统计学意义（$P<0.001$）。两组人群的肺动脉楔压都维持正常。纯氧吸入并未完全改善HAHD组的肺动脉高压，仅降低了16%～28%。与此相反，吸氧则使对照组的PAP降至平原地区的均值。

这些发现与既往在健康的安第斯儿童中开展的研究所见一致。心导管检查显示轻度肺动脉高压与肺血管阻力增加相关，肺动脉高压在5岁以下儿童中较为严重（Penaloza等，1963；Sime等，1964）。其部分原因是毛细血管前小动脉的肌层增厚所致，这种现象见于高原儿童，但可随着年龄的增长或移居至平原地区后逐渐消退。此外，轻度肺动脉高压是无症状的，而且在高原暴露中不是决定性因素。相反，我们注意到，在高海拔地区，部分汉族婴儿的肺动脉肌层没有变薄，且婴儿出现了症状性重度肺动脉高压。

肺血管平滑肌是形成高原肺动脉高压的决定性因素。这些患者的尸检结果提示，肺血管疾病在很大程度上与肺动脉肌化有关，其中包括肺小动脉中层肥厚和肺小动脉肌化。此外，同时存在因重度肺高压所致的右心室扩张和肥厚（Lin和Wu，1974；Sui等，1988；Wu等，1998）。然而，与之相反的是，在2岁以下藏族儿童对照组中发现肺动脉壁较薄，肺小动脉壁只有一层薄弹力膜（Sui等，1988）。

显然，该综合征是低氧性肺动脉高压引起的心脏疾病的一种夸大和经典的例子。HAHD并非人体独有的一种疾病，在牛的身上则表现为牛的高原病。HAHD和牛高原病共有的普遍特点：两者均出现在幼龄期（小牛或儿童）；肺小血管肌层增厚；存在过高的肺动脉压；严重的右心室肥厚和扩张，可导致充血性右心力衰竭。两者均为哺乳动物对高原地区适应不佳的表现。

严重的红细胞增多已被广泛认为是慢性高原病的一项标志。然而，HAHD患者的血红蛋白浓度可为正常，甚至伴有贫血（Lin和Wu，1974；Mo和Jiang，1983）。有意思的是，慢性高原病主要影响长期定居于高原居民的生命后期，并且被视作一种“习服丧失”；HAHD则是一种综合征，主要发生于一些祖籍为平原且首次暴露于高原环境的婴幼儿的生命早期，似为“未能习服”的一种表现。

HAHD可偶发于世居高原居民，在一组藏族HAHD患儿中（9例中的7例），大多数此前曾随同父母从中等高度移居至更高海拔（＞4500m）（Mo和Jiang，1983；Wu等，1998）。世居藏族儿童中罕见HAHD的现象表明世居人群可更好地适应高原，这可能是藏族遗传适应的一个标志。

不过，在青藏高原观察到的HAHD同样可致死：住院死亡率为4.2%～15%（Lin和Wu，1974；Mo和Jiang，1983）。如继续停留在高原并在当地治疗可导致灾难性的后果，因为在高原地区心力衰竭的治疗效果不佳。吸氧和给予强心剂、利尿剂和糖皮质激素可能会争取时间并短暂缓解症状，但这些都不能替代转至低海拔地区的措施。

近年来，随着病理生理研究的开展和预防工作的加强，该病的发病率和病死率已经下降。然而，对于这种严重疾病仍不能掉以轻心。

为避免发生这种疾病，通常的做法是让汉族孕妇转至平原分娩，然后委托其老龄亲属代为照顾。在儿童长至1岁前不携其进入西藏。有些孩子会在低海拔地区度过其生命的最初几年（3～5岁）。

HAHD仅见于喜马拉雅地区和美国科罗拉多州境内的落基山地区（Khoury和Hawes，1963；Grover等，1966）。由于居住在安第斯山的儿童有类似的肺动脉肌层改变，其中部分儿童可出现严重的肺动脉高压（Sime等，1963；Penaloza等，1964），类似于在西藏的汉族儿童所观察到的情况。因此，有人提出问题：婴儿亚急性高原病或HAHD是否可能也存在于安第斯山的儿童中，尤其是在西班牙裔或混血裔的儿童中。事实上，此类疾病在玻利维亚（Aparicio和Antezana，1992）和秘鲁（Penaloza等，1977）的婴儿和儿童中也有过报道。鉴于HAHD可影响全球所有高原人群的健康，当前亟须对这一罕见综合征开展进一步的研究。

原文期刊：不详。

参 考 文 献

[1] ANAND I S, CHANDRASHEKHAR Y. Subacute Mountain Sickness Syndrome: Role of Pulmonary Hypertension [C] //SUTTON J R, COATES G, HOUSTON C S. Hypoxia and Mountain Medicine. Burlington, VT: Queen City Press, 1992: 241-251.

[2] APARICIO O, ANTEZANA G. Enfermedades cardio-vasculares en la altura [J]. Acta Andina, 1992, 1(1): 54-55.

[3] GROVER R F, VOGEL JHK, VOIGT G G, et al. Reversal of high altitude pulmonary hypertension [J]. Am J Cardiol, 1966, 18(6): 928-932.

[4] KHOURY G H, HAWES CRC. Primary pulmonary hypertension in children living at high altitude [J]. J Pediat, 1963, 62(3): 177-185.

[5] LIN C P, WU T Y. Clinical analysis of 286 cases of pediatric high altitude heart disease [J]. Chin Nat J Med, 1974, 54(6 Suppl): 353-356.

[6] MO L F, JIANG M X. Pediatric high altitude heart disease [M]. In: High Altitude Medicine [in Chinese]. Lhasa: Tibetan People's Publisher, 1983: 251-259.

[7] PENALOZA D, ARIAS-STELLA J, SIME F, et al. The heart and pulmonary circulation in children at high altitudes. Anatomical and clinical observations [J]. Pediatrics, 1964, 34(5): 568-582.

[8] PENALOZA D, RUIZ L, ARIAS-STELLA J, et al. Mai de Montana cronico: formas vascular y respiratoria [C] //Jomadas Cientificas (XV Aniversario) 1961-1976. Lima: Universidad Peruana Cayetano Heredia, 1977: 52.

[9] POLLARD A J, NIERMEYER S, BARRY P, et al. Children at high altitude: An international consensus statement by an ad hoc committee of the ISMM [J]. High Alt Med Biol, 2001, 2(3): 389-403.

[10] SIME F, BANCHERO N, PENALOZA D, et al. Pulmonary hypertension in children born and living at high altitudes [J]. Am J Cardiol, 1963, 11(4): 143-148.

[11] SUI G J, LIN Y H, CHENG X S, et al. Subacute infantile mountain sickness [J]. J Pathol, 1988, 155(2): 161-170.

[12] WU T Y, MIAO C Y, LIN C P, et al. Altitude illness in children on the Tibetan plateau [C] //OHNO H, KOBAYASHI T, MASUYAMA S, et al. Progress in Mountain Medicine and High Altitude Physiology. Matsumoto: Press Committee of the Third World Congress, 1998: 195-200.

模拟海拔5000m环境下藏族与汉族的睡眠结构与周期性呼吸

Robert Plywaczewski[a]，Tian-Yi Wu[b]，Xiano-Qin Wang[b]，Haui-Wei Cheng[b]，Pawel Sliwinskia，Jan Zielinskia[a, *]

[a]波兰肺结核与肺病研究院呼吸医学研究室，华沙　26，01-138
[b]中国青海高原医学研究院，西宁　810012
2002年12月4日接受

【摘要】藏族是长期居住于高原的最古老的人群。他们对低氧环境具有多种适应机制，以改善对氧的运输能力。我们假设，与来自低海拔地区并已习服高原的移居者相比，世居藏族已建立了能在高原维持良好睡眠结构与睡眠时氧合能力的相关机制。我们对8名年龄为（26±7）岁的健康藏族青年及6名年龄为（30.5±4）岁的健康汉族青年进行了对比研究。所有受试者均居住在海拔约为4000m的青藏高原。本研究在海拔为2261m（气压＝581mmHg）的西宁完成。在低压氧舱内完成两组完整的多导睡眠监测，其中一组在自然海拔高度，另一组在急剧暴露于模拟海拔5000m的环境（气压＝405mmHg）下进行。研究采用分夜设计方案，在同一晚完成两组多导睡眠监测。在海拔2261m试验环境下，两组受试者的睡眠结构、睡眠时呼吸模式和氧合能力均无差异，但汉族出现唤醒和觉醒的次数更多（$P<0.002$）。与汉族相比，藏族在海拔5000m环境下表现为睡眠时间更长（$P=0.002$），第1阶段非快速眼动睡眠时间更短（$P<0.001$），以及第2阶段非快速眼动睡眠时间更长（$P<0.001$）。此外，藏族还表现出更多的周期性呼吸和平均动脉血氧饱和度更高的趋势。本研究表明，藏族在急剧暴露于模拟海拔5000m的环境下能够维持比汉族更好的睡眠结构与动脉血氧饱和度。

【关键词】海拔，睡眠；缺氧，适应，睡眠；哺乳类，人类（藏族）；睡眠，高原适应

引言

据估计，超过1.4亿人居住在海拔2500m以上。在低压环境下，低氧分压可减少氧气向组织的转运，从而影响许多器官的功能。大多数高原居民距今约400年前开始迁徙到这些地区定居。不过，有两个群体在高原的居住历史更长，即居住在南美安第斯山的印第安人与居住在喜马拉雅山和青藏高原的中国藏族（Beall，2000）。现有数据显示，中国藏族在高原居住的时间比安第斯山印第安人更长（Moore，2001）。

藏族似乎已形成多种遗传适应机制，使其能在高原生活和繁衍。与已习服高原的汉族新进者相比，拉萨世居藏族的肺容量更大，并且可维持更高的动脉血氧饱和度（oxygen sataration，SaO_2）（Sun等，1990；Droma等，1991）。藏族在静息及进行性运动时肺泡-动脉氧分差压均低于汉族，表明其肺部气体交换效率更高（Zhuang等，1996）。藏族的血红蛋白水平低于生活在相似海拔高度的安第斯人（Beall等，1998）。藏族仅出现极轻微的缺氧性肺动脉高压（Groves等，1993）和肺动脉壁重构（Gupta等，1992）。上述所有适应性机制均可改善组织供氧，并能在高原维持更佳的体能（Pugh等，1964）。

睡眠质量与整夜氧合情况是维持人类健康的

重要组成部分。本研究旨在比较本地藏族和已习服汉族在急剧暴露模拟海拔5000m后的睡眠结构和呼吸障碍。

1 对象与方法

1.1 受试者

我们调查了8名健康年轻男性藏族及6名年轻男性汉族。藏族属世居藏族，其祖先非低海拔地区迁入，他们均出生并生活在海拔3700～4800m的青藏高原。调查开始前，3名藏族受试者已在海拔2261m的西宁停留2～7天；其余5名藏族受试者已在西宁居住2个月至6年（表1）。

在6名汉族受试者中，5名出生于海拔2200～2267m地区，1名出生于海平面，他们均在高原生活多年，并已习服高原环境。事实上，他们与本研究入选的藏族受试者居住在相同海拔。调查开始前，汉族受试者在西宁停留了7天至1.5年（表2）。

从病史、体检、肺功能检查数据、血液学指标、心电图及胸部放射性检查结果来看，所有受试者健康状态良好。分别有6名藏族和3名汉族受试者无吸烟史。所有受试者均签署高原医学研究所审批的研究程序知情同意书。

1.2 方法

本次调查由位于海拔2261m（气压＝581 mmHg）的中国青海省省会城市西宁的高原医学研究所完成。

肺功能测量使用MicroGP肺活量计（MicroMedical，Rochester，England）。测量指标包括用力肺活量（forced vital capacity，FVC）、第一秒用力呼气容积（forced expiratory volume in on second，FEV_1）及呼气流量峰值（peak expiratory flow，PEF）。3次测量结果的差别要求不超过5%。

在大型低压氧舱中利用可移动式睡眠实验室——Somnostar α（SensorMedics，Yorba Linda，Ca，USA）完成受试者多导睡眠监测（polysomnography，PSG）。受试者此前均未接受过PSG或在低压氧舱睡眠。记录完整PSG数据。脑电图利用中央点（C4）与枕点（O2）双电极进行记录。将眼电图电极放置在两眼侧面外眼角。两个肌电图电极安置于颏下区域。使用诱导体积描记方法记录胸壁与腹壁的呼吸运动。使用热敏电阻监测口鼻气流。通过指夹血氧探头采集脉搏和SaO_2数据。使用三导联心电图监测受试者心率。

呼吸暂停定义为呼吸气流暂停持续期≥10秒。如果呼吸气流降幅＞50%及呼吸运动的持续≥10秒，则考虑为呼吸困难。根据有规则的呼吸起伏变化辨别周期性呼吸（periodic breathing，PB）。根据连续两次呼吸峰的时间间隔测量一次呼吸周期。平均SaO_2为所有纪录数据的平均值。最低SaO_2则为PSG期间内记录到的SaO_2最低值。

根据经典标准（Rechtschaffen和Kales，1968），以30秒作为间隔时间记录各睡眠时段。总睡眠时间（total sleep time，TST）按照时段第1、2及3＋4的非快速眼动（non-rapid eye movement，NREM）睡眠和快速眼动睡眠总和计算。总睡眠期（total sleep period，TSP）按照从睡眠起始到唤醒计算。睡眠效率（sleep efficiency，SE）按照TST/TSP的比值进行计算。在30秒间隔时间内符合清醒期标准的脑电图监测信号数超过50%，则评定为觉醒状态。在短时间内，2～15秒后，脑电图变化显示阿尔法活动、睡眠阶段发生变化、诱发EC复合体，并观察到脑电图频率或运动活性增加（American Sleep Disorders Association Report，1992），则评定为唤醒状态。根据每小时睡眠期间记录到的睡眠活动计算唤醒与觉醒指数。

所有电极与感受器放置到位后，将受试者置于舒适的试验床上。10小时内分两个阶段采集记录，每一阶段5小时，即21：30～02：30和03：00～08：00。在第一个5小时时段内，打开低压氧舱（海拔2261m）描记相关数据；在第二个5小时时段内，氧舱内的压力降至405mmHg以模拟海拔5000m的环境记录相关数据。两个阶段的顺序在两个种族受试者间随机选取，从而使两个民族在两个阶段保持相同数量的受试者。受试者均未服用任何药物。要求受试者在受试前24小时禁止饮用含酒精或咖啡因的饮料。

表1　8例藏族男性体格检查参数特征

受试者姓名拼音缩写	年龄（岁）	BMI（kg/m^2）	出生及生活海拔（m）	旅居西宁时间（2261m）	吸烟情况	PEF（L/min）	%N	FVC（L）	%N	FEV_1（L）	%N	FEV_1% FVC	Hb（g/dl）	HCT（%）
SG	23	19.3	3800	2个月	-	627	106	4.4	86	4.24	98	95	15.5	48.1
GS	37	24.4	4068	2天	+	391	73	3.7	85	3.59	98	95	16.7	50.2
DS	40	27.1	3900	6天	+	504	99	4.6	115	3.59	107	77	14.8	46.6
ZL	24	19.8	3700	7天	-	519	119	3.3	88	3.07	93	92	15.3	47.8
ZC	21	23.9	3800	10个月	-	589	109	3.5	81	3.47	93	99	14.2	45.5
SY	21	23.2	3800	1年	-	546	92	5	98	4.36	100	86	15.6	48.2
LCh	23	23.8	3800出生；4800生活	2个月	-	618	105	4.6	91	3.97	93	86	15.3	48.3
QN	24	23.7	4068	6年	-	592	103	4.7	97	4.14	100	87	15.1	47.6
均值±标准差	26.6±7.4	23.1±2.5				548.2±77.6	100.7±13.6	4.2±0.6	92.6±10.7	3.8±0.4	97.7±4.8	89.6±7.0	15.3±0.7	47.8±1.4

注：BMI，体重指数；PEF，呼气流量峰值；FVC，用力肺活量；FEV_1，第1秒用力呼气溶积；Hb，血红蛋白；HCT，血细胞比容。

表2　6例汉族男性体质特征

受试者姓名拼音缩写	年龄（岁）	体重指数（kg/m^2）	出生及生活海拔（m）	旅居西宁时间（2261m）	曾生活海拔（m）	吸烟情况	PEF（L/min）	%N	FVC（L）	%N	FEV_1（L）	%N	FEV_1% FVC	Hb（g/dl）	HCT（%）
YS	28	18.8	2261	1年	3800	+	687	116	4.4	86	3.78	87	85	18.16	58.8
XT	28	19.1	2261	6个月	4068	-	656	118	3.94	85	3.44	87	87	18.94	59.1
ZhX	36	20.8	2200	7天	3900	戒烟	492	92	3.82	86	3.73	101	97	17.72	57.7
YW	36	22	2200	1.5年	4068	-	677	127	4 56	104	4.43	121	97	19.02	60.8
ChS	30	22.9	100	6个月	4068	+	646	118	4.5	100	3.65	95	81	17.06	56.3
XTq	25	21.7	2200	8个月	4068	-	540	95	4.2	88	3.37	83	86	17.12	58.4
均值±标准差	30.5±4.5	20.9±1.6	—				616.3±80.5	111±14.1	4.2±0.3	91.5±8.3	3.7±0.4	95.6±14	88.8±6.6	18±0.85	58.5±1.5

注：缩写见表1。

1.3 统计学方法

计算所有测量指标的均值±标准差。方差分析（ANOVA）用于评估两个民族间的差异。海拔5000m的呼吸特征与SaO_2的相关性通过Pearson相关性检验进行分析。各组受试者在模拟海拔2261m与5000m的PSG描记数据中的个体变化值则通过因变量的t检验进行比较。$P<0.05$时为差异有统计学意义。

2 结果

两组受试者的年龄、身体构成指数及肺功能均匹配（表1和表2）。藏族的血红蛋白水平更低（$P<0.001$），血细胞比容更低（$P<0.001$），但是FEV_1值更高（$P=0.014$）。

2.1 睡眠

表3汇总了两组受试者在模拟海拔2261m和5000m的PSG结果。藏族与汉族在SE、睡眠结构及SaO_2方面差异均无统计学意义。PB次数可以忽略不计。两组受试者仅在唤醒与觉醒次数方面差异有统计学意义，汉族的唤醒与觉醒的次数比藏族多3倍（$P=0.002$）。表3同时还显示了两组受试者在模拟海拔5000m的睡眠特征。在该海拔环境下，藏族的TST更长（$P=0.02$）、第1阶段NREM睡眠更短（$P<0.001$），而第2阶段NREM睡眠更长（$P<0.001$）。有趣的是，两组受试者唤醒与觉醒的次数几乎相等（$P=$NS）。藏族在PB时的睡眠持续时间期比汉族更长，但差异无统计学意义。藏族能够维持比汉族更好的夜间平均SaO_2 [（68%±3%）比（64%±8%）]，但差异无统计学意义。

从模拟海拔2261m急速升至5000m可导致藏族与汉族的睡眠结构、呼吸及SaO_2均发生显著改变。藏族睡眠时表现为第2期NREM睡眠期更长，这主要与第1期NREM睡眠期缩短有关。汉族第1期NREM睡眠几乎占总睡眠时间的一半，这与其第2期NREM睡眠期缩短有关。与模拟海拔2261m环境下测得的指标相比，两组受试者的第3＋4期NREM睡眠时间均略有缩短（$P=$NS）。

图1与图2显示了8名藏族与6名汉族在模拟海拔2261m及5000m时睡眠结构的个体变化情况。两组受试者在低海拔环境下睡眠结构的个体差异及急剧暴露在高海拔环境下所导致的个体变化值均存在较大差异。

2.2 PB

在模拟海拔2261m时PB现象几乎完全缺失。当急剧暴露在模拟海拔5000m时，可观察到两组受试者的呼吸模式均出现了重要变化。PB开始占据优势，在藏族和汉族总睡眠时间中的占比分别达到53%和44.6%，但差异无统计学意义。藏族的PB持续时间为（21.9±4.0）秒，汉族为（21.2±3.3）秒，差异无统计学意义。

两组受试者的PB均存在本质上的差异（图3）。在藏族组（$n=8$），有5例的PB时间占总睡眠时间的50%以上，而另外3例的PB时间则占25%～50%。在汉族组（$n=6$），有4例的PB时间占总睡眠时间的10%～25%，而其余2例的PB时间则分别占总睡眠时间的72.9%和88.5%。

两组中的PB与SaO_2平均值或最小值之间均无相关性。藏族的SaO_2平均值的相关系数：$R=-0.3$，$P=0.46$；SaO_2最小值的相关系数：$R=-0.6$，$P=0.1$。汉族SaO_2平均值与最小值的相关系数则分别为$R=-0.44$、$P=0.38$及$R=-0.37$、$P=0.41$。

2.3 SaO_2

在模拟海拔2261m，藏族与汉族睡眠时的SaO_2平均值均为92%。在模拟海拔5000m出现了严重去饱和化现象（图4）。藏族的平均SvO_2值比汉族高4%，但差异无统计学意义。REM睡眠阶段的去饱和化现象比NREM睡眠阶段更为严重。

藏族在NREM睡眠阶段的SaO_2平均值为75%～62%，汉族为78%～54%。藏族在REM睡眠阶段的SaO_2平均值为79%～66%，汉族为78%～54%。由此可见，藏族受试者的SaO_2最低值在8%（NREM睡眠阶段）和12%（REM睡眠阶段）之间，比去饱和程度最高的汉族受试者的SaO_2高。所有这些差异均无统计学意义。

表3　海拔2261～5000米藏族与汉族睡眠研究比较（$\bar{x}\pm s$）

组别	TSP（min）	TST（min）	SE（%）	唤醒与觉醒次数（n/h）	NREM-1（%）	NREM-2（%）	NREM 3＋4（%）	REM（%）	PB（%）	平均SaO_2（%）	最低SaO_2（%）
海拔2261m											
藏族	258.2±48	197.1±	73.9±	6.8±5.7	33.1±14.1	46.5±13.7	11.6±18.7	8.5±5.9	0.04±0.01	91.9±1.6	87.5±2.5
汉族	300.3±16.7	231.1±15.3	71±5.6	21.8±14.5	34.5 ±12.4	48.2±6.1	9.9±6.3	7.4±3.4	0.003±0.005	92±0.9	85±3.5
*P*值	NS	NS	NS	0.022	NS	NS	NS	NS	NS	NS	NS
海拔5000m											
藏族	270.4±26.3	171.2±27.7	62.6±8.3	25.8±6.2	23.9 ±9.8	64.1±11.5	6.7±5.5	5.3±3.6	53±21	68.3 ±5.3	56.9 ±5.8
汉族	220.2±67.1	121.1±44.9	51.8±14.3	24.3±36.7	50.5 ±14.2	39.8±9.9	4±4.9	5.7±3.3	44.6±30.3	64.3±8	55.3±9.3
*P*值	NS	0.002	NS	NS	＜0.001	0.001	NS	NS	NS	NS	NS
*P*1值	NS	NS	0.007	0.045	NS	0.008	0.046	NS	＜0.001	＜0.001	＜0.001
*P*2值	0.034	0.0013	0.018	NS	0.035	NS	NS	NS	0.015	＜0.001	＜0.001

注：TSP，总睡眠期；TST，总睡眠时间；SE，睡眠效率；NREM，总睡眠时间第1、2、3＋4阶段非快速眼动睡眠率；REM，总睡眠时间快速眼动睡眠率；PB，总睡眠时间周期性呼吸率；*P*1值，藏族海拔2261m与5000m比较，*P*2值，汉族海拔2261m与5000m比较。

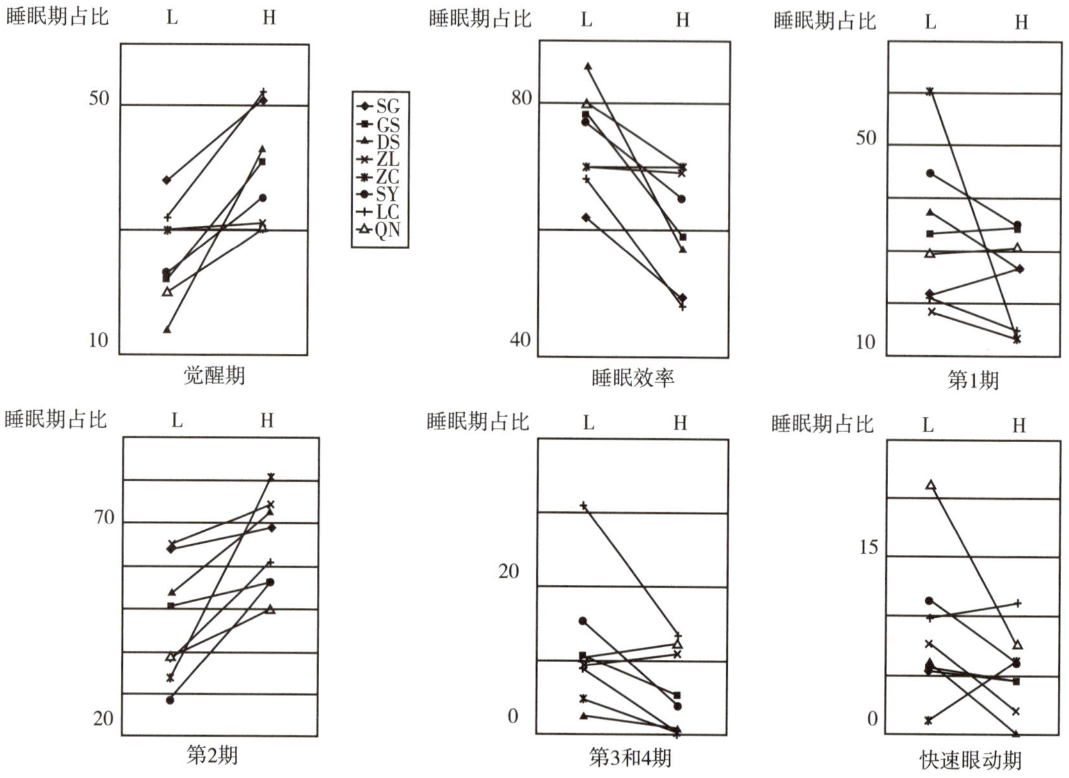

图1 8名藏族在模拟海拔2261m（L）和5000m（H）处睡眠时的睡眠结构变化

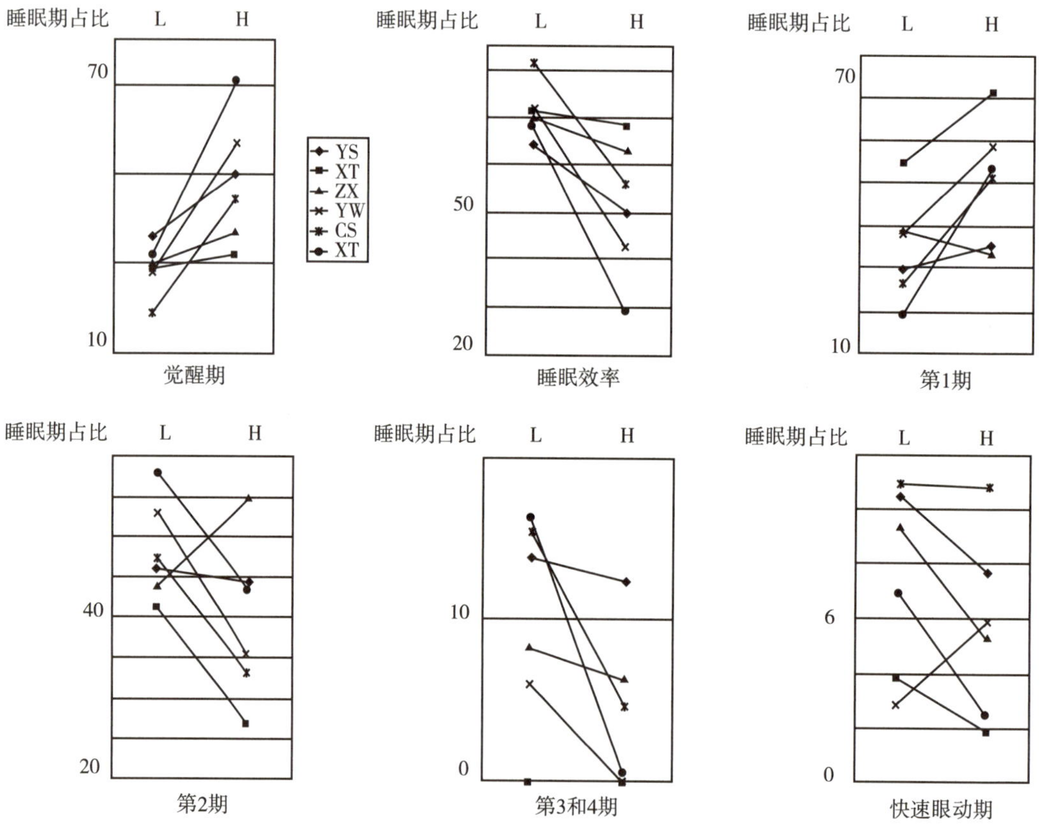

图2 6名汉族的睡眠结构变化

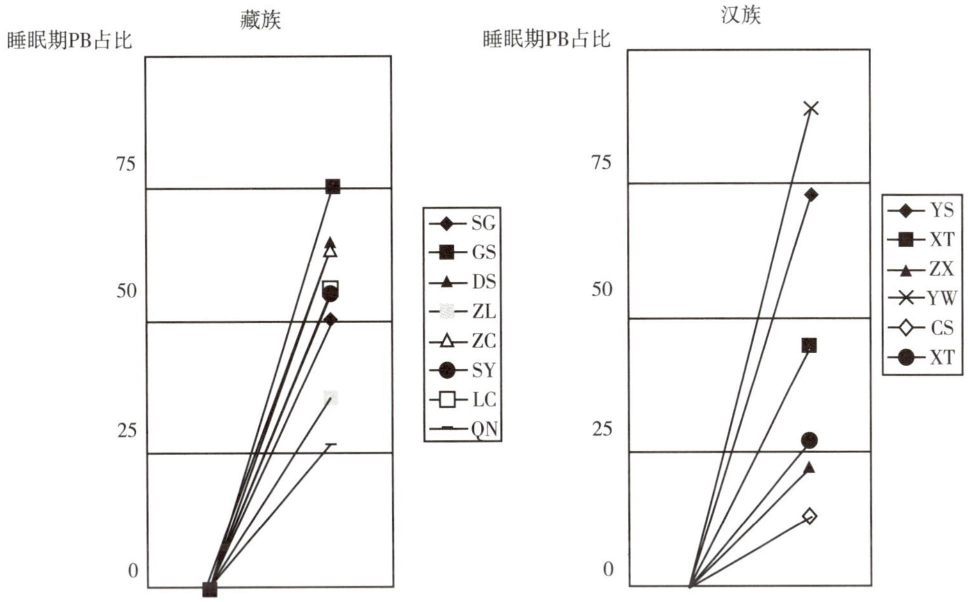

图3　藏族和汉族在模拟海拔2261m（L）和5000m（H）处PB的发生率

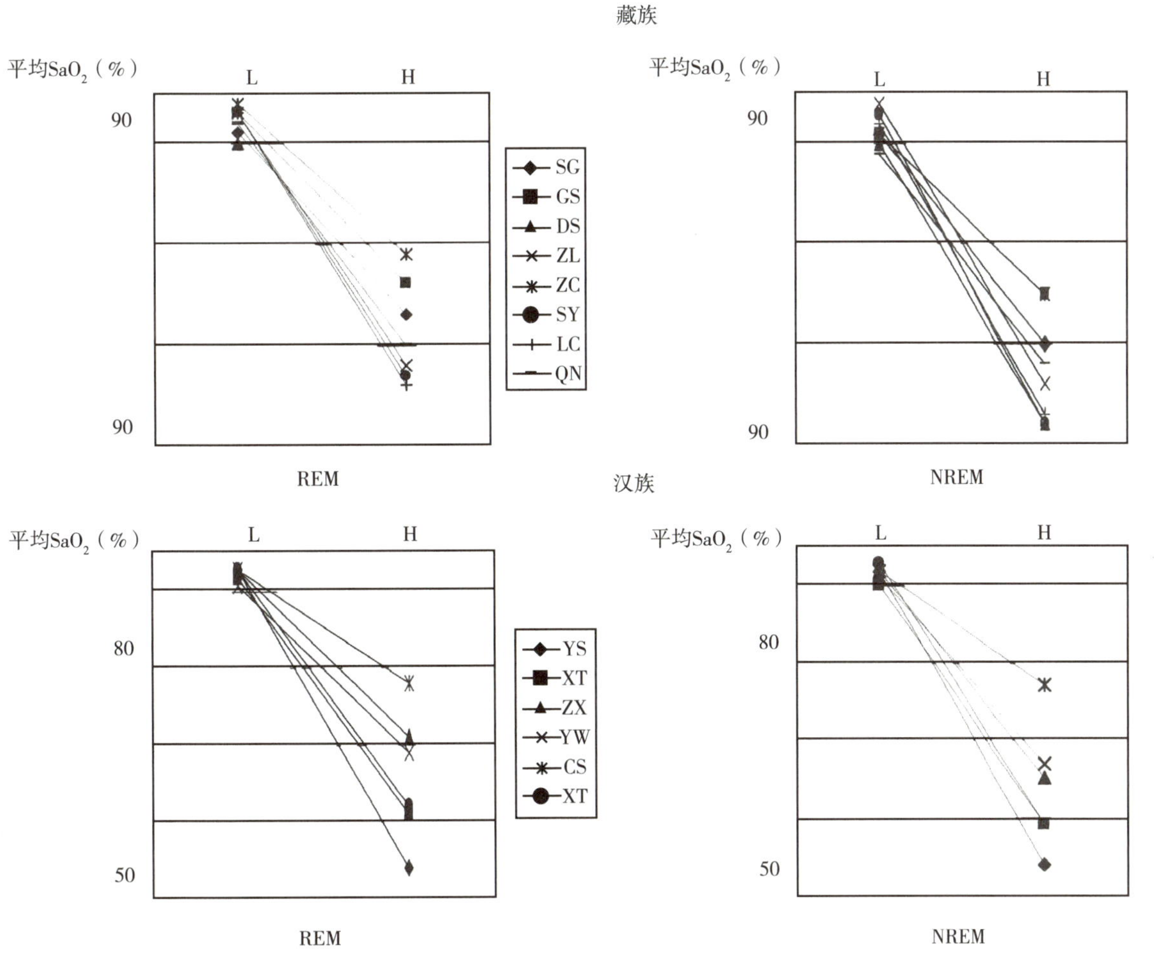

图4　藏族和汉族在模拟海拔2261m（L）和5000m（H）处在睡眠的REM期和NREM期的动脉血氧饱和度均值

3 讨论

本研究发现，终生居住在高原的藏族居民在急剧暴露于模拟海拔5000m环境下的睡眠结构与SaO_2都优于已习服高原的汉族居民。

本研究可能是有关两个民族在海拔如此高环境下的睡眠与呼吸相关的首次报道。一项在拉萨（海拔3658m）完成的类似研究中，对慢性高原病患者睡眠期间的呼吸及脑血流量进行了调查（Sun等，1996），调查以拉萨的年轻汉族与藏族居民作为对照。然而遗憾的是，该研究并未提供有关睡眠分析的具体数据。无论是汉族还是藏族睡眠时的PB都未占用可观的睡眠时间。PB时间占所记录睡眠时间的1%以下，其中汉族平均每小时出现1.2次，藏族则为每小时出现1.4次。

为了观察急剧暴露于海拔5000m所产生的影响，我们选择在海拔2261m进行了“基数（参考）”研究。在此海拔环境下，除汉族唤醒与觉醒次数显著多于藏族外，研究组间的睡眠结构并无差异。睡眠效率出现下降，深睡眠时间与REM睡眠时间均比预期时间更短。该结果除了反映出佩戴监测设备所产生的不适，还可能反映受试者因新环境而产生的“第一夜”调整现象。几乎未观察到PB现象。两组受试者的SaO_2无差异。

海拔急剧变化表明藏族与汉族的睡眠结构都发生了重大变化。藏族的睡眠质量更佳。他们的睡眠时间比汉族更长，且在睡眠期内主要表现为第2阶段NREM睡眠，而汉族极浅的睡眠占总睡眠时间的一半。藏族在较低海拔环境下唤醒和觉醒指数低于汉族，但随着海拔升至5000m，该指数也出现上升。深睡眠与REM睡眠时间无显著差异。

在相似海拔环境下完成的睡眠与呼吸研究很少。Operation Everest Ⅱ（Anholm等，1992）在低压氧舱内对5名男性健康白种年轻人进行了研究。在研究中对低压氧舱进行逐步减压以模拟攀登珠穆朗玛峰的过程。在为期6周的研究中完成了4组睡眠研究。其中一组研究模拟海拔4572m，受试者在低压氧舱内习服两周后完成该组研究。3＋4阶段NREM睡眠占受试者总睡眠时间的3.7%±6.3%，REM睡眠占总睡眠时间的5.4%±1.6%，该数据与我们所观察到的结果非常接近。睡眠效率为55.5%±15.5%，该数值介于本研究中藏族（62.6%±8.3%）与汉族（51.8%＋14.3%）睡眠效率的数值之间。

Salvaggio等（1998）在海拔5050m的喜马拉雅山地区金字塔实验室进行了一项睡眠研究。记录了5名健康白种青年人的完整PSG数据，他们在海拔上升过程中一定程度上习服了高原。

与本研究相似，他们也观察到了受试者缺少深睡眠及REM睡眠。在所研究的5名受试者中，4名的第2阶段NREM睡眠时间超过总睡眠时间的50%；觉醒指数（30.1＋15.5/h）略高于我们的观测值。

当海拔升至5000m时，本研究中的所有受试者均表现出伴有呼吸暂停及低通气的PB。藏族总的PB时间（占总睡眠时间的53%±21%）比汉族（占总睡眠时间的44.6%±30.3%）更长，但差异无统计学意义。

Lahiri等（1983）在海拔5400m对6名夏尔巴高原世居居民睡眠时的PB进行了研究，报道了一些相反的结果。所有受试者均未出现伴有呼吸暂停的PB，而从近海平面到达高原的白种旅居者在睡眠时却表现出伴有呼吸暂停的持续性PB。

有研究认为PB是睡眠相关动脉SaO_2下降的主要原因（Kryger等，1978；Sutton等，1980）。另有研究认为在高原睡眠期间的PB有利于改善SaO_2（Masuyama等，1989；Salvaggio等，1998）。本研究发现，整个记录过程中PB持续时间更长的藏族比汉族能维持更好的氧合能力，平均SaO_2更高。然而，无论是在所有受试者还是在两组受试者的单独分析结果中，都没有发现PB的发生率与SaO_2之间的相关性。与汉族婴儿相比，藏族婴儿也表现出睡眠期间的更好的氧合能力（Niermeyer等，1995），该研究对拉萨（海拔3658m）的15名藏族婴儿与15名汉族婴儿进行了24小时脉搏血氧仪监测记录研究。年龄同为4月龄的藏族婴儿与汉族婴儿在安静睡眠时所记录到的平均SaO_2分别为86%±5%与76%±5%。

本研究存在一些局限性。受试者人数少可能会影响统计分析。若能对更多受试者进行研究，则所观察到的睡眠结构及呼吸紊乱的趋势或可达到统计学意义。由于大部分受试者需从所居住的高海拔地区经远距离旅行才能到达本研究所在地西宁，因此难以招募更多的受试者。

本研究的另一个不足之处在于进行PSG时采用“分夜”方法。“分夜”方法常被用于常规睡眠实验以期解决诸多问题。上半夜确认阻塞性睡眠呼吸暂停，下半夜则使用PSG技术对连续气道正压通气疗法进行调整（McArdle等，2000）。

有一些研究者建议，为了消除因环境不熟悉及多种传感器和电极安置在受试者体表导致的不适所产生的混杂因素，应安排受试者在不进行记录的情况下适应一夜（Browman和Cartwright，1980）。完整的PSG安排在第二夜。所限的时间及资源迫使我们不得不采用“分夜”方法。

睡眠是生命中不可或缺的部分，人的一生中有近1/3的时间在睡眠中度过，舒适安静的睡眠对于维持情绪稳定（Borak等，1996）及正常认知功能（Home，1983）都具有重要意义。当海拔上升到低氧分压的环境时可导致无法安静睡眠并可出现呼吸紊乱。海拔高度越高，所观察到的睡眠及呼吸紊乱越频繁。

在海拔超过3500m时可出现具有临床意义的睡眠和呼吸紊乱（Zielinski等，2000；Plywaczewski等，1998）。当海拔超过4000m，即便已习服高原环境也可能无法恢复正常睡眠（Selvamurthy等，1986；Anholm等，1992；Salvaggio等，1998）。

藏族可能是居住于高原的最古老人群。约有170万藏族终生居住在海拔为3500～4500m的地区（Wu，2001）。相关研究支持藏族已形成了多种遗传适应机制，能够在极高海拔长期成功繁衍和生活（Moore，2001）。最新的流行病学研究也为藏族具有这些适应性机制提供了数据支持。慢性高原病在藏族中的发病率低于汉族（Wu等，1998）。本研究表明，与平原汉族人群相比，藏族已形成了能更好维持其睡眠结构与睡眠期间组织氧合能力的机制。

原文期刊：Respiratory Physiology and Neurobiology，2003（136）：187-197.《呼吸生理学和神经生物学》2003年第136卷第187-197页。

参 考 文 献

[1] American Sleep Disorders Association Report. EEG arousals: scoring rules and examples: a preliminary report from the Sleep Disorders Atlas Task Force of the American Sleep Disorders Association [J]. Sleep, 1992, 15 (2): 173-184.

[2] ANHOLM J D, POWLES A C, DOWNEY R 3RD, et al. Operation Everest II: arterial oxygen saturation and sleep at extreme simulated altitude [J]. Am Rev Respir Dis, 1992, 145 (4 Pt 1): 817-826.

[3] BEALL C M. Tibetan and Andean contrasts in adaptation to high altitude hypoxia [J]. Adv Exp Med Biol, 2000, 475: 63-74.

[4] BEALL C M. Tibetan and Andean patterns of adaptation to high altitude hypoxia [J]. Hum Biol, 2000, 72 (1): 201-228.

[5] BEALL C M, BRITTENHAM G M, STROHL K P, et al. Hemoglobin concentration of high altitude Tibetans and Bolivian Aymara [J]. Am J Phys Anthropol, 1998, 106 (3): 385-400.

[6] BORAK J, CIESLICKI J K, KOZIEJ M, et al. Effects of CPAP on psychological status in patients with severe obstructive sleep apnoea [J]. J Sleep Res, 1996, 5 (2): 123-127.

[7] BROWMAN C P, CARTWRIGHT R D. The first night effect on sleep and dreams [J]. Biol Psychol, 1980, 15 (5): 809-812.

[8] DROMA T, MCCULLOUGH R G, MCCULLOUGH R E, et al. Increased vital and total lung capacities in Tibetan compared to Han residents of Lhasa (3658 m) [J]. Am J Phys Anthropol, 1991, 86 (3): 341-351.

[9] GROVES B M, DROMA T, SUTTON J R, et al. Minimal hypoxic pulmonary hypertension in normal Tibetans at 3658 m [J]. J Appl Physiol (1985), 1993, 74 (1): 312-318.

[10] GUPTA M L, RAO K S, ANAND I S, et al. Lack of smooth muscle in the small pulmonary arteries of the native Ladakhi. Is the Himalayan highlander adapted? [J]. Am Rev Respir Dis, 1992, 145 (5): 1201-1204.

[11] HORAE J A. Human sleep and tissue restitution: some qualifications and doubts [J]. Clin Sci (Lond), 1983, 65 (6): 569-577.

[12] KRYGER M, GLAS R, JACKSON D. Impaired oxygenation during sleep in excessive polycythemia of high altitude: improvement with respiratory stimulation [J]. Sleep, 1978, 1 (1): 3-17.

[13] LAHIRI S, MARET K, SHERPA M G. Dependence of high altitude sleep apnea on ventilatory sensitivity to hypoxia [J]. Respir Physiol, 1983, 52 (3): 281-301.

[14] MASUYAMA S, KOCHIYAMA S, SHINOZAKI T, et al. Periodic breathing at high altitude and ventilatory responses to O_2 and CO_2 [J]. Jpn J Physiol, 1989, 39 (4): 523-535.

[15] MCARDLE N, GROVE A, DEVEREUX G, et al. Split-night versus full night studies for sleep apnoea/hypopnoea syndrome [J]. Eur Respir J, 2000, 15 (4): 670-675.

[16] MOORE L G. Human genetic adaptation to high altitude [J]. High Alt Med Biol, 2001, 2 (2): 257-279.

[17] NIERMEYER S, YANG P, SHANMINA D, et al. Arterial oxygen saturation in Tibetan and Han infants born in Lhasa, Tibet [J]. N Engl J Med, 1995, 333 (19): 1248-1252.

[18] PLYWACZEWSKI R, PALASIEWICZ G, SARYBAEV A S, et al. Quality of sleep and periodic breathing during sleep in healthy men at 3700 m [J]. Eur Respir J, 1998, 12 (Suppl 28): 124s.

[19] PUGH L G, GILL M B, LAHIRI S, et al. Muscular exercise at great altitudes [J]. J Appl Physiol, 1964, 19: 431-440.

[20] RECHTSCHAFFEN A, KALES A. A manual of standarized terminology, techniques and scoring system for sleep stages of human subjects [M]. Los Angeles, CA: UCLA Brain Information Service/Brain Research Institute, 1968.

[21] SALVAGGIO A, INSALACO G, MARRONE O, et al. Effects of high-altitude periodic breathing on sleep and arterial oxyhaemoglobin saturation [J]. Eur Respir J, 1998, 12 (2): 408-413.

[22] SELVAMURTHY W, RAJU V R, RANGANATHAN S, et al. Sleep patterns at an altitude of 3500 meters [J]. Int J Biometeorol, 1986, 30 (2): 123-135.

[23] SUN S F, DROMA T S, ZHUANG J G, et al. Greater maximal O_2 uptakes and vital capacities in Tibetan than Han residents of Lhasa [J]. Respir Physiol, 1990, 79 (2): 151-161.

[24] SUN S F, OLIVER-PICKETT C, PING Y, et al. Breathing and brain blood flow during sleep in patients with chronic mountain sickness [J]. J Appl Physiol (1985), 1996, 81 (2): 611-618.

[25] SUTTON J R, GRAY G W, HOUSTON C S, et al. Effects of duration at altitude and acetazolamide on ventilation and oxygenation during sleep [J]. Sleep, 1980, 3 (3): 455-464.

[26] WU T Y. The Qinghai-Tibetan plateau: how high do Tibetans live [J]. High Alt Med Biol, 2001, 2 (4): 489-499.

[27] WU T Y, LI Y, GE R L, et al. Epidemiology of chronic mountain sickness: ten years' study in Qinghai-Tibet [A] //OHNO H, KOBAYASHI T, MASUYAMA S, et al. Progress in mountain medicine and high altitude physiology [M]. Kyoto: Dogura and Co, Ltd, 1998: 120-125.

[28] WU T Y, MIAO C, LIN C, et al. Altitude illness in children on the Tibetan Plateau [A] // OHNO H, KOBAYASHI T, MASUYAMA S, et al. Progress in Mountain Medicine and High Altitude Physiology [C]. Matsumoto: Press Committee of the 3rd World Congress on Mountain Medicine and High Altitude Physiology, 1998: 195-200.

[29] ZHUANG J, DROMA T, SUTTON J R, et al.

Smaller alveolar-arterial O_2 gradients in Tibetan than Han residents of Lhasa (3658 m) [J]. Respir Physiol, 1996, 103 (1): 75-82.

[30] ZIELINSKI J, KOZIEJ M, MANKOWSKI M, et al. The quality of sleep and periodic breathing in healthy subjects at an altitude of 3200 m [J]. High Alt Med Biol, 2000, 1 (4): 331-336.

·病例报道·

一例藏族慢性高原病患者重返高原时继发高原肺水肿

吴天一

【摘要】慢性高原病与高原肺水肿在藏族中均少见，之前也未见有关这两种疾病同时发生于同一人的报道。本文报道了一例37岁世居藏族慢性高原病患者，从海拔4300m前往海平面地区12天后重返高原时，出现高原肺水肿。常见发病因素可能包括低氧通气反应差、显著低氧血症、肺动脉高压及血容量增加。此外，剧烈运动和血浆心房钠尿肽水平高（达到近1000ng/L）也可能引发高原肺水肿。

【关键词】通气不足；红细胞增多症；心房钠尿肽；低压缺氧；肺动脉高压

引言

高原肺水肿（high altitude pulmonary edema，HAPE）是一种急进高原后数小时内因肺泡内积液引发的一种急性高原病。平原居民到高原旅行或高原居民在低海拔地区短暂停留后重返高原有可能出现HAPE（Hultgren和Marticorena，1978；Scoggin等，1977）。儿童重返高原时更易患HAPE，但中年人也会受到影响（Scoggin等，1977）。相反，慢性高原病（chronic moutain sickness，CMS）是久居高原者发生重度红细胞增多症，大脑及心脏出现持续性的症状。目前，普遍认为急性高原病与CMS的致病机制不尽相同，因此，它们的共同特征未受到重视。

近来，我们观察到一例男性世居藏族CMS患者重返高原时发生HAPE。同时发生这两种情况在藏族中均不常见（Wu等，1998），据我们所知，之前也未见报道。特别值得关注的是，在一名藏族人身上同时发生这两种情况，提示居住在西藏或其他高海拔地区的CMS患者对HAPE的易感性可能比我们之前想象的要高。通过观察该病例提示这两种疾病有可能存在相同的致病机制，因此我们认为报道该患者详细的临床资料很有必要。

1 临床资料

男性，世居藏族，37岁，出生并成长于海拔约3700m高原。曾在海拔2600m的兽医学校学习，2年后年满21岁时被分配至海拔4300m处工作，时常需前往5200m处进行监管工作。患者无吸烟史、无心脏病和肺病史。35岁时，出现头痛并加重，以及乏力、食欲减退、用力时呼吸困难。37岁在海拔4300m的一所医院接受检查，发现双唇及手指发绀，血压132/88mmHg，心率68次/分，红细胞计数7.80×10^{12}/L，血红蛋白浓度23g/dl，诊断为CMS，接受建议后到低海拔地区。抵达海平面12天后，感觉好转并返家。前往工作站途中的最后5英里为负重步行。8小时后醒来感觉头痛、呼吸困难、咳嗽并伴泡沫血痰。第二次入住海拔4300m的这家医院，体温37.5℃，血压128/90mmHg，呼吸频率38次/分，心率122次/分；查体时双肺可闻及啰音，X线检查显示双肺大面积浸润影，符合HAPE的改变。通过吸氧，给予利尿剂、地塞米松及抗生素治疗，6天后恢复出院。

随后在高原3个月期间，感觉头痛、乏力、食欲减退、头晕、耳鸣和失眠，第三次住进同一家医院（当时作者在该院负责一个研究组）。观察到明显的发绀和结膜充血，胸部听诊显示肺动脉第二心音亢进，但呼吸音正常。实验室检查显示血红蛋白浓度24.5g/dl，血细胞比容76%，白细胞计数8.2×10^9/L；心电图显示右心室肥大，胸部X线检查显示肺野清晰，但肺动脉膨隆、右心室及右心房增大；动脉血气分析（与4300m藏族正常值比较）显示：pH 7.42（7.45），动脉血氧化碳分压43（26.7）mmHg，动脉血氧分压45（56.5）mmHg，血氧饱和度70.6%（89.5%）。室内空气中肺泡-动脉血氧分压差12.8（3.2）mmHg。超声心动图显示右心室扩张。通气不足、动脉低氧血症、红细胞增多、通气/血流比值失调及右心室肥大扩张，均符合CMS诊断。

2周后，在西宁青海高原医学研究院（2261m）进行肺功能检查，（与海拔4300m居民的正常参考值比较）结果如下：肺活量3.93（4.84）L，肺总量5.6（6.8）L，最大呼气中期流速4.25（4.80）L/s，用力呼气25%肺活量1.21（1.35）L/s，每分通气量12.6（17.1）L/min BTPS，肺泡通气量9.14（14.4）L/min。经患者本人知情同意及该院伦理委员会批准后，患者进入模拟海拔4000m的低压舱（压力462mmHg），2小时后，患者在静息时，以及在50W直立骑行自行车5分钟期间的测试结果显示，其低氧血症和高碳酸血症均比海拔4300m的正常受试者严重（表1）。此外，我们观察到肺动脉压和血浆心房钠尿肽（atrial natrioretic peptide，ANP）水平升高（表1）。短暂吸入纯氧后，平均肺动脉压由38mmHg降至33mmHg。

患者从海拔4300m迁至海拔2261m居住2年后，其血红蛋白浓度降至16.5g/dl，平均肺动脉压降至24mmHg，且症状消失，仅存轻微右心室肥大。

2 讨论

我们通过对居住在海拔4300m的37岁男性世居藏族CMS患者的观察发现，HAPE与CMS具有关联性。CMS在藏族中的发生率低于汉族或安第斯山区居民，但藏族也会出现不适（Hackett等，1984；Wu等，1998a）。该CMS患者呈典型、慢性症状，出现发绀与结膜充血、血红蛋白浓度与血细胞比容增高，出现严重的与居住海拔相关的血氧过低及通气不足，以及肺动脉高压和右心室扩张，所有症状在海拔下降后均得到改善。上述症状符合之前报道的CMS典型特征，即重度高原红细胞增多症或高原病（Winslow和Monge，1987）。HAPE的确诊依据包括典型体征与症状，在进入高海拔并伴过度劳累后数小时内出现，包括严重低氧血症、肺动脉高压征象、胸部X线检查有肺浸润，经治疗后可痊愈。这些都是再次进入高原发生HAPE时的典型特征（Bartsch等，2001；Hackett等，1988；Hultgren等，1971；Scoggin等，1979；Wu等，1998b）。依据临床及实验室检查结果，明确了该患者同时患有CMS和HAPE，似乎是世居藏族再次重返高原后同时发生CMS与HAPE的典型病例。

表1 患者在不同海拔血气分析、ANP、平均肺动脉压的变化

	4300m（室内空气）	2261m（室内空气）	4000m模拟海拔	
			静息	运动
pH	7.42	7.43	7.41	7.45
$PaCO_2$（mmHg）	39	34	37	33
PaO_2（mmHg）	45	62	48	42
SaO_2（%）	72.6	80.4	72.7	65.5
ANP（ng/L）	1008[a]	568	873	960
MPAP（mmHg）		28	38	46

注：$PaCO_2$，动脉血二氧化碳分压；PaO_2，动脉血氧分压；SaO_2，血氧饱和度；ANP，ANP分析采用放射免疫法。平均肺动脉压（MPAP）由多普勒超声心动图测定，并由哈恩公式计算：MPAP＝7.9-0.45×AT（加速时间）；在海拔4200m旅行的平均肺动脉压正常值为21.3mmHg（Cheng等，1996）；a.海拔4300m旅行的血浆ANP正常平均值为（548.6±98.4）ng/L。

本研究的显著特点之一是患者为世居藏族。有人曾认为藏族已在遗传上适应高海拔，对CMS具有相对免疫力（Moore，2001）。西藏的研究人员和藏族人自己也都认为藏族群体对HAPE有相对免疫力。藏族的肌化肺动脉中膜相对较薄，肺小动脉几乎无平滑肌（Wu等，1998）。此外，与其他高原世居者相比，健康藏族低氧性肺血管收缩程度异常小（Groves等，1993）。这些因素可部分解释藏族重返高原时HAPE发病率低的原因。

一名来自耐高海拔民族的人竟出现两种与高海拔相关的疾病，这值得我们关注。这在该民族并不常见，甚至在更易感的民族中也未见到类似报道。于是我们开始探究可能使该患者同时发生CMS和HAPE的特点。一个重要的潜在因素是通气不足，表现为该患者居住在高原期间的血气分析结果，从海拔2261m进入模拟海拔4000m时动脉血二氧化碳分压增加，肺功能检测结果显示肺总量小、气体流量差及通气/血流比值失调。有HAPE病史的受试者时常低氧通气反应低，这与化学感受器敏感性迟钝有关（Hackett等，1988）。此外，有研究报道CMS患者通气不足（Leon-Velarde等，2003；Winslow和Monge，1987）。虽然本例患者未做氧气和二氧化碳通气敏感性测定，但已观察到的低氧血症和高碳酸血症与通气不足，这是导致该患者同时患CMS与HAPE的原因。

该患者表现出两种疾病的另一共同特征：短暂吸氧后，肺动脉压并未完全恢复正常。曾有报道安第斯山脉CMS患者肺动脉肌化（Arias-Stella等，1973），以及肺动脉压平均值高于60mmHg（Hultgren，1997）。肺动脉压对HAPE也有重要作用（Reeves和Grover，1975）。秘鲁塞罗德帕斯科（4330m）2例重返高原HAPE患者及玻利维亚3720m海拔5例患者，平均肺动脉压均超过60mmHg（Antezana等，1980；Penaloza和Sime，1969）。另外，也发现世居安第斯山脉的HAPE患者肺动脉肌层发达，右心室肥大（Arias-Stella和Kruger，1963）。这些患者及本例患者在下至低海拔地区几天后，均出现血管反应性的改变和小动脉壁增厚。但这些因素在重返高原时如何影响HAPE发生，仍然未知。

本例HAPE患者痊愈后，在低海拔对其进行了研究，发现肺动脉压升高，且在2261m海拔进入4000m模拟海拔的急性减压中，肺动脉压过度增加，这与Hultgren等（1971）及Fasules等（1985）所报道的血管反应性增加一致。发生HAPE时，肺动脉压力增高可能引起血管壁过度扩张，从而使细胞连接点处间隙变大（Bartsch等，2001），并导致肺毛细血管壁通透性增加（West等，1995）。另外，患者来到海平面地区几天后血浆容量预计会增多。然后返回海拔4300m，如果红细胞数量在到达高海拔时仍保持升高而未下降，其血浆容量就会增加，于是，血管腔隙增大、肺动脉压增高、重度低氧性肺血管收缩促使重返高原时HAPE发生。ANP水平明显升高这一发现也值得关注。据报道，ANP是HAPE一个易感性指标（Kawashima等，1992），也是肺动脉高压（Bartsch等，1988）和肺血管收缩（Baertschi等，1990）的易感性指标。关于ANP在CMS中是否起作用或是一种标记，值得进一步研究。

由于认识到HAPE可能出现在CMS患者身上，因此我们不能假定CMS患者重返高海拔时不会发作肺水肿。相反，据我们推测，高原居民重返高原时HAPE实际发病可能远高于已有的认知。比如，我们和其他研究人员以前或许并未注意到HAPE患者是否有初期或轻微CMS。若同时发生CMS和HAPE的概率增高，则需对下到低海拔后重返高原的CMS患者进行进一步研究，包括以下指标的变化情况与程度：红细胞计数、血浆容量、肺通气、肺动脉压、血管反应性。这些信息有利于更好地了解CMS患者到低海拔后重返高原时的风险及管理。

致谢

科罗拉多高原医学与生理学中心（Colorado Center for Altitude Medicine and Physiology）J.T. Reeves博士提供了专业意见及有价值的建议，谨致以诚挚感谢。同时感谢玛都县医院S. N. Cairang及全体医生的合作，感谢D. S. Cheng医生对超声心动图检查的帮助。本研究由中国国家自然科学基金（NNSF-30393130）提供部分支持。

原文期刊：High Altitude Medicine & Biology,

Volume 5, Number 2, 2004.《高原医学与生物学》2004年第5卷第2期。

参 考 文 献

[1] ANTEZANA G, LEQUIA G, MORALES-GUZMAN A, et al. In: High Altitude Physiology and Medicine [M]. W Brendel and R A Zink, eds. New York, Heidelberg, Berlin: Spring Verlag, 1982: 232-241.

[2] ARIAS-STELLA J, KRUGER H. Pathology of high altitude pulmonary edema [J]. Arch Pathol, 1963, 76 (2): 147-157.

[3] ARIAS-STELLA J, KRUGER H, RECAVARREN S. Pathology of chronic mountain sickness [J]. Thorax, 1973, 28 (5): 701-708.

[4] BAERTSCHI A J, JIAO J H, CARLSON D E, et al. Neural control of ANF release in hypoxia and pulmonary hypertension [J]. Am J Physiol, 1990, 259 (4 Pt 2): H735-H744.

[5] BÄRTSCH P, SHAW S, FRANCIOLLI M, et al. Elevated atrial natriuretic peptide in acute mountain sickness [J]. J Appl Physiol, 1988, 65 (6): 1929-1937.

[6] BÄRTSCH P, SWENSON E R, MAGGIORINI M. Update: high altitude pulmonary dema [C] // ROACH RC, WAGNER PD, HACKETT PH. Hypoxia: From Genes to the Bedside. New York: Kluwer Academic/Plenum Publishers, 2001: 87-106.

[7] CHENG D S, YANG Y X, BIAN H P, et al. A study on evaluation of the high-altitude pulmonary hypertension by Doppler echocardiography (In Chinese with English abstract) [J]. Chin J Appl Physiol, 1996, 12 (2): 374-376.

[8] FASULES J W, WIGGINS J W, WOLFE R R. Increased lung vasoreactivity in children from Leadville, Colorado, after recovery from high-altitude pulmonary edema [J]. Circulation, 1985, 72 (5): 957-962.

[9] GROVES B M, DROMA T, SUTTON J R, et al. Minimal hypoxic pulmonary hypertension in normal Tibetans at 3,658 m [J]. J Appl Physiol, 1993, 74 (4): 312-318.

[10] HACKETT H P, REEVES J T, GROVER R F, et al. Ventilation in human populations native to high altitude [C] //WEST J B, LAHIRI S. High Altitude and Man. Bethesda, MD: American Physiological Society, 1984: 179-191.

[11] HACKETT P H, ROACH R C, SCHOENE R B, et al. Abnormal control of ventilation in high altitude pulmonary edema [J]. J Appl Physiol, 1988, 64 (5): 1268-1272.

[12] HULTGREN H N. High Altitude Medicine [M]. Stanford, CA: Hultgren Publications, 1997: 348-365.

[13] HULTGREN H N, GROVER R F, HARTLEY L H. Abnormal circulatory responses to high altitude in subjects with a previous history of high altitude pulmonary edema [J]. Circulation, 1971, 44 (6): 759-770.

[14] HULTGREN H N, MARTICORENA E A. High altitude pulmonary edema. Epidemiologic observation in Peru [J]. Chest, 1978, 74 (3): 372-376.

[15] KAWASHIMA A, KUBO K, MATSUZAWA Y, et al. Hypoxia-induced ANP secretion in subjects susceptible to high altitude pulmonary edema [J]. Respir Physiol, 1992, 89 (1): 309-317.

[16] LEON-VELARDE F, GAMBOA A, RIVERA-CH M, et al. Peripheral chemoreflex function in high altitude natives and patients with chronic mountain sickness [J]. J Appl Physiol, 2003, 94 (4): 1269-1278.

[17] MOORE L G. Human genetic adaptation to high altitude [J]. High Alt Med Biol, 2001, 2 (2): 257-279.

[18] PENALOZA D, SIME F. Circulatory dynamics during high altitude pulmonary edema [J]. Am J Cardiol, 1969, 23 (5): 369-398.

[19] REEVES J T, GROVER R F. High-altitude

pulmonary hypertension and pulmonary edema [C] //YU P N, GOODWIN J F. Progress in Cardiology, Vol 4. Philadelphia: Lea & Febiger, 1975: 99-118.

[20] SCOGGIN C, HYERS T M, REEVES J T, et al. High-altitude pulmonary edema in the children and young adults of Leadville, Colorado [J]. N Engl J Med, 1977, 297(18): 1269-1272.

[21] WEST J B, COLICE G L, LEE Y L, et al. Pathogenesis of high-altitude pulmonary edema: direct evidence of stress failure of pulmonary capillaries [J]. Eur Respir J, 1995, 8 (6): 523-529.

[22] WINSLOW R M, MONGE C C, eds. Hypoxia, Polycythemia, and Chronic Mountain Sickness [M]. Baltimore and London: Johns Hopkins University Press, 1987.

[23] WU T Y, LI W S, LI Y, et al. Epidemiology of chronic mountain sickness: ten years study in Qinghai-Tibet [C] //OHNO H, KOBAYASHI T, MASUYAMA S, NAKASHIMA M. Progress in Mountain Medicine and High Altitude Physiology. Matsumoto: Press Committee of the 3rd World Congress on Mountain Medicine and High Altitude Physiology, 1998: 120-125.

[24] WU T Y, LI W S, YAO R L, et al. Reentry high-altitude pulmonary edema in Tibetans [J]. Newsletter of the International Society for Mountain Medicine, 1998, 8 (3): 6-7.

青藏高原上的慢性高原病

吴天一

中国青海高原医学研究院

为证实喜马拉雅山脉及青藏高原是否存在慢性高原病（chronic mountain sickness，CMS）及更好地描述CMS的综合征及发病机制，作者收集了中国青藏高原上CMS的代表性资料。临床及流行病学研究表明，CMS是青藏高原上的一种常见疾病，影响着移居汉族和世居藏族的健康。然而，与上述常住居民相比，年轻士兵在特高海拔（5000m）时短期内即可患CMS。这可能与低氧压力的严重程度相关。高原习服失败的移居汉族及丧失适应能力的世居藏族出现肺通气不足，导致重度低氧血症、红细胞增多症及重度肺动脉高压，这被认为是CMS的主要发病机制。同时，频繁的睡眠呼吸暂停综合征及严重的睡眠低氧血症也可能是其病因。根据病理生理学及临床特征，可将CMS分为两种类型：一种表现为影响呼吸系统，即过度肺动脉高压；另一种则影响血液系统，即过度红细胞增多症。但有时在同一患者身上可能同时见到这两种类型，如同高原肺水肿及高原脑水肿也可能单一或同时出现一样。中国对CMS的研究表明，CMS是全球高原地区的公共卫生问题，值得关注。

原文期刊：High Altitude Medicine & Biology，2004，5（2）.《高原医学与生物学》2004年第5卷第2期。

高原病常规定义之外的高原神经系统疾病

BUDDHA BASNYAT[1]，TIANYI WU[2]，JEFFREY H. GERTSCH[3]

[1]尼泊尔国际临床医学与喜马拉雅救援协会、尼泊尔医学科学院与帕坦医院生理学教研室

[2]中国青海高原医学研究院低氧生理学与高原病研究室

[3]美国亚利桑那州凤凰城，内科实习医生

【摘要】常见的高原病包括急性高原病和两种可危及生命的疾病类型——高原脑水肿和高原肺水肿。其他一些疾病（主要是神经系统疾病）也并非少见，而它们可能完全未被纳入高原病的定义之中。这些神经系统疾病（常为局灶性）除吸氧和下撤外，其他治疗手段差异很大。短暂性脑缺血发作、脑静脉血栓形成、癫痫发作、晕厥、复视和盲点都是高原常见的神经紊乱现象。本文对此进行探讨，以期加强对这些疾病的认知和治疗。

【关键词】高原病；短暂性脑缺血发作；局灶性神经功能受损

高原病由急性高原病（acute moumtain sickness，AMS）、高原脑水肿（high altitude cerebral edema，HACE）及高原肺水肿（high altitude plumonary edema，HAPE）组成。后两种疾病可危及患者生命。除全身神经功能受损的HACE外，在高原还观察到表现为局灶性的神经功能障碍。

本文所讨论的高原神经功能受损可能会伴有HACE，但在许多情况下它们都有别于高原病的存在形式，因此不属于高原病类型。此外，此类疾病可能不会伴随渐进性的非特异性头痛、恶心、乏力及头晕等AMS症状，后者可进一步恶化为HACE。一般来说，此类疾病的病因尚未明确，但因其在缺氧环境中发病，因此氧缺乏可能是发病的重要诱因。缺氧对大脑认知能力的细微影响及极端海拔环境下出现的各类自我意识概念错乱（Brugger等，1997）并未包含在本文探讨之列。此外，还需要强调的是，在低海拔地区已存在的任何神经系统问题在高原环境下也可能出现，但高原因素并不一定是其发病的必然因素。本文将对在高原旅居并有记录且有别于高原世居人群的“非高原脑水肿”神经系统疾病进行讨论。

1 短暂性脑缺血发作和脑卒中

虽然低海拔地区的短暂性脑缺血发作（transient ischemic attack，TIA）通常见于患有心血管疾病（如动脉粥样硬化性血管疾病）的老年人群中，但在高原TIA常见于年轻人，该类患者中可能不存在常见的心血管系统的危险因素。因此，高原TIA发作需要考虑其他发病机制。因缺氧诱发血管内皮损伤而丧失血管张力，进而导致参与脑循环的动脉血管痉挛。也可能因为局灶性水肿、低碳酸血症诱发脑血管收缩或脑血流量严重不足导致的分水岭区缺氧（Hackett，2001）。先兆性偏头痛在鉴别诊断中也具有重要意义（下文讨论），但病因仍不明确。

著名登山者Shipton（1943）在攀登珠峰超过8000m的高度发生了重度头痛及一过性失语，该症状在次日上午迅速康复。Wohns（1986）是最早报道与高原病无关的高原TIA发作疾病类型的学者之一，所报道的该病类型有一过性偏瘫与轻偏瘫、失语症及盲点。报道中这些患者均完全

康复，其中有些患者经MRI及磁共振血管造影检查后并未检测到病变存在。据Wohns所述，关键是该类患者在发病前并没有发生头痛、恶心或头晕等先兆性症状，表明该类疾病在病因学上与典型的高原病存在区别，该类患者症状发病急骤，与AMS症状逐步显现的过程也存在区别。在Everest Ⅲ中，利用低压试验舱对8名受试者进行了为期40天的研究，研究中发现3人发生TIA发作，均在海拔相当于8000m以上环境下因通气过度及闭锁声门紧张后诱发。一名受试者肺动脉经胸超声心动图检查后发现存在气体栓塞，一种解释可能为肺部显微穿刺术操作引起。3名受试者均迅速康复（Cauchy等，2002）。

虽然脑卒中属于少见事件，但可造成更为严重的后果。此外，高原环境下出现的红细胞增多症、脱水、寒冷及活动能力被迫减少都可能进一步加剧该病理生理学过程。Roborovsky（1896）在19世纪报道的有关尝试穿越高海拔地区前往西藏探险时所发生的脑卒中事件为最早的文献资料报告之一，探险者返回俄罗斯后，相关症状在长达一年时间内仍未得到缓解。高原脑卒中的其他诱因可能还包括栓塞、静脉血栓形成，甚至也有可能是凝血功能障碍。最终我们仍不清楚，此前无症状的大脑动脉粥样硬化是否在高原环境暴露下表现出来。

2 偏头痛

偏头痛是目前知之甚少的一种常见疾病，据报道在低海拔地区男女中的发病率分别为6%和18%（Lipton和Stewart，1998）。在高原环境下偏头痛可能因无法得到充分诊断而被简单归入AMS，这是因为头痛是后者的重要特征。AMS与偏头痛在病理生理学上的相似性仍然存有争议（Bartsch等，1994；Utiger等，1999）。Deitz（2000）建议，在高原出现一过性局灶性神经系统受损时，无论是否伴有头痛都可考虑诊断为偏头痛。尽管非特异性偏头痛已为人熟知（Whitty，1967），但仍然难以区分非特异性偏头痛与重度AMS所诱发的头痛。

进入高原可能会诱发偏头痛发作。例如，在低压舱试验中，当模拟海拔2700m升高至3400m时，患者反复出现偏头痛发作（Engel等，1944）。偏头痛发作的严重程度在不同人群可能会有所区别，一名在3700m生活2年的医生在偏头痛发病时还表现出了明显的局灶性神经系统损伤（Murdoch，1995）。这些神经系统损伤症状在患者返回低海拔地区后消失。据Jenzer和Bartsch（1993）报道，一名登山者在偏头痛发作时还出现了一过性表达性失语症及右侧感觉障碍，此后探险过程中症状复发，经吸氧、吸入富含二氧化碳气体或返回低海拔地区后上述症状得到有效缓解（Hackett和Roach，2001）。说明以上症状为类似偏头痛，而并非动脉粥样硬化性TIA发作引起的头痛。也有报道声称使用阿司匹林可预防高原偏头痛发作（Houston，1998）。目前已经清楚，当患者在高原出现头痛，即便是存在AMS的情况下，对偏头痛仍需进行鉴别诊断，特别是在有发生局灶性神经系统损伤时。目前可利用先进的神经系统影像技术来进一步认识与理解高原偏头痛的病理生理学机制（Godasby，2002）。

3 脑静脉血栓形成

Dickinson（1981，1983）的研究表明，在高原死者尸检中常发现脑血管血栓。Song等（1986）报道在海拔超过5000m地区逗留超过3周的患者，其脑血栓均来源于静脉。脑血栓形成可能并发脑卒中，其中血容量不足及红细胞增多症可能成为潜在的触发因素。Zhou（1984）报道了21例在海拔3658～5500m环境下出现脑血栓形成的病例。患者年龄21～39岁，平均血红蛋白水平为25.9g/dl。所有患者均表现为偏瘫，其中10例患者表现为失语。Wu等（1982）报道了20例在海拔2200～4500m环境下脑血栓形成的病例，所有患者只表现出轻度的红细胞增多症（平均血红蛋白水平为17.1g/dl）。

Dickinson（1981）和Song等（1986）及其他研究者都强调，从高原返回低海拔地区后神经系统损伤症状仍持续不缓解的患者，需要考虑为脑血管静脉血栓形成。在近期研究中，观察一名登山者在海拔6500m环境下滞留4天并未出现异常，但进入海拔5500m环境后1天即出现头痛及右侧肢体无力症状，该症状与典型的HACE并不一致，因为预测该患者已经很好地适应了高原环境。后继的磁共振静脉造影显示患者脑静脉血栓形成。高原脑血栓形成患者在检查中常伴有静脉血栓形成，返回低海拔地区后，因局灶性神经系统损伤引起的症状仍得不到缓解，可以选择磁共振静脉造影技术作为一种有价值的诊断工具。目前，海拔超过4500m的高原是否与高凝状态有相关性仍不清楚。但在低于该海拔的环境下，缺氧本身并不会诱发凝血功能障碍（下文讨论）。

4 蛛网膜下腔出血

蛛网膜下腔出血表现为大脑包裹性出血，但不出现渗血，因此，与整体性功能障碍相比，局灶性神经系统损伤更加多见。在高原环境下，随着脑血流量的增加及气压的降低（Jehle等，1994），如此前患有脑动脉瘤和动-静脉畸形更容易破裂。由于头痛是蛛网膜下腔出血的一个明显特征，因此在某些情况下难以与HACE进行鉴别诊断。患者的病史对鉴别诊断极为重要，现以近期的一项临床报道（Litch等，1997）加以说明。一名已充分习服高原环境的男性在海拔约5300m环境下滞留两晚后进入海拔约4300m地区，此时出现剧烈头痛并陷入昏迷。与上文中报道的静脉血栓形成男性患者相同，已充分习服高原者返回低海拔地区后发生HACE的事件并不多见。该患者后续检查时发现蛛网膜下腔出血。与高原病相关的一系列尸检结果，报道了蛛网膜下腔出血（Dickinson等，1983）。鉴于此前有关高原蛛网膜下腔出血的许多报道（Hackett，2001），易感人群（如已知存在脑血管瘤）可能并不适合进入高原。

5 癫痫

在任何海拔环境，局部病灶引起的癫痫发作或大发作均为常见的神经系统疾病表现之一。易感人群在高原环境中癫痫是否会频发？从直观角度上看，答案显然是肯定的。众所周知，缺氧和通气过度都是癫痫的诱因（Hackett，2001），但该结论并未在可控场所或低压舱脑电图检查中得到证实。尽管在高原有新发癫痫的传闻（Basnyat，1997）及在高原环境中易感人群出现癫痫发作的报道（Basnyat，1998），甚至有正服用抗癫痫药物的患者也发生癫痫的报道（Basnyat，2001a），而HACE患者很少出现癫痫发作。显然，为了明确在高原地区癫痫活动是否会频发，最终仍需通过低压舱脑电图检查加以证实。

6 高原晕厥

在中等海拔环境下常会发生高原晕厥，该症状通常在进入中等海拔环境后短时间内发生，且与低氧血症导致的血管迷走神经活动有关（Nicholas和O'Meara，1993）。虽然高原晕厥发作突然，但仍属良性病灶，且与AMS无关联，这是因为高原晕厥具有明显的突发性特征，发作前亦无头痛及恶心等先兆。根据患者康复迅速且无意识或定向障碍的特征，可与癫痫活动进行鉴别诊断，除非因癫痫恶化引起的惊厥性晕厥。需要注意的是，登山者佩戴绳索前行，甚至是在不佩戴绳索攀登陡峭斜坡时，如果晕厥发作将无法立刻采取斜卧位措施进行相关处置。

7 占位性病变

在高原会出现与AMS无关的脑组织肿胀（Hackett，1999），因此，在低海拔环境下已存在任何脑部无症状的占位病变都会在高原环境下出现症状，这项结论已得到了许多病例报道支持。一名31岁患者从海平面进入海拔4000m出现了两次复视和共济失调。该患者被诊断为蛛网膜下囊肿，虽然该病变在低海拔地区并未出现症状，但可因海拔升高所致的缺氧性脑肿胀、囊肿压迫大脑及颅内压升高而发病（Hackett，2000）。也有无症状脑部肿块在高原环境下突发症状（原因可能是与蛛网膜下囊肿相同）并伴有头痛和恶心的病例报道，进而暴露了脑部肿块（Shlim等，1991）。在高原神经系统鉴别诊断中应考虑到占位性病变，且需与高原病进行鉴别诊断，尤其对于通过保守的海拔递增方式进入高原但仍反复出现神经系统问题的患者。此外，蛛网膜下囊肿也较为常见（Hackett，2000）。

8 短暂完全性遗忘

短暂完全性遗忘的特征表现为持续数小时

的意识不清和精神困惑，但并不出现运动及感觉功能减退（Adams和Victor，1989）。Litch和Bishop（1999）在高原医学文献中首次作了报道。该病的发病机制尚不清楚，但脑缺血可能是促发因素之一，尤其是在高原低碳酸血症性血管收缩伴有继发性边缘皮质缺血的情况下。在准确了解患者病史的基础上，对该病与HACE进行鉴别诊断；与HACE不同，该病起病急骤，并且缺少头痛、恶心、头晕及乏力等急性高原病症状。尽管在高原偏远地区发病会使患者的同伴在精神上感到不安，但目前已认识到该病一般不会导致严重并发症。

9 高原谵妄

目前已有有关登山者及探险者发生器质性脑综合征或谵妄的文献报道（Ryn，1988；Basnyat，2001a）。该病的特征表现为精神状态突发性改变、短时注意力无法集中、思维混乱、意识不清和情绪激动。由于AMS起病急骤、缺少头痛等其他前驱症状，因此应对该病与AMS及HACE进行鉴别诊断。缺氧是众所周知的谵妄诱因（Eisendrath和Lichtmacher，2000）。低碳酸血症引起的脑血管收缩也可能是该病的诱因之一（Hornbein等，1989）；另一项影响因素可能是高原低氧通气所导致的脑组织碱中毒。但与之相矛盾的是，碱中毒不像酸中毒那样对于脑组织缺血具有保护作用（Raichle和Hornbein，2001）。同时，还需考虑脑神经递质与激素水平所产生的影响。

10 脑神经麻痹

目前，外直肌麻痹（第Ⅵ对脑神经麻痹）已被普遍认可为高原病类型（Basnyat等，2001；Shlim等，1995；Vrimani和Swamy，1993）。尽管该疾病可能与AMS和HACE有关，但该病在许多情况下与头痛、恶心等AMS的早期症状不相关。迄今为止，在一项HACE大宗病例（44例）研究中发现，外直肌麻痹的发病率低于1%（Dickinson，1983）。在一般情况下，虽然复视与肌麻痹可持续数周至数月无法缓解，但是在与HACE无关的情况下这种疾病通常为良性（Murdoch，1994）。理论上，海拔导致的颅内压升高、大脑肿胀、缺氧、脱水、凝血功能障碍、红细胞增多症和血管痉挛等常见可疑因素通过第Ⅵ对脑神经引起外直肌麻痹。在不考虑发病诱因的情况下，返回低海拔地区可能是最佳的治疗方案。

在高原环境下也有面神经（第Ⅶ对脑神经）麻痹及舌下神经（第Ⅻ对脑神经）麻痹的相关报道（Basnyat，2001）。在高原地区可出现这两种独立的脑神经麻痹，而返回低海拔地区后病情均可得到改善，表明海拔因素可能在神经损伤过程中发挥了重要作用。高原出现的大脑肿胀可使脑神经穿过颅底狭窄的解剖部位（面神经是在面神经管及茎乳孔，舌下神经是在舌下神经孔）时受压，在枕骨大孔处存在先天异常（如Arnold-Chiari畸形）的情况下更有可能发生，或如前文所述，因颅内占位性病变所产生的局部压迫而发病。

11 凝血问题

通过递进式进入海拔4500m左右时，似乎不太可能诱发血小板活化、血浆凝血功能障碍或纤溶蛋白活性改变（Bartsch，2001）。但Bartsch认为长期滞留在海拔超过6000m地区时将无法排除增强纤维蛋白形成的可能性。问题在于，滞留在高海拔地区与同样可增强纤维蛋白形成的长时间高负荷运动（登山）之间的协同作用是否会诱发脑血栓及神经系统损伤。

重要的是，目前已有低海拔地区无症状患者出现凝血功能障碍（蛋白C缺乏症及抗磷脂综合征）的病例报道（Boulos等，1999；Basnyat等，2001）。不过，高原脑静脉血栓形成并不属于高原病类型。然而，由于血容量不足和红细胞增多等导致血液黏滞度增高的其他因素，因无法在现场环境中控制，因此无法研究该病的诱因及其影响程度。血栓形成可能是这些效应综合作用后所产生的结果。

高原凝血问题也具有重要意义，原因有二：一是用药（如在高原使用避孕药）可增强凝血；二是在普通人中凝血因子Ⅴ基因Leiden突变者占2%～5%，该病可导致凝血，进而引发血栓栓塞（Grover和Bartsch，2001）。阿司匹林对于高原血栓形成是否具有预防作用仍有争议。

有必要对高原的凝血因子状态开展进一步研究，但相关研究需要在可控模拟环境下进行，这是因为在自然环境中往往难以利用预冷管、冷冻离心机及干冰等试验条件。

12 眼科问题

12.1 视网膜出血

在海拔5000m及以上环境常可出现视网膜出血，甚至未出现AMS或HACE的人也可能发病（Bartsch，2001）。视网膜出血通常并不出现症状，但一旦累及黄斑则可能出现不同程度的复视或视力损失。该病由Houston在1968年首次报道，但时至今日仍然能引起研究者的兴趣（Tingay等，2003）。高原视网膜出血的诱因尚不清楚。该病的可能诱因包括缺氧引起的脑血流量增加及颅内毛细血管内皮通透性增加。尚不清楚在高原视网膜出血与脑出血的机制是否相同，但是近期发表的一篇文献表明AMS与视网膜病变之间存在相关性（Weidman和Tabin，1999）。一些高原医学专家认为，在没有出现AMS的情况下，大多数高原视网膜出血病例并不需要下撤至低海拔地区，这是因为该出血事件会在数日至数周时间内自行缓解（Roach和Bartsch，2001）。但若病变累及黄斑且出现视力受损或伴AMS，应要求患者下撤至低海拔地区接受眼科医生的进一步检查评价和治疗。

12.2 皮质盲

皮质盲发病时可使患者出现双目失明。但是瞳孔对光反射维持不变。1987年，Hackett等报道了健康者在高原可诱发该病。该病的病理生理学可能与视觉皮质血供受损有关，后者可能为局灶性水肿或血管痉挛所诱发。一般采取吸氧治疗，有时也可重新吸入二氧化碳，均可增加颅内血流量，进而改善患者病情。下撤至低海拔地区同样也能改善病情。皮质盲不应与功能性失明混淆，后者属于癔病转换反应。

12.3 一过性黑矇

一过性单眼失明又称短暂性失明，该病与上文中所描述的许多疾病类型一样，可在高原无AMS体征或症状的患者中突然发病（Shlim等，1995；Dickinson，2001）。该病的诱因可能与视网膜或视觉皮质的血供受损有关。发生该问题的患者其疾病检查结果可能与TIA患者相同。

12.4 此前屈光外科手术及其他眼病而导致的视力改变

角膜利用覆盖于其上的液体，通过扩散的方式与空气中的氧气直接接触。在高原，闭眼时角膜氧分压下降且角膜出现膨胀。对于接受过放射状角膜切开术治疗近视的患者，因角膜中心弧度变平使得角膜膨胀不均匀，进而产生远视（Mader和White，1996）。这种效应可能会存在个体差异且无法预测。而采用激光刀的另外一种手术类型——屈光性角膜切开手术似乎不会导致视觉异常。接受过放射状角膜切开术者在进入高原时可能需要配戴眼镜以矫正远视。

因使用东莨菪碱透皮贴剂（先用贴片再接触眼）或干眼综合征所导致的单眼视力模糊也可在高原观察到，同时可与神经系统疾病混淆。全面了解病史及体格检查可避免误诊。

13 今后的研究方向与结论

需要强调的是，本文所描述的是一些常见神经系统问题（如癫痫发作或偏头痛），但存在偶发性或巧合性。由于该因素存在及本文引用的许多报道多属轶闻趣事类型，不尽准确，因此，如条件许可，应通过更多的病例对照研究来对该类疾病的症状、体征、病理生理学及治疗进行定义。与高海拔地区相比，已证实在可控环境下进行低压舱研究非常有帮助。在低压舱可控环境下可以开展某些领域的研究，如通过脑造影术监测易发癫痫患者的大脑活动，在极端高海拔环境下对凝血功能异常进行研究，或者对偏头痛等特定疾病进行研究。随着MRI、正电子发射断层扫描、CT单光子技术等高分辨率技术在偏远的发展中国家的普遍使用，对于神经系统疾病的病理生理学研究已经变得更加容易且将会继续完善。这些疾病的高原易感性基因基础研究仍然有待加强。

在这些疾病研究过程中发现两个共同点：低

氧低压环境可能是许多此类疾病的易感因素，对于绝大多数此类疾病患者而言，吸氧及下撤至低海拔地区将不仅能够缩短病程，而且还能拯救生命。准确了解病史、进行查体和其他检查将有助于此类独立病种和常见高原综合征进行诊断和鉴别。

致谢

我们感谢John Dickinson博士的宝贵意见。

原文期刊：High Altitude Medicine & Biology Volume 5，Number 2，2004.《高原医学与生物学杂志》2004年第5卷第2期。

参 考 文 献

[1] ADAMS R D, VICTOR M. Principles of neurology[M]. 4th ed. New York: McGraw-Hill, 1989: 343.

[2] BARTSCH P. Acute mountain sickness and high altitude cerebral edema[A]//HORNBEIN T F, SCHOENE R B. High altitude: an exploration of human adaptation[M]. New York: Marcel Dekker, 2001: 731-736.

[3] BARTSCH P, MAGGI S, KLEGER G, et al. Sumatriptan for high-altitude headache[J]. Lancet, 1994, 344(8934): 1445.

[4] BASNYAT B. Seizure and hemiparesis at high altitude outside the setting of acute mountain sickness[J]. Wilderness Environ Med, 1997, 8(4): 221-222.

[5] BASNYAT B. Fatal grand mal seizure in a Dutch trekker[J]. J Travel Med, 1998, 5(4): 221-222.

[6] BASNYAT B. Seizures at high altitude in a patient on antiseizure medications[J]. Wilderness Environ Med, 2001, 12(2): 153-154.

[7] BASNYAT B. Isolated facial and hypoglossal nerve palsies at high altitude[J]. High Alt Med Biol, 2001, 2(2): 301-303.

[8] BASNYAT B, GRAHAM L, LEE S D, et al. A language barrier, abdominal pain and double vision[J]. Lancet, 2001, 357(9273): 2022.

[9] BOULOS P, KOUROUKIS C, BLAKE G. Superior sagittal sinus thrombosis occurring at high altitude associated with protein C deficiency[J]. Acta Haematol, 1999, 102(2): 104-106.

[10] BRUGGER P, REGARD M, LANDIS T. Illusionary reduplication of one's own body: phenomenology and classification of autoscopic phenomena[J]. Cogn Neuropsychiatry, 1997, 2(1): 19-38.

[11] CAUCHY E, LARMIGNAT P, BOUSSUGES A, et al. Transient neurologic disorders during a simulated ascent of Mount Everest[J]. Aviat Space Environ Med, 2002, 73(12): 1224-1229.

[12] DICKINSON J. Acute mountain sickness: a dissertation based on 11 years experience in the Nepal Himalaya[D]. Oxford University, Oxford, 1981: 98.

[13] DICKINSON J. High altitude cerebral edema: cerebral acute mountain sickness[J]. Semin Respir Med, 1983, 5(4): 151-158.

[14] DICKINSON J, HEALTH D, GOSNEY J, et al. Altitude related deaths in seven trekkers in the Himalayas[J]. Thorax, 1983, 38(9): 646-656.

[15] DICKINSON J G. Transient monocular amaurosis at high altitude[J]. High Alt Med Biol, 2001, 2(1): 75.

[16] ENGEL R L, WEBB J P, FERRIS E B, et al. A migraine like syndrome complicating decompression sickness[J]. War Med, 1944, 5: 304-314.

[17] EISENDRATH S, LICHTMACHER J E. Delirium, dementia and other cognitive disorders[A]//Current medical diagnosis and treatment[M]. 39th ed. TIERNEY L M, MCPHEE S J, PAPADAKIS M A. New York: McGraw-Hill, 2000: 1071.

[18] GODASBY P J. New directions in migraine re-

search [J]. J Clin Neurosci, 2002, 9 (4): 368-373.
[19] GROVER R, BARTSCH P. Blood [A] //HORNBEIN T F, SCHOENE R B. High altitude: an exploration of human adaptation [M]. New York: Marcel Dekker, 2001: 493-523.
[20] HACKETT P H. High altitude cerebral edema and acute mountain sickness. A pathophysiology update [J]. Adv Exp Med Biol, 1999, 474: 23-45.
[21] HACKETT P H. Subarachnoid cyst and ascent high altitude—a problem [J]. High Alt Med Biol, 2000, 1 (4): 337-339.
[22] HACKETT P H. High altitude and common medical conditions [A] //HORNBEIN T F, SCHOENE R B. High altitude: an exploration of human adaptation [M]. New York: Marcel Dekker, 2001: 839-885.
[23] HACKETT P H, ROACH R C. High-altitude medicine [A] //AUERBACH P. Wilderness medicine [M]. St. Louis, MO: Mosby, 2001: 1-37.
[24] HACKETT P H, ROACH R C, HOLLINGSHEAD K F, et al. Cortical blindness in high altitude climbers and trekkers-a report on six cases (abstract) [A] //SUTTON J R, HOUSTON C S, COATES G. Hypoxia and cold [M]. New York: Praeger, 1987: 536.
[25] HORNBEIN T F, TOWNS B D, SCHOENE R B, et al. The cost to the central nervous system of climbing to extremely high altitude [J]. N Engl J Med, 1989, 321 (25): 1714-1719.
[26] HOUSTON C. Going higher, oxygen, man, and mountains [M]. 4th ed. Seattle, WA: The Mountaineers, 1998.
[27] JEHLE D, MOSCATI R, FRYE J, et al. The incidence of spontaneous subarachnoid hemorrhage with change in barometric pressure [J]. Am J Emerg Med, 1994, 12 (1): 90-91.
[28] JENZER G, BÄRTSCH P. Migraine with aura at high altitude [J]. Wilderness Environ Med, 1993, 4 (4): 412-415.
[29] LIPTON R B, STEWART W F. Migraine headaches: epidemiology and comorbidity [J]. Clin Neurosci, 1998, 5 (1): 2-9.
[30] LITCH J A, BASNYAT B, ZIMMERMAN M. Subarachnoid hemorrhage at high altitude [J]. West J Med, 1997, 167 (3): 180-181.
[31] LITCH J A, BISHOP R A. Transient global amnesia at high altitude [J]. N Engl J Med, 1999, 340 (18): 1444.
[32] MADAR T A, WHITE L J. High altitude mountain climbing after radial keratotomy [J]. Wilderness Environ Med, 1996, 7 (1): 77-78.
[33] MURDOCH D R. Lateral rectus palsy at high altitude [J]. Wilderness Environ Med, 1994, 5 (2): 179-181.
[34] MURDOCH D R. Focal neurological deficits and migraine at high altitude [J]. J Neurol Neurosurg Psychiatry, 1995, 58 (5): 637.
[35] NICHOLAS R A, O'MEARA P D. High-altitude syncope: history repeats itself-reply [J]. JAMA, 1993, 269 (5): 587.
[36] RAICHLE M E, HORNBEIN T F. The high altitude brain [A] //HORNBEIN T F, SCHOENE R B. High altitude: an exploration of human adaptation [M]. New York: Marcel Dekker, 2001: 377-423.
[37] ROACH R, BARTSCH P. Acute mountain sickenss and high-altitude cerebral edema [A] //HORNBEIN T F, SCHOENE R B. High altitude: an exploration of human adaptation [M]. New York: Marcel Dekker, 2001: 731-776.
[38] ROBOROVSKY V. The central Asia expedition of captain Roborovsky and Lieut, Kozloff [J]. Geogr J, 1896, 8 (2): 161-173.
[39] RYN Z. Psychopathology in mountaineering-mental disturbances under high altitude stress [J]. Intl J Sports Med, 1988, 9 (2): 163-169.
[40] SHIPTON E. Upon that mountain [M]. London: Hodder and Stoughton, 1943: 129-130.

[41] SHLIM D R, HACKETT P, HOUSTON C, et al. Diplopia at high altitude[J]. Wilderness Environ Med, 1995, 6(3): 341.

[42] SHLIM D R, NEPAL K, MEIJER H J. Suddenly symptomatic brain tumors at altitude [J]. Ann Emerg Med, 1991, 20(3): 315-316.

[43] SONG S, ASAGI T, TANIZAKI Y, et al. Cerebral thrombosis at altitude: its pathogenesis and the problems of prevention and treatment [J]. Aviat Space Environ Med, 1986, 57(1): 71-76.

[44] TINGAY D G, TSIMNADIS P, BASNYAT B. A blurred view from Everest[J]. Lancet, 2003, 362(9400): 1978.

[45] UTIGER D, BERNASCH D, EICHENBERGER U, et al. Transient improvement of high altitude headache by sumatriptan in a placebo controlled trial(abstract) [A] //Advances in experimental medicine and biology[M]. New York: Springer, 1999: 435.

[46] VRIMANI S, SWAMY A. Cranial nerve palsy at high altitude[J]. J Assoc Physicians India, 1993, 41(7): 460.

[47] WALTON J. Brain's diseases of the nervous system[M]. 9th ed. Oxford: Oxford University Press, 1985.

[48] WEIDMAN M, TABIN G C. High altitude retinopathy and altitude illness[J]. Ophthalmology, 1999, 106(10): 1924-1926.

[49] WHITTY C W. Migraine without headache [J]. Lancet, 1967, 2(7510): 283-285.

[50] WOHNS R N. Transient ischemic attacks at high altitude[J]. Crit Care Med, 1986, 14 (5): 517-518.

[51] WU B M, YU Z B, YANG Z Z. Cerebral thrombosis of high altitude[J]. Natl Med J China, 1982, 62(2): 220.

[52] ZHOU X D. Transient ischemic attack in young people at high altitude[J]. Qinghai Med J, 1984, 14(2): 44-45.

亚急性高原病综合征

INDER S. ANAND[1]，TIANYI WU[2]

[1]美国明尼苏达大学医学院VA医学中心，明尼阿波利斯市
[2]中国青海高原医学研究院

【摘要】急性与慢性高原病作为两种类型的临床综合征，传统上认为都与高原环境有关。近期报道了分别在婴儿与成人中发生的两种不同的亚急性高原病。本文对文献报道的这些疾病进行了综述。目前看来，尽管其他生活在高海拔地区人群也有该病发病的报道，但婴儿亚急性高原病是一种主要见于西藏自治区汉族婴儿中的疾病。该病在大规模汉族人口从大陆平原地区迁徙到青藏高原后才引起人们的重视。该病表现为严重低氧性肺动脉高压及心力衰竭。肺组织学检查结果符合肺小动脉肌化特征，但并未观察到内膜增生或丛状样改变。另一种综合征则为成人亚急性高原病，此前报道过几乎只在长期驻留极高海拔地区的印度士兵中发病。出现该病时，低氧性肺动脉高压也是患者导致重度充血性心力衰竭的主要因素。这两种疾病与牛高原病有多种相似之处；低氧性肺血管收缩在发病过程中发挥了重要作用，并且在离开高原后可痊愈。由此可见，这两种综合征都属于牛高原病对应的人类疾病。

【关键词】高原病；肺动脉高压；缺氧；心力衰竭；西藏；拉达克；牛高原病

引言

近几十年的研究表明，急性与慢性高原病作为两种类型的临床综合征都与人类高原环境暴露有关。急性高原病（Menon，1965；Houston和Dickinson，1975；Hackett和Rennie，1977；Dickinson等，1983）可在抵达高原后数小时至数日内发病，而慢性高原病则在高原驻留时间长达数年后逐渐发病（Penaloza和Sime，1971；Pei等，1989；Monge等，1992）。约在75年前，就在牛中发现了一种被称为高原病的亚急性综合征（Hecht等，1962）。出现该病时，易感动物可在低压缺氧环境暴露数周后出现重度肺动脉高压进而诱发充血性心力衰竭。直到最近，仍不清楚人类是否也存在类似的疾病。但在最近几年，已经报道了两种完全不同的人类亚急性综合征。其中一种是婴儿亚急性高原病（Wu和Liu，1955；Sui等，1988；Anand和Chandrashekhar，1992），发病者通常为出生在平原地区并随迁到西藏海拔3000m以上的中国婴儿。据报道确认，该病患者往往可在数月内死亡。另一种综合征为成人亚急性高原病，此前仅报道在海拔约6000m的西喜马拉雅山地区的健康轻年印度士兵中发病，其在高原驻留超过10周（Anand等，1990）。除病程和发病年龄外，研究显示这两种疾病都存在明显的肺动脉高压及充血状态。这两种综合征很可能都是与牛高原病相对应的人类疾病。因此，根据已有证据高原相关疾病可分为以下类型：①急性高原病。②亚急性高原病：人类病种包括婴儿亚急性高原病（subacute infantile mountain sickness，SIMS）和成人亚急性高原病（adult subacute mountain sickness，ASMS），动物病种包括牛高原病。③慢性高原病。④其他疾病：深静脉血栓形成、视网膜出血、冻伤等。在本综述中，我们仅探讨两种人类亚急性高原病。

1 SIMS

SIMS主要见于生活于西藏的汉族。由于中国汉族从平原地区迁徙到青藏高原高海拔地区后大量发病，该病才作为一种独立病种被发现。Wu和Liu（1955）首次报道了1例出生在拉萨（海拔3658m）的11月龄汉族婴儿，在9个月时出现呼吸困难、口唇发绀及重度右心衰竭体征，同时合并周围水肿、肝大及腹水，治疗无效。虽然该婴儿被转移至海平面，最终仍死亡。尸检发现右心室显著肥大，肺小动脉和小动脉的肌层增厚。没有观察到其存在先天性心肌缺损的证据。作者将该病命名为小儿高原心脏病（pediatric high altitude heart disease，PHAHD）。此后，来自青藏高原、喀喇昆仑山和天山山区的SIMS病例报道多达1000例以上。1964年，Zhou等（1964）报道了位于拉萨（海拔3658m）的西藏自治区人民医院收治的PHAHD患者共238例。1960—1963年，PHAHD占儿科住院患者总数的20.7%。Lin和Wu（1966）及Wu和Lin（1978）报道了其在1960—1977年，在青藏高原地区的医院见到大量PHAHD患者的经历。这些患者占儿科患者总数的4.6%，占该时期住院所有儿科心脏病患者总数的42.6%。大多数患者为汉族（93.3%），年龄为12天至12岁，绝大多数患者的年龄在2岁以下（89.5%）。胸部X线检查显示心脏扩大（图1），心电图结果显示重度右心室扩大（图2）。其中11例尸检结果可见显著的右心室肥大及重度肺动脉内膜肥厚，该结果与更早期由Wu和Liu（1955）报道的结果一致，并经Li等（1966）和Sui等（1988）证实。

1988年，在英文文献中首次对该综合征的临床特点及病理学特征进行了详细描述（Sui等，1988；Heath等，1989；Anand和Chandrashekhar，1992）。这些作者当时并不了解已有中文文献对SIMS进行了命名。由国际高原医学学会组建的专设委员会于2001年发表了一份国际共识声明，将SIMS患者及其他肺动脉高压急性恶化者归入症状性高原肺动脉高压一词中。因此，尽管有关该术语的适用性仍存在争议，但SIMS的定义已获得了广泛认可。Sui等（1988）对SIMS的病理学特征进行了非常经典和更为详尽的描述。因此，我们将简述其研究结果。该病主要见于男婴和女婴，但低龄幼儿同样也会发病。平均发病年龄为9月龄。在该系列报道的15例病例中，包括

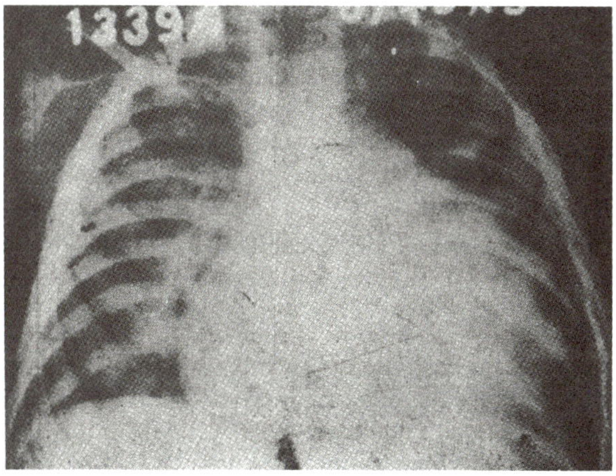

图1　尸检时证实为SIMS的1例6月龄大汉族男婴的胸部X线结果。可见明显的心脏扩大，肺动脉增粗（Wu和Lin，1978）

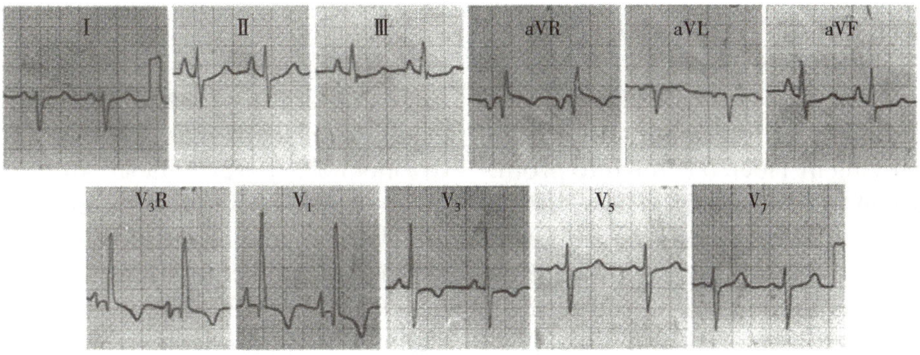

图2　1例14月龄患SIMS的汉族女婴，心电图结果显示窦性心律、电轴右偏、V_3R、V_1及V_3导联处P波高峰。右胸导联R波的振幅超过S波，V_5和V_7导联持续出现深S波，这表明显著的右心室肥厚并伴有显著的顺时针旋转（Wu和Lin，1978）

汉族14例和藏族1例。除藏族婴儿与1例14月龄的汉族女婴外，所有患者均出生在平原并被带到拉萨生活。患儿在高原的停留时间仅为2.1个月。患儿表现出充血性心力衰竭特征，如呼吸困难、咳嗽、易激惹、无法入睡、发绀、面部水肿和少尿。临床检查显示心动过速、呼吸急促、心脏肥大、肝大及肺部啰音。胸部X线确认心脏扩大。血红蛋白水平及红细胞计数并未出现升高。尸检时所见到的最明显特征为心脏扩大、右心室肥大和扩张及肺动脉干扩张（图3），右心房扩大，但左心房大小正常。右心室与左心室的重量比为1.11±0.2，而年龄匹配的藏族对照则为0.39±0.09。肺组织学检查显示肺动脉、微动脉和微静脉发生改变。肺动脉检查发现中膜重度增厚，伴有弹性膜皱缩，提示血管发生收缩。肺部微动脉肌化，伴有弹性膜交叠及肌质增厚的现象（图4）。与之相比，年龄相近藏族对照的肺动脉血管壁较薄，且仅限于肺部微动脉单层弹性膜。

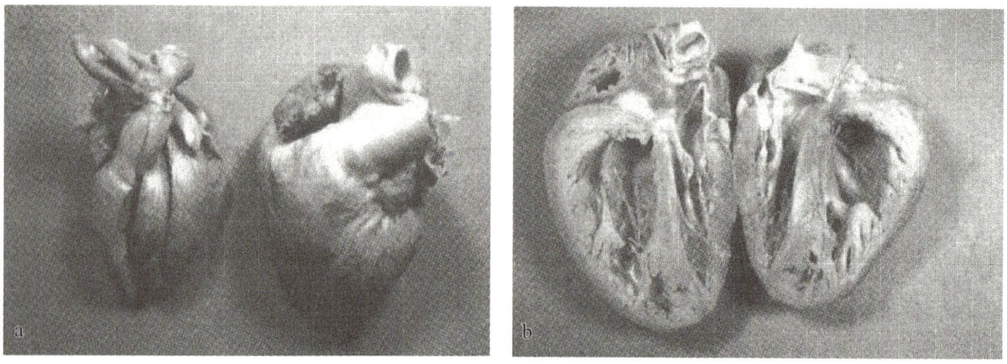

图3　死前3个月随迁到拉萨（海拔3600m）生活的1例16月龄汉族男婴的心脏（图a，右侧）。该心脏可见右心室肥厚及肺动脉干扩张。为便于比较，图a左侧为死于肺炎的同龄藏族婴儿心脏，注意该心脏的左右心室大小正常。图b为1例14月龄婴儿亚急性高原病患儿心脏切面，注意可见重度右心室肥大及扩张（Sui等，1988，转载经许可）

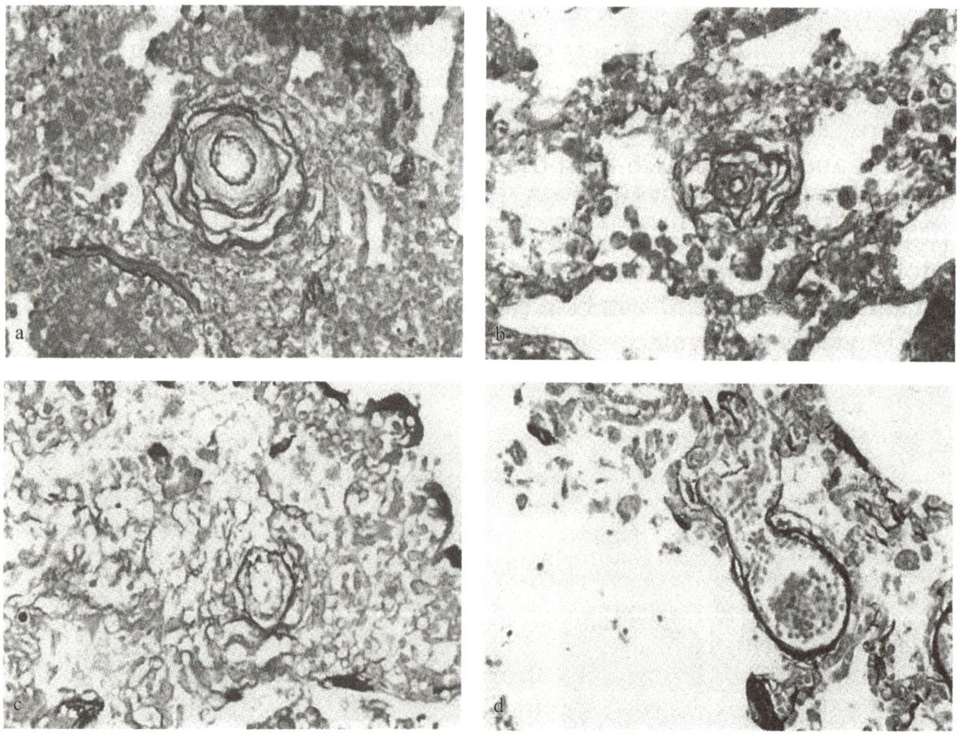

图4　1例11月龄死于SIMS患儿肺部微动脉横切面

注：a.中层重度增生及外膜纤维性增厚，未见内膜增生。b.来源于同一例患者的轻度肌化肺微动脉横切面，弹性膜之间存在较厚的肌中膜。c.带有薄壁中膜轻度肺微血管横切面，来源于死于高海拔环境无关因素的藏族儿童。d.一名藏族儿童的薄壁肺动脉，微动脉具有薄壁特征，并且由单层弹性膜所组成（EVG染色）（Sui等，1988，转载经许可）。

1例婴儿肺小动脉内膜可见纺锤状细胞增生，考虑为肌成纤维细胞。没有证据支持存在内膜增生或丛状样改变、纤维蛋白样坏死或者坏死性动脉炎，这也是有别于原发性肺动脉高压或艾森曼格综合征的一项重要病理学改变。在1例进行过内分泌细胞染色检查的婴儿中，支气管内可见含有降钙素与蛙皮素的肺分泌细胞数增多，该现象与缺氧影响或与肺血管的营养作用有关（Heath等，1989）。

1.1 流行病学

为了调查SIMS的患病率，Wu等（1983）1978—1985年对居住在青藏高原海拔2261～2808m、3050～3797m、4068～5226m的15 251例婴儿及儿童进行了调查。SIMS的诊断以病史、临床及实验室标准为基础。汉族婴儿的SIMS患病率为3.66%，汉族儿童（年龄为2～14岁）的患病率为1.52%。患病率随海拔升高而上升，随年龄增长而下降。在就医人群中，SIMS的患病率要高出许多，与预期结果相符。1962—1963年，位于拉萨的西藏人民医院共收治了238例SIMS患者，医院儿童人群的患病率为20.7%（Zhou等，1964）。10年后，同一家医院共收治了412例儿科患者，患病率下降至16.2%。随着该综合征日益受到重视且汉族母亲转移到平原地区分娩，该病的患病率与发病率呈快速下降趋势。此外，出生幼儿在1岁后才被带回到西藏生活。然而，从海拔3008m和4780m下移到西宁（2261m）的婴儿死亡率却高达5%（Lin和Wu，1974；Mo等，1983）。

Wu等（1983）同时比较了SIMS在我国4个不同民族（出生至14周岁）中的患病率：汉族、藏族、哈萨克族及蒙古族。这些民族在海拔3050～5088m的青藏高原上生活的时期并不相同。与世居藏族及蒙古高原居民相比，近期迁入的汉族及哈萨克族的SIMS患病率高出许多，这表明高原居民已获得高原习服（表1）。

1.2 来自世界其他地区的报道

来自世界其他山区类似的报道较少。Hurtado和Calderon（1965）报道了玻利维亚拉巴斯地区（海拔3700～4000m）与SIMS相同症状、体征及心电图特征的婴幼儿（4～18月龄）25例。肺部反复感染史是触发右心衰竭的一个常见典型特征。文献所报道的大多数婴儿都出生在高海拔地区而且近半数不是埃马拉裔和克丘亚血统。有关肺血流动力学或者其长期转归等其他具体信息尚不清楚。Penaloza等（1961）对出生和生活在海拔5100m左右的秘鲁原住婴儿和儿童与平原地区秘鲁原住民的肺血流动力学和肺血管组织学特征进行了比较。1～5岁年龄段高原儿童的平均肺动脉压为45mmHg，而平原原住民则仅为13mmHg，年龄较大儿童（6～14岁）的平均肺动脉压分别为28mmHg和10mmHg。该血流动力学特征可推迟高原居民的肺血管退化过程。相比之下，海平面队列在6个月内即完全消失。由此可见，秘鲁人群即使出现轻度的肺动脉高压持续不缓解到儿童期也会易发SIMS。

据Khoury和Hawes（1963）报道，居住在北美科罗拉多州海拔3100m以上的里德维尔与克莱马克斯地区的11例年龄为6周至6岁的婴儿及儿童临床表现为发绀和呼吸困难。其临床、胸部X线及心电图所见都与SIMS相似。5例患者血流动力学检测结果确认了重度肺动脉高压。尽

表1 相近海拔高度4个不同种族间SIMS患病率的比较

民族	受试者人数	患病率		在其海拔停留时间（年）
		患者人数	百分比（%）	
汉族	773	9	2.10	少于50
哈萨克族	8	5	2.95	大约50
蒙古族	28	6	0.85	大约700
藏族	227	6	0.27	2.5万～5万

注：汉族与哈萨克族比较，P＝ns；汉族与蒙古族比较，$P<0.05$；汉族与藏族比较，$P<0.01$；哈萨克族与蒙古族比较，$P<0.01$；哈萨克族与藏族比较，$P<0.01$；蒙古族与藏族比较，$P<0.05$（Wu等，1983）。

管患者被诊断为原发性肺动脉高压，但吸氧后肺动脉压出现下降，转移至低海拔地区后病情改善。由此可见，这些患者所患疾病可能是SIMS，而并非原发性肺动脉高压。但有1例婴儿因肺动脉压极高（115/75mmHg）而死亡。尸检结果显示，同心层状血管内膜增生，该发现符合原发性肺动脉高压的致丛性肺动脉病特征，与SIMS并不一致。因此，除该例外，其他患者均可能患有SIMS。

Grover等（1966）报道了另一来自里德维尔病例：患者，女性，15岁，无症状，体健，常规体检时的临床、心电图及胸部X线检查提示重度肺动脉高压。右心导管术检查显示平均肺动脉压为44mmHg，经吸氧治疗后缓解。转移至平原地区11个月后，患者肺动脉高压异常完全消失（平均肺动脉压为17mmHg）。但是，重返里德维尔6个月后患者出现了肺动脉高压复发的临床迹象，该结论经心导管术检查确认（平均肺动脉压为49mmHg）。

需要说明的是，有许多的世居藏族后裔拉达克人生活在海拔超过4500m的印度拉达克地区，但是该地区从未报道过SIMS。

1.3 病理生理学

1.3.1 肺动脉高压的作用

右心室重度肥大和扩张及肺动脉干扩张的尸检结果表明婴儿死于重度肺动脉高压。肺组织学检查确认了肺动脉高压的性质为严重的肺血管疾病，本质上是大量肌化，包括肺小动脉内膜增生及肺小动脉肌化。这种肌化程度升高属于肺泡缺氧的特征性表现（Arias-Stella和Saldana，1963；Fried和Reid，1984），并且可在缺氧因素消除后出现逆转。对低压低氧环境反应性改变的微动脉内成纤维细胞增生可能是该病中所见肺微动脉出现肌化的关键。该病的病理学有别于Khoury和Hawes（1963）所报道的1例原发性肺高压婴儿，后者的组织学特征表现为肺动脉向心性层状血管内膜增生。

1.3.2 肺动脉压测量

虽然SIMS的组织学表现符合肺动脉高压特征，但是只有1例SIMS患者测量了肺动脉压。Wu和Miao（2002）测量了8名在海拔3008～4280m亚急性高原病自觉症状缓解后的汉族儿童［男女各4名，年龄（11.5±4.7）月龄］在西宁（2261m）的肺动脉压，并将结果与12名年龄及性别相匹配的出生并生活在青藏高原海拔2261m西宁的健康婴儿对照进行比较。SIMS自觉症状缓解后的平均肺动脉压为（33.2±11.4）mmHg，该结果显著高于对照婴儿（13.4±3.0）mmHg的测量结果（$P<0.001$）。两组人群的肺动脉楔压都维持正常。SIMS儿童患者给予吸氧（100%纯氧）后肺动脉压仅出现轻微下降（降幅16%～28%），但对照组肺动脉压则可降至平原的观察水平。由此可见，低氧环境下汉族婴儿肺血管收缩性反应加重了该综合征的形成基础。

1.3.3 易感性及适应性

在平原环境下，缺氧性肺血管收缩通过维持通气-灌注均匀度起有益的作用。然而，在高原全身缺氧的情况下，这种局部稳态机制不会带来额外获益。恰恰相反，这种反应性可能通过诱发肺动脉高压而产生不良效应，并可能降低物种的生存机会。因此，不难推测，高海拔原生物种是通过自然选择来消除这种反应的。SIMS在汉族人群中最为常见，而世居藏族居民仅偶有发病。该现象表明，汉族存在基因易感性，而世居藏族居民则存在基因抗性。同样，我们发现西藏地区慢性高原病患者主要为迁入的汉族群体（Pei等，1989）。上述发现表明，藏族人群的肺循环已经适应了当地环境，而低海拔地区人群则并未得到习服。

有证据表明，缺氧性肺血管收缩已在一些山地动物中消失（Heath等，1974；Harris等，1982；Anand等，1986；Anand等，1988；Sun等，1988；Anand, 1994），并且这种遗传因素可影响牛（Weir等，1974）及牛与牦牛杂交种（Anand等，1986）的肺循环反应性。然而，目前仍无法确定人类是否也存在类似现象，尽管已有某些迹象表明在喜马拉雅山上生活超过2.5万年的藏族和拉达克人可能已经适应了当地环境。我们的研究表明，生活于喜马拉雅西麓的拉达克原住民的肺微动脉末梢部位表现为仅限于薄壁肺微动脉单层弹性膜，且肺微动脉未发生肌化（Gupta等, 1992）。此外，研究发现居住在西藏拉萨的世居藏族居民肺动脉压维持在正常水平（Groves等，1993）。这与生活在美国科罗拉多州的北美人群在3000m左右的较低海拔地区即出现更严重的肺动脉高压形成了鲜明对比（Vogel等，1963）。

那么，艾马拉人和克丘亚人是否也适应了当地环境呢？虽然这些人群在高原也已经生活了数千年，但是他们仍然存在轻微的肺微动脉肌化（Arias-Stella和Saldana，1963）和轻微的肺动脉高压（Penaloza等，1963）。此外，还有研究表明，生活在高原的艾马拉人与克丘亚人的婴儿及儿童表现出肺微动脉退化迟缓的现象（Arias-Stella和Saldana，1963；Sime等，1963），且其右心室壁增厚的时间比其低海拔地区同胞更长（Aparicio Otero等，1991）。相比之下，藏族肺小动脉退化更早（Sui等，1988）。最后，与出生于高原的藏族婴儿相比，汉族婴儿的出生体重更轻、血红蛋白水平更高，而动脉血氧饱和度更低，这为藏族适应高原环境提供了进一步例证（Niermeyer等，1995）。

综上所述，已有多个系列的证据表明，与低海拔地区居民相比，已居住于高原数千年的藏族人和拉达克人已经适应了缺氧引起的肺血管收缩反应。另外，艾马拉人和克丘亚人对缺氧环境仍然表现出一定的反应，而低海拔地区居民因肺泡缺氧而表现出了不同程度的肺血管反应，这可以解释大量汉族人口短期内从低海拔地区迁徙到高原后出现新综合征的原因。该病在其他高原地区报道较少，这可能与其他地区没有发生人口从低海拔地区大规模迁移到高原的事实有关。但一些历史数据表明，16世纪大量西班牙移民前往波托西山（4070m）安第斯镇开采白银时也可能出现了类似的疾病。早期西班牙移民产下的婴儿无一存活。其后西班牙母亲们学会了前往海拔较低的地区分娩，在孩子长到1岁后才将其带回波托西山生活（Monge和Monge，1966）。

2 成人亚急性高原病

1962年中印战争期间，大量印度军队突然深入喜玛拉雅地区，引起了人们对高原相关疾病尤其是急性高原病（Menon，1965）的重视。这一经验有助于制订合理的高原适应性训练方案，以便在海拔更高的地区部署兵力。而近期喜马拉雅极高海拔安置士兵驻守的相关经验使我们认识到了一种具有亚急性特征的新综合征（Anand等，1990）。

1988年秋，40名健康年轻［（22.2±1.8）岁］士兵在海拔5800～6700m极高地区［平均海拔（6066±281）m］驻守时间长达（18.02±5.5）周。所有士兵的种族背景相同，且均来自中高海拔地区。他们通过为期5周的系列适应性训练后前往高原。他们驻守的哨所终年为大雪所覆盖，附近没有居民区或永久定居点。由于当地天气多变，因此一年中的大部分时候只能通过轻型直升飞机前往这些地区。平均夜间温度在−20～40℃。这些士兵的日常工作包括步行数公里沿斜坡上下搬运给养并在该地区巡逻。

ASMS起病极为隐匿，表现为呼吸短促和水肿逐渐加重。在高原平均驻留（10.8±5.9）周后，该病开始出现临床症状，特征为严重的全身水肿及重度呼吸急促。即便出现了这些症状，这些士兵出于任务需要仍需继续驻守在当地。这些患病士兵被安排较轻的任务，并给予间歇剂量的呋塞米进行治疗。该药物可缓解多数士兵的症状。在极高高原驻守共（18±5.5）周之后，最终将患者空运到昌迪加尔（海拔300m）。离开极高高原后3天内对21名人员进行了检查。大多数人员在低海拔环境下开始出现自发性排尿。除重度心力衰竭外，这些人员还有红细胞增多症（表2），18例经荧光血管造影证实还存在视盘水肿。10例可闻及右心室第三心音，而2例可闻及三尖瓣反流杂音。所有患者双肺听诊无杂音。6例患者的全身含水量为（643±49）ml/kg，全身可交换钠离子浓度为（55±2）mmol/kg。这两项数据都出现了显著性升高（$P<0.01$）。与正常对照相比，前一项指标升幅达20%，后一项指标升幅达23%。在抵达海平面后，患者在未给予任何药物治疗的情况下，所有的充血性心力衰竭相关特征都自然消失。

心电图检查显示，右轴偏移（QRS轴平均前波为131.4±25.5，范围90～165）、V_1～V_6导联T波倒置及所有患者右心室扩大（表2）。胸部X线（图5）检查显示心脏扩大，但是没有发现静脉充血证据。大多数心脏增大现象都与心包积液有关。3例患者出现腹水。超声心动图结果显示所有患者均出现右心室扩张，以及17例有心包积液（表3）。

表2　移送至平原地区时的血红蛋白、血细胞比容、心电图和胸部X线所见

血红蛋白	（18.5＋2）g/dl （14.1～22.8g/dl）
血细胞比容	61.2%＋5.7% （48%～72%）
心电图	
右心房舒张期直径（＋131±26）	21
V_1～V_6导联T波倒置	21
V_1导联R＞S	21
胸部X线	
心脏扩大	20
CTR	55%

注：CTR，实性成分占比。

表3　移送至平原地区4周和12周后M型超声心动图所见

项目	进入时	4周	12周
主动脉	2.9±0.2	2.8±0.3	2.9±0.2
左心房	3.0±0.4	3.1±0.4	3.1±0.4
右心室内径（d）	2.3±0.4	1.4±0.5[a]	1.0±0.4[b]
左心室内直径（s）	3.1±0.6	3.0±0.4	3.1±0.5
左心室内直径（d）	4.4±0.5	4.6±0.5	4.7±0.5
Pericard Eff（n）	17	8	nil

注：与进入时比，[a]$P<0.01$；与4周对比，[b]$P<0.01$。

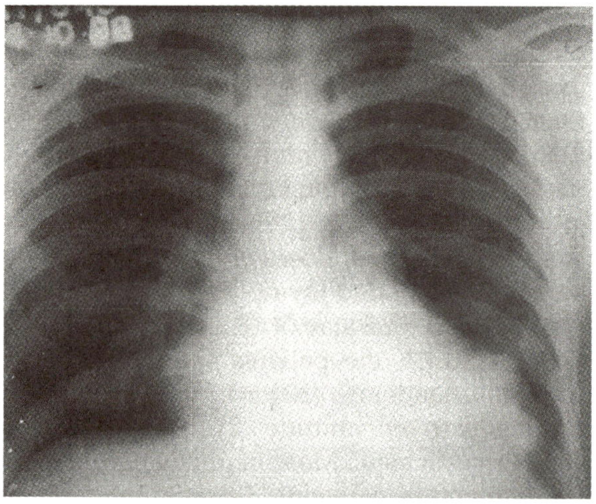

图5　1例转移至平原地区士兵行心包穿刺术并于心包中注入空气后的胸部X线。心脏扩大的原因部分与右心室扩张有关，部分与心包积液有关

在转移至低海拔地区后72小时内检查血流动力学指标，并且在12～16周复查（表4、表5）。检查结果符合轻度肺动脉高压和充血性心力衰竭的特征。高血压患者有9例，左心室充盈压升高7例。所有异常均在12～16周恢复到正常水平。

表4　21例ASMS患者从海拔6000m处移送至平原地区约72小时后的血流动力学（平均值）及吸氧和轻度运动的效果

	HR（次/分）	RAP（mmHg）	PAP（mmHg）	PCWP（mmHg）	AOP（mmHg）	CI［L/（min·m^2）］	PVR（Dynes/cm^{-5}）	SVR（Dynes/cm^{-5}）
休息时	63	8.3	26.1	11	89.3	3.2	273	1572
吸氧	61	9.4	25.1	11.3	94.5	3.1	229	1682
轻度运动	99	15.9	39.8	13.3	93.3	5.3	265	916[a]

注：与休息时比[a]$P<0.001$。

表5　21例ASMS患者从海拔6000m处移送至低海拔地区约72小时后的血流动力学（平均值）及12周和16周后重复测定的结果

	HR（次/分）	RAP（mmHg）	PAP（mmHg）	PCWP（mmHg）	AOP（mmHg）	CI［L/（min·m^2）］	PVR（Dynes/cm^{-5}）	SVR（Dynes/cm^{-5}）
进入时	63	8.3	26.1	11	89.3	3.2	273	1572
12～16周	70	2.4	16	8.4	97	3.6	107	1271
*P*值	NS	＜0.001	＜0.001	＜0.02	＜0.05	＜0.05	＜0.01	＜0.01

2.1 病理生理学

2.1.1 肺动脉高压

虽然肺动脉高压在SIMS中占据中心地位，但在ASMS中的作用仍不完全清楚。在高原所观察到的大多数右心衰竭病例可通过肺血管收缩及所导致的肺动脉高压进行解释。其他可导致士兵肺动脉压升高的因素包括红细胞增多症（Tyson等，1971；Barer等，1983）、肺血管结构重构（Meyrick和Reid，1979；Stenmark等，1987）及肺血栓栓塞（Singh等，1965）。观察到只需转移至平原地区，即可通过自发性急剧利尿作用及水肿和腹水快速痊愈。这些现象表明，充血状态与高海拔环境下的缺氧性肺高压有关，其中主要表现在患者返回低海拔地区即可逆转。患者离开哨所后72小时内在平原地区对其进行研究时发现，其肺动脉压［（26±4.5）mmHg］和肺血管阻力都只出现了轻微升高，给予吸氧后无效。锻炼后肺动脉压可升高至（39.8±7.8）mmHg，平均肺动脉楔压和心输出量均正常。他们在极高海拔下的肺动脉压预计会升高很多，并在返回常压环境后会下降。遗憾的是，没有测量这些患者在极高海拔时的肺血流动力学指标。高海拔环境暴露下的肺动脉压升高与海拔高度及低压缺氧环境的暴露时间成正比（Lockhart和Saiag，1981）。在这些士兵执行任务的高海拔地区［（6066±281）m］，长期低压、缺氧，环境非常恶劣。即便是肺动脉压水平与这些士兵在平原地区所记录到的水平极为相似的安第斯高地本地居民，其肺动脉压也会出现升高，且在体力劳动后可进一步升高（Penaloza等，1963）。我们测量了同一队列中2名在从海拔约6000m环境转移到海拔4815m后12小时内未出现综合征的士兵的肺动脉压，所测得平均肺动脉压分别为30mmHg和28mmHg，吸氧并不能降低其肺动脉压。右心房压力分别为7mmHg和4mmHg，肺动脉楔压分别为11mmHg和13mmHg（未发表的观察结果）。吸入高氧或常氧混合气体无法有效降低长期暴露在不同程度缺氧环境中人员和动物的肺动脉压（Canepa等，1956；Sime等，1971；Herget等，1978）。Everest Ⅱ研究也表明，在极高海拔环境下肺血管阻力只出现了小幅上升，且吸氧治疗无效（Groves等，1987）。这些士兵在极高海拔环境下每天大部分时间都从事重体力劳动，将进一步导致肺动脉压升高。目前尚不清楚肺动脉压升幅与高原极地劳动强度之间的关联。这些士兵中即便是从事轻体力劳动者在返回平原地区后肺动脉压仍接近40mmHg。寒冷（Will等，1978）及红细胞增多症（Tyson等，1971；Barer等，1983）对肺血管收缩的影响都可导致肺动脉压进一步升高。此外，心电图检查所见的右心室扩大及劳损，尤其是电轴右偏，都远远超过本地居民（Penaloza等，1961）。与此同时，心电图检查所观察到的明显右心室扩张进一步表明，这些患者在海平面地区检查时所观察到的静息肺动脉压升幅极不明显的现象可能无法反映其右心室在高海拔地区的实际后负荷情况，而且他们在极高海拔环境下可能存在严重的肺动脉高压。迄今为止，仍然缺少有关该综合征患者的尸检结果，因此无法揭示患者肺部可能出现的结构性改变程度。实验数据表明，在低压缺氧环境下可发生结构性改变，该过程在数月内可逆（Fried和Reid，1984）。在平原地区观察到这些士兵的遗留肺动脉高压可能由类似的结构性重建所致。这些士兵在返回低海拔地区12～16周肺动脉高压完全消失，恰好支持了结构性重建的观点。

2.1.2 心肌功能障碍

外周水肿在新进入高海拔地区的人员中更为多见（Hackett和Rennie，1977；Williams等，1979；Milledge等，1982），但并无证据表明该事件由心力衰竭所致。毫无疑问，前文中提到的这些士兵发生了充血性心力衰竭。其中大多数人有水肿、颈静脉压升高且肝大，有些还出现了腹水。在临床上，所有有关心力衰竭的体征主要与右侧心脏有关，没有发现提示左心衰竭的临床体征。心电图检查证实存在右心室扩大，而超声心动图则显示右心室显著性扩张，但是左心室射血分数维持正常。血流动力学检查结果确认了右侧心脏压力升高。高原相关的缺氧可导致心肌收缩力受到抑制（Hartley等，1967；Tucker等，1976）。在没有取得极高海拔血流动力学测量结果的情况下，无法正确评估这种心肌抑制作用是否对这些士兵的心力衰竭有所影响。在Everest Ⅱ研究中，健康受试者在相似海拔环境下暴露至少25天并没有出现心脏功能受损（Reeves等，1987；Suarez等，1987）。3名士兵表现出端坐呼吸，提示左心衰竭。此外，2例患者在平原心输出量减少，7例患者静息肺动脉楔压升高，这些结果都表明患者即便在返回平原后仍存在一定程度的左心室功能障碍。此外，在12～16周痊愈时，检查结果表明他们在较低充盈压下仍可产生相同的每搏输出量，这表明左心室功能有所改善。此外，尽管患者入院时静息心输出量保持正常，但在痊愈时却出现显著性上升。因此，在高原可能存在能影响充血性心力衰竭的心肌功能障碍因素。但在缺失独立于前负荷与后负荷的收缩性指标的情况下，难以明确心肌抑制和后负荷不匹配作为个体心力衰竭成因中的作用（Ross，1976）。

2.1.3 肾脏与神经内分泌系统

高原经常出现钠水潴留，在某些受试者中可能会表现为外周水肿（Hackett和Rennie，1977；Williams等，1979；Milledge等，1982）。在患有ASMS的士兵中，全身总水量增加20%，全身总钠量增加23%。由于这种潴留现象相关的机制不能完全解释肺动脉高压引起的充血性心力衰竭，因此需要观察可产生液体潴留的其他机制，如神经内分泌及肾脏对高原的反应。为此，我们测量了驻守在极高海拔（海拔6000m以上）约10周的健康无症状士兵的体液、肾血流量及血浆激素水平（Anand等，1993）。之所以选择该海拔是因为本研究中的大部分ASMS患者都驻守在该海拔高度，并且认为人类无法在该海拔环境中长期生存（Pugh，1962；West，1982）。所有士兵体液都出现了显著性增加：全身含水量上升18%（$P<0.01$），血浆容量增加34%（$P<0.05$），血容量增加115%（$P<0.001$），全身可交换钠含量增加14%（$P<0.01$）。有效肾血浆流量下降55%（$P<0.001$）。

血浆激素水平也发生了明显的变化。血浆去甲肾上腺素水平升高180%（$P<0.01$），而血浆肾上腺素水平未受影响。血浆肾素活性无变化，但是血清醛固酮水平则上升107%（$P<0.05$）。血浆皮质醇与生长激素水平均出现升高，前者比正常水平高2.5倍，后者则高出16倍（$P<0.01$）。心房钠尿肽水平处于正常范围内，促红细胞生成素水平上升18%（$P<0.05$）。

令人感兴趣的是，在极高海拔环境下日常从事重体力劳动的这些正常健康人员中所观察到的体液变化，与在心肌病所致的重度未治充血性心力衰竭患者中所观察到的结果极为相似（图6）。两者的肾血流量的降幅程度也相似（Anand等，1989）。但是，激素反应与充血性心力衰竭者的观察结果有所不同（Anand等，1989）（图7）。

这些研究发现，正常人在极高海拔环境下及患ASMS士兵发生钠水潴留的机制可能与引发肾血流量减少的机制有关且其与肺动脉高压和心肌功能障碍无关。不过，患者在高原发生体液潴留的确切顺序仍有待明确。

2.2 易感性

尽管高原驻守人员中仅有10%～20%罹患

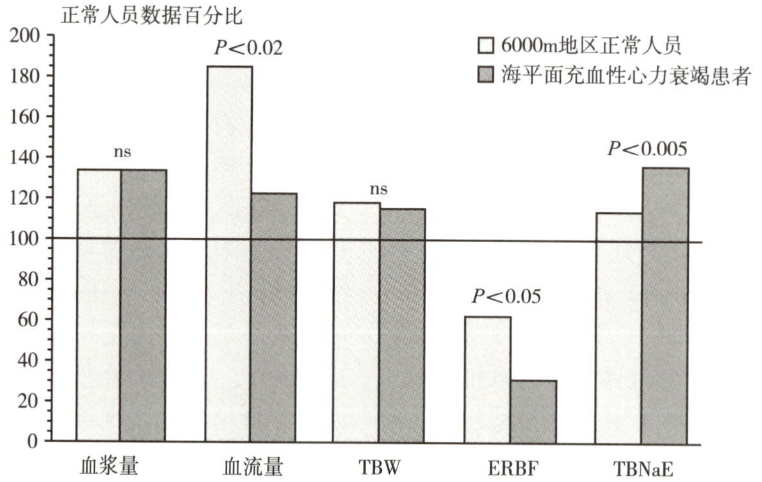

图6 体液分布与有效肾血流量，以因心肌病导致的重度未经治疗充血性心力衰竭患者正常值与海拔6000m地区驻留约10周的正常人员数据的百分比表示。在100%处绘制一条水平线，该线表示本研究对照人群的正常水平（充血性心力衰竭患者的数据来源于Anand等，1989；高海拔环境下正常士兵的数据来源于Anand等，1993）

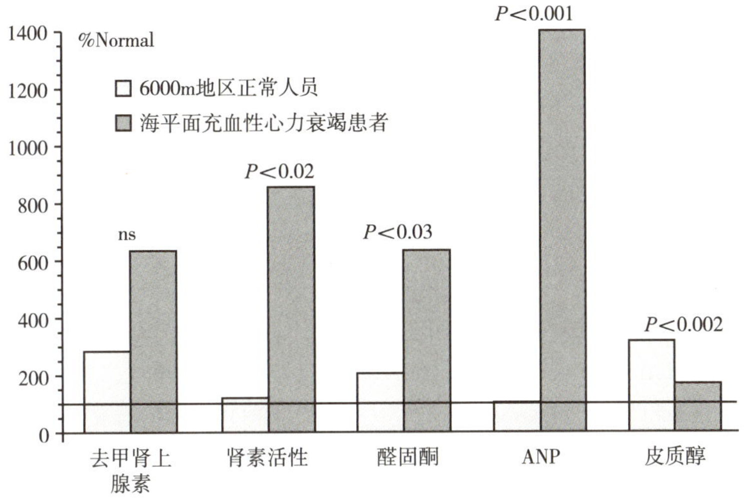

图7 参与钠水潴留过程的某些重要血浆激素水平，以因心肌病导致的重度未经治疗充血性心力衰竭患者正常值与海拔6000m处驻留约10周的正常人员数据的百分比表示。该线表示本研究对照人群的正常水平（充血性心力衰竭患者的数据来源于Anand等，1989；高海拔环境下正常士兵的数据来源于Anand等，1993）

亚急性高原病，但仍然没有确切的因素能够解释上述差异。据Sartori等（1999）报道，围产期有过肺循环受损的受试者在晚年暴露在低氧环境下时易出现肺动脉高压，但我们报道的患者并非围产期。队列中患者的种族、年龄、体格、居住地、劳动强度等因素相同。所有患者都出生并生活在海拔低于2000m地区。该综合征的发病率随着海拔升高及驻留时间的延长而上升。存在急性高原病易感性的患者在缺氧情况下表现出缺氧通气反应钝化（Matsuzawa等，1989）及循环反应异常（Hultgren等，1971）的特征。8例ASMS患者痊愈后6个月的初步数据未发现任何明显的异常（未发表的观察结果）。值得注意的是，尽管士兵在高原仍可罹患此病（Poduval，2000），但通过缩短士兵在极端高原环境下驻守时间可以大幅降低该病的发生率。

3 结论

本文所描述的两种类型综合征与牛高原病之间有诸多相似之处。两者高海拔暴露的性质相似。这些疾病均需在高海拔环境下暴露数周至数月后才表现出临床特征。尽管其他因素在ASMS的发病过程中可能起作用，但缺氧性肺动脉高压在这些疾病的发病机制中发挥了重要作用。高原病与SIMS肺血管系统形态学的改变完全呈肌化。虽然成人综合征尚缺少组织学数据，但这种疾病也可能存在类似的改变。撤离高海拔地区可使高原病、SIMS及ASMS完全消失。由此可见，这两种综合征都属于与牛高原病对应的人类疾病。

原文期刊：High Altitude Medicine & Biology Volume 5，Number 2，2004.《高原医学与生物学杂志》2004年第5卷第2期。

参 考 文 献

[1] ANAND I S. Hypoxia and the pulmonary circulation[J]. Thorax, 1994, 49(Suppl): S19-S24.

[2] ANAND I S, CHANDRASHEKHAR Y. Subacute mountain sickness syndromes: role of pulmonary hypertension[A]//SUTTON J R, COATES G, HOUSTON C S. Hypoxia and mountain medicine[M]. Oxford: Pergamon Press, 1992: 241-251.

[3] ANAND I S, CHANDRASHEKHAR Y, RAO S K, et al. Body fluid compartments, renal blood flow, and hormones at 6,000 m in normal subjects[J]. J Appl Physiol(1985), 1993, 74(3): 1234-1239.

[4] ANAND I S, FERRARI R, KALRA G S, et al. Edema of cardiac origin. Studies of body water and sodium, renal function, hemodynam-

ic indexes, and plasma hormones in untreated congestive cardiac failure [J]. Circulation, 1989, 80 (2): 299-305.

[5] ANAND I S, HARRIS E, FERRARI R, et al. Pulmonary hemodynamics of the yak, cattle, and cross breeds at high altitude [J]. Thorax, 1986, 41 (9): 696-700.

[6] ANAND I, HEATH D, WILLIAMS D, et al. The pulmonary circulation of some domestic animals at high altitude [J]. Int J Biometeorol, 1988, 32 (1): 56-64.

[7] ANAND I S, MALHOTRA R M, CHANDRASHEKHAR Y, et al. Adult subacute mountain sickness—a syndrome of congestive heart failure in man at very high altitude [J]. Lancet, 1990, 335 (8689): 561-565.

[8] APARICIO OTERO O, ROMERO GUTIERREZ F, HARRIS P, et al. Echocardiography shows persistent thickness of the wall of the right ventricle in infants at high altitude [J]. Cardioscience, 1991, 2 (1): 63-69.

[9] ARIAS-STELLA J, SALDANA M. The terminal portion of the pulmonary arterial tree in people native to high altitudes [J]. Circulation, 1963, 28 (5): 915-925.

[10] BARER G R, BEE D, WACH R A. Contribution of polycythaemia to pulmonary hypertension in simulated high altitude in rats [J]. J Physiol, 1983, 336 (1): 27-38.

[11] CANEPA A, CHAVEZ R, HURTADO A, et al. Pulmonary circulation at sea level and at high altitudes [J]. J Appl Physiol, 1956, 9 (3): 328-336.

[12] DICKINSON J, HEATH D, GOSNEY J, et al. Altitude-related deaths in seven trekkers in the Himalayas [J]. Thorax, 1983, 38 (9): 646-656.

[13] FRIED R, REID L M. Early recovery from hypoxic pulmonary hypertension: a structural and functional study [J]. J Appl Physiol Respir Environ Exerc Physiol, 1984, 57 (4): 1247-1253.

[14] GOSNEY J, HEATH D, SMITH P, et al. Pulmonary endocrine cells in pulmonary arterial disease [J]. Arch Pathol Lab Med, 1989, 113 (4): 337-341.

[15] GROVES B M, DROMA T, SUTTON J R, et al. Minimal hypoxic pulmonary hypertension in normal Tibetans at 3,658 m [J]. J Appl Physiol (1985), 1993, 74 (1): 312-318.

[16] GROVES B M, REEVES J T, SUTTON J R, et al. Operation Everest Ⅱ: elevated high-altitude pulmonary resistance unresponsive to oxygen [J]. J Appl Physiol (1985), 1987, 63 (2): 521-530.

[17] GUPTA M L, RAO K S, ANAND I S, et al. Lack of smooth muscle in the small pulmonary arteries of the native Ladakhi. Is the himalayan highlander adapted? [J]. Am Rev Respir Dis, 1992, 145 (5): 1201-1204.

[18] HACKETT P, RENNIE D. Acute mountain sickness [J]. Lancet, 1977, 1 (8009): 491-492.

[19] HARRIS P, HEATH D, SMITH P, et al. Pulmonary circulation of the llama (Lama glama) at high and low altitudes [J]. Thorax, 1982, 37 (1): 38-45.

[20] HARTLEY L H, ALEXANDER J K, MODELSKI M, et al. Subnormal cardiac output at rest and during exercise in residents at 3,100 m altitude [J]. J Appl Physiol, 1967, 23 (6): 839-848.

[21] HEATH D, HARRIS P, SUI G J, et al. Pulmonary blood vessels and endocrine cells in subacute infantile mountain sickness [J]. Respir Med, 1989, 83 (1): 77-81.

[22] HEATH D, SMITH P, WILLIAMS D, et al. The heart and pulmonary vasculature of the llama (Lama glama) [J]. Thorax, 1974, 29 (4): 463-471.

[23] HECHT H H, KUIDA H, LANGE R L, et al. Brisket disease. Ⅲ. Clinical features and he-

modynamic observations in altitude-dependent right heart failure of cattle [J]. Am J Med, 1962, 32: 171-183.

[24] HERGET J, SUGGETT A J, LEACH E, et al. Resolution of pulmonary hypertension and other features induced by chronic hypoxia in rats during complete and intermittent normoxia [J]. Thorax, 1978, 33 (4): 468-473.

[25] HOUSTON C S, DICKINSON J. Cerebral form of high-altitude illness [J]. Lancet, 1975, 2 (7938): 758-761.

[26] HULTGREN H N, GROVER R F, HARTLEY L H. Abnormal circulatory responses to high altitude in subjects with a previous history of high-altitude pulmonary edema [J]. Circulation, 1971, 44 (5): 759-770.

[27] HURTADO G L, CALDERON R G. Hypoxia de altura en la insuficiencia cardiaca del lactante [J]. Belet Soc Boliv Pediatr, 1965, 9: 11-23.

[28] JIANG M X. High altitude heart disease [J]. J Tibetan Med, 1977, 2 (1): 160-168.

[29] LI J B, WANG Y R, JIAO H J. A pathologic observation of infantile altitude illness [J]. Chin J Pathol, 1966, 10 (2): 98-99.

[30] LIN C P, WU T Y. clinical analysis of 286 cases of pediatric high altitude heart diseases [J]. Natl Med J China, 1974, 54 (6): 353-356.

[31] LOCKHART A, SAIAG B. Altitude and the human pulmonary circulation [J]. Clin Sci (London), 1981, 60 (6): 599-605.

[32] MATSUZAWA Y, FUJIMOTO K, KOBAYASHI T, et al. Blunted hypoxic ventilatory drive in subjects susceptible to high-altitude pulmonary edema [J]. J Appl Physiol (1985), 1989, 66 (3): 1152-1157.

[33] MENON N D. High-altitude pulmonary edema: a clinical study [J]. N Engl J Med, 1965, 273: 66-73.

[34] MEYRICK B, REID L. Hypoxia and incorporation of 3H-thymidine by cells of the rat pulmonary arteries and alveolar wall [J]. Am J Pathol, 1979, 96 (1): 51-70.

[35] MILLEDGE J S, BRYSON E I, CATLEY D M, et al. Sodium balance, fluid homeostasis and the renin-aldosterone system during the prolonged exercise of hill walking [J]. Clin Sci (London), 1982, 62 (6): 595-604.

[36] MO LF, M X J, J B, L H G, J. Pediatric high altitude heart disease [A] //High altitude medicine [in Chinese] [M]. Lhasa: Tibetan People's Publisher, 1983: 251-259.

[37] MONGE C C, ARREGI A, LEON-VELARDE F. Pathophysiology and epidemiology of chronic mountain sickness [J]. Int J Sports Med, 1992, 13 (Suppl 1): S79-S81.

[38] MONGE M C, MONGE C C. High altitude animal physiology. High altitude disease [A] // Mechanisms and management [M]. Springfield, IL: Charles C Thomas Publisher, Ltd. , 1966: 70.

[39] NIERMEYER S, YANG P, DROLKAR S, et al. Arterial oxygen saturation in Tibetan and Han infants born in Lhasa, Tibet [J]. N Engl J Med, 1995, 333 (19): 1248-1252.

[40] PEI S X, CHEN X J, SI-REN B Z, et al. Chronic mountain sickness in Tibet [J]. Q J Med, 1989, 71 (4): 555-574.

[41] PENALOZA D, GAMBOA R, MARTICORENA E, et al. The influence of high altitudes on the electrical activity of the heart [J]. Am Heart J, 1961, 61: 101-115.

[42] PENALOZA D, SIME F. Chronic cor pulmonale due to loss of altitude acclimatization (chronic mountain sickness) [J]. Am J Med, 1971, 50 (6): 728-743.

[43] PENALOZA D, SIME F, BANCHERO N, et al. Pulmonary hypertension in healthy men born and living at high altitudes [J]. Am J Cardiol, 1963, 11 (2): 150-157.

[44] PODUVAL R G. Adult subacute mountain sickness: a syndrome at extremes of high alti-

tude [J]. J Assoc Physicians India, 2000, 48 (5): 511-513.
[45] PUGH L G. Physiological and medical aspects of the Himalayan scientific and mountaineering expedition, 1960-61 [J]. Br Med J, 1962, 2 (5305): 621-627.
[46] REEVES J T, GROVES B M, SUTTON J R, et al. Operation Everest II: Preservation of cardiac function at extreme altitude [J]. J Appl Physiol (1985), 1987, 63 (2): 531-539.
[47] ROSS JJR. Afterload mismatch and preload reserve: a conceptual framework for the analysis of ventricular function [J]. Prog Cardiovasc Dis, 1976, 18 (4): 255-264.
[48] SARTORI C, ALLERMANN Y, TRUEB L, et al. Augmented vasoreactivity in adult life associated with perinatal vascular insult [J]. Lancet, 1999, 353 (9171): 2205-2207.
[49] SIME F, BANCHERO N, PENALOZA D, et al. Pulmonary hypertension in children born and living at high altitudes [J]. Am J Cardiol, 1963, 11: 143-149.
[50] SIME F, PENALOZA D, RUIZ L. Bradycardia, increased cardiac output, and reversal of pulmonary hypertension in altitude natives living at sea level [J]. Br Heart J, 1971, 33 (5): 647-657.
[51] SINGH I, KHANNA P K, LAI M, et al. High-altitude pulmonary hypertension [J]. Lancet, 1965, 2 (7404): 146-150.
[52] STENMARK K R, FASULES J, HYDE D M, et al. Severe pulmonary hypertension and arterial adventitial changes in newborn calves at 4,300 m [J]. J Appl Physiol (1985), 1987, 62 (2): 821-830.
[53] SUAREZ J, ALEXANDER J K, HOUSTON C S. Enhanced left ventricular systolic performance at high altitude during Operation Everest II [J]. Am J Cardiol, 1987, 60 (1): 137-142.
[54] SUI G J, LIU Y H, CHENG X S, et al. Subacute infantile mountain sickness [J]. J Pathol, 1988, 155 (2): 161-170.
[55] SUN S F, SUI G J, LIU Y H, et al. The pulmonary circulation of the Tibetan snow pig (Marmota himalayan hodgson) [J]. J Zoology, 1989, 217 (1): 85-91.
[56] TUCKER C E, JAMES W E, BERRY M A, et al. Depressed myocardial function in the goat at high altitude [J]. J Appl Physiol, 1976, 41 (3): 356-361.
[57] TYSON K R, SCIARROLLA N, FENDER H R, et al. Effect of blood viscosity on pulmonary vascular resistance [J]. J Pediatr Surg, 1971, 6 (5): 559-564.
[58] VOGEL J H K, WEAVER W F, ROSE R L, et al. Pulmonary hypertension on exertion in normal man living at 10,150 feet (Leadville, Colorado) [A] //GROVER R F, Normal and abnormal pulmonary circulation [M]. Basel: S. Karger, 1963: 269.
[59] WEIR E K, TUCKER A, REEVES J T, et al. The genetic factor influencing pulmonary hypertension in cattle at high altitude [J]. Cardiovasc Res, 1974, 8 (6): 745-749.
[60] WEST J B. Man at extreme altitude [J]. J Appl Physiol Respir Environ Exerc Physiol, 1982, 52 (6): 1393-1399.
[61] WILL D H, MCMURTRY I F, REEVES J T, et al. Cold-induced pulmonary hypertension in cattle [J]. J Appl Physiol Respir Environ Exerc Physiol, 1978, 45 (3): 469-473.
[62] WILLIAMS E S, WARD M P, MILLEDGE J S, et al. Effect of the exercise of seven consecutive days hill-walking on fluid homeostasis [J]. Clin Sci (London), 1979, 56 (4): 305-316.
[63] WU D C, LIU Y R. Pediatric high altitude heart disease [J]. Chin J Pediatr, 1955, 6 (5): 348-350.
[64] WU T, MIAO C. High altitude heart disease in children in Tibet [J]. High Alt Med Biol,

2002, 3(3): 323-325.
[65] WU T Y, GE R L, DAI T F, et al. An investigation of high altitude heart disease[J]. Natl Med J China, 1983, 63(2): 90-92.
[66] WU T Y, LIN C P. High altitude heart disease: an observation in Tibet[J]. Chin J Cardiovasc, 1978, 6(1): 186-196.
[67] ZOU H S, WANG Q S, LI X W, et al. Clinical observations of 238 cases of pediatric high altitude heart disease[J]. Chin J Pediatr, 1964, 13(5): 384-387.

·医学进展·

青藏高原上的慢性高原病

吴天一

中国青海高原医学研究院低氧生理学与高原病研究室，西宁 810012

【关键词】慢性高原病；低氧通气；红细胞增多症；肺动脉高压

1925年，Carlos Monge Medrano描述了一种新的疾病，称之为高原红细胞增多综合征，现称为慢性高原病（chronic mountain sickness，CMS）或蒙赫病，以示纪念。他发现的患者是一名38岁的男子，居住在秘鲁的塞罗-帕斯科（海拔4330m）。该患者的红细胞计数达886万，远高于该海拔地区居民的平均值[1]。红细胞增多症常被视为CMS的一种重要标志，故高原红细胞增多症（high altitude polycythemia，HAPC）也是CMS的一个同义词。CMS是一个生活在高原而丧失适应的临床综合征，发生于久居和世居3000m以上高原人。该临床综合征的特征为过度的红细胞增多和严重的低氧血症，在转至低海拔处病情好转[2-3]。CMS在安第斯印第安人中最常见[1, 3]。在中国，Wu[4]首次报道在青藏高原海拔3008～4888m地区发现的82例高原红细胞增多症患者。这些患者的临床特征与红细胞增多症相关，与秘鲁报道的CMS相似[1]。其平均血红蛋白（hemoglobin，Hb）水平和血细胞比容（hematocrit，HCT）值分别为（228±14）g/L和76.8%±3.5%。在接下来的24年，在高原永久居民中共报道了1000多个类似病例[5]。然而，对于居住在青藏高原的人群仍有许多与CMS相关的问题有待解决：如何诊断中国的CMS？高原世居藏族是否也会发生CMS？藏族人群中CMS的流行病学特征是什么？CMS高危人群存在哪些易感因素？在西藏，CMS的致病机制是什么？本文基于中国科研人员主导的高原医学研究的最新成果，对以上问题逐一展开阐述。

1 临床特点及诊断标准

CMS最常见的症状和体征为头痛、头晕、耳鸣、呼吸困难和/或心悸、失眠、乏力、食欲减退、意识模糊、发绀和静脉扩张。CMS的诊断标准仍存在争议[3]，主要集中在对“过度红细胞增多症”的定义上，因为诊断主要基于Hb或HCT是否超出高原正常值。在过去10年，在青藏高原开展了一项全面的血液学研究，以确定Hb和HCT的正常值。该研究共纳入5000名受试者，年龄跨度为5～60岁，为居住在海拔2260～5226m的三个不同海拔高度的藏族和汉族不同性别的受试者。由此，我们估算了高原居民的Hb和HCT正常范围及用于诊断CMS的临界值[2]。基于该研究和其他血液学调查及临床观察的结果，中华医学会高原医学分会于1996年确定了以下CMS诊断标准[6]：①发病一般在海拔3000m以上，可发生于世居高原者，也可发生于移居者；少数易感者也可在海拔2500～3000m处发病。②典型症状为头痛、乏力、嗜睡和意识模糊，并有发绀、结膜毛细血管扩张和充血等明显体征。③实验室诊断指标，Hb＞200g/L，HCT＞65%，动脉血氧饱和度（oxygen saturation，SaO_2）＜85%（适用于男性和女性）。④常表现为中度或明显的肺动脉高压。⑤排除肺部疾病、真性红细胞增多症和继发性红细胞增多症等。⑥转至低海拔后病情缓解，Hb和/或HCT逐渐恢复正常。

1997年，国际高原病协会提出，应制定CMS的国际诊断标准；由此组建了一支国际CMS共识工作小组，以制定统一的CMS定义和诊断标准[7]。根据来自青藏高原的新数据，中国的科研人员修改了上述标准，并建议采用一个问卷计分系统作为CMS的定量诊断标准[2, 7-8]。

1.1 症状和体征的计分系统

用于CMS计分的10个症状和体征：头痛、头晕、记忆力减退、乏力、呼吸困难和/或心悸、睡眠障碍、耳鸣、食欲减退、口唇或面部或手指发绀、结膜或咽喉部毛细血管扩张和充血。

1.2 症状和体征严重程度评估

0分：阴性回答。每项症状和体征可评为1分、2分或3分，分别对应的是轻度、中度和重度。

1.3 Hb浓度和SaO_2计分系统

男性：180g/L＜Hb＜210g/L，分值＝0；Hb≥210g/L，分值＝3。女性：160g/L＜Hb＜190g/L，分值＝0；Hb≥190g/L，分值＝3。男性或女性：SaO_2≤85%，分值＝3。

1.4 判断

CMS的诊断及其严重程度的评估还需增加以下计分：无CMS，总分＜6；轻度CMS，总分6～10；中度CMS，总分11～14；重度CMS，总分≥15。

患者如出现剧烈头痛，并有过度红细胞增多症（Hb≥250g/L）和严重低氧血症（SaO_2≤80%），且总分≥15，即可诊断为重度CMS，并应立即转至低海拔。

数年来，上述诊断标准已在中国西藏地区的现场和临床研究中广泛应用，已被证实可极为简单并准确地诊断CMS。2004年8月，第六届世界高原医学大会在中国西宁召开。在大会上，国际CMS共识工作组认为上述中国的诊断标准可作为CMS诊断的国际性计分系统[7]。

2 世居藏族中是否确实存在“真性蒙赫病”？

CMS确实可发生在世居高原且已成功适应高原的人群中（需排除其他器质性病变）。因此，此类患者可能存在“真性蒙赫病”[1, 9]，即对高原环境失去适应能力，因而具有重要的生物学意义。CMS病例最常见的人群是生活在安第斯的克丘亚人和艾马拉人[1, 9]。然而，直至20世纪90年代初期才对中国世居藏族中的CMS发生情况进行了研究，并对藏族中是否确实存在CMS一直颇有争议。有些研究人员甚至推测，CMS可能仅局限于安第斯地区[1, 9]。然而，事实并非如此，因为Wu等[10]首先指出，生活在海拔超过3700m高原上的世居藏族的确可发生CMS。Pei等[11]报道了在拉萨（3658m）发现的6例CMS患者，其中1例为53岁藏族女性。Wu等[12]报道了生活在海拔3680～4179m的26例CMS患者，年龄在22～66岁，平均年龄（44.6±7.8）岁。针对这些患者开展了血液学、血流动力学和心电图检测。所获数据与住在相同海拔的健康藏族进行了比较。在这三项研究中，患者的临床特征与安第斯病例中所描述的情况很相似。患者的红细胞浓度大幅提高，平均Hb浓度达222g/L，显著高于健康对照组（166g/L）；HCT为74.7%（对照组则为56.6%±4.8%）。CMS患者中无一例存在慢性肺疾病。因此，作者认为，高原世居藏族中存在“真性蒙赫病”，这一看法目前也已被西方的高原科学家所接受[3, 13]。即便某个高原世居人群能更好地适应高原，但在藏族人群中仍存在对低氧易感的个体[14]。此外，一些藏族长期生活和工作于极高海拔地区，仍可罹患进展期重度低氧血症和CMS。

3 流行病学研究

需要进一步的流行病学研究来确定CMS在青藏高原的流行程度，并阐明其风险因素及易感人群。

3.1 患病率

为研究CMS的人群分布，1984—1993年我们在青藏高原上开展了一项流行病学研究[15]。该调查在乡村人群中开展，超过90%的人口被纳入总样本中。总共有2314名世居藏族和2719名移居汉族参与了此次调查，且所有受试者年龄均在15岁以上。其所处地区分为中海拔（2261～2980m）、高海拔（3128～3968m）和极高海拔（4006～5226m）。诊断基于中华医学会高原医学分会提出的CMS诊断标准[6]。CMS的总患病率在世居藏族中为1.21%，在移居汉族中为5.57%（$P<0.01$）。已在海拔3500m以上的高原连续生活多年的汉族中CMS的患病率是世居藏族的5倍。虽然CMS的患病率在世居藏族中极低，但该病在高原世居人群中其实一直存在。在拉萨的住院人群中CMS患病率为2.24%～8.70%[11]。值得一提的是，驻守在喜马拉雅山区的汉族青年士兵在海拔5300m以上的营地停留时间相对较短（9～21个月），但也可发生CMS，表现为过度红细胞增多症和严重的心力衰竭[16]。Chao等[5]发现，这些汉族青年士兵在海拔5000m处CMS患病率为30.43%；而驻守在拉萨（3658m）的汉族士兵中则仅为9.33%。因此，很显然，CMS是青藏高原上常见的疾病。

3.2 易感因素

3.2.1 海拔

在海拔低于3000m的地区，CMS并不多见，即便是在长驻居民中也极罕见。CMS的患病率随着海拔高度的增加而升高：在移居汉族中，CMS的患病率在海拔2980m处为1.05%，在海拔3128～3980m处为3.75%，在海拔4006～5226m处为11.83%[15]。

3.2.2 性别

CMS主要发生于男性中。在海拔4300m的玛多县，CMS的患病率在汉族女性中为1.76%，在汉族男性中则为7.77%；在藏族男性和女性中则分别为0.56%和1.78%。男性罹患CMS的概率比女性高3倍[15]。数项因素可能与性别差异有关。在绝经前妇女中，经血作为“自然放血”机制，可能有助于防止红细胞的显著增多。此外，雌激素可能对通气发挥了刺激作用[13]。

3.2.3 年龄

秘鲁的研究表明，年龄是CMS的一个主要危险因素，因为年龄相关性红细胞增多症是由与年龄相关的通气受限和动脉低氧血症造成的。多数CMS患者为中老年人[17]。然而，在藏族中开展的生理学研究[18]表明，在世居藏族中，静息通气和HCT与年龄之间并无相关性。此外，年龄与CMS计分之间也无相关性。因此，我们得出结论，在藏族中，年龄可能不是一个显著的CMS诱因，这可能是世居安第斯印第安人和中国世居藏族之间的重要区别[15, 18]。

3.2.4 民族

CMS在移居汉族中比世居藏族更为常见。在对中国藏族和安第斯印第安人的一项比较研究中，Wu等[12]采用Monge等提出的诊断标准[19]，即将CMS定义为Hb＞213g/L、SaO_2＜83%，两者的海拔高度（玛多县，4300m）相似。结果显示，CMS的患病率在中国藏族中（0.91%）显著低于秘鲁塞罗－帕斯科地区（4300m）的克丘亚人（$P<0.001$）[19]。与世居安第斯印第安人相比，中国世居藏族发生CMS的风险较低[8, 13]。如上所述，在高原地区居住史最久的人群（藏族）CMS的患病率最低，而居住史最短的人群（汉族）CMS的患病率最高[15]。这一证据表明民族和CMS之间存在强烈关联，这无疑会发现与CMS相关的遗传学差异。

3.2.5 居住年限

CMS的发生通常需要一定的高原居住时间。一名健康汉族持续居住高原到发病需15～20年，而藏族发病通常要35～40年[15]。而年轻的汉族工人在海拔5000m以上只需数年，甚至在海拔5000m处1年即可发生CMS。与世居藏族相比，移居青藏高原的汉族在较短的居住年限内即可发生CMS。因此居住海拔高度、性别及遗传背景是影响CMS发生快慢的因素[13, 15, 20]。

3.2.6 地理因素

一些学者认为，安第斯和喜马拉雅（包括西藏）的地理差异可能导致CMS发病率的明显差异，因此，有人推断，喜马拉雅西藏一侧的永久定居点海拔高度要低于安第斯的永久定居点，故藏族中较低的CMS发病率可能是因为“山很高，住得低”[1, 9]。据估算，1990年共有450多万藏族生活在青藏高原，其中约60万人生活在海拔超过4500m的地区。Wu指出，藏族的居住地在海拔上与南美的安第斯世居者相当，因此，藏族中明显较低的CMS发病率不能归因于地理差异，而更应归因于遗传适应。

3.2.7 吸烟

在汉族男性中已观察到吸烟与CMS间存在关系；吸烟者CMS的患病率为不吸烟者的3倍[11]。其相关性机制尚不清楚，但可能是通过产生严重低氧血症，小叶中心肺气肿，从而减少肺泡通气[9]。

3.2.8 职业

有趣的是，CMS与职业有关。在同等海拔高度，不论藏汉，也不论男女，专业人士包括干部、教师和政府官员，其CMS的患病率为农、牧民的2～3倍[21]，提示居住环境进一步城市化和工业化将增加高原居民的风险[1, 10]。

4 病理生理研究

4.1 红细胞增多症

红细胞增多症患者的红细胞计数、Hb和HCT均明显增高，Hb值可高达280g/L，HCT值可高达82%[4, 10]。52例CMS患者骨髓检查显示红细胞显著增生但白细胞及血小板不增生[4]。在高原人群中进行的血液学检测显示，世居藏族的Hb明显低于移居汉族[2]。

4.2 通气及低氧通气反应

在日喀则（海拔3890m）的一项研究中检测了汉族男性CMS患者的通气功能[22]，并以12名男性健康移居汉族及12名健康男性世居藏族作为对照。结果表明，CMS患者其每分通气量、潮气量、肺泡通气、动脉pH、SaO_2、肺一氧化碳弥散量均降低，而呼吸频率及$PaCO_2$值则增高，说明汉族移居者罹患CMS时与藏汉健康者相比，有通气功能及气体交换障碍。Sun等[23]在拉萨（海拔3658m）的研究显示，与对照组相比，CMS患者呈现通气不足、潮气量偏低、低氧通气反应（hypoxia ventilation reaction，HVR）钝化及缺氧环境对通气的抑制效应。6例CMS患者注射纳洛酮（0.14mg/kg）后，虽然内源性阿片类药物不适用，其静息潮气量、呼气末二氧化碳分压、HVR或SaO_2均未发生变化。因此，CMS的病理基础可能包括肺泡通气不足、外周HVR钝化和中枢低氧通气抑制。

4.3 肺血流动力学

心导管插管的资料提示，CMS患者的肺动脉压与居住同海拔的健康人相比有轻度或中度增高。Pei等[11]发现，拉萨（3658m）的5例CMS患者的平均肺动脉压为（5.3±1.5）kPa［（39.6±11.1）mmHg］。Yang等[24]报道了6例男性汉族CMS患者，他们均在称多（海拔3950m）当地医院行右心导管术，有4例出现肺动脉高压，其平均肺动脉压为4.1kPa（30.8mmHg）。Wu等[25]观察到，18例CMS患者中仅有5例（27.8%）出现肺动脉高压，1例表现为明显的肺动脉高压［10.0/4.8（6.4）kPa，75/36（48）mmnHg］，余4例为轻度。上述患者于海拔3719～4280m处发病，但于海拔2261m处行右心导管术；鉴于肺动脉压于低转后迅速下降，提示肺血管收缩是肺动脉高压的主要因素。但吸氧并未能使肺动脉压降至正常，说明可能有肺血管解剖学变化导致的肺阻力增高[9, 11]。与其他高原居民相比，居住在拉萨（3658m）的年轻健康藏族男性的缺氧性肺血管收缩程度异乎寻常的低[26]。此外，藏族的肺小动脉壁较薄[9, 14]，这可能是藏族不易罹患CMS的原因之一。

4.4 睡眠研究

为了研究CMS患者的睡眠质量及与睡眠相关的呼吸病变，Zhang等[27]用多导睡眠监测仪对15例汉族HAPC患者［平均年龄为（43.8±6）岁，平均Hb浓度为（231±24）g/L］在果洛（海拔3730m）进行了监测，并以同地区的8名健康汉族男性［平均年龄（38.6±7）岁］作对照。与对照组相比，HAPC组的睡眠唤醒及清醒次数增多，总睡眠时间减少，差异有统计学意义（$P<0.001$）。5例患者出现了周期性呼吸及睡眠呼吸暂停。周期性呼吸降低了SaO_2，最低SaO_2均值在HAPC组和对照组分别为（65±10）%和（78±9）%。睡眠时HAPC组的血氧不饱和度显著大于对照组（$P<0.01$）。其后，Zhang等[28]从上述15例HAPC患者中抽选8例，低转至苏州近海平面处（15m）。在此逗留2周后，患者组Hb降至（163±14）g/L。再次行睡眠研究显示，患者睡眠质量改善，总睡眠时间增加，有效睡眠指数增高，总唤醒时间减低，周期性呼吸频率降

低。Sun等[29]发现，与非CMS患者相比，CMS患者在睡眠期间更易出现呼吸障碍，且SaO_2均值偏低。我们的数据显示，在模拟海拔5000m处，藏族与汉族相比睡眠质量更佳、睡眠通气更高，睡眠低氧血症的发生率更低[30-31]。这可能是导致藏族对CMS具有相对较高免疫力的重要因素之一。

4.5 促红细胞生成素和2,3-二磷酸甘油酸

尽管汉藏高原红细胞增多组的血浆促红细胞生成素（erythropoietin，EPO）水平高于汉藏健康组，但59%的红细胞增多症患者并未超过正常EPO值的95%[32]。在一组6例高原过度红细胞增多症患者中，仅有1例的血浆EPO值明显增高，在CMS后期EPO值一般保持于一个正常稳定值[33]。这一结果与秘鲁报告的HAPC的观察[34]相一致。可能在高原慢性低氧条件下，EPO的表达并非处于血浆水平，而是在骨髓受体上。2,3-二磷酸甘油酸（2,3-diphosphoglycerate，2,3-DPG）是红细胞糖酵解的中间产物，它通过结合Hb，降低其对氧的亲和力。Ge等[35]应用紫外分光光度仪测定了全血和红细胞内2,3-DPG，在海拔4300m处观测18例汉族移居者、24例藏族世居者和21例CMS患者。结果显示，红细胞增多的CMS患者其红细胞2,3-DPG较健康藏、汉族高19%。有人有异议：2,3-DPG的中度增高是平原人高原习服和高原世居者适应的重要特征。但是，如2,3-DPG过度增高则将显著降低Hb和氧的亲和力，从而加重低氧血症。

4.6 自由基代谢

高原低氧可影响自由基代谢：随着海拔的增高，红细胞超氧化物歧化酶降低而血浆丙二醛增高[36]。然而，在海拔4300m，与汉族相比，藏族的红细胞超氧化物歧化酶水平较高而血浆丙二醛则较低，提示世居藏族在高原的氧自由基代谢处于一种稳态[37]。高原红细胞增多症患者的脂质过氧化随着海拔增高而明显增高，其红细胞超氧化物歧化酶的活性比同高度的健康对照组明显降低，这可能是降低红细胞变形能力的重要因素[38]。

5 预防和治疗

患者低转至平原并不再返回高原是可靠的预防方法，但不尽可取，因不少患者由于家庭和经济的原因想留在高原，特别是世居高原者。对于这些患者，可行放血术，单独放血或容积置换，而后者可能更为可取，因其症状的改善可持续更长时间[7]。然而，我们观察到偶尔在放血术后数日至数周出现了“反跳”现象，其Hb值明显增高。供氧可提高血液氧合及降低血EPO。醋酸甲羟孕酮可增加通气提高血氧分压而降低$PaCO_2$，由此使HCT降低和改善若干症状，但有时在男性患者出现性欲减低。近年来，中药和藏药对慢性高原病的防治显示有较好的作用。例如，红景天在高原可促进睡眠；而高原睡眠低氧血症常很明显，故该药可提高血的氧合作用[39]。其他藏药，如唐古特青兰和人参皂苷等也有某些防治作用。

6 结论

本研究报道了青藏高原的CMS，此症常见于移居汉族而少见于世居藏族，说明藏族世系已良好适应高原而汉族则对CMS相对易感。目前，一项由中国科研人员开发的问卷量化诊断计分系统已被国际高山医学协会接受且推荐用于国际CMS诊断。一些针对发病机制的研究表明，安第斯印第安人和汉族人群之间存在一些差异。例如，在西藏的汉族CMS患者中发生肺动脉高压的频率很高，这可能是因为新移居高原的汉族对缺氧性肺动脉增压反应更易感。此外，在世居藏族中并未观察到Hb水平随年龄的增长而升高的现象。这可能是因为生活在高原的藏族具有较敏锐的HVR、较高的通气和较高的动脉血氧分压，而安第斯印第安人则呈现较迟钝的HVR、较低的通气和较低的血氧饱和度。这些差异也反映了不同种族对高原的不同遗传适应[13, 14, 18, 40]。随着我国西部大开发，大量人群从平原进入青藏高原，CMS的患病率势必增高。青藏高原总人口为1000万～1200万；据粗略估测，4%～5%的高原居民患有CMS，亦即约25万人为CMS患者[40]。本文确定CMS在青藏高原人群中已构成

一个严重的健康问题，应引起更多关注并开展进一步研究。

原文期刊：Chinese Medical Journal，2005，118（2）：161-168.《中华医学杂志（英文版）》2005年第118卷第2期第161-168页。

参 考 文 献

[1] WINSLOW R M, MONGE C C. Hypoxia, polycythemia, and chronic mountain sickness[M]. Baltimore and London: Johns Hopkins University Press, 1987.

[2] WU T Y, LI W S, WEI L Y, et al. A preliminary studies on the diagnosis of chronic mountain sickness in Tibetan populations[A]//OHNO H, KOBAYASHI T, MASUYAMA S, et al. Progress in mountain medicine and high altitude physiology[C]. Matsumoto: Press Committee of the 3rd World Congress on Mountain Medicine and High Altitude Physiology, 1998: 337-342.

[3] LEON-VELARDE F, MCCULLOUGH R G, MCCULLOUGH R E, et al. Proposal for scoring severity in chronic mountain sickness[J]. Adv Exp Med Biol, 2003, 543: 339-354.

[4] WU T Y. Excessive polycythemia of high altitude: an analyses of 82 cases[J]. Chin J Hematol(Chin), 1979, 3(1): 27-30.

[5] CHAO Z W, CHE H M, PEI S X, et al. High altitude polycythemia(Chin)[M]. Beijing: Military Medical Science Press, 1996: 8-10.

[6] Chinese Medical Association for High Altitude Medicine. Recommendation for the classification and diagnostic criteria of high altitude disease in China[J]. Chin High Alt Med J (Chin), 1996, 6(1): 2-5.

[7] Consensus Statement by and ad Hoc Committee of the International Society for Mountain Medicine on Chronic High Altitude Diseases. Sixth World Congress on Mountain Medicine and High Altitude Physiology[C]. Xining, Qinghai, China, 2004: 5-10.

[8] WU T Y, CHEN Q H, LI W S, et al. A study on the diagnostic criteria of high altitude excessive polycythemia[J]. Chin J High Alt Med (Chin), 1997, 7(1): 1-6.

[9] HEATH D, WILLIAMS D R. Man at high altitude[M]. London and New York: Churchill Livingston, 1981: 169-179.

[10] WU T Y, ZHANG Q, CHEN Q H, et al. Twenty-six cases of chronic mountain sickness[J]. Natl Med J China(Chin), 1987, 64(3): 167-168.

[11] PEI S X, CHEN X J, REN B Z, et al. Chronic mountain sickness in Tibet[J]. Q J Med, 1989, 71(266): 555-574.

[12] WU T Y, ZHANG Q, JING B, et al. Chronic mountain sickness(Monge's disease); An observation in Qinghai-Tibet plateau[A]//UEDA G, REEVES J T, SEKIGUCHI M. High altitude medicine[M]. Matsumoto: Shinshu University Press, 1992: 314-324.

[13] MOORE L G. Human genetic adaptation to high altitude[J]. High Alt Med Biol, 2001, 2(2): 257-279.

[14] WU T Y. A Tibetan with chronic mountain sickness followed by high altitude pulmonary edema on reentry[J]. High Alt Med Biol, 2004, 5(2): 190-194.

[15] WU T Y, LI W S, GE R L, et al. Epidemiology of chronic mountain sickness: ten years' study in Qinghai-Tibet[A]//OHNO H, KOBAYASHI T, MASUYAMA S, et al. Progress in mountain medicine and high altitude physiology [C]. Matsumoto: Press Committee of the 3rd World Congress on Mountain Medicine and High Altitude Physiology. Kyoto: Dogura and Co, Ltd, 1998: 120-125.

[16] ZHANG X Z. Monge's disease, a report of 25 cases in the Karakorams[J]. Chin J High Alt Med(Chin), 1993, 3(1): 29-30.

[17] SIME F, MONGE C C, WHITTEMBURY J.

Age as a cause of chronic mountain sickness (Monge's disease) [J]. Int J Biometerol, 1975, 19 (2): 93-98.
[18] WU T Y, TU D T, ZHA G L, et al. The physiological differences between the Tibetans and the Andeans [A] //OHNO H, KOBAYASHI T, MASUYAMA S, et al. Progress in mountain medicine and high altitude physiology [C]. Matsumoto: Press Committee of the 3rd World Congress on Mountain Medicine and High Altitude Physiology, 1998: 190-194.
[19] MONGE C C, ARREGUI A, LEON-VELARDE F. Pathophysiology and epidemiology of chronic mountain sickness [J]. Int J Sports Med, 1992, 13 (Suppl 1): S79-S81.
[20] WU T Y. The Qinghai-Tibetan plateau: how high do Tibetans live [J]. High Alt Med Biol, 2001, 2 (4): 489-499.
[21] XIE C F, PEI S X. Some physiological data on sojourners and indigenous highlanders at 3 different altitudes in Xizang [A] //LIU D S. Geological and ecological studies of Qinghai-Xizang (Tibet) plateau [M] [Proc. Symp. Qinghai-Xizang (Tibet) Plateau, Beijing, China, Vol. 2]. New York: Gordon & Breach Press, 1981: 1449-1452.
[22] HUANG S Y, NING X H, ZHOU Z N, et al. Ventilatory function in adaptation to high altitude: studies in Tibet [A] //WEST J B, LAHIRI S. High altitude and man [M]. Bethesda, Maryland: Amer Physiol Soc, 1984: 173-177.
[23] SUN S F, HUANG S Y, ZHUANG J G, et al. Decreased ventilation and hypoxic ventilatory responsiveness are not reversed by Naloxone in Lhasa residents with chronic mountain sickness [J]. Am Rev Respir Dis, 1990, 142 (6): 1294-1300.
[24] YANG Z, HE Z Q, LIU X L. Pulmonary hypertension and high altitude [J]. Chin Cardiovascul Dis J (Chin), 1985, 13 (1): 32-34.
[25] WU T Y, MIAO C Y, LI W S, et al. Studies of high altitude pulmonary hypertension [J]. Chin J High Alt Med (Chin), 1999, 9 (1): 1-8.
[26] GROVES B M, DROMA T, SUTTON J R, et al. Minimal hypoxic pulmonary hypertension in normal Tibetans at 3658 m [J]. J Appl Physiol, 1993, 74 (1): 312-318.
[27] ZHANG H M, YANG Z, SU X L, et al. High altitude polycythemia and sleep apnea [J]. Natl Med J China (Chin), 1990, 70 (5): 289-291.
[28] ZHANG H M, YANG Z, LIU J K, et al. Nocturnal sleep in patients with high altitude polycythemia [J]. Chin J High Alt Med (Chin), 1991, 1 (1): 2-5.
[29] SUN S, OLIVER-PICKETT C, DRAMA T, et al. Breathing and brain blood flow during sleep in patients with chronic mountain sickness [J]. J Appl Physiol (1985), 1996, 81 (2): 611-618.
[30] PLYWACZEWSKI R, WU T Y, WANG X Q, et al. Sleep structure and periodic breathing in Tibetan and Han at simulated altitude of 5000 m [J]. Respir Physiol Neurobiol, 2003, 136 (2-3): 187-197.
[31] WU T Y, PLYWACZEWSKI R, WANG X Q, et al. Periodic breathing and arterial blood oxygenation in Tibetans and Han at simulated altitude of 5000 m [J]. High Alt Med Biol (Chin), 1995, 5 (2): 275.
[32] PEI S X, GOU J X, SUI X L, et al. Plasma erythropoietin in altitude healthy men and in patients with high altitude polycythemia [J]. Natl Med J China (Chin), 1999, 79 (10): 753-755.
[33] JIA N Y, HE W L, GUO J. The variation of serum erythropoietin in high altitude polycythemia [C]. Matsumoto, Japan: Abstracts of the 3rd World Congress on Mountain Medicine, 1998: 83.
[34] LEON-VELARDE F, MONGE C C, VIDAL

A, et al. Serum immunoreactive erythropoietin in high altitude indigenouss with and without excessive erythrocytosis [J]. Exp Hematol, 1991, 19 (4): 257-260.

[35] GE R L, SHE H R, CHEN Q H, et al. Changes of red cell 2,3-diphosphoglycerate and oxygen affinity of blood in subjects with high altitude polycythemia [J]. Chin J Appl Physiol (Chin), 1995, 11 (2): 205-208.

[36] ZHANG X S, GE X W, LIU L P, et al. The RBC-SOD activities and the plasma MDA contents in healthy people at different altitudes [J]. Natl Med J China (Chin), 1994, 74 (4): 344.

[37] ZHANG X Z, CUI J G, CHENG L S, et al. A comparative study of free radical metabolism of youths in indigenous Tibetans and migrated Hans at 4,300m [J]. Chin J High Alt Med (Chin), 1999, 10 (1): 9-11.

[38] XI A Q. Rlationship between erythrocyte rheological properties and RBC superoxide dismutase and plasma malondiadehyde lavel in patients with high altitude polycythemia [J]. Chin J Pathophysiol (Chin), 2000, 16 (5): 412-414.

[39] HA Z D, ZHU Y A, ZHANG X Z, et al. The effect of rhodiola and acetazolamide on the sleep architecture and blood oxygen saturation in men living at high altitude [J]. Chin J Tuberc Respir Dis (Chin), 2002, 25 (9): 527-530.

[40] WU T Y. Life on the high Tibetan plateau [J]. High Alt Med Biol (Chin), 2004, 5 (1): 1-2.

慢性及亚急性高原病共识声明

Fabiola León-Velarde[1]，Marco Maggiorini[2]，John T. Reeves[3,*]，Almaz Aldashev[4]，Ingrid Asmus[3]，Luciano Bernardi[5]，Ri-Li Ge[6]，Peter Hackett[7]，Toshio Kobayashi[8]，Lorna G. Moore[3]，Dante Penaloza[9]，Jean-Paul Richalet[10]，Robert Roach[11]，Tianyi Wu[12]，Enrique Vargas[13]，Gustavo Zubieta-Castillo[14]，Gustavo Zubieta-Calleja[14]

【摘要】本声明由国际高山医学协会专设委员会在第六届国际高原医学和低氧生理学术大会（中国，西宁，2004）上发表，阐明了该委员会目前对最常见的慢性和亚急性高原病的认识。本声明是由高原医学研究领域中有丰富经验的医疗界和科学界权威人士在已出版的文章和经同行评议论文的基础上编写的，旨在从所有标准中筛选出最合理的方法或程序来诊断或管理高原病。然而，国际高山医学协会也意识到，造成各种慢性高原病的地理环境不尽相同，对每个病例的护理也因人而异。之所以制定这些准则，是为了对最常见的慢性高原病进行定义、诊断、治疗和预防，以便指导当地医疗服务机构解决高原地区健康问题。高原所带来的健康问题显而易见，但卫生政策和制度并不能体现当前最先进的知识。若现场人员能够及时判断并合理施策，大多数高原病可以预防。

【关键词】通气不足；慢性高原病；红细胞增多症；肺动脉高压；右心衰竭；缺氧；安第斯山脉；喜马拉雅山脉

引言

随着海拔高度的升高，吸气时的氧分压降低。低压缺氧的环境使高原居民发生诸多生理反应，尤以血红蛋白（hemoglobin，Hb）浓度和肺动脉压增加最常见（Antezana等，1982；Hurtado，1964；Monge-M和Monge-C，1966；Penaloza等，1963）。在严重缺氧的居民中，Hb和/或肺动脉压的大幅增加与潜在的致命疾病相关（Hurtado，1942；Monge-M等，1928；Penaloza和Sime，1971；Penaloza等，1971；Winslow和Monge-C，1987；

1 秘鲁利马卡耶塔诺－埃雷迪亚大学/IIA生物与生理学教研室，氧传输实验室
2 瑞士苏黎世大学医院内科重症监护室
3 科罗拉多大学卫生研究中心临床医学院，丹佛市
4 吉尔吉斯斯坦比什凯克国家心脏病学和内科学中心
5 意大利帕维亚大学第二诊疗所
6 中国青海省西宁市高原医学研究中心，西宁市
7 科罗拉多大学健康卫生研究中心急诊部，丹佛市
8 内科学系，日本信州大学医学院，松本市
9 卡耶塔诺埃雷迪亚大学，秘鲁
10 法国巴黎第十三大学低氧生理实验室，博比尼
11 科罗拉多高原医学与生理学研究中心，科罗拉多大学丹佛卫生研究中心
12 中国青海高原医学研究院，西宁市
13 玻利维亚高原生物研究所（IBBA），玻利维亚拉巴斯
14 高原病理学研究所（IPPA），玻利维亚拉巴斯
* John T. Reeves 已故

Wu等，1998a）。然而，由于对这些疾病缺乏统一的描述，随着时间推移和海拔的不同导致世界上对各种疾病的命名和诊断标准在不断发生变化。与此同时，与海拔相关的疾病往往起因隐匿，个体差异较大且表现形式多样，从而增加了诊疗的难度。在农村和经济不发达地区，卫生政策、诊断程序和治疗方案往往不能反映当前最先进的知识。一份命名一致和诊断标准统一的共识声明对迅速改善高原地区公共健康问题将起到指导作用。此外，共识也有助于这些疾病流行病学、病理生理学、病因学和治疗学的研究。1998年在日本松本召开的国际高山医学协会会议期间（1998a；1998b），讨论要制定慢性高原病（chronic mountain sickness，CMS）国际标准，起初基于Carlos Monge-M（Monge-M等，1928）的描述，定义其特征为Hb过多。经过6年的努力，工作组完成了现在这份共识声明（2001；2003；León-Velarde和Reeves，1999），本声明不仅包含CMS，同时探讨了包括高原肺动脉高压（high altitude pulmonary hypertension，HAPH）在内的其他常见相关疾病。

专家组将重点放在CMS和HAPH上，因为二者是高原人群中常见的低氧性、慢性并具有潜在致命性的疾病。同时，CMS和HAPH都是慢性缺氧引起的两种不同表现的疾病，即前者为慢性缺氧刺激红细胞生成，而后者为慢性缺氧刺激产生肺动脉高压。在大多数CMS患者中，这两种表现并存（Penaloza和Sime，1971；Penaloza等，1971）。然而，CMS患者肺动脉压可能少许升高或不升高亦或未超出高原正常值（Antezana等，1998；Vargas等，2003）。另外，在威胁生命的HAPH发生过程中，特别是在青年和儿童人群里，Hb可以不增多或少量增多（Anand和Wu，2004；Lin和Wu，1974；Sui等，1988）。因此，本声明就CMS和HAPH提出了两个独立的病理生理学过程，以便应对其在同一患者身上共存或者不共存的情况。

此外，在探讨这些疾病的定义、诊断、治疗和预防时，患者所居住的海拔高度也应予以考虑，这是因为随着居住海拔升高这些疾病的患病率和严重程度也随之增加。

对全世界居住在海拔2500m以上的人们来说，更好地定义高原相关疾病至关重要。在南美洲，位于安第斯山区的4个主要国家（玻利维亚、哥伦比亚、厄瓜多尔和秘鲁）中，其中3个国家的首都（拉巴斯、波哥大和基多）地处高海拔。南美洲有约3500万人居住在海拔2500m以上。在亚洲，阿富汗、不丹、中国、印度、吉尔吉斯斯坦、尼泊尔等国的人口2%～45%居住在海拔2500m以上。仅中国4大高原（青藏高原、内蒙古高原、云贵高原和黄土高原）就有8000万人口。在北美洲，墨西哥和美国西部拥有相对较小但不断增加的高海拔人口（Niermeyer等，2001）。据估计，高达5%～10%的高原居民可能会患CMS或HAPH。

本共识旨在探讨高原相关疾病的识别和管理。针对慢性高原疾病，目前最有效的治疗方法是将患者安置到低海拔地区，然而基于社会经济原因，这一办法很难施行。对疾病进行更准确定义不仅能促使更有效的国际合作研究，同时能减少患者在困难条件下迁移，因此有益于稳定高原人口。此外，通过共识的制定和实施指导患者和医务人员，针对威胁生命的高原性疾病开展健康教育、早期预防和合理管理，从而改善当地人民的生活。尽管，随着研究的深入现行共识会得到不断完善，但希望本共识在现阶段能更好地定义高原疾病。

1 CMS或蒙赫病

1.1 历史曾用名

高原过度红细胞增多症、红细胞增生、过度红细胞增生症、高原病理性红细胞增多症。

1.2 对该病的定义

该病为一种临床综合征，发生于海拔2500m以上的世居者或久居者。主要特征为过度的红细胞增多（女性≥19g/dl，男性≥21g/dl），严重的低氧血症，在某些患者伴有中度或重度肺动脉高压，可发展为肺心病，导致充血性心力衰竭。当患者转至低海拔地区后临床表现逐渐消失，重返高原则复发。

1.3 排除标准

共识小组认为：①患者应无慢性肺部疾病

（肺气肿、慢性支气管炎、支气管扩张症、囊性纤维化、肺癌等）及其他加重低氧血症的慢性疾病。对于这类情况，即由于低氧血症而继发红细胞过度增多，在高原可诊断为“继发性CMS”。应通过肺功能检测来判断肺功能是否正常。②居住地海拔2500m以下不能诊断为CMS。

1.4 疾病诊断

临床症状：头痛、头晕、气短和/或心悸、睡眠障碍、疲乏、局部发绀、手心/足底有灼烧感、静脉扩张、肌肉及关节疼痛、食欲减退、精神不集中、记忆力减退。

临床表现：过度红细胞增多（女性≥19g/dl；男性≥21g/dl），严重的低氧血症，显著的肺动脉高压（参照HAPH，非必需）及心力衰竭（非必需）。

1.5 危险因素

既往有CMS史、对低氧缺乏易感性和低通气、睡眠呼吸暂停及其他呼吸不全、超重肥胖和绝经后。（Arias-Stella等，1973；Arregui等，1994；Ergueta等，1971；Ge，1989；Ge和Helun，2001；Ge等，1998；Hurtado，1942；Kryger和Grover，1983；Kryger等，1978c；León-Velarde和Arregui，1994；León-Velarde等，1993；León-Velarde等，1994；León-Velarde等，1997；León-Velarde等，2001；León-Velarde等，2003；Monge-C等，1992；Monge-C等，2001；Monge-M等，1928；Moore等，1998；Pei等，1989；Penaloza，2003；Penaloza和Sime，1971；Penaloza等，1971；Sime等，1975；Vargas等，2003；Wu，2001；Wu等，1992；Zubieta-Castillo等，1998）

1.6 青海CMS评分

设计青海量表可用以评估CMS严重程度，并用于比较世界不同国家间CMS病例。量表的制定基于以下临床体征及居住海拔的Hb值：

1. 呼吸困难和/或心悸

0无呼吸困难/心悸；

1轻度呼吸困难/心悸；

2中度呼吸困难/心悸；

3重度呼吸困难/心悸。

2. 睡眠障碍

0正常睡眠；

1睡眠不如正常好；

2较长时间清醒，睡眠不佳；

3难以入睡。

3. 发绀

0无发绀；

1轻度发绀；

2中度发绀；

3重度发绀。

4. 静脉扩张

0无静脉扩张；

1轻度静脉扩张；

2中度静脉扩张；

3重度静脉扩张。

5. 感觉异常

0无局部感觉异常；

1轻度局部感觉异常；

2中度局部感觉异常；

3重度局部感觉异常。

6. 头痛

0无头痛；

1轻度头痛；

2中度头痛；

3重度头痛。

7. 耳鸣

0无耳鸣；

1轻度耳鸣；

2中度耳鸣；

3重度耳鸣。

8. Hb值

男性：18g/dl＜Hb＜21g/dl，计分＝0；Hb≥21g/dl，计分＝3。（León-Velarde等，1993；Monge-C等，1992）

女性：16g/dl＜Hb＜19g/dl，计分＝0；Hb≥19g/dl，计分＝3。（León-Velarde等，1997；León-Velarde等，2001）

将上述症状计分与Hb计分累加在一起，按总计分数将CMS定义如下（Wu等，1997；Wu等，1998a）：

无CMS：0～5分；

轻度CMS：6～10分；

中度CMS：11～14分；

重度CMS：≥15分。

1.7 降低风险注意事项

鼓励对CMS进行必要的健康教育，在高海拔地区医院确保开展高原疾病相关的临床检验项目，在现场为解决高海拔地区健康问题提供医疗服务。

附：国际高山医学协会（ISMM）专设委员会组成人员名单

联合主席：Fabiola León-Velarde（秘鲁）和Marco Maggiorini（瑞士）

秘书：John T. Reeves（美国）

委员会成员：Almaz Aldashev（吉尔吉斯斯坦共和国）；Ingrid Asmus（美国）；Luciano Bernardi（意大利）；Ri-Li Ge（中国）；Peter Hackett（美国）；Toshio Kobayashi（日本）；Lorna G. Moore（美国）；Dante Penaloza（秘鲁）；Jean-Paul Richalet（法国）；Robert Roach（美国）；Tianyi Wu（中国）；Enrique Vargas（玻利维亚）；Gustavo Zubieta-Castillo（玻利维亚）；Gustavo Zubieta-Calleja（玻利维亚）

致谢

感谢Dora Lerner de Bigio编辑本声明文稿。

原文期刊：High Altitude Medicine & Biology Volume 6，Number 2，2005.《高原医学与生物学杂志》2005年第6卷第2期。

参考文献

[1] First International Consensus Group Meeting on Chronic Mountain Sickness (CMS) in Matsumoto[A]//OHNO H, KOBAYASHI T, MASUYAMA S, et al. Progress in mountain medicine and high altitude physiology[C]. Matsumoto: Press Committee of the 3rd World Congress on Mountain Medicine and High Altitude Physiology, 1998: 166.

[2] Handout at the Session of CMS[A]//OHNO H, KOBAYASHI T, MASUYAMA S, et al. Progress in mountain medicine and high altitude physiology[C]. Matsumoto: Press Committee of the 3rd World Congress on Mountain Medicine and High Altitude Physiology, 1998: 160-165.

[3] International Working Group for Chronic Mountain Sickness (12th International Hypoxia Symposium, Alberta, Canada)[J]. Adv Exp Med Biol, 2001, 502: 439-440.

[4] International Working Group for Chronic Mountain Sickness[A]//VISCOR G, RICART A, LEAL C. Health & height: proceedings of the 5th World Congress on Mountain Medicine and High Altitude Physiology[C]. Barcelona: Universitat de Barcelona, 2003: 39-42.

[5] Phosphodiesterase type 5 and high altitude pulmonary hypereensin. ALDASHEV A A, KOJONAZAROV B K, AMATOV T A, et al. Long term oral sildenafil treatment of patients with high-altitude pulmonary hypertension[J]. Thorax, 2005, 60 (8): 683-687.

[6] ALDASHEV A A, SARYBAEV A S, SYDYKOV A S, et al. Characterization of high-altitude pulmonary hypertension in the Kyrgyz: association with angiotensin-converting enzyme genotype[J]. Am J Respir Crit Care Med, 2002, 166 (10): 1396-1402.

[7] ANAND I S, MALHOTRA R M, CHANDRASHEKHAR Y, et al. Adult subacute mountain sickness—a syndrome of congestive heart failure in man at very high altitude[J]. Lancet, 1990, 335 (8689): 561-565.

[8] ANAND I S, PRASAD B A, CHUGH S S, et al. Effects of inhaled nitric oxide and oxygen in high-altitude pulmonary edema[J]. Circulation, 1998, 98 (22): 2441-2445.

[9] ANAND I S, WU T. Syndromes of subacute mountain sickness[J]. High Alt Med Biol, 2004, 5 (2): 156-170.

[10] ANTEZANA A M, ANTEZANA G, APARICIO O, et al. Pulmonary hypertension in

high-altitude chronic hypoxia: response to nifedipine [J]. Eur Respir J, 1998, 12 (5): 1181-1185.

[11] ANTEZANA G, BARRAGAN L, COUDERT J, et al. The pulmonary circulation of high altitude natives [A] //BRENDEL W, ZINK R. High Altitude Physiology and Medicine [M]. New York: Springer-Verlag, 1982: 142-149.

[12] ARIAS-STELLA J, KRÜGER H, RECAVARREN S. Pathology of chronic mountain sickness [J]. Thorax, 1973, 28 (6): 701-708.

[13] ARREGUI A, LEÓN-VELARDE F, CABRERA J, et al. Migraine, polycythemia and chronic mountain sickness [J]. Cephalalgia, 1994, 14 (5): 339-341.

[14] BERNARDI L, ROACH R C, KEYL C, et al. Ventilation, autonomic function, sleep and erythropoietin. Chronic mountain sickness of Andean natives [J]. Adv Exp Med Biol, 2003, 543: 161-175.

[15] BLOUNT S G JR. Primary pulmonary hypertension at high altitude [J]. J Pediatr, 1963, 63: 1053.

[16] CHEN Y C, WANG L Z, MENG Z H, et al. An analysis of 300 cases of high altitude heart diseases in adults [in Chinese] [J]. Zhonghua Xin Xue Guan Bing Za Zhi, 1982, 10 (4): 256-258.

[17] DAS U N. Possible role of prostaglandins in the pathogenesis of pulmonary hypertension [J]. Prostaglandins Med, 1980, 4 (3): 163-170.

[18] DUPLAIN H, SARTORI C, LEPORI M, et al. Exhaled nitric oxide in high-altitude pulmonary edema: role in the regulation of pulmonary vascular tone and evidence for a role against inflammation [J]. Am J Respir Crit Care Med, 2000, 162 (1): 221-224.

[19] ERGUETA J, SPIELVOGEL H, CUDKOWICZ L. Cardio-respiratory studies in chronic mountain sickness (Monge's syndrome) [J]. Respiration, 1971, 28 (6): 485-517.

[20] GE R L. Small airway disfunction in the patients with chronic mountain sickness [in Chinese] [J]. QJ Med, 1989, 3: 26-29.

[21] GE R L, GAOWA H, GUO-EN J, et al. High-altitude heart disease in Qinghai-Tibet [A] //VISCOR G, RICART A, LEAL C. Health & Height: Proceedings of the 5th World Congress on Mountain Medicine and High Altitude Physiology [C]. Barcelona: Universitat de Barcelona, 2003: 197-204.

[22] GE R L, Helun G. Current concept of chronic mountain sickness: pulmonary hypertension-related high-altitude heart disease [J]. Wilderness Environ Med, 2001, 12 (3): 190-194.

[23] GE R L, KUBO K, KOBAYASHI T. Definition and classification of chronic mountain sickness in China [A] //OHNO H, KOBAYASHI T, MASUYAMA S, et al. Progress in mountain medicine and high altitude physiology [C]. Matsumoto: Press Committee of the 3rd World Congress on Mountain Medicine and High Altitude Physiology, 1998: 149-152.

[24] GHOFRANI H A, REICHENBERGER F, KOHSTALL M G, et al. Sildenafil increased exercise capacity during hypoxia at low altitudes and at Mount Everest base camp: a randomized, double-blind, placebo-controlled crossover trial [J]. Ann Intern Med, 2004, 141 (3): 169-177.

[25] HURTADO A. Chronic mountain sickness [J]. JAMA, 1942, 120: 1278-1282.

[26] HURTADO A. Animals in high altitudes: resident man [A] //DILL DB, ADOLPH EF, WILLBER CC. Handbook of physiology, adaptation to the environment. sect. 4 [M]. Washington, DC: American Physiological Society, 1964: 843-860.

[27] KHOURY G H, HAWES C R. Primary pulmonary hypertension in children living at high altitude [J]. J Pediatrics, 1963, 62: 177-185.

[28] KRYGER M, GLAS R, JACKSON D, et al. Impaired oxygenation during sleep in excessive polycythemia of high altitude: improvement with respiratory stimulation[J]. Sleep, 1978, 1(1): 3-17.

[29] KRYGER M H, GROVER R F. Chronic mountain sickness[J]. Semin Respir Crit Care Med, 1983, 5(2): 164-168.

[30] KRYGER M, MCCULLOUGH R E, COLLINS D, et al. Treatment of excessive polycythemia of high altitude with respiratory stimulant drugs[J]. Am Rev Respir Dis, 1978, 117(3): 455-464.

[31] KRYGER M, MCCULLOUGH R, DOEKEL R, et al. Excessive polycythemia of high altitude: role of ventilatory drive and lung disease[J]. Am Rev Respir Dis, 1978, 118(4): 659-666.

[32] LEON-VELARDE F, ARREGUI A. Desadaptación a la Vida en las Grandes Alturas[M]. Lima: Instituto Francés de Estudios Andinos/Universidad Peruana Cayetano Heredia, 1994.

[33] LEON-VELARDE F, ARREGUI A, MONGE-C C, et al. Aging at high altitudes and the risk of chronic mountain sickness[J]. Wilderness Environ Med, 1993, 4(2): 183-188.

[34] LEON-VELARDE F, ARREGUI A, VARGAS M, et al. Chronic mountain sickness and chronic lower respiratory tract disorders[J]. Chest, 1994, 106(1): 151-155.

[35] LEON-VELARDE F, GAMBOA A, RIVERA-CH M, et al. Selected contribution: Peripheral chemoreflex function in high-altitude natives and patients with chronic mountain sickness[J]. J Appl Physiol(1985), 2003, 94(3): 1269-1278; discussion 1253-1254.

[36] LEON-VELARDE F, RAMOS M A, HERNANDEZ J A, et al. The role of menopause in the development of chronic mountain sickness[J]. Am J Physiol, 1997, 272(1 Pt 2): R90-R94.

[37] LEON-VELARDE F, REEVES J T. International consensus group on chronic mountain sickness[A]//ROACH R C, WAGNER P D, HACKETT P H. Hypoxia: into the next millennium[M]. New York: Kluwer Academic/Plenum Publishers, 1999: 351-353.

[38] LEON-VELARDE F, RIVERA-CHIRA M, TAPIA R, et al. Relationship of ovarian hormones to hypoxemia in women residents of 4,300 m[J]. Am J Physiol Regul Integr Comp Physiol, 2001, 280(2): R488-R493.

[39] LI J B, WANG Y R, JIAO H J. A pathologic observation of infantile altitude illness[in Chinese][J]. Chin J Pathol, 1966, 10(2): 98-99.

[40] LI Y D, JI L. Clinical analysis of 500 cases of adult high altitude heart disease[in Chinese][J]. Chin J Int Med, 1989, 28(2): 173-176.

[41] LIN C P, WU T Y. Clinical analysis of 286 cases of pediatric high altitude heart diseases[J]. Chin Med J, 1974, 54(Suppl 6): 99-100.

[42] MA R Y, YING P, GE R L. Clinical study of 55 cases of high altitude heart disease in children in Qinghai[Abstract 196][J]. High Alt Med Biol, 2004, 5(2): 259.

[43] MAGGIORINI M, LEON-VELARDE F. High-altitude pulmonary hypertension: a pathophysiological entity to different diseases[J]. Eur Respir J, 2003, 22(6): 1019-1025.

[44] MANIER G, GUENARD H, CASTAING Y, et al. Pulmonary gas exchange in Andean natives with excessive polycythemia-effect of hemodilution[J]. J Appl Physiol(1985), 1988, 65(5): 2107-2117.

[45] MONGE-C C, ARREGI A, LEON-VELARDE F. Pathophysiology and epidemiology of chronic mountain sickness[J]. Int J Sports Med, 1992, 13(Suppl 1): S79-S81.

[46] MONGE-M C, LEON-VELARDE F, ARREGI A. Chronic mountain sickness in Andeans

[A] //HORNBEIN T F, SCHOENE R B. High altitude: an exploration of human adaptation [M]. New York: Marcel Dekker, 2001: 815-838.

[47] MONGE-M C, ENCINAS E, HERAUD C, et al. La Enfermedad de los Andes (Síndromes Eritrémicos) [M]. Lima: Imprenta Americana, 1928.

[48] MONGE-M C, MONGE-C C. High altitude diseases: mechanism and management [M]. Springfield, IL: Charles Thomas, 1966.

[49] MOORE L, ASMUS I, CURRAN L. Chronic mountain sickness: gender and geographic variation [A] //OHNO H, KOBAYASHI T, MASUYAMA S, et al. Progress in mountain medicine and high altitude physiology [C]. Matsumoto: Press Committee of the 3rd World Congress on Mountain Medicine and High Altitude Physiology, 1998: 114-119.

[50] NIEMEYER S, YANG P, SHANMINA, et al. Arterial oxygen saturation in Tibetan and Han infants born in Lhasa, Tibet [J]. N Engl J Med, 1995, 333 (19): 1248-1252.

[51] NIERMEYER S, ZAMUDIO S, MOORE L G. The people [A] //HORNBEIN T F, SCHOENE R B. High altitude: an exploration of human adaptation [M]. New York: Marcel Dekker, 2001: 43-100.

[52] PEI S X, CHEN X J, SI-REN B Z, et al. Chronic mountain sickness in Tibet [J]. Q J Med, 1989, 71 (4): 555-574.

[53] PENALOZA D. Circulación pulmonar [A] // MONGE-C, LEON-VELARDE F. El Reto Fisiológico de Vivir en los Andes [C]. Lima: IFEA/UPCH, 2003: 135-206.

[54] PENALOZA D, ARIAS-STELLA J, SIME F, et al. The heart and pulmonary circulation in children at high altitudes: physiological, anatomical, and clinical observations [J]. Pediatrics, 1964, 34: 568-582.

[55] PENALOZA D, GAMBOA R. Hipertensión pulmonar [A] //SÁNCHEZ P. Cardiología Pediátrica, Vol. 2 [C]. Barcelona, Spain: Salvat, 1986: 1216-1238.

[56] PENALOZA D, SIME F. Chronic cor pulmonale due to loss of altitude acclimatization (chronic mountain sickness) [J]. Am J Med, 1971, 50 (6): 728-743.

[57] PENALOZA D, SIME F, BANCHERO N, et al. Pulmonary hypertension in healthy men born and living at high altitudes [J]. Am J Cardiol, 1963, 11 (2): 150-157.

[58] PENALOZA D, SIME F, RUIZ L. Cor pulmonale in chronic mountain sickness: present concept of Monge's disease [A] //PORTER R, KNIGHT J. High altitude physiology: cardiac and respiratory aspects [M]. Edinburgh: Churchill Livingstone, 1971: 41-60.

[59] POLLARD A J, NIERMEYER S, BARRY P, et al. Children at high altitude: an international consensus statement by an ad hoc committee of the International Society for Mountain Medicine, March 12, 2001 [J]. High Alt Med Biol, 2001, 2 (3): 389-403.

[60] RICHALET J P, GRATADOUR P, ROBACH P, et al. Sildenafil inhibits the altitude-induced hypoxemia and pulmonary hypertension [J]. Am J Respir Crit Care Med, 2004, 171 (3): 275-281.

[61] RICHALET J P, RIVERA M, BOUCHET P, et al. Acetazolamide: a treatment for chronic mountain sickness [J]. Am J Respir Crit Care Med, 2005, 172 (11): 1427-1433.

[62] SARYBAEV A S, MIRRAKHIMOV M M. Prevalence and natural course of high altitude pulmonary hypertension and high altitude cor pulmonale [A] //OHNO H, KOBAYASHI T, MASUYAMA S, et al. Progress in mountain medicine and high altitude physiology [C]. Matsumoto: Press Committee of the 3rd World Congress on Mountain Medicine and High Altitude Physiology, 2001: 126-131.

[63] SEDANO O, PASTORELLI J, GÓMEZ A, et al. Mal de montaña crónica en el Hospital Apovo III-IPSS Oroya [Resumen 242] [A] //Sociedad Peruana de Medicina Interna. Resúmenes de trabajos libres. V Congreso Nacional [C]. X Curso Internacional de Medicina Interna. Lima, 1988.
[64] SEDANO O, PASTORELLI J, GÓMEZ A, et al. Sangría roja aislada vs. hemodilución isovolémica inducida en mal de montaña crónica [Resumen 249] [A] //Sociedad Peruana de Medicina Interna. Resúmenes de trabajos libres. V Congreso Nacional [C]. X Curso Internacional de Medicina Interna. Lima, 1988.
[65] SEDANO O, ZARAVIA A. Hemodilución isovolémica inducida en mal de montaña crónica [Resumen 250] [A] //Sociedad Peruana de Medicina Interna. Resúmenes de trabajos libres. V Congreso Nacional [C]. X Curso Internacional de Medicina Interna. Lima, 1988.
[66] SIME F, BANCHERO N, PENALOZA D, et al. Pulmonary hypertension in children born and living at high altitudes [J]. Am J Cardiol, 1963, 11: 143-149.
[67] SIME F, MONGEC C, WHITTEMBURY J. Age as a cause of chronic mountain sickness (Monge's disease) [J]. Int J Biometeorol, 1975, 19 (2): 93-98.
[68] SUI G J, LIU Y H, CHENG X S, et al. Subacute infantile mountain sickness [J]. J Pathol, 1988, 155 (2): 161-170.
[69] VARGAS E, VILLENA M, SALINAS C, et al. Excessive polycythemia occurs in young high altitude (3600 m.) residents in absence of lung disease [A] //VISCOR G, RICART A, LEAL C. Health & height: Proceedings of the 5th World Congress on Mountain Medicine and High Altitude Physiology [C]. Barcelona: Universitat de Barcelona, 2003: 43-48.
[70] VILLENA M, VARGAS E, GUENARD H, et al. Double-blind study on the action of almitrine in patients with polycythemia of high altitude [J]. Bull Eur Physiopathol Respir, 1985, 21 (2): 165-170.
[71] WILKINS M R, ALDASHEV A, MORRELL N W. Nitric oxide, phosphodiesterase inhibition, and adaptation to hypoxic conditions [J]. Lancet, 2002, 359 (9317): 1539-1540.
[72] WINSLOW R M, MONGEC C. Hypoxia, Polycythemia, and Chronic Mountain Sickness [M]. Baltimore, MD: Johns Hopkins, 1987.
[73] WINSLOW R M, MONGE C C, BROWN E G, et al. Effects of hemodilution on O2 transport in high-altitude polycythemia [J]. J Appl Physiol (1985), 1985, 59 (5): 1495-1502.
[74] WU D C, LIU Y R. High altitude heart disease [in Chinese] [J]. Chin J Pediatr, 1955, 6 (5): 348-350.
[75] WU T Y. Excessive polycythemia of high altitude: an analysis of 82 cases [in Chinese] [J]. Chin J Hematol, 1979, 3 (1): 27-32.
[76] WU T Y. The Qinghai-Tibetan plateau: how high do Tibetans live? [J]. High Alt Med Biol, 2001, 2 (4): 489-499.
[77] WU T Y, CHEN Q H, LI W S, et al. The study of diagnostic criteria of chronic mountain sickness [in Chinese] [J]. Chin J High Alt Med, 1997, 7 (1): 1-6.
[78] WU T Y, LI W, LI Y, et al. Epidemiology of chronic mountain sickness: ten years' study in Qinghai-Tibet [A] //OHNO H, KOBAYASHI T, MASUYAMA S, et al. Progress in mountain medicine and high altitude physiology [C]. Matsumoto: Press Committee of the 3rd World Congress on Mountain Medicine and High Altitude Physiology, 1998: 120-125.
[79] WU T Y, LI W, WEI L, et al. A preliminary study on the diagnosis of chronic mountain sickness in Tibetan populations [A] //OHNO H, KOBAYASHI T, MASUYAMA S, et al. Progress in mountain medicine and high altitude physiology [C]. Matsumoto: Press Com-

mittee of the 3rd World Congress on Mountain Medicine and High Altitude Physiology, 1998: 337-342.

[80] WU T Y, MIAO C Y. High altitude heart disease in children in Tibet [J]. High Alt Med Biol, 2002, 3 (3): 323-325.

[81] WU T Y, MIAO C Y, LIN C, et al. Altitude illness in children on the Tibetan plateau [A] // OHNO H, KOBAYASHI T, MASUYAMA S, et al. Progress in mountain medicine and high altitude physiology [C]. Matsumoto: Press Committee of the 3rd World Congress on Mountain Medicine and High Altitude Physiology, Matsumoto, Japan, 1998: 195-200.

[82] WU T Y, MIAO C Y, WANG X. High altitude heart disease in children in Tibet [A] // VISCOR G, RICART A, LEAL C. Health & height: Proceedings of the 5th World Congress on Mountain Medicine and High Altitude Physiology [C]. Barcelona: Universitat de Barcelona, 2003: 291-294.

[83] WU T Y, ZHANG Q, JIN B, et al. Chronic mountain sickness (Monge's disease): an observation in Quinhai-Tibet plateau [A] //UEDA G. High altitude medicine [M]. Matsumoto: Shinshu University Press, 1992: 314-324.

[84] XI A Q, ZHANG X S, LU X M. Effect of Sanpu Hongjingtian (Rhodiola sp.) capsule on erythrocyte deformability and oxygen free radical in patients with high altitude polycythemia [in Chinese] [J]. Chin Tradit Herbal Drugs, 2000, 31 (6): 442-443.

[85] ZHAO L, MASON N A, MORRELL N W, et al. Sildenafil inhibits hypoxia-induced pulmonary hypertension [J]. Circulation, 2001, 104 (4): 424-428.

[86] ZOU X D, YANG Y M, LIU B W. A clinical observation on high altitude polycythemia treated with medroxyprogesterone [in Chinese] [J]. Chin J Hematol, 1983, 4 (3): 132-133.

[87] ZUBIETA-CASTILLO G, ZUBIETA-CALLEJA G, ARANO E, et al. Respiratory disease, chronic mountain sickness and gender differences at high altitude [A] //OHNO H, KOBAYASHI T, MASUYAMA S, et al. Progress in mountain medicine and high altitude physiology [C]. Matsumoto: Press Committee of the 3rd World Congress on Mountain Medicine and High Altitude Physiology, 1998: 132-137.

共济失调：高原脑水肿的一项早期指标

TIANYI WU[1]，SHOUQUAN DING[2]，JINLIANG LIU[2]，JIANHOU JIA[2]，RUICHEN DAI[2]，BAOZHU LIANG[2]，JIZHUI ZHAO[2]，DETANG QI[2]

[1]中国青海高原医学研究院，中国铁道部生理研究组，西宁
[2]中国铁路建设总公司，北京

【摘要】随着中国西部地区工业的发展，中国政府于2001年决定建造青藏铁路。新修建的铁路从格尔木（2808m）至拉萨（3658m），全长1118km，其中从昆仑山到唐古拉山范围内3/4的路段海拔超过4000m。从2001年6月29日开始动工至2003年年底，约有74 735名筑路工人在恶劣气候、不良环境及低气压环境下工作。该项目为急性高原病、高原肺水肿及高原脑水肿的调查与研究提供了一个良机。这些高原病在筑路工人中极为常见。从2001年7月1日至2003年10月31日，急性高原病、高原肺水肿和高原脑水肿在所有筑路工人中的总发病率分别为45%～95%、0.49%和0.26%。

在靠近建筑工地的两家医院对高原病进行了研究。一家医院位于海拔4779m（压力428mmHg）的风火山（风口山），另一家医院位于海拔4505m（压力440mmHg）的可可西里地区。可可西里地区终年气候条件非常恶劣，人烟稀少。这两家医院都接收来自筑路工地的患者，这些筑路工人都在海拔4464～4905m环境下作业。在过去3年间，风火山与可可西里地区分别对8014名和5488名工人进行了治疗。

根据当地相应的医疗护理指导意见，进入高原工作的人员需进行体检，同时完成急性高原病问卷的填写，对共济失调进行监测，并以此作为判断出现高原脑水肿等更严重问题的早期征兆。

根据自20世纪中期以来的报道，高原脑水肿的发病特征通常表现为共济失调步态（Gray等，1971；Wilson，1973；Houston和Dickinson，1975；Dickinson，1979；Clarke，1988；Hackett和Oelz，1992；Hackett，2002；Hackett和Roach，2004）。然而，高原脑水肿发病过程中的共济失调现象尚未被详细分析过。本文研究了共济失调与高原脑水肿之间的相关性及其发生频率、意义和重要性。

【关键词】急性高原病；建筑工人；情感淡漠；昏迷；定向障碍

1 急性高原病和高原肺水肿的诊断

急性高原病（acute mountain sickness，AMS）诊断以LLSS评分系统为标准，患者在出现该系统所监测的两项及以上症状情况时即被视为发病（Hackett和Oelz，1992）。高原脑水肿（high altitude cerebral edema，HACE）现场诊断也采用了以LLSS作为诊断标准的一种自我评估问卷调查方法。高原脑水肿的临床诊断基于以下标准：①急剧暴露在海拔3000m未适应环境的患者。②典型症状，包括意识障碍和共济失调，最早期体征为步态不稳。③排除中枢神经系统感染及类似于大脑缺氧的其他疾病。④经给予激素类药物、吸氧和降低海拔等措施干预后症状和体征消失。⑤CT或MRI成像研究对疾病的界定具有价值。

以上述标准为基础，共计诊断66例高原脑

水肿患者，其中风火山路段37例，可可西里地段29例。所有患者均为出生并生活在海平面或海拔低于760m地区且刚进入高原的汉族男性。所有工人通过乘坐4～5天火车或汽车方式逐步抵达山区筑路工地。他们的年龄为20～48岁，平均年龄（30±8）岁，与筑路工人群体的年龄范围相一致。54例患者仅出现高原脑水肿，而12例高原脑水肿和高原肺水肿并存。

2 高原脑水肿症状体征

表1显示了高原脑水肿的症状和体征。按发生频率降序排列，6种最常见的症状体征分别为意识不清、共济失调、头痛、食欲减退、恶心及视盘水肿。共济失调在发生频率上仅次于意识不清，高达73%。但共济失调发病早于意识不清。嗜睡、心理改变（行为怪异或非理智行为，情绪改变，以及长期和短期记忆力受损）和视盘水肿也都发生在早期。如有定向障碍、情感淡漠、嗜睡及呕吐等症状，也发生在后期。腱反射存在并亢进。上述患者并没有出现感觉障碍的表现。

昏迷或昏睡比较少见，仅报道26例。在中国，一些学者在进行高原脑水肿诊断时过于注重患者精神状态的改变，尤其是昏迷症状，甚至采用“高原昏迷”代替“高原脑水肿”的命名（Ding，1995）。由于从共济失调和精神状态进一步进展到昏迷（对于未予治疗的患者）大致需要12小时且通常发生在一夜之间（Hackett和Roach，2004），因此如果将关注点放在昏迷上可能会导致高原脑水肿延误诊断。我们报道的26例患者从出现症状进展为昏迷所需的平均时间为18小时。此外，患者陷入昏迷之后，治疗效果往往不佳（Hackett和Roach，2004），且患者更有可能死亡。

此前研究指出，步态共济失调是高原脑水肿最为常见的单发性体征，因此需要引起重视（Clarke，1988）。我们从唐古拉山研究中所取得的经验表明，如果医生在体检时除仔细检查意识障碍体征外还仔细观察患者的共济失调情况，大多数高原脑水肿病例都可能在早期得到诊断。

3 高原共济失调的定义和诊断

人们认为高原共济失调是由大脑协调控制中心严重缺氧所引起，通常与高原脑水肿相关联，并且导致四肢协调能力明显丧失。共济失调表现为患者在静息时或运动过程中无法维持直立姿势。在共济失调发病早期，患者步行时手或手指协调都表现出轻微的笨拙。共济失调发生后，患者会出现行动困难。重症病例合并出现的躯体共济失调及乏力可导致活动能力严重受限，同时伴有严重的运动技能障碍、判断错误和言语困难。

用于测试躯体共济失调的一种既简便又灵敏的方法，是让受试者沿着脚跟-脚趾直线行走并迅速转身后不失去平衡。脚跟-脚趾行走，手指-鼻指点及Romberg试验在高原脑水肿早期病例的检测中最为有效，尤其是在现场调研环境下。然而，最近Johnson等（2005）则建议采用灵敏度更高的共济失调检测方法，即晃动板测试。他们同时建议将该方法应用于识别具有从急

表1 筑路工人中HACE症状和体征的频率

症状和体征	例数	比例（%）	症状和体征	例数	比例（%）
意识不清	52	79	情感淡漠	24	36
共济失调	48	73	嗜睡	22	33
头痛	44	67	异常反射	19	29
食欲减退	38	58	情绪改变	18	27
恶心	35	53	呕吐	11	17
视盘水肿	24/52	46	定向障碍	8	14
视网膜出血	22/52	42	幻觉	2	3
疲乏	27	41	手指/脚踝痉挛	1	2

性高原病发展至更为严重的高原脑水肿风险的患者。如情况允许，也可通过CT和MRI帮助诊断（Hackett和Roach，2004）。

在早期诊断过程中，患者坚持声称其健康状况良好时此病容易被忽视，且容易导致患者死亡（Dingle和Hillary，1982），因此，制定体检相关规章制度非常重要。

4 共济失调的临床特征

共济失调通常起病隐匿，并且在患者进入海拔4600m后的最初24～48小时内脑水肿尚未出现症状前已发病（30例）。但在我们的研究中，2例患者在抵达后10～12小时内发生了共济失调。在我们所报道的3例病例中，共济失调突然发生并且在患者进入高原后36小时内发生。12例共济失调在进入高原后52～72小时内发病，而其余4例则在进入高原后78～82小时内发生。

虽然15例病例几乎在共济失调的同时还出现了意识障碍，但是2/3的高原脑水肿患者出现意识障碍的时间晚于共济失调，且通常在进入高原后48～72小时内发病。所报道的6例患者意识障碍延迟长达5～6天。随着病情的发展，所有症状和体征都变得更为明显，但是共济失调仍然是高原脑水肿最早出现的指标。

36例回撤到格尔木医院（2801m）的共济失调患者在入院时或入院后24小时内都安排了脑部CT检查。结果显示脑水肿，大脑整体表现出弥漫性低密度阴影及脑室受压。检查结果还发现2例患者并无脑水肿迹象，可能处于其发病早期，在患者回撤到低海拔地区后迅速逆转。另有4例患者MRI扫描显示经典的胼胝体后部T_2信号增强，从而确认了Hackett和Roach（2004）的研究报道。

在某些情况下，可在发病早期出现步态共济失调，而且属于不伴有高原脑水肿临床证据的单发性体征。2002年，我们报道了一例37岁汉族男性工人的病例，患者从低海拔地区（120m）经火车和汽车长途旅行4天后到达4464m。患者于次日发现其行走出现一定困难，此外未出现其他症状。患者打算就诊，但是无法步行到当地诊所。一名医生注意到，他走路时像一名“醉汉”，于是脱口而出：“这可能是一例高原脑水肿病例！”体检结果显示患者腱反射活跃且Romberg试验结果为阳性。共济失调评级结果为2级（见以下关于重度的定义）。未发现肺水肿体征。该工人回撤到海拔2801m的一家医院就诊。在格尔木医院，CT扫描结果显示脑部水肿及脑室轻微受压，脑沟消失及大脑弥漫性低密度阴影。胸部X线检查结果正常。检查时记录到的氧饱和度为72%，给予辅助性吸氧及地塞米松和红景天（一种传统草药）。该工人的病情缓慢改善，并且在返回低海拔地区家中后痊愈。该典型病例提示我们“如果在高原观察到患者表现出轻度醉酒的形态，会出现脑水肿”（Clarke，1988）。

5 共济失调的严重程度

高原环境下共济失调的严重程度分类采用路易斯湖评分进行定义，我们报道的48例高原脑水肿病例的分布情况见表2。

表2 48例高原脑水肿病例的分布情况

分级	程度	症状	例数
1级	轻度	平衡动作差	18
2级	中度	偏离路线	22
3级	重度	行走需有人协助，经常跌倒	5
4级	严重	不能独立站立	3

在本文报道的48例高原脑水肿患者中，大多数患者（40例，83%）表现出轻度或中度共济失调。随着共济失调的出现，通常会伴有意识不清。因此，在出现轻度共济失调与感觉迟钝时需要警惕高原脑水肿（Hackett，2002）。

6 共济失调的发生率

Houston和Dickinson（1975）报道了12例主要临床表现为高原脑水肿的重症急性高原病病例。在所报道的患者中，有5例（约42%）表现出共济失调。Dickinson（1983）另外报道了44例高原脑水肿病例，其中61%（27/44）患者存在共济失调。Hackett和Roach（2004）报道了4例高原脑水肿病例；其中3例患者在海拔5790～5845m出现共济失调，而另有1例患者则在海拔2900m出现类似症状。在我们所报道的系列患者中，48（72.7%）例高原脑水肿患者出现共济失调。在我们的研究中报道的共济失调发生率更高，可能说明该组医生特别关注查找该疾病征象并加强了报道。

7 共济失调的病程及预后

一般情况下，共济失调通常在高原脑水肿发病早期即可显现，但亦可在疾病过程中持续存在，也可能是后期才出现的一个需要解决的问题。在我们报道的48例患者中，32例患者共济失调在60～86小时内消失，15例患者在96～168小时内消失。有一例患者CT扫描结果显示脑水肿在7天内消失，但共济失调从发病到消失最长持续了13天。对于危重病例，包括共济失调在内的脑损伤可持续很长时间。Pines（1978）报道了一例高原脑水肿患者，诊断病情延误几乎导致死亡，并且有可能造成永久性的大脑改变，该患者的共济失调症状持续存在超过1个月。

在诊断为高原脑水肿并回到较低海拔地区的患者中，没有报道死亡病例，除1例外，所有患者都已经痊愈。1例患者左手所出现的阵发性痉挛现象持续至今。

早期诊断、早期治疗及早期回撤到低海拔地区的策略能够使患者及早痊愈。毫无疑问，在辨识早期症状与体征的情况下，因高原脑水肿所引起的某些致死病案可以避免。步态共济失调是最为有用的临床特性。如果患者在高海拔地区表现出站立不稳，即便在缺失其他任何体征的情况下也应假设为高原脑水肿（Clarke，1988）。

8 共济失调的发病机制

高原脑水肿共济失调的发病机制尚不清楚。高原脑水肿病例在发病早期最有可能表现出大脑共济失调测试结果异常（Gray等，1971；Wilson，1973；Dickinson，1979）。Heath和Williams（1995）报道了两例死于高原脑水肿患者个体的病理学检查发现。尸检结果显示一例患者的大脑皮质下白质、胼胝体、桥脑和大脑都有小出血和淤斑。另一例患者则表现出钩回、扣带回及小脑扁桃体中度膨出。这些病理学发现显示，高原脑水肿可存在小脑病变。这两例患者的大脑也出现水肿，并表现为海绵样水肿。但在发病初期，共济失调可能是由于缺氧导致小脑功能障碍而非水肿本身所致（Hackett和Roach，2004）。20名受试者中有9例在海拔5005m观察到大脑区域氧合作用与晃动板测试结果所见相关（$r=0.75$，$P<0.05$）（Johnson等，2005）。

9 高原脑水肿在筑路工人中的发病率

由于缺少作为分母的筑路工人人数，因此难以确定高原脑水肿的发病率。急性高原病通常合并有轻度脑水肿。急性高原病可通过CT或MRI扫描确诊。根据我们的研究数据，在急性高原病的诊断过程中，共济失调和CT或MRI检查之间具有高度的一致性（96%）。我们认为，共济失调是急性高原病或高原肺水肿与高原脑水肿之间的分水岭。我们选择共济失调作为高原脑水肿的一个早期指标，并在此提出共济失调与意识丧失或结合其他症状体征有助于高原脑水肿的诊断。共济失调可单独出现或者作为急性高原病的合并症出现。但非常重要的是，如果患者出现共济失调，则不应仅作为急性高原病考虑，而应诊断为高原脑水肿。

因此，可可西里路段与风火山路段筑路工人高原脑水肿发病率分别为0.53%（29/5488）和0.49%（37/8104）。该发病率低于文献报道的印度军队进入海拔3507～4880m时1.25%的发病率（Singh等，1969）及278名登山者攀登尼泊尔Pheriche（4243m）时1.8%的发病率。我们报道发病率较低的原因可能与我们制定分级上升海拔预防策略的系统有关。有趣的是，本地高原居民（大部分为藏族居民）在筑路工人中所占比例超过1/3，但该人群并没有报道高原脑水肿病例，他们可能对高原脑水肿具有更强的遗传抗性，或者说他们此前对低气压环境的暴露使其具有一定的防护作用。最后，共济失调不仅是一个高原病的重要临床特征，同时可作为患者从AMS向高原脑水肿发展的一项灵敏的指标。因此，医生应特别注意辨别在高原出现的共济失调，并且在允许的情况下通过及时转移至低海拔地区、给予地塞米松和提供吸氧等方式处理共济失调患者。

致谢

我们向Andrew J. Pollard友善而无私的帮助及有价值的建议表示诚挚的感谢。本研究获得了中国国家自然科学基金项目（NNSF-30393130）的部分资助。

原文期刊：HIGH ALTITUDE MEDICINE & BIOLOGY，Volume 7，Number 4，2006.《高原医学与生物学杂志》2006年第7卷第4期。

参考文献

[1] CLARKE C. High-altitude cerebral edema[J]. Int J Sports Med, 1988, 9(4): 170-174.

[2] DICKINSON J G. Severe acute mountain sickness[J]. Postgrad Med J, 1979, 55(6): 454-458.

[3] DICKINSON J G. High altitude cerebral edema, cerebral acute mountain sickness[J]. Semin Respir Med, 1983, 5(4): 151-158.

[4] DING Z H. High-altitude coma[C]//LU Y D, LI K X, YIN Z Y. High Altitude Medicine and Physiology (in Chinese). Tianjing: Tianjing Science and Technological Translation Company Press, 1995: 349-356.

[5] DINGLE G, HILLARY P. First across the roof of the world[M]. Auckland: Hodder and Stoughton, 1982: 82-84.

[6] GRAY GW, BRYAN AC, FRAYSER R, et al. Control of acute mountain sickness[J]. Aerospace Med, 1971, 42(5): 82-88.

[7] HACKETT P H. Acute mountain sickness and high altitude cerebral edema: a review for the practitioner[C]//VISCOR G, MESONES AR, LEAL C. Health & Height. Barcelona: Publicacions, Universitat de Barcelona, 2002: 9-22.

[8] HACKETT P H, OELZ O. The Lake Louise consensus on the definition and quantification of altitude illness[C]//SUTTON JR, COATES G, HOUSTON CS. Hypoxia and Mountain Sickness. New York: Pergamon Press, 1992: 327-330.

[9] HACKETT P H, RENNIE D, LEVINE H B. The incidence, importance, and prophylaxis of acute mountain sickness[J]. Lancet, 1976, 2 (8002): 1149-1154.

[10] HACKETT P H, ROACH R C. High altitude cerebral edema[J]. High Alt Med Biol, 2004, 5(2): 136-146.

[11] HEATH D, WILLIAMS D R. High-Altitude Medicine and Pathology[M]. New York: Oxford University Press, 1995: 182-190.

[12] HOUSTON C S, DICKINSON J. Cerebral form of high altitude illness[J]. Lancet, 1975, 1(7909): 785-761.

[13] JOHNSON B G, SIMMONS J, WEIGHT A D, et al. Ataxia at altitude measured on a wobble board[J]. Wilderness Environ Med, 2005, 16 (1): 42-46.

[14] SINGH I, KHANNA P K, SRIVASTAVA M C, et al. Acute mountain sickness[J]. N Engl J Med, 1969, 280(23): 175-184.

[15] PINES A. Cerebral edema on high mountains [J]. Lancet, 1978, 2(8094): 938-939.

[16] WILSON R. Acute high-altitude illness in mountaineers and problems of rescue[J]. Ann Intern Med, 1973, 78(6): 421-428.

高原急性呼吸窘迫综合征/多器官功能障碍综合征诊断标准再评估

Zhang S.F[1]，Zhang D.H[1]，Zhang C[1]，Liu H.P[1]，Gao W[1]，Wu T.Y.[2]

[1]中国人民解放军兰州军区总医院，兰州 730050
[2]中国青海高原医学研究院，西宁 8100121

【摘要】目的 比较高海拔地区急性呼吸窘迫综合征/多器官功能障碍综合征（acute respiratory distress syndrome/multiple organ dysfunction syndrome，ARDS/MODS）的诊断参数与平原上的差异，并重新评估高原ARDS诊断标准（兰州大会，1999）的实用性与可行性。**方法** 将符合ARDS/MODS诊断标准的360例患者根据其居住海拔分为三组：平原对照组（CG，93例），海拔1517m的高原组1（H_1G，223例）和海拔2261～2400m的高原组2（H_2G，44例）。根据庐山会议制定的标准（1995）、Marshall标准（1995）及本文作者起草的兰州标准（1999），对三组患者进行计分，并绘制出受试者工作特征（receiver operating characteristrc，ROC）曲线以预测MODS的预后。**结果** CG组中，庐山标准的ROC值、敏感性和特异性分别为0.823、0.833和0.731，优于Marshall标准的ROC值（0.815、0.767和0.762）。但在H_2G组中，庐山标准的ROC值、敏感性和特异性为0.788、0.800和0.650低于兰州标准0.873、0.800和0.847。在CG组、H_1G组和H_2G组中，动脉血氧分压/吸入氧浓度的最佳筛查阳性临界值分别为198.32mmHg、131.50mmHg和97.58mmHg。**结论** 高原和平原的ARDS诊断标准有显著差异，海拔1517m是诊断H-ARDS的分界点。1999年制订的高原ARDS试行诊断标准（兰州会议）在该地区是可行和实用的，但诊断参数的范围仍然较大，需做适当修订。高原MODS评分参数的变化趋势与平原存在差异。但样本量有待进一步积累，兰州标准有待完善。

原文期刊：Revue international des services de sante des force armies，2007，80（1）：31-37.《国际军事卫生服务评论》2007年第80卷第1期第31-37页。

世居藏族与平原汉族高原肺动脉高压研究——健康人群及高原病患者的比较

Tianyi Wu[1], Chengyu Miao[1], Pingfa Liu[1], Bao Zhang[1], Xiaoqin Wang[1], Jiansheng Yang[2], Haiying Zhai[2]

[1]中国青海高原医学研究院，高原医学国家重点实验室，西宁 810012
[2]青海第一人民医院心脏科，西宁

【摘要】以往的研究表明藏族具有更好的高原适应性。我们假设藏族的低氧性肺血管收缩程度与已习服高原的平原汉族相比微弱。我们在青藏高原进行了肺部血流动力学研究。在此回顾了有关藏族肺循环对高原适应产生影响的相关证据。与平原汉族相比，藏族的平均肺动脉压低于生活在同一测试点的汉族受试者，且与海拔高度相关的平均肺动脉压升高也低于同一海拔的汉族。藏族仅发生了最小限度的低氧性肺动脉高压，且呼出的一氧化氮水平高于平原人和安第斯人。平原汉族高原肺动脉压与出生后远端肺动脉分支重构的延迟有关，而在藏族中却没有这一现象。藏族被认为是在高原地区居住时间最长的族群，比平原汉族更具遗传同源性，提示其对低氧性肺血管收缩的基因调控已出现进化效应。临床及病理生理研究证据表明，慢性高原病与儿童高原性心脏病均与严重肺动脉高压有关，这是由肺小动脉中层显著增厚、肺细动脉肌化及低氧性血管收缩反应加重引起的。有必要根据发病机制采取相关的防治措施。

【关键词】高原；肺部血流动力学；藏族；汉族；慢性高原病；高原性心脏病

引言

关于移居高原或终生居住在高原的健康人群的肺动脉压（pulmonary artery pressure，PAP）升高有何生理意义，一直存在很多争议。不过，PAP过度升高，则可能引发病理改变，导致人类的高原肺水肿、高原心脏病（high altitude heart disease，HAHD）、亚急性高原病综合征、慢性高原病（chronic mountain sickness，CMS）及牛高原病。

阐明低氧性肺血管收缩（hypoxic pulmonary vasoconstriction，HPV）的遗传基础及个体间变异是令人兴奋却又极富挑战的目标之一（Maggiorini和Bartsch，2004）。近年来，关于喜马拉雅山物种（牦牛、高原鼠兔和藏绵羊）的HPV研究提供了其动物遗传基础的相关证据（Anand等，1986；Wu等，1996；Ruan等，2004）。我们知道，藏族是人类中最古老的高原民族，其高原居住时间可能长于其他族群，因此具有更好的高原适应（Moore，2001；Wu和Kayser，2006）。相反，平原汉族从20世纪中期才开始移居青藏高原，因此高原适应性相对较差（Wu，2004；Wu和Kayser，2006）。据推测，世居藏族已具备遗传性高原适应，与汉族相比，具有更小的HPV，更不易感低氧性肺动脉高压（hypoxic pulmonary hypertension，HPH）相关的疾病。我们对此假设进行了研究。

藏族与汉族的血流动力学比较研究结果为可能的遗传差异提供了重要线索。过去15年，我们在青藏高原对高原世居藏族和移居汉族的肺部血流动力学进行了研究。通过右心导管术，用

Swan-Ganz热稀释球囊导管测定了不同海拔高度所有志愿者的心输出量、肺动脉楔压和肺动脉压。肺动脉高压（pulmonary hypertension，PH）定义为静息状态时的平均肺动脉压（mean plumonary artery pressure，mPAP）≥25mmHg（Simonneau等，2004）。仅有少量PAP数据采用无创的超声心动图测定。

本文总结了我们最近在青藏高原有关肺部血流动力学的研究结果，并对近年来发表的相关文献进行了综述，同时阐明了藏族肺循环的高原适应及PH加重在CMS、HAHD和高原肺动脉高压（highaltitude pulmonary hypertension，HAPE）过程中所起的作用。

1 汉族健康受试者的肺动脉压正常值

所选汉族受试者相关数据均通过有创检查测得，测量PAP时受试者取仰卧位，数据见表1。

海拔高度与mPAP呈线性关系。在河南和西宁低海拔地区（1300～2300m），mPAP为13～14mmHg，西宁健康受试者PAH发病率为2%；在青海玉树中度海拔地区（3680m），汉族成年志愿者mPAP为23mmHg；在称多和玛多高海拔地区（3950～4280m），mPAP高达25～26mmHg，PAH发病率升至71.7%，同时mPAP有较大的标准差，提示个体间有较大差异。

2 藏族健康受试者的肺动脉压正常值

在同一海拔高度时，藏族的mPAP低于汉族，且mPAP随海拔升高的增加值也低于汉族（Yang等，1985；Yang等，1987；Miao等，1989；Miao等，1994；Wu等，1999；Wu和Miao，2002）。

在海拔2260m（31例）、3200m（23例）、3950m（22例）和4280m（5例）时，成年藏族的mPAP分别为14.4mmHg、15.9mmHg、16.6mmHg和17.2mmHg。同一海拔高度藏族的mPAP比汉族平均低1～8mmHg。同时，采用同样的检测技术，我国藏族的mPAP也低于美国莱德维尔（3100m）的洛基山健康居民（mPAP 25mmHg）（Vogel等，1962）和秘鲁Morococha（4540m）的安第斯健康居民（mPAP 28mmHg）及Cerro de Pasco（4330m）的安第斯健康居民（mPAP 23mmHg）（Penaloza等，1963；Penaloza和Sime，1971）。与文献报道的数值比较，中国藏族的PAP显著低于海拔高度相近的北美和南美居民（Reeves和Grover，1975）。

汉族在迁至高原的第1个月中，通过吸氧可缓解HPH，表明PH实际上由HPV引起。但在高原旅居2年后由于开始出现血管重构，上述效应

表1 不同海拔高度汉族健康受试者的心脏导管检查数据（$\bar{x}\pm s$）

地区	海拔（m）	例数	SPAP（mmHg）	DPAP（mmHg）	MPAP（mmHg）	PH（%）*	作者
青岛	10	11			14.8±1.8	0	Yang等
杭州	15	16	27.1±4.18	12.1±2.7	18.1±3.11	?	Yang等
河南	1280	9	22.5±2.3	9.8±2.3	14.3±1.5	0	Miao等
西宁	2261	34	23.1±4.1	9.4±2.1	14.4±2.5	2.0	Miao、吴等
玉树	3680	12			22.6±5.4	42.6	Yang等
称多	3960	8	34.5±8.5	19.8±6.0	25.9±6.7	66.2	Yang等
玛多	4280	12			23.4±3.11	71.3	Yang等
沱沱河	4700	3	25.3±6.8	18.0±5.3	24.0±5.3**		Miao等
沱沱河	4700	3	26.3±5.3	13.5±2.8	18.0±4.5***		Miao等

注：SPAP，肺动脉收缩压；DPAP，肺动脉舒张压；mPAP，平均肺动脉压；PH，肺动脉高压；表3同此；mPAP≥25mmHg为PAH，**表示移居汉族在4700m海拔居住1个月，***表示移居汉族在4700m海拔居住2年。

被减弱（Miao等，1989；Miao等，1994）。

在高海拔进行体力运动时，藏族的mPAP仅有轻微升高，而汉族却明显上升（Yan等，1987）。1985年在青海阿尼玛卿山的医学研究探险队中，我们对10例汉族和15例藏族登山运动员（均为健康男性青年）的PAP进行了比较，分别在静息状态和仰卧蹬车运动试验［900kg/（m・min）］中测定其PAP值。静息状态下汉族登山运动员的mPAP已高于藏族。运动过程中，藏族登山运动员的mPAP略有升高，而汉族登山运动员在海拔4520m和5620m时mPAP明显上升（Wu等，1990）（表2）。

3 PAP与动脉血氧饱和度

海拔与动脉血氧饱和度（oxygen saturation，SaO_2）呈负相关，并与PAP有直接关系。我们发现，SaO_2值较低（低氧血症）是平原汉族发生HAPH的一项简单的最佳指标。意外的是，青藏高原世居藏族的PAP值却正常，未受SaO_2影响。这一结果提示，除海拔和低氧程度影响外，历经世代和上千年的高原生活是决定PH程度的一个遗传因素（Wu和Kayser，2006；Penaloza和Airas-Stella，2007）。

4 HPV反应

有证据表明，与安第斯高原居民及中国平原汉族相比，中国藏族的HPV程度非常小（Groves等，1993）。在拉萨（3658m）对5例藏族男性行右心导管术，受试者静息状态时mPAP与肺血管阻力（pulmonary vascular resistance，PVR）均正常，吸入浓度14%氧气时未出现PH。运动过程中吸入93%氧气mPAP略有增加，但PVR未发生变化。运动过程中吸入100%氧气，mPAP与PVR均未降低。

在西宁（2261m）对6例常年居住于3719～4280m的健康藏族男性行右心导管术。受试者在静息状态时mPAP（16mmHg）和PVR（1.8 Wood unit）均在海平面地区正常值范围，且在吸入14%氧气的情况下未出现PH（mPAP 18.8mmHg）。相反，5例居住于相近海拔的汉族在静息状态时mPAP更高（22.8mmHg），且在吸入14%氧气时mPAP明显上升（39.4mmHg）。这些结果表明藏族的低氧性肺部血管收缩反应程度更低。

HPV在高原人群间的这一差异，提示高原缺氧环境促成的遗传进化对高原低氧引起的肺循环反应有重要影响（Fagan和Weil，2001）。HPV进化压力可能是为了完成出生时从胎盘呼吸到空气呼吸的过渡（Nierneyer，2003），其间肺泡PO_2升高使得PVR减小，这是打通肺循环的一个重要因素，而成人的HPV则被认为已经退化。在海平面地区时也可通过HPV作用机制，使肺部通气不足区域的血流量减少，从而改善肺部的通气/血流比值。在高原，因环境整体低氧而使整个肺部出现HPV，进而导致HPH。HAPH并无任何功效，而且可能造成危害，因为PH与HAPE、亚急性高原综合征和CMS的发生均有关系。相反，藏族的PAP正常，只表现出最小限度的HPV，运动时心输出量显著增加，这些都表明藏族具有出色的高原适应能力。中国藏族被认为是高原居住时间最长的人群，比安第斯山、洛基山居民及我国汉族更具遗传同源性，从而提示其HPV调控已产生遗传进化（Moore，2001）。

表2 阿尼玛卿山高原人在静息状态和运动时mPAP（mmHg，$\bar{x}\pm s$）比较

海拔（m）	人数	汉族		人数	藏族		*P*值
		静息	运动		静息	运动	
2261	10	17.1±1.7	36.4±1.7	—	—	—	
4520	8	24.8±1.1	42.7±1.7*	15	20.9±0.8	32.5±1.8	<0.001
5620	6	33.6±1.3*	54.8±1.9*	15	22.7±0.8	34.5±1.0	<0.001

注：*表示高原汉族mPAP明显高于藏族（$P<0.001$）。

5 HPH与肺一氧化氮

一氧化氮（nitric oxide，NO）是在肺部合成的一种内皮细胞舒张因子，可限制HPV。易患高原肺水肿的高加索受试者（白种人）呼出的NO更少，并可通过吸入NO进行治疗（Scherrer等，1996）。

中国藏族的NO呼出水平是平原地区参照的2倍，而且也高于安第斯人（Beall等，2001）。这可能具有遗传基础，因为Ahsan等（2005）发现，喜马拉雅山世居者和平原人中*NOS3*基因在G894T多态性的野生型等位基因G和4B，在高原世居者中更为常见，且与NO的呼出水平有关。

6 HPH与肺动脉血管系统

据我们所知，慢性低氧环境下产生肺血管阻力和压力的主要原因是肺动脉和肺小动脉增厚。小肺动脉和微动脉的形态学改变是HAPH的另一项解剖学指标。HAPH主要是因为肺动脉增厚和小动脉肌化。肺小动脉肌化生成内膜纵肌和内层肌性管道，是肺动脉树在高原低氧条件下的生理性重构反应（Heath等，1981）。健康高原居民的肺动脉压与出生后远端肺动脉支的延迟重构有关（Penaloza和Arias-Stella，2007）。但是，这些解剖学现象在汉族中表现明显，而在藏族中却并未出现。

最近，7例世居拉达克人的肺动脉形态学研究已被评估。拉达克人也源于中国藏族，现居于喜马拉雅山西部的列城（3600m）。拉达克人的右心室/左心室重量比与平原人接近，无肺动脉平滑肌增生（Gupta等，1992）。这可能与中国藏族的肺动脉压反应减弱、几乎无肺血管增生有关（Tucker和Rhodes，2001）。相反，安第斯人却在发生PH的同时（Penaloze等，1963）出现肺小动脉肌化增加（Arias-Stella和Saldana，1963；Heath等，1981）及婴幼儿期右心室肥厚（Arias-Stella和Recavarren，1962）。这一肺动脉重构差异出现在高原生活早期。藏族4月龄到2岁的婴幼儿肺动脉和肺小动脉壁薄，仅有一层弹性薄层（Sui等，1988）。相反，出生和生长在西藏高原的汉族儿童一直到4岁，其肺动脉均有较厚的平滑肌（Wu和Lin，1978）。我们注意到，高原地区的汉族婴幼儿，其肺动脉肌化在海平面并未出现退化现象且保持明显的PH（Wu和Mao，2002），从而影响了婴幼儿亚急性高原病的易感性（Anand和Wu，2004）。

高原藏族肺小动脉缺乏平滑肌的类似情况也见于对牦牛（Durmowicz等，1993）和高原鼠兔（Kou等，1988）的报道。这些高山土著物种在喜马拉雅生存了上千年，在自然选择驱动下丧失了HPVR能力，普遍认为已对高原产生了遗传性适应。

7 慢性高原病

国际高原医学会（2005）对CMS的新定义是海拔2500m以上的高原世居者或长期居住者出现的一种临床综合征，其特点为红细胞增多症（女性Hb≥190g/L，男性Hb≥210g/L）、严重低氧血症、某些病例出现中度或重度PH进而可能发展为肺心病而导致充血性心力衰竭（Leon-Velarde等，2005）。此外，根据2003年在威尼斯召开的第三届世界肺动脉高压大会，CMS列为属于与呼吸、肺部疾病和/或低氧血症相关的一类PH（Simonneau等，2004）。

青藏高原的移居汉族中CMS较常见，且往往出现PH。关于青藏高原CMS患者的血流动力学研究数据非常有限，初步数据见表3。

以上为对CMS病例行心导管术的全部研究数据，结果明确显示CMS患者的PAP远远高于同海拔的正常值。

平原汉族易患CMS并出现显著的PH。Pei等（1989）曾在西藏拉萨（3658m）对5例患者进行研究，其PAP范围26～57mmHg，mPAP为（39.6±11.1）mmHg。我们评估了汉族CMS患者在低氧环境下及运动时的血流动力学反应并与健康藏族进行比较。在海拔2260m对5例居住于海拔3730～4300m的汉族男性CMS患者进行右心导管检查，以5例居住于相近海拔的健康藏族男性志愿者作为对照。静息状态时，CMS患者（CMS-p）的PVR增加远高于对照组，mPAP也明显高于对照组［（33.5±4.2）mmHg比（16.9±0.5）mmHg，$P<0.05$］。在吸入14%氧气10分钟的急性低氧条件下，CMS-p组mPAP显著

表3 西藏CMS患者心脏导管检查数据（$\bar{x}\pm s$）

地区	海拔（m）	人数	平均血红蛋白（g/dl）	SPAP（mmHg）	DPAP（mmHg）	MPAP（mmHg）	作者
拉萨	3658	5	20.3±2.0	56.6±	27.8±	39.6±11.1	Pei等
称多	3950	6	21.9	42.8	22.1	30.8	Yang Z等
果洛	3719～4280*	18	22.3±2.3	28.3±13	11.6±6.5	17.6±8.5	Wu等

注：*表示果洛组的18例CMS患者中仅有5例出现PH（27.8%），其中一例为重度PH［75/36（48）mmHg］，其他4例为轻度PH［分别为43/15（23.5）mmHg，41/13（23.5）mmHg，31/12（21）mmHg，32/14（22）mmHg］。该组CMS患者PAP值相对较低，一定程度上是因为受试者做心导管检查前在较低海拔处（2261m）进行了平均7.5天的恢复。

升高，而健康对照组的mPAP及PVR仍保持正常［ΔmPAP＝（12.5±1.2）mmHg *vs.* Δ（3.2±0.3）mmHg，$P<0.01$］。在仰卧蹬车（50W）的轻体力运动试验中，CMS-p组的mPAP明显增加，而健康藏族对照组mPAP仅出现轻微增加。运动期间吸入100%氧气后，CMS-p组的mPAP也仅降低了12%～18%。因此，我们推断平原汉族可能为易感CMS的人群，在低氧与运动条件下会出现异常的血流动力学反应。

此外，红细胞增多症常见于移居高原的平原汉族，而已适应高原的藏族未出现红细胞增多症（Wu等，2005）。高海拔时过度红细胞增多是引起HAPH的原因之一。

8 高原性心脏病（高原肺动脉高压）

与慢性和亚急性高原病的定义相符，HAPH是居住在海拔2500m以上的儿童和成人发生的一种临床综合征。其特点为在居住海拔测得的MPAP＞30mmHg或SPAP＞50mmHg、右心室肥厚、心力衰竭、中度低氧血症、无过度红细胞增多症（Leon-Velarde等，2005）。该综合征以前的传统叫法是成人及儿童高原性心脏病（HAHD），在中国称为婴儿亚急性高原病。因此，HAHD与HAPH是同义词。

在青藏高原上，移居汉族的HAHD患病率远远高于世居藏族。PH是该综合征的主要临床特征及关键性病理生理机制。通过无创的超声心动图检查，Cheng等（1996）观察了10例在海拔3200m发生HAHD的成年患者，其mPAP为30.8mmHg。Wu等（1990b）对108例在海拔3050～5188m发生HAHD的平原成年汉族做了报道，其mPAP为36.2mmHg。应当指出的是，对以上患者的多普勒超声心动图检查并未在发病地进行，而是在位于海拔2261m的西宁的研究所入院检查时完成的。这可能是患者PAP相对较低的一个影响因素，不过结果仍符合相关诊断标准。

婴儿或儿童HAHD是青藏高原一个严重的儿童健康问题。这不仅是因为它在汉族婴儿和儿童中发病率较高，而且有可能在未得到有效治疗和及时消除该病的情况下危及生命。大部分患HAHD的儿童为汉族，Sui等（1988）曾对15例婴儿和儿童做过尸体解剖研究，其中除1例藏族外，其余均为汉族。Wu和Lin（1978）曾报道了286例儿童HAHD，其中267例为汉族（93.3%），藏族仅有7例（2.4%），而其中5例是随父母从中度海拔迁至高于4500m的更高海拔。

患者症状具重度HPH特征，且大部分出现充血性右心衰竭。心电图显示右心室肥大、右束支传导阻滞，和/或肺型P波。超声心动图显示明显的右心室肥大和扩张。胸部X线检查显示肺动脉明显扩张伴心脏增大。所有临床特征均表明存在PH。这在17例被临床确诊为HAHD的汉族婴儿中［平均年龄（10.8±5.2）月龄］都得到了充分确认。发病的海拔范围较大（2500～4280m）。对照组的种族、年龄和性别均相匹配。结果总结见表4。

HAHD患病儿童均显示有重度PH。吸入100%氧气仅使HAHD患病儿童的PAP有中度下降（降低16%～28%），而对照组的压力已降至海平面地区水平。因此，汉族婴幼儿在低氧环境下的重度肺血管收缩反应可能是导致这一综合征的基础。

表4 HAHD患儿及汉族健康婴儿对照组的肺部血流动力学研究

		HAHD组（17例）	对照组（12例）	*P*值
RA（mmHg）		7.56±4.24	3.68±1.88	＜0.01
PAP（mmHg）	S	54.28±16.15	22.50±1.73	＜0.001
	D	20.75±9.68	7.88±1.73	＜0.001
	M	32.54±12.60	13.43±3.00	＜0.001
PAWP（mmHg）		7.62±2.26	6.68±2.10	＞0.05
PVR（dyn.s.cm^{-1}）		1256.80±537.00	201.80±102.40	＜0.001
RVP（mmHg）	S	55.85±15.54	24.00±5.93	＜0.01
	ED	15.06±5.63	5.70±1.28	＜0.01

注：RA，右肺动脉压；PAP，肺动脉压；S，收缩压；D，舒张压；M，均值；ED，舒张末期；PAW，肺动脉楔压；PVR，肺血管阻力；RVP，右心室压。

对61例患者的病理学尸检结果与肺小动脉中膜增厚和肺细动脉肌化及与引起重度肺动脉高压的右心室肥大扩张进行比较，表明肺血管疾病的实质主要是血管肌化。

很显然，成年人（CMS）和儿童（HAHD）出现这种综合征的主要致病机制是重度HPH。

9 总结

已适应高原藏族的肺小动脉管壁较薄，只出现最小限度的肺动脉压力增高，对CMS和儿童HAHD具有保护作用，这些均支持藏族已对高原低氧环境产生遗传适应这一推测。相反，已习服高原的平原汉族却表现出肺动脉中肌层增厚的肺血管重构及右心室肥大，形成较大程度的肺动脉高压，对CMS和儿童HAHD更加易感，表明汉族的耐低氧能力弱，进而对HPV出现高度反应，属于适应不良。

致谢

我们对参与本研究的志愿者表示诚挚的感谢。本研究由国家自然科学基金项目（NNSC 30393130）和“973”项目（2006CB708514）支持。

原文期刊：The Third National Congress on Pulmonary Vascular Diseases & the First International Symposium on Pulmonary Circulation Disorders.《第三届全国肺血管病学术会议暨首届国际肺循环病研讨会论文汇编》。

小儿高原性心脏病：低氧性肺动脉高压综合征

吴天一

中国青海高原医学研究院，西宁 810012
科技部省部共建高原医学研究国家重点实验室

【摘要】以往的研究表明，藏族更能适应高原。我们假设，与来自平原地区且已习服高原的移居汉族相比，世居藏族通常只有轻度的缺氧性肺血管收缩（hypoxic pulmonary vasoconstriction，HPV）。本文对生活在青藏高原上的健康藏族居民和移居汉族的肺动脉血流动力学进行了研究。相关数据来自不同海拔志愿者的右心导管术测得的心输出量、肺动脉楔压和肺动脉压。研究表明，在特定海拔下，藏族静息状态平均肺动脉压（mean pulmonary artery pressure，mPAP）低于汉族。在运动状态下，藏族的mPAP轻微升高，并伴有明显的心输出量增高；相比之下，在海拔2261m和海拔3950m，汉族的mPAP均明显升高，伴心输出量轻度增高。藏族呼气中的一氧化氮远高于移居汉族。在高原不足1个月的移居汉族可以通过吸氧来缓解肺动脉压，提示该症状可能由HPV所致。而移居高原超过2年的汉族低氧性肺动脉高压患者，由于其血管重构，吸氧对改善症状十分有限。肺动脉血管的相关研究发现，4月龄以上的健康藏族婴儿肺小动脉壁薄，仅有一层弹性薄膜。相反，在西藏出生并成长至4岁的汉族移居儿童，其肺小动脉平滑肌增厚。通常认为在高原汉族婴儿的肺动脉肌层不能像在海平面时那样正常退化。我们推断HPV的进化压力来自围产期。需要强调的是，一旦形成高原肺动脉高压对人体有害无利，因其通常与几种高原病相关，如高原肺水肿、亚急性高原病（婴幼儿及成人）及慢性高原病。事实上，世居藏族通常保持正常肺动脉压或轻微HPV和随运动而明显增多的心输出量，表明其非凡的高原适应能力。藏族作为在高原生活时间最久的人群，其遗传同质性远高于汉族移居者，这表明HPV是遗传调控和进化的效应。

【关键词】肺动脉血流动力学；世居藏族；移居汉族；遗传适应

引言

高原缺氧对儿童（尤其是出生不满1年的婴儿）构成严峻考验。在20世纪中叶，大量汉族人口开始由平原移居至青藏高原。然而，不久后许多婴幼儿死于充血性心力衰竭。吴德成和刘永儒[37]于1955年首次报道了1例在拉萨（3658m）出生的11月龄汉族婴儿出现呼吸困难、发绀、充血性心力衰竭的病例。因未能及时转移至低海拔地区，该女婴最终死亡。尸检见明显的右心室肥大、周围肺小动脉平滑肌增厚。排除其他病理诊断（如先天性心脏病）后，作者将其命名为小儿高原性心脏病（pediatric high-altitude heart disease，PHAHD）。1995年，中华医学会高原医学分会采纳了这一术语。

随后，在青藏高原又报道了类似病例。其中，隋官杰等（1988）[35]对该病进行病理学研究后，将其命名为亚急性婴儿高原病（subacute infantile mountain sickness，SIMS）。Sui与其他两位合作研究人员Heath和Anand都在他们先后发表的英文论文中使用了这一名称，并在西方引起很大反响[2,10]。目前，在青藏高原、喀喇昆仑山和天山地区已报道了1000多例PHAHD或SIMS病例。这一新的病种最早在中国发现[3,7]。

然而，并非像一些作者所言，SIMS仅局限于喜马拉雅区域或西藏[7, 11]。事实上，该病在安第斯地区也有报道。秘鲁的莫罗科哈城（4540m）和拉奥罗亚（3730m）发现有婴幼儿患重度肺动脉高压[12, 13, 37]。玻利维亚的拉巴斯（3600～4200m）也发现多个类似病例[4, 14, 29, 30]。美国科罗拉多州的里德维尔（3100m）也存在类似病例[8, 17, 30]。这些重要数据表明，SIMS可影响全世界高原地区婴幼儿的健康[45]。

1 定义和命名

PHAHD又称SIMS，是一种由症状性、过度肺动脉高压引起的综合征，主要见于出生或被带入海拔超过3000m高原地区的婴幼儿。主要表现为肺动脉压过度增高和右心衰竭。如继续滞留在高海拔地区，这些婴儿往往会死亡。尸检显示肺动脉中层肥厚和肺细小动脉肌层增厚、右心室扩张肥厚，可继发于肺血管疾病。治疗应采取氧疗并尽早低转。

不同作者用不同术语命名同一种高原病。1955年，吴德成和刘永儒[37]首次使用PHAHD一词，目前该命名已在中国被广泛采纳[44]。1988年，中国病理学家隋官杰等与一个英国研究小组在西藏拉萨合作开展了研究，指出这是一种致死性疾病，其病程持续数周或数月，而非数日或数年。他们将这一疾病命名为SIMS[35]。另外，无症状的轻度肺动脉高压在高原居民中常见；为区分生理性和病理性的肺动脉高压，Jones等（1982）[16]首先提出症状性高原肺动脉高压（SHAPH）一词，随后被Pollard和Niermeyer（2002）[33]提及。Niermeyer（2003）[30]指出，症状性高原肺动脉高压包括肺动脉高压急剧恶化及其亚急性类型。针对这一情况，Hultgren（1997）[13]指出对无症状者最好定义为“高原肺动脉高压”，而有症状的病例则应命名为“高原急进性肺动脉高压”。缺乏统一命名给科研带来不少困扰。2004年8月，第六届国际高原医学和高原生理学大会在中国青海省西宁市召开。会上，国际专家委员会达成了《慢性高原病共识声明》。其中，PHAHD或SIMS被定义为“一种亚急性临床综合征，表现为小儿（或成人）从低海拔移居至高海拔数周或数月后，因严重的肺动脉高压引发右心充血性心力衰竭”。会上专家建议命名这一综合征为“心源性亚急性高原病”[19]。

2 发病率和重要性

青藏高原PHAHD或SIMS的发病率和患病率相对较高。1978—1985年，在青藏高原开展了一项针对PHAHD的流行病学研究，其中共纳入6823名汉族婴幼儿（年龄出生至14岁）。根据其病史、症状、临床检查、心电图、超声心动图、胸部X线、血常规和动脉血氧饱和度诊断为PHAHD（见下文）。在海拔3050～5226m地区，PHAHD在汉族婴儿中的发病率为3.66%，在汉族儿童中的发病率为1.52%。发病率随海拔升高而增加，随年龄增加而降低[41]。

20世纪70～80年代，在西藏地区医院的儿科，PHAHD患病率非常高。1962年1月至1963年12月，位于拉萨（3658m）的西藏自治区人民医院共入院收治PHAHD患儿238例，在该院儿科患儿中PHAHD的患病率达20.7%[47]。而1974年1月至1975年12月，共计412例PHAHD患儿入院，占同期儿科患儿的16.2%[15]。在这些患儿中，只有2例为世居藏族，其余均为移居汉族。

随后20年，西藏针对久居高原汉族儿童采取有效的预防措施。然而，PHAHD发病率的下降速度较慢，因为改变汉族儿童习服水平不可能一蹴而就。

南美洲和北美洲儿童中PHAHD或SIMS的患病率数据尚不明确。不过，目前全球有超过1千万儿童生长并永久性居住在海拔3000m以上的山区。此外，每年有数以百万计的人去高原工作或度假，一些人会带上他们的孩子，而这些儿童都有患急性或亚急性高原病的危险。因此，儿童对海拔的耐受性问题正受到越来越多的关注。

3 人口差异性

Wu等（1983）[40]在海拔3050～5188m的祁连地区和阿尔金山脉进行了一项对比研究。被研究的我国4个不同少数民族儿童人群（出生至14岁）来自相同海拔但居住在高原的时间不同。值得注意的是，研究发现PHAHD的患病率与在高原居住时间相关。在西藏，PHAHD在世居藏族儿童中的患病率远低于相同海拔的汉族、哈萨克族和蒙古族儿童（表1）。

当前，藏族儿童PHAHD患病率最低，仅为0.27%。13世纪初，一些蒙古部落开始移居青藏高原，目前蒙古族儿童中PHAHD的患病率为中等程度，为0.85%。哈萨克族和汉族儿童患病率高，分别为2.95%和2.07%，几乎比藏族儿童高10倍。由此可见，PHAHD患病率与某一民族在高原居住时间密切相关，这也许可以用基因差异性进行解释。

4 低出生体重增加PHAHD发病率

最近在海拔3750m的果洛地区展开了一项对42名汉族和36名藏族婴儿的研究。所有汉族产妇在果洛居住时间超过2年，而藏族产妇则为世居。出生后汉族婴儿平均体重为（3014±42）g，藏族婴儿平均体重为（3448±48）g（$P<0.05$）。汉族婴儿低出生体重（<2500g）者占19%（$n=8$），藏族婴儿低出生体重者占3%（$n=1$）（$P<0.05$）。在为期2年的随访里，SIMS在汉族幼儿中的发病率为12%（$n=5$，其中3例为低出生体重儿），藏族幼儿无人发病。在上述汉族幼儿中，3例低出生体重儿婴儿于2岁时死亡，其中2例死于充血性心力衰竭，另1例死于肺部感染。藏族婴儿未出现死亡（Xue和Wu，未发表资料）。

这些观察显示，PHAHD或SIMS发病率与海拔相关的低出生体重有关。氧合作用似乎是婴儿出生体重的一个决定因素。与汉族孕妇相比，藏族孕妇在妊娠期间有更好的通气量和增强的急性低氧通气反应，更多的髋动脉血液流向子宫动脉及更高的SpO_2，这可能提高了对胎儿的供氧，从而防止胎儿宫内发育迟缓。因此，藏族婴儿出生体重更大[26-27]。汉族婴儿比藏族婴儿SpO_2低，这就造成心肺血液交换不充分或受阻，由此引发严重的肺动脉高压[28, 30]。显然，这些都是导致汉族婴儿PHAHD发病的重要因素。

5 临床表现

大量流行病学和临床数据显示，在西藏，高原性心脏病（HAHD）没有年龄界限，在婴幼儿、儿童和青少年中都有病例报道[21, 38, 40-41, 44-45]，其中婴儿的发病率最高（占所有病例的89.5%～92.0%）。大多数婴幼儿患者为汉族（超过97%是平原汉族的后代）[21, 23]。而在藏族婴儿中PHAHD/SIMS实属罕见。青藏高原PHAHD/SIMS分为3种情况：①在高原出生且留在高原的婴儿（西藏占57%，青海占73.7%）。②在平原出生随后被带往高原的婴儿（西藏占36%，青海占16.1%）。③随父母自中等海拔地区移居至更高海拔的儿童（西藏占7%，青海占10.2%）[23, 29]。PHAHD/SIMS在海拔3000m以下很少见，但海拔超过3500m，该病发病率逐渐升高。

PHAHD早期症状包括烦躁不安、夜间啼哭、激惹、睡眠少、咳嗽和声音嘶哑。随后会出现抑郁、心动过速、呼吸急促、发绀、少尿、外周和面部水肿、肝大、肺部啰音和发热，患儿颈部血管怒张，胸部听诊可闻及第二心音亢进或分裂、收缩期或舒张期杂音、在心尖区可闻及柔和而低沉的吹风样收缩期杂音。

胸部X线示肺动脉/肺动脉圆锥膨隆、右心室肥大和扩张。在婴儿胸部X线可见球形心脏阴

表1　4个不同民族儿童PHAHD患病率

民族	婴儿和儿童			在其海拔停留时间（年）
	受访者人数	患儿人数	患病率（%）	
汉族	4773	99	2.06	不超过50
哈萨克族	508	15	2.95	约50
蒙古族	828	7	0.85	约700
藏族	2227	6	0.27	2.5万～5万

注：汉族比哈萨克族，$P>0.05$；汉族比蒙古族，$P<0.05$；汉族比藏族，$P<0.01$；哈萨克族比蒙古族，$P<0.01$；哈萨克族比藏族，$P<0.01$；蒙古族比藏族，$P<0.05$。

影（图1）、肺门阴影增大、肺纹理增粗。在大龄儿童中，X线示右肺动脉降部明显扩张（图2）。心电图示心电轴右偏、心脏顺时针转位、右心室肥大、右束支传导阻滞和/或肺型P波（图3）。

超声心动图见右心室扩张肥大、左心室大小正常、射血分数正常。通过测定收缩期三尖瓣反流速度和右心房压来推测右心室收缩压升高。

少数病例（6%～10%）有中度红细胞增多症，其他病例未见血红蛋白和血细胞比容无变化。相反，约1/4的病例出现不同程度的贫血。PHAHD病例的SpO_2比同海拔健康婴儿低。

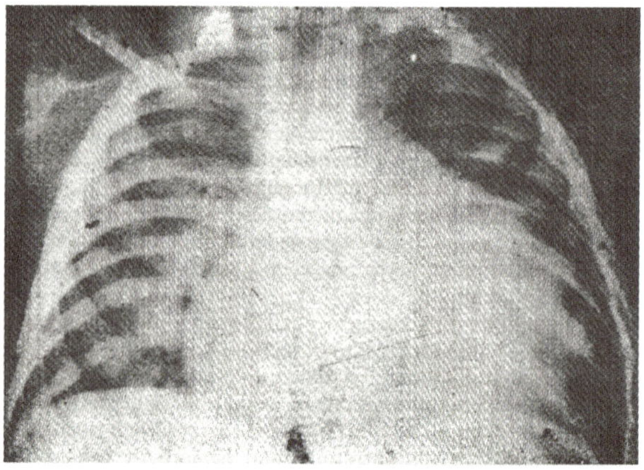

图1 1例6月龄汉族婴儿尸检证实其患PHAHD，胸部X线检查示其心脏膨大呈球形，伴肺动脉扩张

6 血流动力学研究

在高原地区，仅有少数PHAHD/SIMS患儿在住院期间接受过血流动力学检查。迄今有16例患儿接受过心导管术检查：其中1例分别在秘鲁拉欧罗亚（3730m）和平原地区先后各行一次心导管术检查[12]；7例在美国科罗拉多州里德维尔（3100m）；8例为海拔3008～4280m处罹患PHAHD患儿在青海西宁（2261m）行心导管术检查，其结果与海拔2261m出生的12例正常新生儿做了比较[44]（表2）。

所有受试者均见肺动脉高压，平均肺动脉压为（33±2）～（47±24）mmHg，肺动脉楔压值正常（4～8mmHg）。肺血管阻力升至686～1078 dynes/（s·cm）。吸纯氧后，肺动脉压迅速降低，但未降至正常值。运动和诱导性低氧可导致压力急剧升高。

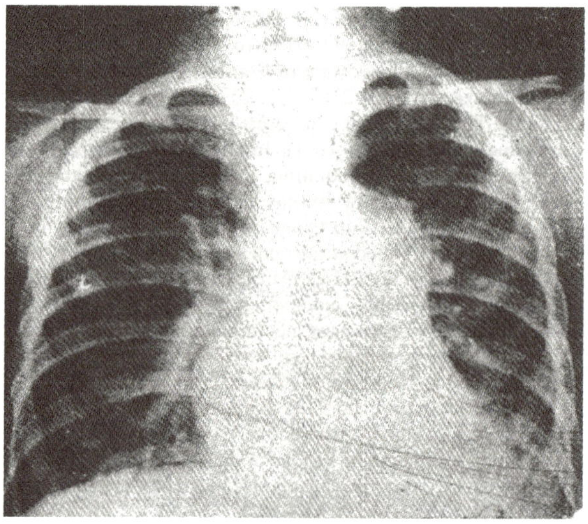

图2 1例汉族4岁儿童出生并生活在海拔3400m处，咳嗽、呼吸困难、发绀、外周水肿症状1年。胸部X线检查示其肺动脉段明显膨隆，右肺动脉降部明显扩张，右心扩大

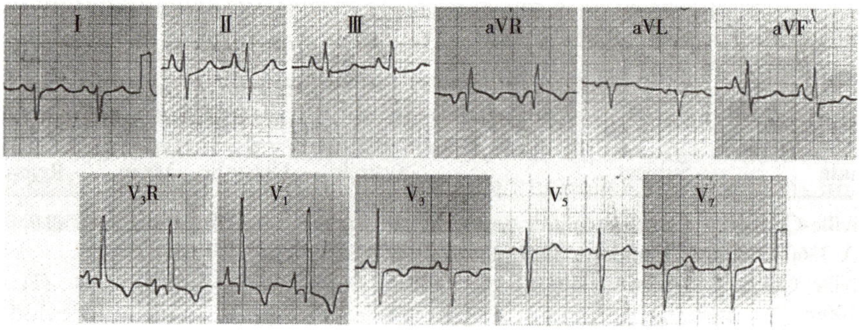

图3 汉族14月龄PHAHD女婴心电图显示：窦性心律，心电轴右偏，V_3导联R波、V_1和V_3导联P波呈明显尖峰，Ⅱ、Ⅲ、aVF导联见其ST-T段下移。右胸导联R波比S波高，V_5和V_7导联S波加深，提示右心室明显肥大，并有明显的顺钟向转位

表2 全球高原地区严重肺动脉高压患儿的心导管检查数据

海拔	受试者	肺动脉压（mmHg）			
		收缩期	舒张期	平均值	文献编号
科罗拉多州，莱德维尔-最高点，3360～3890m	6例白种人婴幼儿，6～17月龄	70.8±27	30±26	47±24	［16］
科罗拉多州，莱德维尔	15岁白种人女孩	67	27	44	［7］
海拔3100m		144	85	109*	
海平面高度		33	8	17	
青海，3008～4280m	8例大于11月龄汉族婴儿	52.9±16	19.9±9	33.2±2	［41］
西宁，2261m	12例健康汉族新生儿	22.5±2	7.8±2	13.4±3	
秘鲁，拉欧罗亚	1例8周岁美洲男孩	144	104	117+	
海拔3730m		76	36	57++	［11］
		56	33	47☆	
在海平面高度		47	9	22	

注：*表示仰卧踏车运动测量期间；＋表示再次出现高原肺水肿；＋＋表示吸氧15分钟后；☆表示在高海拔高原肺水肿得到缓解后。

7 诊断

典型PHAHD不难诊断。新生儿有出生在高原或被带到高原的历史、有严重肺动脉高压（无创超声多普勒或右心导管检查见其平均肺动脉压≥4kPa或30mmHg）、右心室肥大和充血性心力衰竭，即可诊断为PHAHD。不过，PHAHD易同高原原发性肺动脉高压（primary pulmonary hypertension，PPH）和先天性心脏病混淆。

根据我们的经验，PPH鲜见于我国青藏高原世居藏族。此外，居住在安第斯山地区的克丘亚族印第安人也很少出现该病[31]。不过，和平原相比，无证据表明PPH更常见于高原旅居者。然而，O'Neill等（1983）[31]报道，一名出生于海拔3960m的秘鲁安第斯山并停留至15月龄的英国女童发生肺动脉高压，其症状在回到海平面时并未得到缓解，并证实该女孩死于19岁。临床症状及尸检提示PPH，而组织学检查则证实存在致丛性肺动脉病[31]。病理学家Heath指出，可以想象的是，在生命早期的低压缺氧环境暴露及其对肺血管的效应对未来的生活构成了致命性影响[11]。PPH和高原缺氧之间的联系还有待进一步探讨。

Khoury和Hawes（1963）[17]使用“PPH”一词报道了数例在高原发现的儿童病例，这可能存在误解，因患儿在低转后病况好转，并没有出现PPH常见的表现和严重的病理过程。另外，在1例突然死亡的病例中未见与PPH特异相关的致丛性肺动脉病。因此，他们所报道的儿童疾病应该是SIMS或PHAHD。

尽管通过临床表现、X线、心电图和肺动脉压测量可作出PHAHD或SIMS的诊断，但尤其艰难的是将其与中隔缺损和动脉导管未闭等先天性心脏病进行区分。在高原，先天性心血管畸形很常见，患者的肺动脉压会高于海平面居民的肺动脉压[5, 22]。因此，鉴别诊断不能完全依赖于临床数据，若遇上述情况，应实施心导管术以明确诊断，并排除先天性畸形的可能性。

8 病理学

与缺乏病理数据不同，PHAHD/SIMS目前已积累了大量尸检病理数据[10-11, 17, 20, 23, 35, 37, 39]。

尸检可见右心室严重肥大，肺动脉主干明显膨隆（图4、图5）。某些病例也可出现左心室轻度肥大。右心室与左心室重量比为80%～160%（正常值比为20%～30%，且均值为24%）。组织学检查可见明显的肺动脉、肺小动脉、肺静脉中膜增厚（图6）。肺小动脉（图7）或静脉内血栓形成并部分机化。如存在外周水肿、腹水、肝充血，则可确认右心衰竭。以上病理学特征提示SIMS是一种肺血管疾病。

我们注意到，部分在高原的汉族新生儿其肺动脉肌层未能如在同海平面发生正常退化[39]。然而，4月龄至2岁的正常藏族幼儿中肺小动脉表现为薄壁[10, 35, 46]。如正常心肺交换中断会导致SHAPH[30]。

9 PHAHD的本质

PHAHD综合征充分代表了高原肺循环适应的普遍生物学特征。

在人类中，一些汉族婴儿对高原低压缺氧环境更为敏感，出现PHAHD/SIMS综合征，表现为严重的肺动脉高压[9]。相比之下，藏族儿童的肺动脉壁较薄[34, 43, 46]，其缺氧性肺血管收缩反应钝化[9]，通常能够抵御PHAHD。

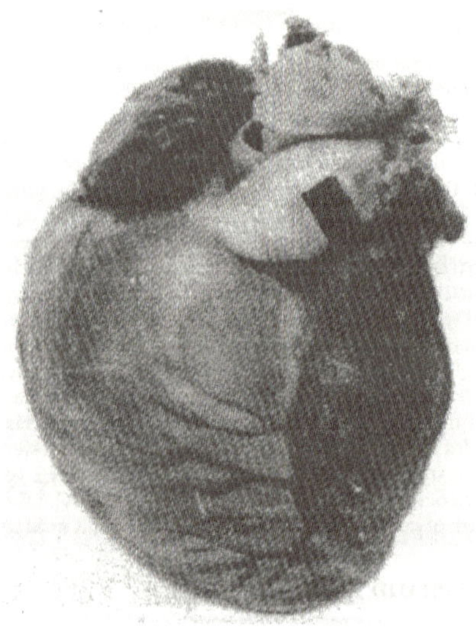

图4　1例汉族5月龄PHAHD患儿的心脏标本。该女婴死于充血性心力衰竭。图内可见严重的右心室肥大和肺动脉主干扩张

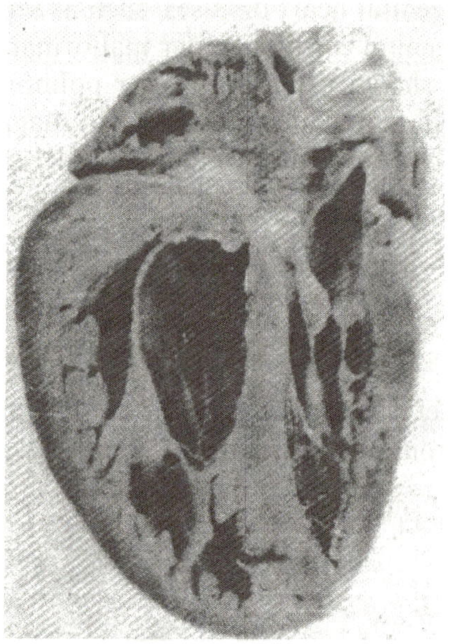

图5　1例汉族14月龄PHAHD女婴的心脏切平面。图内可见右心室严重肥大和扩张

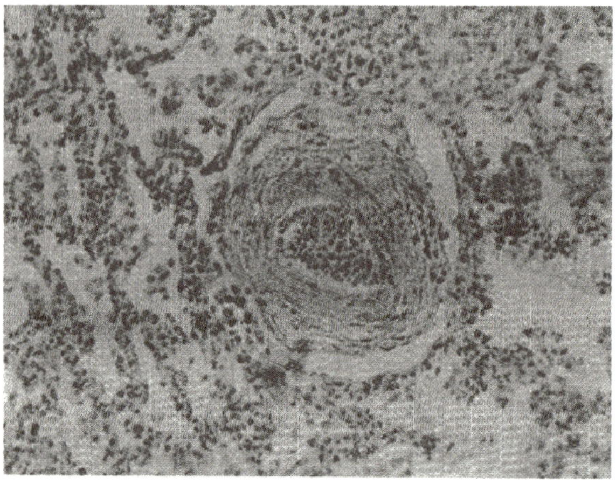

图6　1例汉族4月龄SIMS男婴的肺肌性动脉横切图。该男婴患有严重的肺动脉高压。内外弹性膜之间存在很厚的肌性动脉中膜夹层（HE染色 ×100）（Li和Jiao，1983）

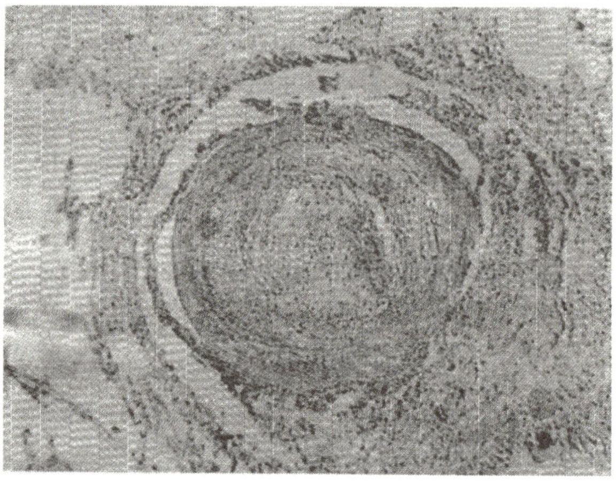

图7　1例5月龄PHAHD汉族男婴的肌性肺小动脉横切面。图内可见中膜和管腔肥大，几乎完全被部分机化的肺血栓堵塞（Wu和Lin，1978）

在平原动物中，牛对高原缺氧最为敏感，这与其肺小动脉内膜增厚有关[36]，尤其是当小牛被带到高原后，高原缺氧导致其易发充血性心力衰竭，表现为前蹄和颈部之间水肿，即兽胸病（Brisket disease）。

新生小牛被放置于模拟海拔4300m环境的舱内14天后，其肺动脉内外膜增厚，肺血管远端肌化[34]，进而发生严重的肺动脉高压和右心衰竭[18]。这是人类SIMS的动物模型。换言之，PHAHD或SIMS是牛高原病在人类的表现[3, 38]。实际上，可以称之为“人类高原病”。

相反，牦牛早已成功适应高原慢性缺氧。一方面，它们已很大程度上消除了HPV[1]；另一方面，其肺血管壁较薄[6]。因此，牦牛不会患高原病。

PHAHD/SIMS和牛高原病基于共同的发病机制都可危害出生不久的新生儿或小牛，它们都是哺乳动物对高原环境适应不全的一种反应。

近年来，对SIMS与CMS/蒙赫病相关性的理论研究再次兴起。SIMS/PHAHD综合征与CMS有明显区别。CMS主要影响长期高原暴露的成人（通常是中年阶段），表现为过度红细胞增多症、严重的低氧血症及肺泡低通气，伴有中度肺动脉高压。但心力衰竭较为少见。显然，亚急性或慢性高原病有两种类型：一种是与呼吸系统相关，即CMS；另一种与心血管疾病相关，即PHAHD或SIMS。

10 治疗和预防

在西藏，PHAHD是一种严重的疾病，新生儿病死率极高。20世纪50年代，其病死率达50%；60年代为15%～23%；70年代则为4.2%～15%[22, 39]。事实上，通过加强新生儿预防，SIMS病死率在过去50年间下降了约40%。但是，目前在青藏高原SIMS病死率约为5%，仍是不容轻视的严重疾病。

由于心力衰竭患者在高原接受治疗一般无效，故停留在高原，就地治疗只会带来灾难性后果。吸氧及应用强心剂、利尿剂、肾上腺素和抗生素治疗可赢得时间并提供暂时的缓解，但除了快速低转，别无选择。

为预防PHAHD，汉族产妇通常回到平原老家分娩，然后将新生儿托付给年长亲戚抚养，以便自己能返回高原继续工作。这些新生儿在至少1岁或更大后才会被带到高原。有的汉族产妇由于个人原因或经济因素，需在高原分娩，新生儿则必须留院观察。因此，在西藏急需建设富氧室供婴儿使用。同时，应为孕妇和新生儿提供营养补充品如碳水化合物、蛋白质、铁和维生素。在高原，尤应重视预防新生儿呼吸道感染。

原文期刊：Problems of High Altitude Medicine and Biology，231-247（2007），Springer.《高原医学及生物学问题》2007年第231-247页。

参 考 文 献

[1] ANAND I S, HARRIS E, FERRARI R, et al. Pulmonary hemodynamics of the yak, cattle, and cross breeds at high altitude[J]. Thorax, 1986, 42(9): 696-700.

[2] ANAND I S, CHANDRASHEKHAR Y. Subacute mountain sickness syndrome: role of pulmonary hypertension[A]//SUTTON J R, COATES G, HOUSTON C S. Hypoxia and mountain sickness[M]. Oxford: Pergamon Press, 1992: 241-251.

[3] ANAND I S, WU T Y. Syndromes of subacute mountain sickness[J]. High Alt Med Biol, 2004, 5(2): 156-170.

[4] APARICIO O, ANTEZANA G. Enfermedades cardio-vasculares en la altura[J]. Acta Andina, 1992, 1(1): 54-55.

[5] BLOUNT S G JR. Comparison of patients with ventricular septal defect at high altitude and sea level[J]. Circulation, 1977, 56(Suppl 1): I79-I82.

[6] DURMOWICZ A G, HOFMEISTER S, KADYRALIEV T K, et al. Functional and structural adaptation of the yak pulmonary circulation to residence at high altitude[J]. J Appl Physiol (1985), 1993, 74(5): 2276-2285.

[7] GE R L, GAOWA H, JIN G E, et al. High-altitude heart disease in Qinghai-Tibet[A]//VISCOR G, RICART A, LEAL C. Health & height

[M]. Barcelona: Universitat de Barcelona, 2003: 197-204.
[8] GROVER R, VOGEL J, VOIGT G, et al. Reversal of high altitude pulmonary hypertension [J]. Am J Cardiol, 1966, 18(6): 928-932.
[9] GROVES B M, DROMA T, SUTTON J R, et al. Minimal hypoxic pulmonary hypertension in normal Tibetans at 3658 m [J]. J Appl Physiol (1985), 1993, 74(1): 312-318.
[10] HEATH D, HARRIS P O, SUI G J, et al. Pulmonary blood vessels and endocrine cells in subacute infantile mountain sickness [J]. Respir Med, 1989, 83(1): 77-81.
[11] HEATH D, WILLIAMS D R. High-Altitude Medicine and Pathology [M]. 4th ed. Oxford: Oxford University Press, 1995: 213-221.
[12] HULTGREN H, LOPEZ C E, LUNDBERG E, et al. Physiologic studies of pulmonary edema at high altitude [J]. Circulation, 1964, 29: 393-408.
[13] HULTGREN H. High altitude medicine [M]. Stanford, California, USA: Hultgren Publications, 1964: 406-412.
[14] HURTADO GOMEZ L, CALDERON R G. Hipoxia de altura en la insuficiencia cardiaca del lactante [J]. Bolet Soc Boliv Pediatr, 1985, 9: 11-23.
[15] JIANG M X. High-altitude heart disease [J]. J Tib Med, 1977, 2(1): 160-168.
[16] JONES T K, WIGGINS J W, WOLFE R R. Symptomatic high altitude pulmonary hypertension of infancy [J]. Circulation, 1982, 66(2 Suppl): 48-49.
[17] KHOURY G H, HAWES C R. Primary pulmonary hypertension in children living at high altitude [J]. J Pediatr, 1963, 62: 177-185.
[18] LEMLER M S, BIES R D, FRID M G, et al. Myocyte cytoskeletal disorganization and right heart failure in hypoxia-induced neonatal pulmonary hypertension [J]. Am J Physiol Heart Circ Physiol, 2000, 279(3): H1365-H1376.
[19] LEÓN-VELARDE F, MAGGIORINI M, REEVES J T, et al. Consensus statement on chronic and subacute high altitude diseases [J]. High Alt Med Biol, 2005, 6(2): 147-157.
[20] LI J B, WANG YR, JIAO H J. A pathologic observation of infantile altitude illness [J]. Chin J Pathol, 1966, 10(2): 98-99.
[21] LIN Z P, WU T Y. Clinical analysis of 286 cases of pediatric high altitude heart disease [J]. Natl Med J China, 1974, 54(6): 353-356.
[22] MIAO C Y, ZUBERBUHLER J S, ZUBERBUHLER J R. Prevalence of congenital cardiac anomalies at high altitude [J]. J Am Coll Cardiol, 1988, 12(1): 224-228.
[23] MO L F, JIANG M X, LI J B, et al. Pediatric high altitude heart disease [A] //People's Hospital of Tibetan Autonomous Region. High altitude medicine [M]. Lhasa: Tibetan People's Publisher, 1983: 251-259.
[24] MONGE M C. Acclimatization in the Andes: Historical confirmation of "Climatic Aggression" in the development of Andean man [M]. Baltimore: Johns Hopkins Press, 1948.
[25] MOORE L G, CURRAN-EVERETT L, DROMA T, et al. Are Tibetans better adapted? [J]. Int J Sports Med, 1992, 13(Suppl 1): S86-S88.
[26] MOORE L G, ZAMUDIO S, ZHUANG J, et al. Oxygen transport in Tibetan women during pregnancy at 3658 m [J]. Am J Phys Anthropol, 2001, 114(1): 42-53.
[27] MOORE L G, YOUNG D, MCCULLOUGH R E, et al. Tibetan protection from intrauterine growth restriction (IUGR) and reproductive loss at high altitude [J]. Am J Hum Biol, 2001, 13(5): 635-644.
[28] NIEMEYER S, YANG P, SHANMINA, et al. Arterial oxygen saturation in Tibetan and Han infants born in Lhasa, Tibet [J]. N Engl J Med, 1995, 333(19): 1248-1252.

[29] NIEMEYER S, ANDRADE P, VARGAS E, et al. Prolonged postnatal cardiopulmonary transition at 3700-4000m (Abst.) [J]. High Alt Med Biol, 2002, 3 (2): 439.
[30] NIEMEYER S. Cardiopulmonary transition in the high altitude infant [J]. High Alt Med Biol, 2003, 4 (2): 225-239.
[31] O'NEILL D, MORTON R, KENNEDY J A. Progressive primary pulmonary hypertension in a patient born at high altitude [J]. Brit Heart J, 1981, 45 (6): 725-728.
[32] PENALOZA D, RUIZ L, ARIAS-STELLA J, et al. Mal de Montana cronico: formas vasculary respiratoria [A] //Jornadas Cientificas (XV Aniversario) 1961-1978 [C]. Lima: Universided Peruana Cayeytano Heredia, 1977: 52.
[33] POLLARD A, NIEMEYER S, BARRY P, et al. Children at high altitude: an international consensus statement by an ad ho Committee of the International Society for Mountain Medicine, March 12, 2001 [J]. High Alt Med Biol, 2002, 2 (3): 389-403.
[34] STENMARK K R, FASULES J, HYDE D M, et al. Severe pulmonary hypertension and arterial adventitial changes in newborn calves at 4300 m [J]. J Appl Physiol (1985), 1987, 62 (2): 821-830.
[35] SUI G J, LIU Y H, CHENG X S, et al. Subacute infantile mountain sickness [J]. J Pathol, 1988, 155 (2): 161-170.
[36] TUCKER A, RHODES J. Role of vascular smooth muscle in the development of high altitude pulmonary hypertension: an interspecies evaluation [J]. High Alt Med Biol, 2001, 2 (2): 173-189.
[37] WU D C, LIU Y R. Pediatric high altitude heart disease [J]. Chin J Pediatr, 1955, 6 (5): 348-350.
[38] WU T Y, WANG Z W, LI C H. Adult high altitude heart disease, an analysis of 22 cases [J]. Chin Intern Med, 1965, 13 (8): 700-702.
[39] WU T Y, LIN Z P. High altitude heart disease: an observation in Tibet [J]. Chin J Cardiovasc Dis, 1978, 6 (3): 186-190.
[40] WU T Y, GE R L, DAI T F, et al. An investigation of high altitude heart disease (with English Abst.) [J]. Natl Med J China, 1983, 63 (2): 90-92.
[41] WU T Y, DAI T F, HUO KS, et al. An epidemiological study on high altitude disease at Qinghai-Tibetan plateau (with English Abst.) [J]. Chin J Epidemiol, 1987, 8 (2): 65-69.
[42] WU T Y. Tibetan populations at high altitude [J]. Chin J High Alt Med, 2000, 10 (1): 56-64.
[43] WU T Y. Children on the Tibetan plateau [J]. ISMM Newsletter, 1994, 4 (1): 5-7.
[44] WU T Y, MIAO C Y. High altitude heart disease in children in Tibet [J]. High Alt Med Biol, 2002, 3 (3): 323-325.
[45] WU T Y, MIAO C Y, WANG X Q. High altitude heart disease in children in Tibet [A] // VISCOR G, RICART A, LEAL C. Health & height [M]. Barcelona: Universitat de Barcelona, 2003: 291-294.
[46] WU T Y, KAYSER B. High altitude adaptation in Tibetans [J]. High Alt Med Biol, 2006, 7 (3): 193-208.
[47] ZOU H S, WANG Q S, LI X W, et al. Clinical observations of 238 cases of pediatric high altitude heart disease [J]. Chin J Pediatr, 1964, 13 (5): 384-387.

高海拔会增加老年冠心病患者的风险吗?

Tian-Yi Wu[1], Zhong-Yan Zhan, Qin-Li Wu[2], Suo-Lung[2], Baomu[2], Yu-Ling Jie[3], Min Sun[3]

[1]中国高原医学研究院，高原医学研究国家重点试验室，西宁 810012
[2]青藏铁路急救中心，格尔木 816000
[3]青藏铁路公司，青海 810016

【摘要】目的 评估高原缺氧对老年冠状动脉粥样硬化性心脏病（简称冠心病）患者的影响。**方法** 在海拔最高铁路线沿线，对乘坐青藏线火车的三组乘客进行调查：调查对象分别为22例老年冠心病患者、20例健康老年人及20例健康青年人，所有受试者均来自接近海平面的北京（76m）。问卷调查涉及他们的健康状况和冠心病的临床特征。基线调查在海拔2261m的西宁进行，随后在24小时内，在火车急速进入海拔2808m、4768m、5072m和4257m时进行调查。在5个不同海拔高度对每位受试者的静息脉搏、血压、血氧饱和度和心电图进行测定，并通过心率-血压二乘积评价心脏做功。**结果** 在抵达4768～5072m海拔时，老年乘客（特别是患有冠心病的老年乘客）的心率和血压高于健康青年组，而血氧饱和度较之偏低，心电图异常更多见。与健康老年组相比，老年冠心病组发生不完全性右束支传导阻滞、左心室肥大及ST段下移的频率更高（$P<0.01$）。第一组（老年冠心病组）在抵达海拔高度2808～5072m 12小时后，心脏做功提高13%；血氧饱和度随海拔增高而显著降低，但吸氧后得到改善。在大多数老年冠心病受试者中，除1例反复发作心绞痛且有显著ST段下移外，大多能耐受高原旅行。**结论** 老年冠心病患者由海平面进入1500～2800m海拔（中度）的高原地区时，冠心病发作和心肌缺血的心电图改变均不常见。在海平面能够正常代偿的冠心病患者在中度海拔也同样能够耐受。但是，进入3000m以上高海拔时需谨慎，并且在前往此类高海拔地区前应向医生咨询。

【关键词】冠心病；老年人；高原；缺氧；心绞痛

引言

如今，有越来越多的人到高原去探险、度假、开展科研或商务活动。在中国，青藏铁路建成后，每年有280多万名乘客从平原地区乘火车到达青藏高原，其中将近52%的乘客年龄超过40岁，约12%超过60岁。冠心病常见于中国老年人，病理解剖记录显示，50%以上的老年人有明显的动脉硬化症[1]。然而，关于高原缺氧对老年冠心病患者影响的相关研究却十分有限。由西宁至拉萨的青藏铁路全长1956km，列车在青藏高原2261～5075m海拔间运行24小时，其中，格尔木至拉萨为1142km，且85%以上的行程高于4000m，为世界海拔最高的铁路。本研究中，我们评估了高原缺氧对老年冠心病患者的影响，并与健康老年和健康青年进行了对照研究。此外，我们还报道了1例植入冠状动脉支架者在高原安全工作的病例。

1 研究方法

1.1 研究对象

对三组受试者进行调查。2006—2008年，有1454例老年乘客（≥60岁）从接近海平面的北京（76m）乘坐青藏铁路列车来到青藏高原。第一组22名，男性17例，女性5例，年龄60～73岁，平均年龄（64.5±4.5）岁，根据提交的临床数据提示，受试者均有2～12年冠心病病史，经服药后症状得到有效控制，且在2261m时心电图无明显的心肌缺血迹象。因此，被允许继续乘坐列车前往拉萨。第二组为20例无冠心病病史的健康老年人，男性14例，女性6例，年龄61～79岁，平均年龄（65.6±5.5）岁，他们是从上述老年乘客中随机抽取。第三组为20例健康青年人，男性10例，女性10例，年龄22～38岁，平均年龄（35.5±4.2）岁，是先后从北京乘坐列车的1716例青年乘客（＜40岁）中招募，均无任何心血管疾病病史。在行经过程中，乘车24小时后在西宁（海拔2261m）对上述三组受试者进行第一次查体和实验室检查。列车行驶10小时后抵达格尔木（2808m），再过14小时后抵达拉萨（3658m），分别做了第二次和第三次检查。火车到达目的地后，第一组22例中的15例在拉萨停留期间进行2～3天连续观察。

1.2 查体与实验室研究

西宁是连接格尔木的重要站点。因此，从西宁出发前，我们对所有受试者进行基线调查，包括查体与实验室检查。

首先，完成乘客临床问卷调查，包括既往病史、家族史、高原居住史、运动情况及烟酒史等，并进行体检，包括用指夹式血氧仪（Datex Ohmeda，美国科罗拉多州路易斯威尔）同步测定静息脉搏和动脉血氧饱和度（oxygen saturation，SaO_2），使用血压计测量体循环血压，同时进行血常规及12导联心电图检查。采用之前报道的心率-血压二乘积［HRSBP积（$\times10^{-3}$）］公式评价心脏做功[1, 3, 5]。

在西宁至拉萨的24小时列车行程中，对受试者进行4次心电图、血压、脉搏和SaO_2重复测定。所有检查均在列车行进的某一个路段完成。第一次检查是在从格尔木（海拔2808m）出发的当天早晨进行；第二次是在1.5小时后海拔4768m的昆仑山口进行；第三次是在下午抵达铁路最高段“D”，海拔5072m的唐古拉山口进行；第四次是在傍晚即将到达拉萨时，在海拔4257m的羊八井进行。我们同时获得第一组受试者在拉萨2～3天的随访数据。

1.3 统计学方法

结果以均值±标准差（SD）形式表示。采用卡方检验比较分类变量，采用t检验比较连续变量，重复进行单因素方差分析，$P<0.05$为差异有统计学意义。

2 结果

2.1 症状

列车抵达3500m以上海拔时，大多数冠心病老年患者（16/22，73%）出现轻度头痛、虚弱和食欲减退。2例出现恶心，但无呕吐。1例（病例1）发生急性心绞痛与呼吸困难。

2.2 心电图

分别对第一组110人次和第二组100人次的心电图结果进行分析。当列车行至3500m以上海拔时，静息心电图异常较为常见（表1）。14例冠心病患者出现窦性心动过速（64%）。第一组发生不完全性右束支传导阻滞、左心室肥大、ST段下移的频率高于第二组（$P<0.01$）。3例无症状的受试者出现房性期前收缩，仅1例受试者在列车停站期间活动后出现室性期前收缩。途中，一例73岁的受试者（病例1）出现ST段下移（＞1.0mm）并伴心绞痛，经建议结束此次旅行。5例（62～68岁）出现轻度ST段下移（≥0.5mm），但无并发症或心肌缺血迹象。2例在穿越唐古拉山时通过吸氧，安全度过该段行程。在拉萨（3658m）第一天停留时，无人再出现ST-T段异常。

表1 冠心病老年患者及未患冠心病老年受试者心电图变化

心电图改变	冠心病老年患者［次（%）］	未患冠心病老年受试者［次（%）］	P值
窦性心律不齐	6（5.5）	7（7.0）	＞0.05
窦性心动过缓	8（7.3）	7（7.0）	＞0.05
窦性心动过速	24（21.8）	14（14.0）	＞0.05
房性期前收缩	11（10.0）	6（6.15）	＞0.05
室性期前收缩	3（2.7）	0	
逸搏	5（4.5）	0	
房室传导阻滞	12（10.9）	0	
不完全性右束支传导阻滞	20（18.0）	5（5.0）	＜0.005
左前分支传导阻滞	5（4.5）	0	
左心室肥大	25（22.7）	8（8.0）	＜0.01
ST段下移0.5mm	25（22.7）	10（10.0）	＜0.005
ST段下移1.0mm	5（4.5）	0	
T波改变	20（18.2）	10（10.0）	＞0.05

2.3 脉搏与血压

静息脉搏在西宁时最低，随海拔增加。在4768～5072m时，三组平均静息脉搏分别为（96±22）次、（90±18）次和（79±15）次，两个老年组的静息脉搏高于青年组（P＜0.05）。

从西宁出发前，大部分受试者收缩压与舒张压均正常，抵达格尔木时收缩压有中度升高。列车行至4768～4905m时，第一组中18例（18/22，82%），第二组中13例（13/20，65%）出现血压升高。在两个老年组血压升高值差异无统计学意义（P＞0.05）。两个老年组数据合并后其血压显著升高，平均静息收缩压由（120±18）mmHg升至（148±16）mmHg（P＜0.001），平均舒张压由（68±10）mmHg升至（94±15）mmHg（P＜0.001）。健康老年人或老年冠心病患者的血压都明显高于青年受试者［平均收缩压：（148±16）mmHg *vs.*（124±16）mmHg，平均舒张压：（94±15）mmHg *vs.*（78±6）mmHg（P＜0.001）］。

2.4 心率-血压二乘积［HRSBP积（$\times 10^{-3}$）］

第一组在抵达海拔4678m 12小时后，经心率-血压二乘积评价心脏做功提高13%，到达海拔5072m 15小时后达到峰值（提高14%）；第一组在海拔5072m时的心率-血压二乘积平均值高于海拔2261m（16.5±1.2 *vs.* 9.2±0.6），表明心率和体循环血压均明显升高（P＜0.001）；在海拔5702m时，三组的静息心率-血压二乘积分别增加14%、12%和10%，但差异无统计学意义（P＞0.05）。在拉萨停留2天后，第一组心脏做功略有降低（8.8%）。

2.5 动脉血氧饱和度

每天使用指夹式血氧检测仪测量受试者静坐时动脉SaO_2 4次。SaO_2随海拔增加而降低，在老年受试者更为明显。三组平均SaO_2在西宁（2261m）分别为92%±3.5%、93%±4.2%和95.5%±6.6%；在格尔木（2801m）分别为88%±5.2%、90%±4.6%和91%±5.5%。三组在两个不同海拔高度时的SaO_2差异均无统计学意义（P＞0.05）。列车进入海拔4768～5072m时SaO_2显著降低，三组的SaO_2分别为78%±4.5%、81%±6.2%和86%±4.4%。青年组SaO_2高于老年组（P＜0.001）。1例老年CAD患者的SaO_2仅为64%。11例老年受试者（平均SaO_2为77.5%±5.2%）接受供氧，供氧30分钟至2小时后平均SaO_2升高至84%±4.0%。

2.6 临床结果

尽管老年冠心病患者出现心脏做功增加和低氧血症，但大部分老年受试者在行进途中均能耐受高海拔。1例老年冠心病患者心绞痛反复发作，且在海拔3700m时伴有明显心肌缺血，经建议后终止行程回到海平面地区。其他老年受试者进入高海拔后2天内虽有轻微高原缺氧症状，但在拉萨适应4～5天后均能恢复正常。

2.7 病例样本

2.7.1 病例1：冠心病患者进入海拔3000m后发生早期心绞痛和ST段异常

1例有8年冠心病病史的73岁工程师，在海平面地区偶发劳力性心绞痛。在西宁所做心电图显示显著ST下移，并伴有不完全性右束支传导阻滞。列车离开西宁4小时后经过关角隧道（3698m）、横穿海拔3200m的哈尔郭勒地区时，该受试者轻微活动时伴有胸痛，其血压为142/86mmHg，脉搏为112次/分，血氧饱和度为78%。心电图显示ST段下移（＞1.0mm），并伴有完全性右束支传导阻滞。在列车医疗救护室给予舌下含服硝酸甘油，并吸入氧气后，症状得到缓解，但仍有期前收缩和ST段下移。该受试者经建议终止此次高原旅行后，回到格尔木接受入院治疗。

2.7.2 病例2：携带心脏起搏器的安全旅行

1例69岁的医生曾有12年冠心病病史，并于3年前因窦房传导阻滞植入起搏器，手术后情况良好，且无明显不适，在此次途中亦无不良感觉。其心电图显示窦性心率为74次/分，平均血氧饱和度为84%。该患者经过5072m时未出现任何症状。

2.7.3 病例3：植入冠状动脉支架后在高海拔安全工作

1例有冠心病病史的男性经理，于1999年在北京，患者左右冠状动脉植入两个药物洗脱支架（Cypher Select，DES，美国Cordis公司），并且每天服用一次阿司匹林（300mg）和氯吡格雷（75mg）。该受试者未发生心绞痛；支架植入6个月后经冠状动脉造影术显示冠状动脉未出现再狭窄。医生曾强烈建议其不宜进入高海拔地区，但受试者未听从医生建议，并在植入支架2年后的2001年5月1日，从北京（76m）乘火车约36小时逐渐上至格尔木（2808m），并从格尔木乘汽车6小时至风火山，之后在海拔4905m处工作，并在海拔4600m处睡觉，在此处停留10天左右，该受试者声称其感觉比术前在海平面地区时更好。2002—2005年（55岁时），他在上述海拔高度再次工作生活10次，每次10～15天，均未出现不适症状或体征。通过对该受试者在高原停留期间的随访结果显示，心电图未出现明显的ST-T段异常，二维超声心动图显示左心室功能正常，静息动脉SaO_2为78%～89%。受试者抵达高原12小时后心率-血压二乘积提示心脏做功增加12%，抵达海拔4905m时心率-血压二乘积平均值为10.7±1.2，高于海平面地区的8.2±0.6，但差异无统计学意义（$P>0.05$）。2006年6月30日隧道完工后，他在北京（76m）居住，至今未出现明显健康问题。

3 讨论

冠心病患者对高海拔的耐受力如何？哪类冠心病患者不能去高原？之前的研究表明，冠心病患者（即使是老年患者）在海拔1500～3000m的地区时，很少发生因高原缺氧引起的严重不良反应[2-4]。有研究表明，97例老年受试者到过海拔2500m的高原，其中2例做过冠状动脉血管成形术，12例做过冠状动脉旁路移植术，其结果显示发生心肌缺血的风险较低[2]。本研究中，22例老年冠心病患者总体感觉良好，抵达海拔2261m和2808m处的心电图未显示明显的心肌缺血迹象。因此，无症状冠心病患者到中度高原地区可能是安全的。但若到海拔3000m以上，这些患者则需谨慎。在海拔3100m，冠心病患者在运动中或运动后可能发生早期心绞痛，以及ST段下移（≥1.0mm）[5-6]。高海拔可能会加重老年冠心病患者心区不适，甚至引发新的梗死[7-8]。然而，有关冠心病患者在海拔3500m以上的相关信息很少。本研究中无症状的轻微冠心病患者无心肌缺血迹象。因此，乘坐火车前往高原地区可能无风险。但是，个体对缺氧的反应有较大差异，很多冠心病患者（特别是老年患者，如上述病例1）在海平面地区本无症状，但抵达高海拔时可能首次发作。Hultgren[9]观察了2例老年男性冠心病患者（70岁），到高原地区后突发心绞痛。我们发现老年乘客（特别是伴有冠心病病史者）对高海拔的反应与青年受试者相比有差异，他们的心率和血压更高，而SaO_2更低，且心电图异常更常见。因此，对于有明显SaO_2降低、严重心绞痛，以及最近发作过心肌梗死或心力衰竭的冠心病患者，显然应阻止其前往高原地区，其原因是他们在到达高原后的最初几天内发生心脏病的风险很高。

有关高海拔是否会加重行冠状动脉旁路移植术或血管造影术患者的病情仍有争议[10-11]。一些学者发现，对有良好运动耐受性的无症状患者，高原暴露的风险是可接受的[11]。通过运动试验和核医学研究显示这类患者的风险较低，可以前往中度高原地区[4, 11]。另有研究支持该观点，适用于冠状动脉血管造影术后的患者[12]。但一些学者相信，即已成功实施冠状动脉旁路移植术，由于病变的残存依然是高原暴露的禁忌证[4, 10]。

高原通常会增加心脏的做功。我们的研究发现，几乎所有受试者抵达海拔4768～5072m的12小时后，其心率－血压二乘积升高，但在拉萨停留48小时后降低。Morgan等报道两例曾有心肌梗死病史且之后植入冠状动脉支架的冠心病患者，暴露于海拔3100m时出现SaO_2降低，心率－血压二乘积增高。这一变化可能是因高原缺氧刺激交感神经兴奋引起的急性高原反应，出现心率加快、体循环血压升高、心室收缩速率增加及心输出量增多，从而导致心脏做功增加[2, 4, 9]。在高海拔停留5～10天后，交感神经的兴奋性降低，从而使心率、心输出量和血压降低。

患者植入冠状动脉支架后前往高原地区旅游或工作是否安全？本研究中，我们报道了1例已植入冠状动脉支架的冠心病患者（病例3），植入后6个月时血管造影显示未出现再狭窄，2年随访中无不良反应，表明风险较低。该患者多次到达海拔5000m，感觉良好且未发生心绞痛。虽然SaO_2水平降低，但无心肌缺血或心律失常的迹象。由于冠心病患者植入冠状动脉支架很普遍，所以其能否前往高原旅行值得关注。本病例支持无症状冠心病患者可灵活掌握。

对植入心脏起搏器的患者，一个担忧是急性高原暴露可能影响其心室刺激阈值[14]，但这似乎并未增加风险，如病例2。

综上所述，对实施过冠状动脉旁路移植术、冠状动脉血管成形术或者曾植入冠状动脉支架的冠心病患者，前往中度高原地区似乎并无风险，也无特别不利情况。但已知或疑似冠心病病史的老年患者，在考虑前往高原旅行之前，应咨询心脏病专家，需医生评价患者的健康状况，评估潜在风险，提出有效的预防性措施[15]。通过运动试验，结合核医学或^{99m}Tc扫描，可以帮助了解心肌的血流情况。如因胸痛或运动能力降低使运动受限，在高海拔时可能出现症状，且发生心功能异常和心肌梗死的风险增加。由此说明这类患者应避免到高原地区，如确实需要前往高海拔地区或乘坐在最高海拔列车，则需供氧及增加用药，以控制症状。

本研究也存在一些局限性。仅有老年及青年乘客在高海拔地区的资料，无海平面地区的比较数据。另外，所有观察均在静息状态下进行，未做运动试验以评估心肌工作负荷及心肌缺血。冠心病诊断基于临床研究，尚缺乏海平面地区冠状动脉血流核医学检查对照数据。今后需要更全面的研究来揭示高原缺氧对冠心病患者的影响。

致谢

本研究受“973”项目（2006CB708514，中国）资助。

原文期刊：Journal of Geriatric Cardiology, September 2009 Vol 6 No 3.《老年心脏病学杂志》2009年9月第6卷第3期。

参考文献

[1] WANG S W, QIAN F Y, eds. Geriatric Cardiology [M]. 2nd ed. Beijing: People's Medial Publication House, 1998: 19-28.

[2] YARON M, HULTGREN H N, ALEXANDER J. Low risk of myocardial ischemia in elderly at moderate altitude [J]. Wild Environ Med, 1995, 6(1): 20-28.

[3] ERDMAN J, SUN K T, MASAR P, et al. Effects of exposure to altitude on men with coro-

nary artery disease and impaired left ventricular function[J]. Am J Cardiol, 1998, 81(5): 266-270.
[4] HULTGREN H N. Coronary artery disease[C]// HULTGREN HN, ed. High Altitude Medicine. Stanford: Hultgren Publications, 1997: 424-434.
[5] GROVER R, TUCKER C, MCGROARITY R, et al. The coronary stress of skiing at high altitude[J]. Arch Int Med, 1990, 150(10): 1205-1208.
[6] MORGAN B, ALEXANDER J, NICOLI S, et al. The patient with coronary heart disease at altitude: observation during acute exposure to 3,100 meters[J]. J Wild Med, 1990, 1(2): 147-159.
[7] LEVINE B D, ZUCKERMAN J H, DE FILIPPI C R. Effect of high altitude exposure in the elderly: The Tenth Mountain Division Study[J]. Circulation, 1997, 96(9): 1224-1232.
[8] HALHUBER M J, HUMPELLER E, INAMA K, et al. Does altitude cause exhaustion of the heart and circulatory system? [J]. Med Sport Sci, 1985, 19: 192-202.
[9] HULTGREN H N. Effects of altitude upon cardiovascular diseases[J]. J Wild Med, 1992, 3(3): 301-308.
[10] BERNER G, FROELICHER V F, WEST J B. Trekking in Nepal: safety after coronary artery bypass[J]. JAMA, 1988, 259(23): 3184.
[11] HULTGREN H N. The safety of trekking at high altitude after coronary bypass surgery [J]. JAMA, 1988, 260(17): 2218.
[12] SCHMID J P, NOVEANU M, GAILLET R, et al. Safety and exercise tolerance of acute high altitude exposure (3454 m) among patients with coronary artery disease[J]. Heart, 2006, 92(7): 921-925.
[13] HULTGREN H N. Coronary heart disease and trekking[J]. J Wild Med, 1990, 1(2): 154-161.
[14] WEILENMANN D, DURU F, SCHONBECK M, et al. Influence of acute exposure to high altitude and hypoxemia on ventricular stimulation thresholds in pacemaker patients[J]. Pracing Clin Electrophysiol, 2002, 23(4): 512-515.
[15] RENNIE D. Will mountain trekkers have heart attacks? [J]. JAMA, 1989, 261(11): 1045-1046.

青藏铁路建设工人间歇性高原低氧暴露可降低急性高原病的发病率和程度

Tian Yi Wu[1, 2], Shou Quan Ding[3], Jin Liang Liu[3], Man Tang Yu[2], Jian Hou Jia[3], Jun Qing Duan[3], Zuo Chuan Chai[3], Rui Chen Dai[3], Sheng Lin Zhang[4], Bao Zhu Liang[5], Ji Zhui Zhao[5], De Tang Qi[5], Yong Fu Sun[5], Bengt Kayser[6]

[1]中国铁道部生理研究组
[2]中国青海高原医学研究院，高原医学国家重点实验室，西宁
[3]中国青藏铁路建设公司医院，格尔木
[4]中国青海铁路医院心血管内科，西宁
[5]中国铁路建设总公司，北京
[6]瑞士日内瓦大学医学院运动医学研究所，日内瓦

【摘要】青藏铁路建设为研究间歇性高原暴露和急性高原病（acute mountain sickness，AMS）的关系提供了一个独特的机会。5年间，工人们需要在高原工作7个月，随后在平原地区休整5个月。我们对AMS的发病率、严重程度和危险因素开展了前瞻性研究。600名来自平原地区的筑路工人5年间在接近海平面的平原地区和海拔约4500m的高原地区往返通勤，与600名每年新招募的来自平原地区的工人，以及在海拔约4500m的建筑工地工作的200名世居藏族进行比较。AMS的评估采用路易斯湖评分系统。通勤者中AMS的发生率和严重程度在后续暴露于高原环境时均有所降低，而每年的新进高原者中这两项指标基本不变。因此，反复暴露于高原环境可降低AMS的易感性。这种反复暴露可升高血氧饱和度，降低静息心率。世居藏族不会发生AMS，血氧饱和度较高且心率较低。综上所述，7个月反复暴露可逐步增强低海拔地区人员对AMS的保护作用，即便期间在低海拔地区停留5个月也会保留相应的适应能力，但仍无法达到如高原当地居民相同水平的适应能力。

【关键词】习服；间歇性高原暴露；个体易感性；心率；血氧饱和度；肺动脉压

引言

在过去数十年间，越来越多的研究报道了人类因经商、科研或军事活动等原因而反复暴露于高原（Powell和Garcia，2000；West等，2007）。此类暴露被称为慢性间歇性缺氧（chronic intermittent hypoxia，CIH），并定义为长期（几个月到几年）间歇性暴露于缺氧。这种间歇性暴露于高原地区的模式差异很大。在智利北部Collahuasi铜矿作业的工人平时住在接近海平面的地区，每隔1周乘坐大巴前往矿区（4500～4600m）工作。在矿区工作1周，每晚返回3800m的营地休息。1周的工作结束后，下至接近海平面的地区与家人相聚1周，如此反复循环（West，2000；Prabhakar和Kline，2002；Richalet等，2002；Schmidt，2002；Antezana，2003；Farias等，2006；West等，2007）。另一种模式是部分从平原地区出发的智利士兵每周需在海拔3550m的普特雷地区值勤4天，随后在

平原地区休整3天（Schmidt，2002；Brito等，2007）。在智利另一地区，士兵在3550m的高原暴露11天，随后在平原地区休整3天（Schmidt，2002；Prommer等，2007）。吉尔吉斯斯坦的库姆托尔露天金矿位于海拔4000～4200m，工人生活区则位于海拔3700m处。工人在高原工作4周，随后退回海拔760m处休息4周（Sarybaev等，2003）。数名在夏威夷莫纳克亚山工作的天文学家每天需从海平面地区前往位于海拔4200m处的望远镜前工作（West，2003）。在智利北部的查南托新设一个天文观测台（海拔5050m），天文学家白天驱车前往该观测台工作1天，晚上回撤至海拔2440m的圣佩德罗-阿塔卡马村过夜（West，2003）。近年来，此类反复暴露于高原地区的人员被称为"双陆生者"（高原和平原人），因为他们可能处于习服的"中间状态"（Bachman等，2004）。

仅有少数研究报道了此类反复暴露于高原地区对急性高原病（acute mountain sickness，AMS）的患病率和严重程度的影响，据一些报道未观察到明显影响；AMS的发病率和严重程度在每次后续暴露中都保持相似状态（Richalet等，2002；Farias等，2006；Brito等，2007）。另有报道表明，既往间歇性高原（海拔4300m处）暴露可降低AMS的患病率和严重程度（Lyons等，1995；Beidleman等，2004）。同时，从高原的徒步者所获数据也证实，在徒步旅行前1个月的高原暴露可降低AMS的风险（Kayser，1991；Gaillard等，2004）。

2005年，世界上最高的铁路——青藏铁路在历经4年半后终于建成（West，2004）。该铁路从格尔木（2808m）至拉萨（3658m）的路段全长1142km。约有85%的路段位于海拔4000m以上，其中需穿越海拔5072m的唐古拉山段。2001—2005年，每年有超过20 000名建筑工人进入高原地区的不同建筑路段。工人需在平均海拔4525m的唐古拉山工地上工作7个月，随后返回平原地区休假1个月并工作4个月。此为另一种CIH的暴露模式，与既往报道的情况迥异。因此，本研究通过为期5年的前瞻性调查，旨在了解高原暴露模式对高原习服和AMS的患病率和严重程度的影响。

1 方法

1.1 研究地点

2001—2005年，共有78 712名来自平原地区的工人登上高原，在青藏铁路的21个建筑工地工作。本研究在唐古拉山脉附近建筑工地的3所医院开展。第一家医院位于海拔4779m（压力417mmHg）的风火山隧道附近，第二家位于海拔4505m（压力440mmHg）的可可西里地区，第三家位于海拔4292m（压力447mmHg）的党项地区。最高的建筑工地位于海拔4905m处，邻近风火山隧道。3处建筑工地的平均海拔为4525m（压力约435mmHg）。青藏铁路建设期间的气象条件之前已有过报道（Wu等，2007）。年平均气温为1.0～7.0℃，平均日照时间为7.4～8.5小时，相对湿度为44%～58%，降水量为291～324mm。

1.2 受试者

在铁路建设之初，基于电脑随机分配表，我们分别从3个研究点随机选择200名男性工人进入本研究，平衡了年龄、种族和工作类型。600名被选取的受试者均生长于平原地区，既往无高原暴露史，且在登上高原前无既往疾病史。所有受试者均自愿参与，并签署知情同意书。本研究经位于青海的高原医学研究所医学伦理委员会批准。工人乘坐火车和公共汽车，历时8天后到达建筑工地。他们从平原出发，首先乘坐火车历时2天抵达西宁（海拔2261m），并在当地逗留2天；随后乘12小时火车抵达格尔木（海拔2808m），在当地又度过了3天的习服期；最后从格尔木出发，乘坐大巴历时6～8小时到达建筑工地。

受试者在高原工作7个月（4～10月），随后返回平原休息1个月（11月），工作4个月（12月至次年3月），如此反复循环连续5年。我们把这些受试者称为"通勤者"。

这5年中，由于高原健康问题及其他原因，在总共78 712名工人中有部分工人退出本研究，由来自平原地区的新工人替补。为此，每个研究地点均从新来的工人中再随机选择200人。这些每年招募的600名尚未习服的工人被视作“新来者”。两组（通勤者和新来者）的年龄、健康状况和工作类型无明显差别。通勤者的平均年龄为（28±6）岁（范围18～42岁），新来者为（29±6）岁（范围18～44岁）。在此5年间，通勤组的年龄增加了5岁。所有来自平原地区的受试者均为健康、不吸烟和不使用任何药物的汉族男性。为便于比较，还招募了200名健康的不吸烟藏族男性，平均年龄（28±6）岁，范围18～40岁，均系海拔4500m的世居藏族。在第一批600名通勤者中，8名在2001年退出本研究，5名在2002年退出，2名在2003年退出；2004年和2005年无人退出。工人退出研究的原因主要是由于高原肺水肿（high altitude pulmonary edema，HAPE）或高原脑水肿（high altitude cerebral edema，HACE）；无人因AMS退出。纳入本研究的受试者不允许为预防高原病或其他疾病而自行服药（包括中药和藏药）。

1.3 AMS的评估

AMS基于路易斯湖评分系统（Lake Louise Scoring System，LLSS）（Roach等，1993）进行评估。LLSS为基于5项AMS最常见症状的自我评分问卷，包括头痛、胃肠道症状（食欲减退、恶心或呕吐）、失眠、体虚或疲劳、眩晕或轻度头晕。每个症状均由受试者在0～3分自行评分，每一整数分值均对应相应的描述。评分最低为0，最高为15。除分数外，还可补充针对受试者功能状态（因症状而导致的活动能力下降）的问题；若有一名相关专业人士，则可由其开展标准化的临床评估（精神状态的改变、共济失调和周围性水肿）。临床评估由熟悉AMS的医生利用LLSS进行评估。AMS总分为自我评分＋功能评分＋临床评分的总和。如受试者存在头痛且评估总分＞3，则被诊断为AMS。AMS的严重程度定义如下：0～2分＝无AMS，3～4分＝轻度AMS，5分及以上＝重度AMS。

所有工人在抵达研究点后1小时内填写LLSS问卷。参与本研究的工人每日填写两次LLSS问卷，共1周；时间分别为收工后晚间和每天早晨起床后1小时左右。第1周结束后，受试者如出现任何症状，则立即咨询医生并填写LLSS表。

HAPE的诊断标准：存在典型的症状和体征（咳嗽、呼吸困难、啰音和心动过速），并由胸部X线排除心力衰竭或其他肺部疾病。HACE的诊断标准：存在典型的症状和体征（严重的AMS和神经症状），由救护车转运至格尔木（2808m）或西宁（2261m）的医院后，由CT或MRI确诊。

1.4 AMS易感性的评估

采用两种方法来确定AMS的易感性。第一种“AMS＋”定义为在不同年份中LLSS重复（超过2次）评分超过3分。不易感AMS的受试者（AMS-）则指LLSS得分从未超过3分者（Burtscher等，2004）。第二种AMS易感性的定义类似于施耐德等所使用的AMS病史得分（2002）。为便于定量分析，对AMS的5项主要症状指标（头痛、胃肠道症状、头晕、失眠和周围性水肿）发生频率的评级进行量化（0＝从不，1＝很少，2＝经常，3＝有规律）。如工人出现经常或有规律头痛，且病史总得分为3，则视作对AMS易感（Schneider等，2002；Bartsch等，2004）。据此，通勤者被分为两个亚组：AMS＋亚组和AMS-亚组。此外，通勤者如在5次暴露于高原时至少有3次发生AMS，则被定义为对AMS高度易感（AMS＋＋）。

1.5 调研流程

数据收集由受过专门培训的医生完成。除LLSS外，所有工人首先填写了一份高原医学研究问卷，问卷内容包括年龄、性别、种族、职业、出生地、低海拔地区生活时间、吸烟史、饮酒史、用药情况、现病史、过去史及家族史。工人在上高原前，先在平原地区填写HAMR问卷。之后每次进入高原之前均接受有关AMS基本知识及预防的培训。

1.6 测量指标

参与本研究的工人在由平原地区前往高原前和到达高原后（多次）及返回平原地区后1～7个月均接受检查。心率和动脉血氧饱和度（oxygen saturation，SaO_2）用手指血氧仪（德恩欧美达，路易斯维尔，CO，USA）在静息时取坐姿测量。3次测量每次间隔2分钟，取其均值。第一次测量在抵达建筑工地后数小时内进行，之后在第2～7天每日早晚各测一次；同时回收工人的LLSS调查问卷，并在唐古拉山停留3个月和6个月后再次进行问卷调查。进入高原后第1天和第7天使用血压计（PZ-310，上海医疗器械厂，上海，中国）测量收缩压和舒张压。由平原进入高原后第1天和第7天行常规胸部X线和12导联心电图检查。在抵达高原后第7、第15和第30天利用氰化高铁血红蛋白技术使用分光光度计（SM-571，上海医药制造业，上海，中国）测量血红蛋白（hemoglobin，Hb）浓度（测定法）。在抵达高原后第1、第7和第15天，以及第1、第3和第6个月，在AMS＋组和AMS－组各随机选择60名工人，采用多普勒超声仪（HP-SONOS 1000型或1500型，帕洛阿尔托，加利福尼亚州，美国）测定肺动脉压（pulmonary artery pressure，PAP）。根据国际高原医学会的共识声明，我们使用经改良的伯努利方程估算肺动脉压，其中需估测右心室和右心房之间的压力梯度［AP-（右心室压力/右心房压力）］作为$4V^2$，V为跨三尖瓣反流的峰值速度。根据Dubowitz和Peacock（2007）的报道，许多肺动脉压在15～20mmHg的受试者可能没有三尖瓣反流。在此类受试者中（120例中的32例），根据Haham氏反流方程计算平均肺动脉压（mean pulmonary artery pressure，mPAP）：mPAP＝79-0.45×AT；AT为从右心室开始射血至峰值流速的加速时间（单位：ms）。该方法已在我们的高原医学研究所使用多年。经右心导管直接测得的肺动脉压较高（R＝0.94；Cheng等，1996），其值与经Kitabake公式计算所得无显著差异（Kitabatake等，1983）。超声多普勒记录结果由两名经过培训且对受试者的临床状态不知情的心脏病专家解读。mPAP＞25mmHg被视为存在肺动脉高压（Rubin，2004）。

1.7 统计学方法

将数据输入数据库中，通过计算机对其进行分析（SAS，美国，运行计算机为美国IBM 3990）。数据以频数（%）或均值±标准差（SD）表示。发病率计算基于特定人群在特定时间内发生的累计病例的频率。AMS＋和AMS－受试者中频率的差异用卡方检验进行分析。均值间的比较采用t检验。各变量间的关系用回归分析进行评估。简单关系采用皮尔逊检验。风险因素分析采用为粗略（多因素校正后）比值比（*OR*）和95%置信区间（*CI*）。$P<0.05$时为差异有统计学意义。

2 结果

2.1 AMS的发病率

2001年筑路工程正式启动，工人首次登上高原，风火山（4779m）、可可西里（4505m）、当雄（4292m）的AMS发病率为63%（126/200）、58%（116/200）、57%（114/200）。因三处的AMS发病率差异无统计学意义（$\chi^2=3.28$，$P>0.05$），故将数据合并。AMS、HACE和HAPE的总发病率分别为59%（356/600）、0.50%（3/600）和0.83%（5/600）。

随着高原暴露时间的延长，通勤者中AMS的发病率逐渐降低（$\chi^2=11.07\sim8.40$，$P<0.01$）。在随访记录完整的通勤者中，AMS的发病率从2001年的59%降至2005年的29%（$\chi^2=58.91$，$P<0.001$）。而新来者的AMS发病率每年基本不变（63%～57%）（$\chi^2=0.17$，$P>0.05$）。因此，从第4年开始，与新来者相比，通勤者的AMS发病率相对较低（$\chi^2=5.75\sim11.58$，$P<0.05\sim0.001$）（图1）。

2001年通勤者登上高原后的第1天，LLSS总评分均值为（3.3±0.6）分，至2005年则显著下降至（1.7±0.6）分（$P<0.001$）。2005年在最后的轮岗期间，通勤者中的LLSS总分显著低于新进者［（1.7±0.56）分 *vs.*（4.3±0.44）分，$P<0.001$］。与通勤者相比，新进者发生AMS的风险显著较高（$OR=2.4\sim3.2$；95% $CI=1.2\sim4.6$）。

2.2 AMS的严重程度

在首次登上高原时，重度AMS（LLSS得分＞5）的发病率为8.2%（49/600）。在所有受试者、轻度AMS患者和重度AMS患者中，LLSS得分的均值分别为（2.4±0.4）分、（4.1±0.4）分和（5.7±0.5）分（$P<0.001$，表1）。

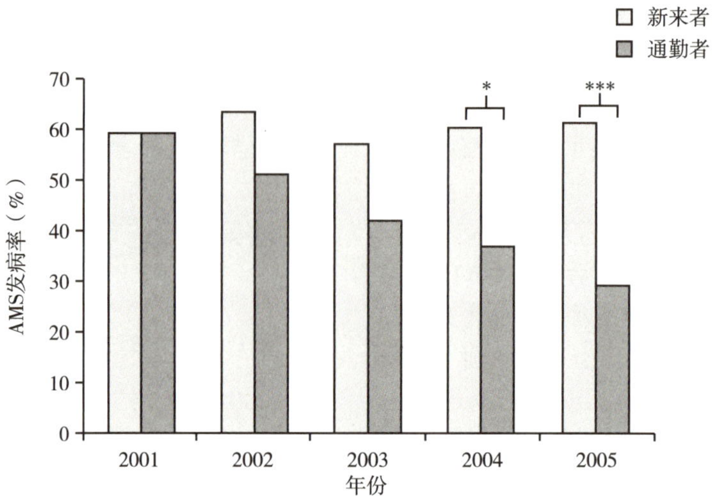

图1　通勤者和新来者中AMS（LLSS评分＞3）的发生率。2001年，所有工人均为新进者，图中所设通勤者一栏仅作示意。通勤者中AMS的发生率显著下降。*P＜0.05；**P＜0.001

表1　2001年首次登上高原时AMS的发病率和LLSS评分（分，$\bar{x}\pm s$）

组别	所有受试者（n＝600）	轻度AMS患者（n＝307）	重度AMS患者（n＝49）
LLSS评分	2.4±0.4	4.1±0.4	5.7±0.5
P值	＜0.001	＜0.001	

注：AMS，急性高原病；LLSS，路易斯湖评分系统。

在356例AMS通勤者中，108例（30%）的LLSS总分为3，199例（56%）总分为4，22例（6%）总分为5，27例（8%）总分＞5（范围6～15）。

通勤者重度AMS、HACE和HAPE的发病率呈下降趋势。第二次轮换时（2002年），通勤者重度AMS的发病率为5.4%（32/592），HACE的发病率为0.3%（2/592），HAPE的发病率为0.5%（3/592）；第三次轮换时（2003年），三者的发病率分别为4.4%（26/587）、0.3%（2/587）和0（0/587）；第四次轮换时（2004年），三者的发病率分别为2.9%（17/581）、0（0/587）和0（0/587）；第五次轮换时（2005年），三者的发病率分别为2.1%（12/576）、0（0/587）和0（0/587）；2001年通勤者中重度AMS的发病率为8.2%，至2005年则显著降至2.1%（χ^2＝22.11，P＜0.001，图2）。

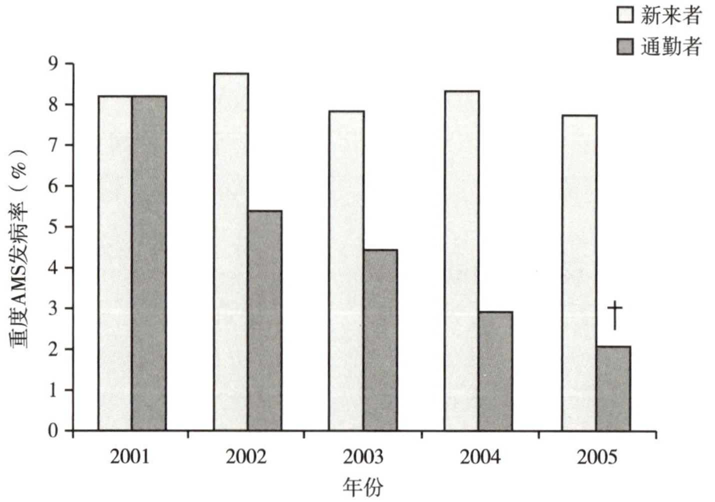

图2　通勤者和新来者中严重AMS（LLSS评分＞5）的发生率。随着高原暴露时间的增加，通勤者中重度AMS的发生率逐渐下降。2001年与2005年比较差异有统计学意义（P＜0.05）

相比之下，新来者重度AMS的发病率（8.8% *vs.* 7.7%，$\chi^2=0.17$，$P>0.05$）、HAPE的发病率（1.2% *vs.* 0.5%，$\chi^2=0.8$，$P>0.05$）和HACE的发病率（0.8% *vs.* 0.5%，$\chi^2=0.1$，$P>0.05$）多年来差异不大。

通勤者重度AMS的发生率2001年为14%，在2002年、2003年、2004年和2005年则分别降至11%、11%、9%和7%；2001年和2005年的差异有统计学意义（$\chi^2=4.77$，$P<0.05$）。

通勤者总LLSS评分均值逐年下降［2001年、2002年、2003年、2004年和2005年分别为（3.6±0.6）分、（3.3±0.4）分、（2.8±0.4）分、（2.4±0.4）分和（1.7±0.6）分］。与此相似，AMS通勤者（LLSS＞3）的LLSS总分从2002年的（4.8±0.4）分显著降至2005年的（3.4±0.5）分（$P<0.001$）。相比之下，在此5年间，新来者AMS的LLSS总分均值无显著变化（$P>0.05$，图3）。

罹患重度AMS（LLSS＞5）的工人下撤至海拔较低（3486m）的医院休整数天，直至AMS症状消退。随后，允许这些工人返回建筑工地。被诊断为HACE或HAPE的受试者被转运至海拔更低的地区（2808m的格尔木或2261m的西宁），并住院接受治疗。这些工人被禁止重返高原地区建筑工地，随后失访（在通勤者中，2002—2003年有5例HAPE和2例HACE患者；在新来者中，2001—2005年有26例HAPE患者和18例HACE患者）。

2.3 AMS的个体易感性

最初招募的600名受试者累计进入高原地区2987次。78名通勤者（13%）在5年间完全没有AMS的症状和体征，106名（18%）有一个或两个症状或体征，其LLSS评分未超过3分；68%（408/600）出现1次AMS，50%（297/592）出现2次，41%（243/587）出现3次，31%（183/587）出现4次，21%（125/587）出现5次。5名受试者发生AMS的次数超过2次，但均未达到既往LLSS评分超过3分的标准（Schneider等，2002）。因此，总共有184人（31%）为AMS−，297人（50%）为AMS＋；其他受试者居于两者之间，故未纳入最后的比较。

2001—2005年，通勤者第2次（2002年）、第3次（2003年）、第4次（2004年）和第5次（2005年）进入高原后反复发生AMS的频率分别为51%（302/592）、42%（245/587）、37%（215/581）和29%（167/576）（图4）。

从第2次轮换到第5次轮换，AMS＋的百分比从50%显著下降至21%（$\chi^2=102.53$，$P<0.001$）。AMS＋＋也从41%显著下降至21%（$\chi^2=42.38$，$P<0.001$）。

如同所料，AMS＋受试者比AMS−受试者对AMS显著易感（$OR=4.34$，95%$CI=1.83\sim10.68$，$P<0.01$），且LLSS总分更高（表2）。

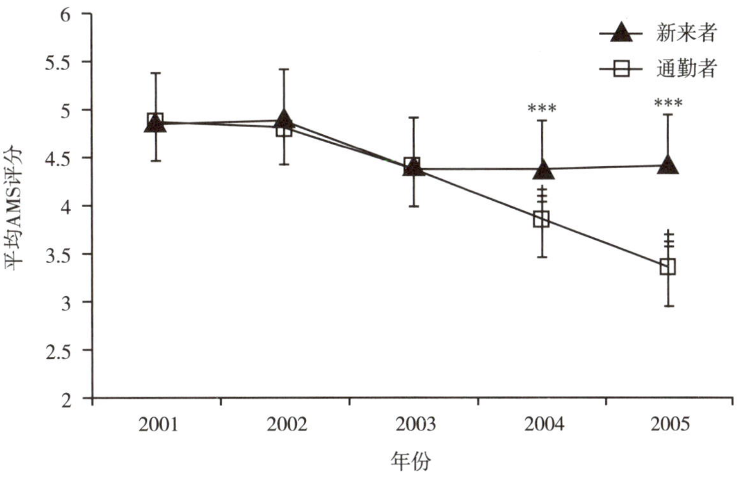

图3 新来者和通勤者中的AMS评分（$\bar{x}\pm s$）。通勤者在第二次轮换至最后一次轮换，其AMS评分显著下降（*** $P<0.001$），而在新来者中AMS评分在每次登上高原后基本保持不变（$P>0.05$）。在最后两次轮换中，通勤者的平均AMS评分显著高于新来者（* $P<0.001$）

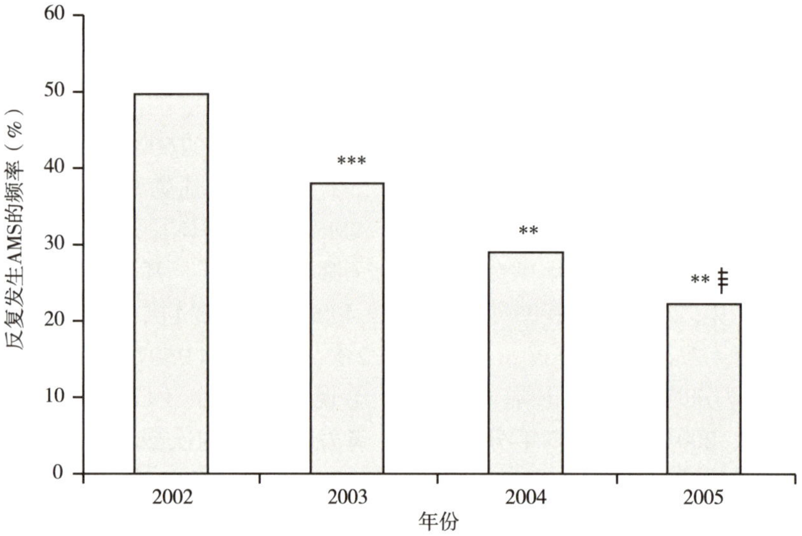

图4　反复发生的AMS。反复发生的AMS的发生频率随着暴露于慢性间歇性缺氧环境时间的延长而逐渐下降。** $P<0.01$；*** $P<0.001$；2002年和2005年比较差异有统计学意义（$P<0.001$）

表2　不同AMS易感性受试者中的LLSS评分（分，$\bar{x}\pm s$）

组别	AMS-（$n=184$）	AMS+（$n=297$）	AMS++（$n=24$）
LLSS评分	1.2±0.4	4.9±0.3	5.8±0.5
P值	<0.001	<0.001	

注：LLSS，路易斯湖评分系统；AMS-，未发生AMS；AMS+，反复发生AMS（>2次），LLSS评分>3；AMS++，经常或定期头痛，历史评分>3（详见“方法”部分）。

2.4　AMS的病程

356例AMS患者中，143例（40%）在进入高原后第1天发生AMS，55例（44%）在第2天和第3天发病，58例（16%）在第4～7天发病。45名（13%）通勤者在抵达高原1～2小时内出现症状，这些受试者后来被确定为AMS易感者。

通勤者AMS症状的平均持续时间要比新进者短。在抵达高原后第5天，68%的初抵高原即发生AMS的通勤者症状消失，而其余患者在接下来的6～8天仍有轻度头痛，并伴轻度劳累后呼吸困难。相比之下，42%～48%的新进者在抵达高原的第1天即发生AMS，5天后33%～37%的患者仍有症状，在一些患者中症状可持续6～12天。

2.5　心率

新进者的平均静息心率在海平面为（68±8）次/分，抵达海拔4905m后则升至（90±16）次/分。而通勤者首次抵达高原后心率升幅较低；但在第5轮中，通勤者抵达高原后的静息心率［（79±13）次/分］仍显著高于世居藏族［（64±7）次/分］（$P<0.001$）（图5）。

我们发现，与通勤者相比，脉搏较快（>85次/分）的新进者发生AMS的风险较高（$OR=1.5$，95% $CI=1.1\sim2.7$；$P<0.01$）。然而，无论通勤者还是新进者，暴露于高原地区后的脉搏升幅的个体差异较大。

平均静息心率与AMS存在显著相关，AMS评分为3、4、5和>5的新进者，其心率分别为（86±17）次/分、（91±18）次/分、（93±21）次/分和（96±18）次/分。在抵达高原后的第1天，AMS+受试者的平均HR显著快于AMS-受试者［（92±17）次/分 *vs.*（81±13）次/分，$P<0.01$］。此外，AMS症状较严重者可能会有较高的静息心率，但差异无统计学意义。

2.6　血压

新来者初抵高原后，其收缩压和舒张压分别增加8%和10%，但10～21天后恢复正常。通勤者血压并无显著增高，其收缩压和舒张压均随高原暴露时间的延长呈下降趋势。回撤平原地区

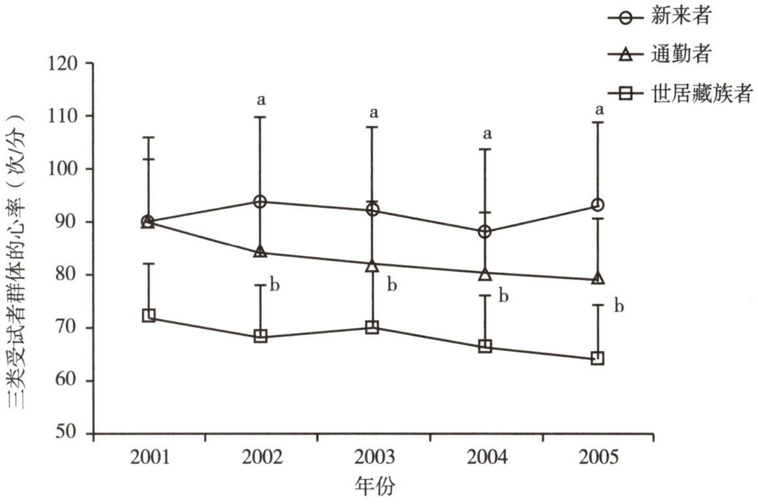

图5　在抵达高原当天1小时内测量的心率（$\bar{x}\pm s$）。新来者的心率急剧升高，而通勤者则在抵达高原时会有轻微升高，两者均高于世居藏族。a.新来者与通勤者之间比较$P<0.001$；b.与世居藏族比较$P<0.001$。

后，收缩压和舒张压均恢复至去往高原地区前的水平。AMS＋受试者的心率略高于AMS−受试者，但差异无统计学意义。

2.7　SaO_2

每年，新来者的静息SaO_2均低于通勤者（$P<0.05\sim0.001$），且两者的SaO_2均低于世居藏族（图6）。AMS＋受试者的平均SaO_2显著低于AMS−的受试者（$P<0.01$）（图7）。

SaO_2与LLSS总分显著相关（$R=-0.23$，$P<0.01$）。在10例随后发生HAPE的AMS患者中，平均SaO_2为68%±4%；相比之下，在245名存在AMS但未发生HAPE的受试者中，平均动脉SaO_2为80%±5%（$P<0.001$）。

2.8　Hb水平

通勤者在初抵高原时Hb为（15.5±1.5）g/dl，此后随着高原暴露时间增加，在高原停留6个月后进行第5次轮换时升高至（17.4±1.6）g/dl（范围12.5～18.0g/dl）。总体而言，通勤者的Hb水平高于新进者。参与建筑工程的世居藏族的Hb正常，均数为（15.4±1.2)g/dl，范围13.0～17.1g/dl，显著低于通勤者和新进者（$P<0.05$）。通勤者返回海平面30天内其Hb即恢复至去往高原前的水平。

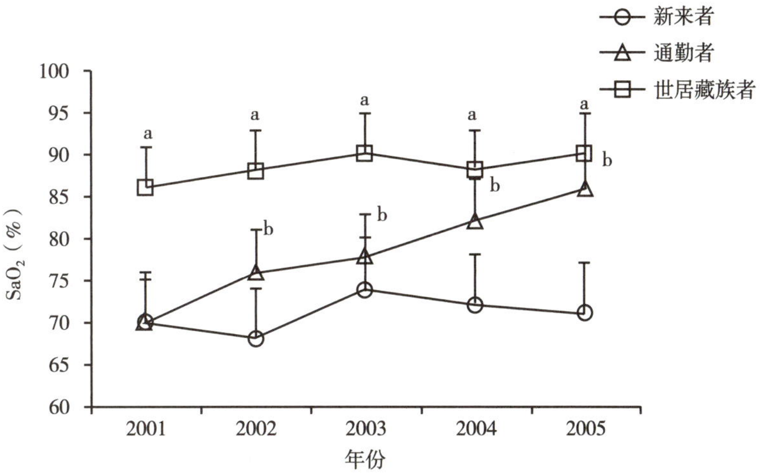

图6　在抵达高原当天1小时内测量的SaO_2（$\bar{x}\pm s$）。与通勤者相比，新来者的SaO_2小幅下降，但差异有统计学意义（$P<0.05$）。通勤者和新来者的SaO_2均低于世居藏族。新来者与通勤者之间比较$^{a}P<0.001$；与世居藏族比较，$^{b}P<0.001$

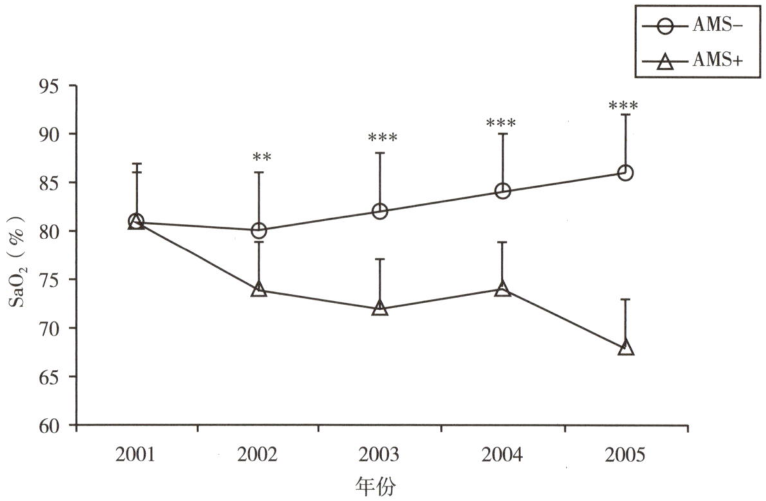

图7　AMS易感（AMS＋）和非AMS易感（AMS-）受试者的平均SaO_2

注：* P＜0.01；** P＜0.001。

2.9　肺动脉压

受试者在平原地区时的静息mPAP处于正常范围内［（14.8±2.6）mmHg］。在抵达高原1～2周，32%（38/120）的受试者mPAP略有升高，即从平原地区的（15.1±3.5）mmHg升至高原的（22.4±4.7）mmHg（范围20.2～27.6mmHg）。6%（7/120）的受试者出现肺动脉高压［mPAP：（26.8±5.2）mmHg；范围25.0～31.5mmHg］。吸入纯氧可迅速降低mPAP至正常值［（18.8±3.2）mmHg］。绝大多数受试者在高原居住15～30天，其升高的mPAP可恢复正常［mPAP分别为（18.7±3.4）mmHg和（17.5±3.1）mmHg］。然而，在第3～5次轮换期间（2003—2005年），有8名通勤者出现了进行性和持续性肺动脉高压，其mPAP在平原地区时为（15.6±3.2）mmHg，在高原时则高达（32.4±7.5）mmHg。6名出现肺动脉高压的受试者并发红细胞增多症。

这5年间，我们在10名新进者身上发现HAPE的临床和影像学证据。他们的mPAP为（37.7±8.2）mmHg，显著高于无HAPE的受试者［（19.6±4.8）mmHg，P＜0.001］。随着AMS的发展，AMS＋和AMS-受试者之间的mPAP未表现出显著差异［（19.2±5.5）mmHg *vs.*（18.7±5.7）mmHg，P＜0.05］。参与施工的所有世居藏族的mPAP类似于平原居民在海平面时的mPAP［（18.8±3.1）mmHg］。

3　讨论

3.1　CIH与AMS的发病率及严重程度

本研究发现，新进者在海拔4525m的AMS发病率为59%～63%，略高于意大利阿尔卑斯山Margharita hut海拔4559m登山者的发病率（53%）（Maggiorini等，1990），但低于尼泊尔喜马拉雅山脉朝圣者在海拔4300m圣湖地区的发病率（68%）（Basnyat等，2000）。这可能与我们采用相当严谨的AMS定义标准（LLSS总评分＝3分）及不同的海拔升高方式有关。本研究的受试者在8天内逐步升高海拔且停留休息数日，而朝圣者则在2～3天即迅速上至海拔4300m。我们发现，再次升高海拔前5个月内，在海拔4525m环境下长达7个月的习服期可显著减少AMS的发病。本研究中的通勤者AMS的发病率为51%～29%，低于间歇性暴露在海拔3550m环境下智利士兵的发病率（60%）（Brito等，2007），同时比专业天文工作者在莫纳克亚山（海拔4205m）的发病率（69%）要低得多（Onopa等，2007）。在高原反复停留7个月也可影响AMS的严重程度。我们发现重度AMS（LLSS＞5分）的发病率从2011年的8.2%显著下降至2005年的2.1%。与此同时，患AMS通勤者的平均LLSS评分从2002年的（4.8±0.4）分下降至2005年第5次高原暴露时的（3.4±0.2）分。

观察到几种因素可能会影响AMS发病率。首先，本研究中的通勤者在离开海平面地区7～8天以逐级升高海拔的方式进入高原，并于抵达海拔4500m以上的唐古拉山之前在海拔2261～2808m的地区停留5～6天。与之相比，在智利北部和夏威夷开展的相关研究（West等，2007）发现，从海平面地区出发以直升机或机动车等较快方式到达高原可使AMS的风险显著上升。其次，本研究的受试者均接受过高原效应的相关知识培训，对高原病有充分的认识，可能会影响其行为（Hackett等，1976；Kayser，1991；Gaillard等，2004）。不过，由于新进者也同样接受过培训且与通勤者暴露在同样升高的海拔环境中，所以，通勤者AMS的发病率逐渐下降，这一现象很难用海拔上升速度或对AMS的认知程度予以解释，但极有可能是因为通勤者在海平面地区停留5个月后重返高原时，仍具有足够的习服能力来预防AMS。支持这一假设的是，本研究发现通勤者的SaO_2更高，提示存在生理学方面的原因。由于不允许自行服药，因此在药物预防效果方面不太可能存在偏倚因素。鉴于退出率极低，因此也不会影响AMS的发病率及严重程度。另外，由于AMS的评估有赖于主观报告的症状，因此，或可出现受试者因在高原首次发病后了解到AMS的具体发病情况而对症状与严重程度漏报的情况。

有关高原反复长期暴露与AMS的研究很少。Richalet等（2002）研究了以各种方式在低海拔与高海拔地区之间通勤的智利矿工。研究表明，通勤者抵达高原后的前2天仍可出现轻度AMS的症状及睡眠障碍，该结果不受CIH暴露期的影响。Brito及同事（2007）观察了CIH对4天高原（海拔3550m）和3天海平面通勤计划对军人的影响，结果显示大多数受试者重返高原后仍会出现AMS症状，说明即使CIH情况持续12年，仍无法完全预防AMS。上述研究中的两组智利人群可能在被招募时已有一定程度的高原习服，使其后继暴露所产生的改善程度较低，然而，我们的研究结果却与之形成鲜明对比，因为明确了随时间推移AMS抗性有所改善的模式。

3.2 CIH对高原习服的影响

我们的研究结果提出了一个问题：在返回海平面后高原习服还可维持多久？一般认为，在返回较低海拔或海平面后2～4周习服丧失（Kayser，1991；Hultgren，1997；Schneider等，2002；Gaillard等，2004；West等，2007）。因此，我们预计本研究中的受试者在海平面停留5个月内失去习服能力。然而，结果却发现，通勤者每次重返高原后AMS的发病率与严重程度均下降，明确提示遗留的习服能力存在一定的累积效应。

近来，Lyons及其同事（1995）报道，在4300m预习服3周、低海拔停留8天后重新到达高原后AMS的发病率及严重程度均比此前无高原暴露组更低。Beidleman等（1997）在之后的研究中通过类似方案对该遗留效应相关的参数进行了观察。他们的计算结果表明，海平面地区停留8天后的平均效应，SaO_2维持92%，血浆容量维持74%，在75%最大吸氧量下乳酸浓度保持58%。此外，Beidleman等（2004）还发现，持续3周间歇性高原暴露（海拔4300m：4小时/天，5天/周）提供了一个有效替代逐渐习服高原的方法，可增加静息通气量和降低AMS发病率及严重程度。与之相似，Farias（2006）对智利北部间歇性高原暴露的一组矿工进行研究。矿工的通勤计划为在海拔4500m工作7天，随后在海平面停留7天，持续3年。他们观察到间歇性缺氧暴露可使矿工在3年内保持较好程度的习服能力（Farias等，2006）。在本研究中，通勤者的静息SaO_2高于新进者，提示存在可持续的高原习服能力。

研究证明其他各种CIH暴露方法都有助于提高高原习服能力（Katayama等，2001；Prabhakar和Kline，2002；Richalet等，2002；Bei-dleman等，2003；Heinicke等，2003；Beidleman等，2004；Farias等，2006；Prommer等，2007）。在高原习服过程中，各相关系统暂时“关闭”的瞬变时间，其过程可能有所不同，即便在海平面停留数月仍留有某些有益效应（West等，2007）。基于本研究的发现，我们提出在高原持续停留的时间具有重要意义，而高原习服7个月的较长间歇性缺氧期所产生的效应可能有别于仅为4天（Schmidt，2002；Brito等，2007）、7天（Prabhakar和Kline，2002；Richalet等，2002；Schmidt，2002；Antezana，2003；Farias等，2006）、11天（Schmidt，2002；Prommer等，2007）甚至4周（Sarybaev等，

2003）的较短间歇性缺氧期。另一个关于CIH的有趣实例是在夏威夷登顶莫纳克亚山（4200m）工作的天文工作者（Forster，1986）。其中一种模式为山地作业40天，随后在海平面办公室工作40天。山地作业由4个班次组成，每班次工作5天，外加在Hale Pohaku（3000m）做最初一晚习服。5天的海平面休息穿插于山地作业的各班次中间。另一种模式则为每日在海平面与莫纳克亚山峰顶之间往返，每日工作6小时。作者报道称，尽管诊断标准未做清晰定义，但换班作业工作者与每日通勤者AMS的发病率无显著性差异（Forster，1986）。研究结果显示，换班工作者在莫纳克亚山工作5天所产生的习服能力在海平面停留40天后消失（West等，2007）。

另外，还有许多未见报道的迹象显示，数年极高海拔持续暴露可改善习服能力。目前已注意到，每年到访喜马拉雅山的登山者在后继到访时所表现的症状程度较轻并且体能改善更迅速。许多登山者没有出现任何症状，或在海拔6100m体能仅出现轻微下降（Hultgren，1997）。此前经常性的高原暴露可减少AMS的风险，同时可增加登顶6962m阿空加瓜峰的成功率（Pesce等，2005）。本研究表明，反复长时间暴露在高原环境下可降低AMS的易感性，即便在低海拔停留达5个月后也是如此。

3.3 CIH对AMS易感性的影响

间歇性缺氧的研究结果表明，在任何海拔-时间关系中个体易感性均存在巨大差异（Schmidt，2002；West等，2007）。本研究也发现AMS的个体易感性因人而异。有人可每年发生AMS，而有人则罕有发病或从未发病。有人在抵达首日即发病，而有人则在第5～7天发病。

从同一个体的AMS复发情况不难看出，个体对AMS的易感性表现出反复性的特点（Bartsch和Roach，2001；Schneider等，2002）。在我们所研究的通勤者中，某些人员AMS反复发病超过2次（297例，50%），其中125人（21%）在5年随访期间AMS反复出现多达5次。

长期CIH暴露是否可降低对AMS的易感性？某些研究显示，如果在平原地区停留时间过长，则此前高原暴露与AMS易感性之间并无关联（Hackett等，1976；Hackett和Rennie，1979）。然而，另有研究表明，频繁暴露能够在很大程度上克服易感性问题，进而使得AMS的风险下降5倍（Richalet等，1988；Honigman等，1993；Schneider等，2002；Bartsch等，2004；Pesce等，2005）。Schneider及其同事（2002）观察到此前2个月内的暴露史可对易感性产生显著影响，从而进一步确认了其他研究结果（Kayser，1991；Gaillard等，2004）。本研究数据显示，在第2～5个换班周期内的AMS阳性率从2002年的50%下降至2005年的21%。CIH后AMS发病率逐渐下降的结果表明，经7个月的长期高原暴露后，AMS易感性降低的生理效应在海平面居住5个月后仍可持续。

3.4 CIH患者SaO_2与心率的变化

通勤者SaO_2水平高于新进者。SaO_2升高的机制可能与外周化学感受器刺激（Katayama等，2001；Prabhakar和Kline，2002）诱发的低氧通气反应所导致静息通气量增加有关（Beidleman等，2004）。短期内反复进入高原所形成的长期间歇性缺氧可增加急性缺氧通气反应（Prabhakar和Kline，2002）。相比之下，在所有5个工作班次期间，全部AMS＋者在抵达海拔4525m当日的SaO_2显著性低于AMS－者。AMS＋者SaO_2更低的原因与通气不足或气体交换功能受损有关（Roach等，1998）。

AMS＋者出现SaO_2下降与较快心率相关。另一项研究表明，在海拔3038m，仅脉搏与AMS显著相关，而与SaO_2无关（O'Connor等，2004）；另有研究报道，在4500m发生AMS的尼泊尔朝圣者，其较低的SaO_2与较快的心率相关（Shah等，2006）。因此，预计心率加快可通过抵消血中氧浓度的下降从而维持氧的运输。心率加快在一定程度上与交感神经活性增强有关（Loeppky等，2003；Mazzeo和Reeves，2003）。

3.5 CIH患者Hb水平变化

进入高原前，在海平面所测得的Hb水平与低海拔汉族居民相似（Wu等，2005）。在高原暴露期间，第15～30天Hb水平快速上升并在6个月内维持高水平，且高于世居藏族（Wu等，2005）。每次海拔下降后Hb水平出现降低，并在海平面停留期间恢复到正常值水平。该结果与智利北部轮班工人的CIH调查结果吻合。后者研究发现，在低海拔与高海拔之间定期往返长达20年后，他们的总血量、Hb浓度、血细胞比容及血浆促红细胞生成素浓度在每次缺氧－常氧循环内发生了相应的波动（Schmidt，2002）。AMS＋者与AMS－者的Hb水平几乎相同，表明这些数值并非AMS的诊断指标。

3.6 CIH时的肺动脉压变化

本研究表明，低海拔地区工人在首次进入海拔超过4500m时通常会出现一过性的轻度肺动脉高压。由于吸氧可降低肺动脉压，因此肺动脉高压为缺氧性肺血管收缩所引起。在高原停留15天后，升高的肺动脉压降至正常水平，表明对缺氧有暂时且可逆性的的生理学反应。

将本研究与其他一些关于间歇性暴露高原的肺血流动力学研究结果比较如下，Sarybaev等（2003）观察到26名工人前往库姆托尔金矿（4000m）时的mPAP从（14.7±2.7）mmHg升至（25.8±5.3）mmHg。此后mPAP不再进一步变化，而且慢性间歇性缺氧在3年随访期间并未导致进行性肺动脉高压。经过两年半的慢性间歇性缺氧，观察到右心室略有扩大，但与海平面水平相比，肺动脉收缩压随着暴露期延长而未出现显著性改变（Richalet等，2002）。Brito及其同事（2007）在4%的CIH者中发现肺动脉高压（PAPm＞25mmHg），该数据高于普通人群理论值（0.02%）。

4 结论

由于大量人员前往高原地区工作和休闲，因此，对真实或模拟高原的间歇性暴露所产生的影响属于当前的研究热点。由于生理反应的不同，间歇性缺氧暴露模式有很大的差异。青藏铁路建筑工人的通勤模式与智利北部、夏威夷或吉尔吉斯坦的矿工、天文工作者或士兵均有所不同。本研究表明，长期（7×5）个月的通勤模式可逐渐降低AMS的发病率及严重程度，从而降低AMS的易感性。这种CIH的通勤模式在中国青藏高原建设过程中得到越来越多的借鉴。在青藏铁路建成之后，中国政府又启动了多个其他重大工程项目，如西气东输管道工程、从格尔木到拉萨的石油管道工程及从拉萨（3658m）到日喀则（3890m）的新铁路建设工程。许多建设者在参与这些建设项目的过程中都存在发生高原病的风险，而按照本文所述的通勤模式能否降低高原病的发病率仍需要进一步探索。综上所述，7个月反复暴露可提高低海拔地区人员对AMS的对抗作用，即便是在低海拔地区停留5个月也会保留相应的高原习服能力，但仍无法达到高原世居居民的适应水平。

致谢

衷心感谢工作在可可西里、风火山、当雄医院的医生和护士们为研究付出的艰辛努力。本研究受中国国家自然科学基金（NNSF-30393130）项目和“973”项目资助。

利益声明

本文作者Wu、Ding、Liu、Yu、Jia、Duan、Chai、Dai、Zhang、Liang、Zhao、Qi、Sun和Kayser均与本文内容无利益冲突或存在需要公开的财务信息。

原文期刊：High Altitude Medicine & Biology Volume 10，Number 3，2009.《高原医学与生物学杂志》2009年第10卷第3期。

参考文献

[1] ANTEZANA A M. Cardiovascular changes in chronic intermittent hypoxia[A]//VISCOR A, RICART DE MESONES A, LEAL C. Health & height: proceedings of the 5th World Congress on Mountain Medicine and High Altitude Physiology[C]. Barcelona: Publicacions de la Universitat De Barcelona, 2003: 151-155.

[2] BACHMAN J J, DAY S, NEWMAN J H. Altitude-induced hypertension in bi-landers[J]. High Alt Med Biol, 2004, 5(3): 380-381.

[3] BARTSCH P, BAILEY D M, BERGER M M, et al. Acute mountain sickness: controversies and advances[J]. High Alt Med Biol, 2004, 5

(2): 110-124.

[4] BARTSCH P, ROACH R. Acute mountain sickness and high-altitude cerebral edema [A] // HORNBEIN T F, SCHOENE R B. High altitude: an exploration of human adaptation [M]. New York: Marcel Dekker, 2001: 731-776.

[5] BASNYAT B, SUBEDI D, SLEGGS J, et al. Disoriented and ataxic pilgrims: an epidemiological study of acute mountain sickness and high-altitude cerebral edema at a sacred lake at 4300 m in the Nepal Himalayas [J]. Wilderness Environ Med, 2000, 11 (2): 89-93.

[6] BEIDLEMAN B A, MUZA S R, FULCO C S, et al. Intermittent altitude exposures improve muscular performance at 4,300 m [J]. T Appl Physiol (1985), 2003, 95 (5): 1824-1832.

[7] BEIDLEMAN B A, MUZA S R, FULCO C S, et al. Intermittent altitude exposures reduce acute mountain sickness at 4300 m [J]. Clin Sci (Lond), 2004, 106 (3): 321-328.

[8] BEIDLEMAN B A, MUZA S R, ROCK P B, et al. Exercise responses after altitude acclimatization are retained during reintroduction to altitude [J]. Med Sci Sports Exerc, 1997, 29 (12): 1588-1595.

[9] BRITO J, SIQUÉS P, LEÓN-VELARDE F, et al. Chronic intermittent hypoxia at high altitude exposure for over 12 years: assessment of hematological, cardiovascular, and renal effects [J]. High Alt Med Biol, 2007, 8 (3): 236-244.

[10] BURTSCHER M, FLATZ M, FAULHABER M. Prediction of susceptibility to acute mountain sickness by SaO_2 values during short-term exposure to hypoxia [J]. High Alt Med Biol, 2004, 5 (3): 335-340.

[11] CHENG D S, YANG Y X, BIAN H P, et al. A study on evaluation of the high-altitude pulmonary hypertension by Doppler echocardiography [J]. Chin J Appl Physiol, 1996, 12 (1): 2.

[12] DUBOWITZ G, PEACOCK A J. Pulmonary artery pressure in healthy subjects at 4250 m measured by Doppler echocardiography [J]. Wilderness Environ Med, 2007, 18 (4): 305-311.

[13] FARIAS J G, OSORIO J, SOTO G, et al. Sustained acclimatization in Chilean mine workers subjected to chronic intermittent hypoxia [J]. High Alt Med Biol, 2006, 7 (4): 302-306.

[14] FORSTER P. Telescopes in high places [A] // HEATH D. Aspects of hypoxia [C]. Liverpool: Liverpool University Press, 1986: 217-233.

[15] GAILLARD S, DELLASANTA P, LOUTAN L, et al. Awareness, prevalence, medication use, and risk factors of acute mountain sickness in tourists trekking around the Annapurnas in Nepal: a 12-year follow-up [J]. High Alt Med Biol, 2004, 5 (4): 410-419.

[16] HACKETT P H, RENNIE D. Rales, peripheral edema, retinal hemorrhage and acute mountain sickness [J]. Am J Med, 1979, 67 (2): 214-218.

[17] HACKETT P H, RENNIE D, LEVINE H D. The incidence, importance, and prophylaxis of acute mountain sickness [J]. Lancet, 1976, 2 (7996): 1149-1155.

[18] HEINICKE K, PROMMER N, CAJIGAL J, et al. Long-term exposure to intermittent hypoxia results in increased hemoglobin mass, reduced plasma volume, and elevated erythropoietin plasma levels in man [J]. Eur J Appl Physiol, 2003, 88 (6): 535-543.

[19] HONIGMAN B, THEIS M K, KOZIOL-MCRAIN J, et al. Acute mountain sickness in a general tourist population at moderate altitudes [J]. Ann Intern Med, 1993, 118 (8): 587-592.

[20] HULTGREN H. Acclimatization [A] //HULTGREN H. High altitude medicine [M]. Stanford, CA: Hultgren Publications, 1997: 165-180.

[21] KATAYAMA K, SATO Y, MOROTOME Y,

et al. Intermittent hypoxia increases ventilation and SaO_2 during hypoxic exercise and hypoxic chemosensitivity[J]. J Appl Physiol (1985), 2001, 90(4): 1431-1440.

[22] KAYSER B. Acute mountain sickness in western tourists around the Thorong Pass (5400 m) in Nepal[J]. J Wilderness Med, 1991, 2(2): 110-117.

[23] KITABATAKE A, INOUE M, ASAO M, et al. Noninvasive evaluation of pulmonary hypertension by a pulsed Doppler technique[J]. Circulation, 1983, 68(2): 302-309.

[24] LOEPPKY J A, ICENOGLE M V, MAES D, et al. Body temperature, autonomic responses, and acute mountain sickness[J]. High Alt Med Biol, 2003, 4(3): 367-373.

[25] LYONS T P, MUZA S R, ROCK P B, et al. The effect of altitude pre-acclimatization on acute mountain sickness during reexposure [J]. Aviat Space Environ Med, 1995, 66 (10): 957-962.

[26] MAGGIORINI M, BÜHLER B, WALTER M, et al. Prevalence of acute mountain sickness in the Swiss Alps[J]. BMJ, 1990, 301(6756): 853-855.

[27] MAZZEO R S, REEVES J T. Adrenergic contribution during acclimatization to high altitude: perspectives from Pikes Peak[J]. Exerc Sport Sci Rev, 2003, 31(1): 13-18.

[28] O'CONNOR T, DUBOWITZ G, BICKLER P E. Pulse oximetry in the diagnosis of acute mountain sickness[J]. High Alt Med Biol, 2004, 5(3): 341-348.

[29] ONOPA J, HALEY A, YEOW M E. Survey of acute mountain sickness on Mauna Kea[J]. High Alt Med Biol, 2007, 8(3): 200-205.

[30] PESCE C, LEAL C, PINTO H, et al. Determinants of acute mountain sickness and success on Mount Aconcagua (6962 m) [J]. High Alt Med Biol, 2005, 6(2): 158-166.

[31] POWELL F L, GARCIA N. Physiological effects of intermittent hypoxia[J]. High Alt Med Biol, 2000, 1(2): 125-136.

[32] PRABHAKAR N R, KLINE D D. Ventilatory changes during intermittent hypoxia: importance of pattern and duration[J]. High Alt Med Biol, 2002, 3(2): 195-204.

[33] PROMMER N, HEINICKE K, VIOLA T, et al. Long-term intermittent hypoxia increases O2-transport capacity but not VO2max[J]. High Alt Med Biol, 2007, 8(3): 225-235.

[34] RICHALET J P, DONOSO M V, JIMENEZ D, et al. Chilean miners commuting from sea level to 4500 m: a prospective study[J]. High Alt Med Biol, 2002, 3(2): 159-166.

[35] RICHALET J P, KEROMES A, DERSCH B, et al. Physiological characteristics of high altitude climbers[J]. Sci Sports, 1988, 3(2): 89-108.

[36] ROACH R C, BARTSCH P, HACKETT P H, et al. The Lake Louise acute mountain-sickness scoring system[A]//SUTTON J R, COATES G, HOUSTON C S. Hypoxia and mountain medicine[M]. Burlington VT: Queen City Printers, 1993: 272-274.

[37] ROACH R C, GREENE E R, SCHOENE R B, et al. Arterial oxygen saturation for prediction of acute mountain sickness[J]. Aviat Space Environ Med, 1998, 69(12): 1182-1185.

[38] RUBIN L J, American College of Chest Physicians. Diagnosis and management of pulmonary arterial hypertension: ACCP evidence-based clinical practice guidelines[J]. Chest, 2004, 126(Suppl 1): 7S-10S.

[39] SARYBAEV A S, PALASEWICZ G, USUPBAEVA D A, et al. Effects of intermittent exposure to high altitude on pulmonary hemodynamics: a prospective study[J]. High Alt Med Biol, 2003, 4(4): 455-463.

[40] SCHMIDT W. Effects of intermittent exposure to high altitude on blood volume and erythropoietic activity[J]. High Alt Med Biol, 2002,

3(2): 167-176.

[41] SCHNEIDER M, BERNASCH D, WEYMANN J, et al. Acute mountain sickness: influence of susceptibility, preexposure, and ascent rate[J]. Med Sci Sports Exerc, 2002, 34(12): 1886-1891.

[42] SHAH M B, BRAUDE D, CRANDALL C S, et al. Changes in metabolic and hematologic laboratory values with ascent to altitude and the development of acute mountain sickness in Nepalese pilgrims[J]. Wilderness Environ Med, 2006, 17(3): 171-177.

[43] WEST J B. High altitude medicine and biology in North Chile[J]. High Alt Med Biol, 2000, 1(3): 149-151.

[44] WEST J B. Acclimatization to high altitude: truths and misconceptions[J]. High Alt Med Biol, 2003, 4(4): 401-402.

[45] WEST J B. Completion of the railroad to Lhasa[J]. High Alt Med Biol, 2006, 7(4): 263-264.

[46] WEST J B, SCHOENE R B, MILLEDGE J S. Commuting to high altitude for commercial and other activities[A]//HACKETT P H, HORNBEIN T F, SCHOENE R B. High altitude medicine and physiology[C]. London: Hodder Arnold, 2007: 359-370.

[47] WU T, WANG X, WEI C, et al. Hemoglobin levels in Qinghai-Tibet: different effects of gender for Tibetans vs. Han[J]. J Appl Physiol (1985), 2005, 98(2): 598-604.

[48] WU T Y, DING S Q, LIU J L, et al. Who should not go high: chronic disease and work at altitude during construction of the Qinghai-Tibet railroad[J]. High Alt Med Biol, 2007, 8(2): 88-107.

冠状动脉支架植入术后在高原工作是否安全？

致编辑：

我们在此报道一例有冠心病史的49岁男性工程师，经左右冠状动脉植入2根药物涂层支架（Cypher Select，DES，Cordis Co，USA）治疗，术后每天服用一次阿司匹林（300mg）和氯吡格雷（75mg）。支架植入术6个月后，心绞痛症状消失，冠状动脉造影术显示冠状动脉未出现再狭窄。尽管医生强烈建议他不要再去高原，但植入支架2年后，他还是决定以工程师身份去青藏铁路风火山隧道施工点（海拔4905m，压力417托）工作。2001年5月1日，他从北京（海拔76m），乘火车历经约34小时到达格尔木（海拔2808m），然后坐6小时汽车到达风火山隧道。随后，有10天的时间他在海拔4905m工作并在海拔4600m休息，自诉身体状态比术前在平原时好。2002—2005年，他连续往返高原10次，每次都在这一海拔高度连续工作和生活10～15天，未出现明显的症状或体征。他每次到达海拔4905m后，会出现轻度的虚弱、食欲减退及睡眠障碍，但无头痛症状。到达海拔4905m后第一天的路易斯湖计分为1～2分，小于急性高原病诊断的最低标准3分。每日静息12导联心电图显示无心肌缺血或心律不齐现象。二维超声心动图显示左心室功能正常。静息时动脉血氧饱和度（oxygen saturation，SaO_2）为78%～89%。二乘积（心率×收缩压）在到达高原12小时后静息时升至12%，1周后逐步回落至海平面水平。在4600m睡眠监测时出现频繁觉醒、周期性呼吸和较长的第一阶段非快速眼动睡眠时间，夜间平均SaO_2水平低于觉醒时水平（67% *vs.* 88%）。自2006年6月30日隧道竣工以来，该患者一直在北京（海拔76m）生活和工作，至今未出现任何明显的健康问题。

据我们了解，这是第一例有关冠心病支架植入术后患者间歇性重返海拔近5000m高度工作的报道。关于冠状动脉旁路移植术后患者在高海拔地区的耐受情况仍存在争议[1-2]。有些学者建议，对于那些无症状而且运动耐量好的患者，高原暴露为可接受的风险[2-3]。这一观念也适用于冠状动脉支架植入术后的患者[4]。其他人则不同意这种说法，认为陈旧性病变很可能是高原暴露的禁忌证[5]。本文报道的病例为无症状冠心病患者，支架术后6个月未出现再狭窄情况，跟踪2年无发作，提示此类情况风险较低。患者多次往返海拔5000m，感觉良好，未出现心绞痛症状。尽管SaO_2有所下降，但并未出现心肌缺血或心律不齐现象。刚到高原第一周出现的心脏工作增强现象可能是由交感神经系统活动临时增加所致[6]，睡眠障碍和夜间缺氧为常见状况[3]。近年来，Marticorena等[7]研究了模拟低氧技术（即低压舱）对伴有心肌梗死或不伴心肌梗死的冠心病患者进行康复。他们将6例来自低海拔地区的冠心病男性患者，14次置于模拟海拔为4200m的间歇性低氧低压环境中，结果发现心肌灌注明显上升，提示该技术可成为慢性冠心病患者管理的替代技术[8]。

随着冠状动脉支架植入术在冠心病患者治疗中的不断普及，此类人群是否适宜去高原这一问题值得关注。鉴于本文报道案例，我们比较支持无症状患者可在高原从事比较轻松的工作。相比之下，不稳定型冠心病患者，即使是支架植入术后，前往高原仍然是禁忌。

原文期刊：不详。

参考文献

[1] BERNER G, FROELICHER V F, WEST J B. Trekking in Nepal: safety after coronary artery bypass[J]. JAMA, 1988, 259(21): 3184.

[2] HULTGREN H N. The safety of trekking at high altitude after coronary bypass surgery[J]. JAMA, 1988, 260(15): 2218-2219.

[3] WEST J B, SCHOENE R B, MILLEDGE J S. High altitude medicine and physiology [M]. 4th ed. London: Hodder Arnold, 2007: 181-183.

[4] SCHMID J P, NOVEANU M, GAILLET R, et al. Safety and exercise tolerance of acute high altitude exposure (3454 m) among patients with coronary artery disease [J]. Heart, 2006, 92 (7): 921-925.

[5] HULTGREN H N. Coronary artery disease [A] // HULTGREN H N. High altitude medicine [M]. Stanford, CA: Hultgren Publications, 1997: 424-434.

[6] YARON M, HULTGREN H N, ALEXANDER J K. Low risk of myocardial ischemia in the elderly visiting moderate altitude [J]. Wilderness Environ Med, 1995, 6 (1): 20-28.

[7] MARTICORENA E A, MARTICORENA J M, BARDALEZ O, et al. Impact and mid-term assessment of coronary patients rehabilitated with intermittent simulated hypoxia technique [J]. Acta Andina, 1999, 8 (1/2): 57-78.

[8] DEL PILAR VALLE M, GARCÍA-GODOS F, WOOLCOLTT O O, et al. Improvement of myocardial perfusion in coronary patients after intermittent hypobaric hypoxia [J]. J Nucl Cardiol, 2006, 13 (1): 69-74.

玉树地震一次成功的山区救援行动

Wu Tianyi[1]，Li Suzhi[2]，Hou Shike[3]，Ouzhuluobu[4]

[1]中国青海高原医学研究院，西宁　810012，中国
[2]中国人民解放军西藏军区总医院，拉萨　850007，中国
[3]中国国际救援队，北京　100039，中国
[4]西藏大学医学院，拉萨　850002，中国

【摘要】2010年4月14日，青海玉树藏族自治州结古镇发生了里氏7.1级地震，导致至少2698人死亡，12 135人受伤，其中重伤1434人。灾后立即开展救援行动，但面临高原低氧、寒冷低温及恶劣气候的巨大挑战。1434名重症伤员被紧急空运至西宁及其他邻近省市，以便有效施救。最常见的创伤为四肢外伤（49.9%），而最主要的死亡原因为窒息（40.8%）。在这次玉树强震中，来自平原地区救援者罹患急性高原病成为玉树地震期间的特殊医疗问题。我们从玉树地震中吸取了诸多经验教训。

【关键词】玉树地震；山区救援；医疗应急；急性高原病

引言

北京时间2010年4月14日上午7：49，位于中国西北部的青海省玉树藏族自治州结古镇发生里氏7.1级地震，震中距结古镇约30km，坐标为东经96°37′49″，北纬33°16′16″，震源深度33km（数据来源于中国地质台网中心）。结古镇地处偏远崎岖山区，邻近西藏自治区，是玉树的政治、经济和文化中心（图1）。据新华社消息，强震已导致2698人死亡，70人失踪，12 135人受伤，其中重伤1434人。住宅、学校、寺院、公共服务设施全部倒塌或濒临倒塌。当地居民多为康巴藏族，过着游牧生活，在高原上以放养绵羊、牦牛和山羊为生。他们的房屋构造简单，多为土木结构而非砖瓦水泥结构，因而导致地震中结古镇90%以上的房屋受损。结古镇靠近震中，人口10万，伤亡惨重，在地震中几近被毁（图2）。

为应对此次地震，中国政府调集救援物资，派遣救援队伍，不遗余力抢险救灾，一场征服自然灾害的战斗拉开了序幕。在灾区，救援者抢修路障，克服高空缺氧，战胜恶劣气候，营救幸存者，展开医疗急救。4月28日，地震后两周，抢险救援工作顺利进行，成果卓著，但仍存在许多特殊的医疗问题，将在下文详述。我们应从中总结经验，吸取教训。

1　特殊挑战

与四川汶川地震或其他发生在平原地区的地震相比，玉树地区救灾工作难度更大，这是因为玉树地处青海偏远落后地区。救灾工作面临包括恶劣气候、寒冷、高原缺氧等巨大困难，救援队伍也面临许多特殊挑战。

第一，玉树是世界上发生地震海拔最高的地区之一。震区平均海拔4000m（最低3750m，个别村落高达4878m以上），气压416～462mmHg（1mmHg＝133.322Pa），而大气氧分压在87～97mmHg，仅相当于海平面氧分压的61%或近50%。因此，高原缺氧对山区救援行动来说是一个巨大的挑战。

第二，海拔高，气温低至零度以下，白天平

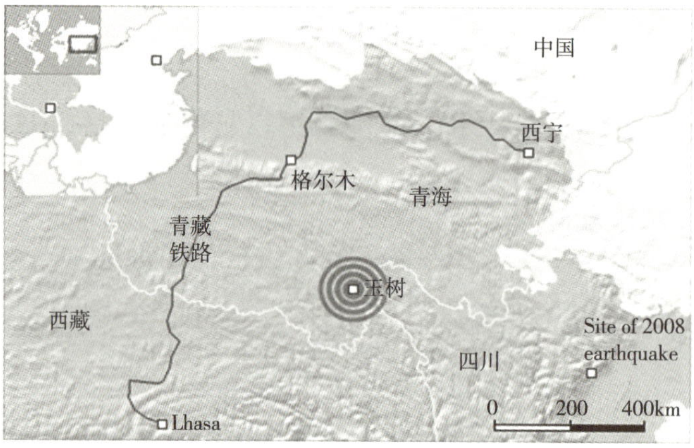

图1　玉树地震图示

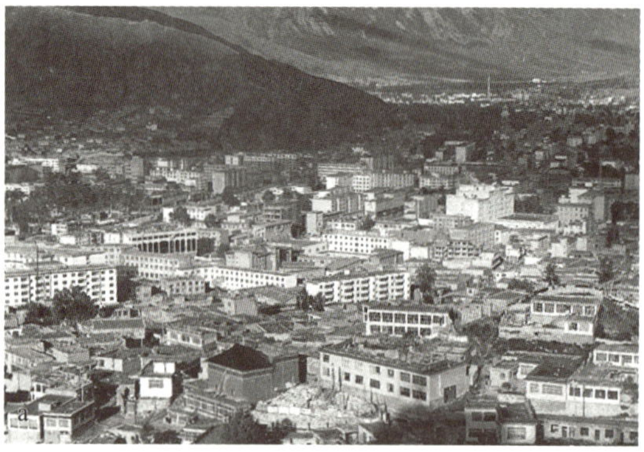

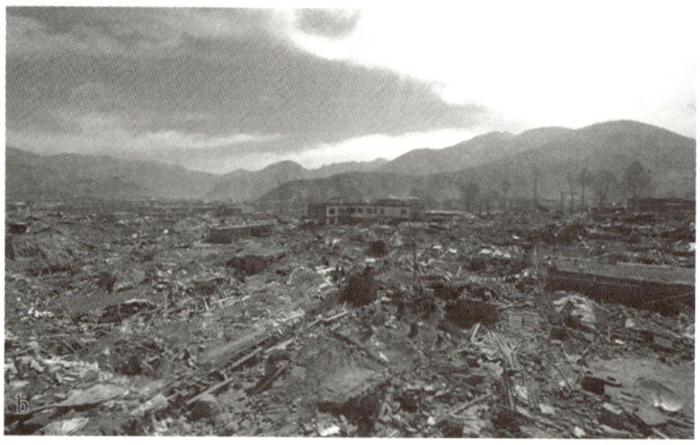

图2　玉树结古镇地震前（a）后（b）

均气温在−4.3℃；结古镇春天的夜间温度可降至−15～−12℃。寒冷给救援工作带来困难，是山区救援的独特挑战。

第三，发生7.1级地震后，该地区在随后5天再次发生1200多次余震，妨碍了救援工作的进行。

第四，大部分当地康巴人是虔诚的佛教徒，所以尊重当地藏族宗教信仰和风俗习惯，这也给玉树救援带来巨大的政策挑战。

2　灾后迅速展开救援

为应对此次地震，中国领导人迅速赶赴灾区，现场指导救援工作。他们号召军队及当地居民共同努力，搜救受困受伤人员，以期最大限度地减少伤亡。中国政府要求青海省政府和有关部门全力以赴挽救生命，发放救援物资，派遣救援队伍。

地震急救的“黄金时间”为72小时。中国救灾部门为玉树地震紧急发起救援行动。一级应急响应指国家财政部门在震后24小时内组织协调，开展应急处置工作，将救援队和救援物资通过火车或飞机尽快送至灾区。

2010年4月14日，包括中国国际救援队在内的数支专业救援队第一时间抵达西宁曹家堡机场，随后立即乘机或乘车在12～18小时内奔赴玉树灾区，到达后立即开始夜以继日地工作，营救被掩埋在废墟下的幸存者。

同时，1000多名士兵、警察、消防队员和救援人员迅速抵达玉树。在结古镇，他们同当地的藏族僧侣共同艰难而忙碌地开展救援工作，积极从废墟中搜救受灾群众，在缺乏重型装备的情况下成功营救出1000名幸存灾民，并挽救了17 000多名生命。

与此同时，中国政府和红十字会通过陆运和空运向灾区运送了大量救灾物资，包括帐篷、毛毯、棉衣、棉被、水、食物和药物等。当地政府向受灾群众提供了食物、衣服及避难场所。灾区人民住在临时安置点（棉质帐篷），生活条件有所改善，可以御寒。

3 医疗急救

2010年4月14日，卫生部即刻启动应急机制，从青海、四川、甘肃、陕西、宁夏及西藏自治区等邻近省和自治区派遣287名医务人员赶赴灾区。随后，卫生部组织了18个小组共396位急救专家，以及60个救援队共1320名医务人员参与救援。

同时，解放军总后勤部卫生部成立军事医疗救援指挥领导小组。兰州军区联合解放军总后勤部卫生部及其他相关部队快速成立相关救援组织，建立24小时紧急值班机制。军队和地方医疗急救协调机制保障了快速的决策和行动。这是一场与死亡的战斗！

震后第3天，由群众和军人组成的约35支医疗队共3346名医务人员在玉树地震后持续工作（图3）。在最后8天里，他们先后医治了40 000名伤者和病员。卫生部门为地震灾区安排了400辆救护车，1000U/或200 000ml血液。在继续治疗伤者的同时，中国卫生部门在受灾地区还计划启动基本医疗服务。自地震以来，灾区大多数医务人员因工作需要成为外科医生和护士。地震后的8天里，他们完成了544台紧急外科手术，外省医务人员被安排至当地的救援站，他们不仅提供医疗服务还对当地的医生进行培训。

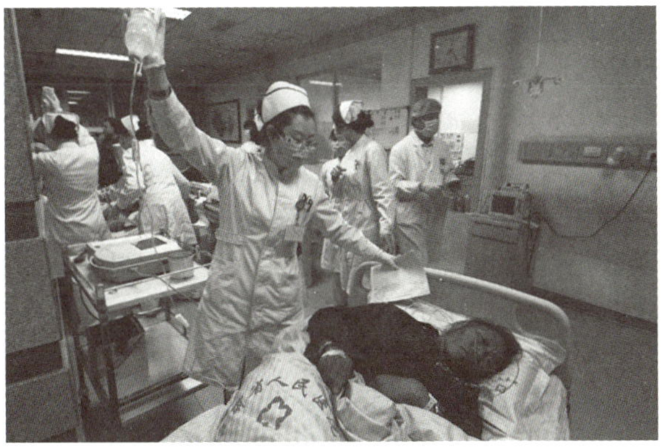

图3　医务人员在当地救助站辛劳工作

在灾区建有100多个地震医疗急救室、医疗救护站和临时避难所。另外，有两所方舱医院分别为北京军事野战医院和济南军事野战医院，在医疗护理方面起到重要作用，是结古镇的紧急救援中心。

更多的内科、妇科、眼科和儿科医生，特别是擅于处理震区高发病的医生，被派至灾区。此外，震后前3天共有31名藏族孕妇临产，4名孕妇顺产。

4 快速运送伤者

因震区海拔超过4000m，当地医疗设备严重损坏，地势恶劣，山体滑坡毁坏了高速路等基础设施，救援中心快速做出决策，即刻调用飞机将所有重伤者送往青海海拔相对较低地区及邻近省市。

玉树巴塘机场于4月14日中午重新开放，每天至少有10个航班抵达。该机场于2009年才进行重建，地震前每周通常有3个航班起降。中国人民解放军空军调集军用货机以运送伤者，并将救援者和救援物资从全国各地运往玉树（图4）。

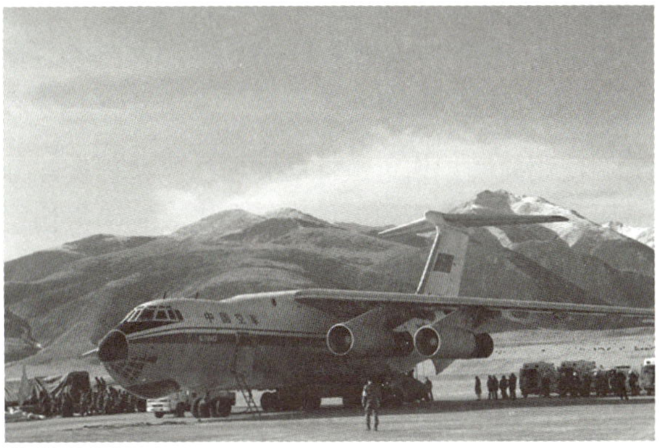

图4　中国人民解放军将重伤伤员快速空运至西宁

2010年4月17日，即地震后不超过72小时的3天时间内，1100多名重伤员被空运至西宁（2261m）、格尔木（2801m）、兰州（1517m）、成都（平原）和其他城市。4月20日，地震后1周，1434名重症伤员全部被送至西宁（608名）、格尔木（169名）、成都（184名）、兰州（123名）、其他城市医院（75名）及西安的部队医院（180名）。由于多数伤者在邻近城市没有亲朋，一些伤者为本地藏族，不会汉语，因此，在转运过程中每位伤者均有一名亲属或翻译陪同，耗资巨大。

随后几周，约2500名伤者和病员被转运至38家邻近城市的医院，得到了有效治疗，这是玉树地震山区救援成功的宝贵经验之一。

5 受灾群众受伤类型和程度

5.1 受伤类型

为便于划分受伤类型，仅将严重骨折和评分≥3分的伤者归为重症用于分析。

在约12 000名地震灾民中，我们共分析了1348名重伤员。四肢骨折以小腿骨折（$n=424$，31.4%）最为常见，其次是头部、颌和脸部受伤（$n=237$，17.1%）。脊柱骨折也很常见（$n=162$，12.0%），其中108名（5.2%）腰部受伤。相反，颅脑外伤（$n=70$，5.2%）、腹腔脏器损伤（$n=29$，2.2%）、挤压伤（$n=38$，2.8%）和骨盆骨折（$n=69$，5.1%）相对较少。

需要指出的是，8%的伤员遭受多重外伤；昏迷、多器官衰竭和失血性休克同时发生，致使地震灾区的医疗救助更加复杂。

5.2 受伤程度

使用简明损伤定级标准和损伤严重程度评分对所有已明确诊断的创伤进行分级。简明损伤定级标准是一个已达成共识、以解剖结构为基础的系统，将创伤部位归为六大块（头颈、面、胸、腹、手足、外部器官），并且用6分量表对严重程度进行分级，1～6分分别表示轻度创伤、中度创伤、重伤、严重创伤、极严重伤和致命伤。根据简明损伤定级标准和损伤严重程度评分标准并结合个人综合情况，计算3个最严重的损伤部位，将创伤程度评定为：1～7分为轻伤，8～13分为中度创伤，14～20分为严重多处创伤，＞20分为致命伤。

共有1625名伤者使用简明损伤定级标准和损伤严重程度评分评定伤势。其中，1105人为中度创伤（68%），423人为重伤（26%），97人为致命伤（6%）。结果显示，玉树地震中大都是中度创伤，重伤也不少见，仅有6%为致命伤。

6 死因

尽管有大量伤者死亡，但由于藏族信奉佛教，因而无法进行尸体解剖。120名伤者的死因根据生前临床检查和尸检推断得出。截至目前，有40.8%（$n=49$）的伤者死于窒息。因此，窒息是最主要的死因。上述推断是基于死者身上同时有淤点状出血、结膜或口腔黏膜出血和严重发绀等数种体征。地震时许多遇难者的身体被埋在沙地里，虽然不如被埋在钢筋混凝土结构下的伤者严重，但常因上呼吸道梗阻引起窒息而致死。一份对汶川地震中2490名遇难者的分析表明，汶川地震的第一死因为多发性外伤（1070例，43%），而窒息是玉树地震的第一死因，这可能与康巴土木结构的建筑相关（图5）。土木结构的建筑容易倒塌，将受灾群众土埋。大约31.7%（$n=38$）的死因为四肢外伤，22.5%（$n=27$）为颅骨损伤，仅有2名（1.7%）遇难者死于脊柱伤，两者都因致命的颈椎骨折伴脱位而亡，表明地震时颈椎是一个比较容易受伤的部位。

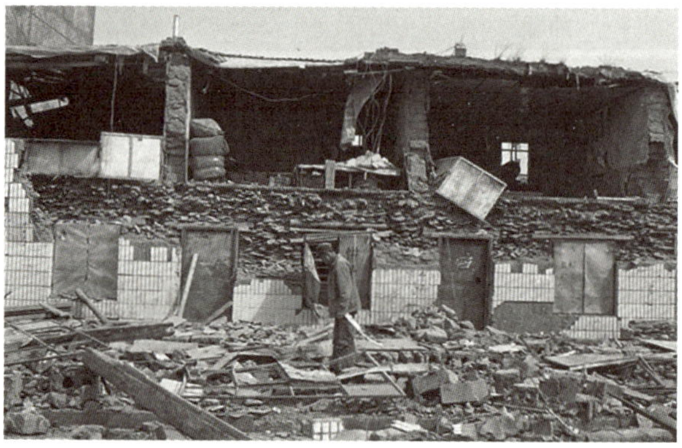

图5 当地康巴土木结构的建筑，很容易被摧毁，将灾民掩埋

7 遗体处理

按照传统，死者会被天葬，他们的躯体被置于石台肢解，后投食给秃鹰。然而，由于震后两天遇难的藏族同胞人数太多，靠秃鹰啄食无法全部处理，致使传统的天葬仪式很难实施。根据藏族习俗，除地位最高的僧侣（喇嘛）外，一般的

藏族人不行火葬。然而，由于当时情况特殊，对尸体进行了大规模的火葬。将地震罹难者的遗体用布包裹，装上货车先运至结古镇的藏传佛教寺院存放，然后于2010年4月16日由结古寺住持（一名活佛）主持诵经超度法事后将遗体集体火葬（图6）。

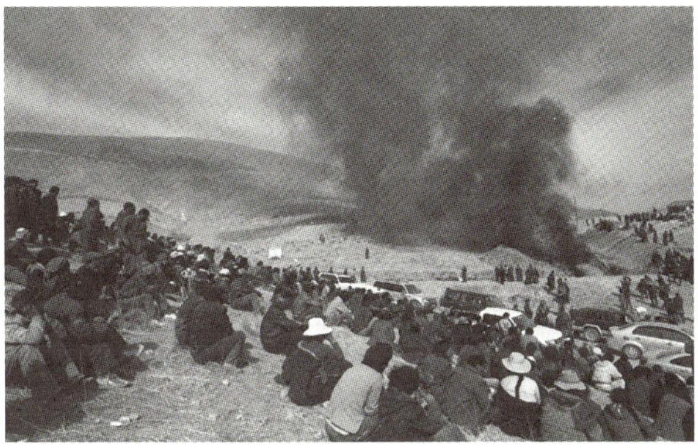

图6 地震灾区的一次集体火葬

在尸体搬运和处理过程中，来自青海和西藏自治区的僧侣起到了极其重要的作用，并为死者及其家庭做法事活动。

在当时情况下，大规模集体火葬不仅是最合适的葬礼，也是预防传染病的有效措施。

8 救援者罹患急性高原病是一个特殊的医疗难题

玉树地震发生在海拔约4000m处，对于尚未习服高原的救援者来说很难开展工作。尚未高原习服的救援者中急性高原病（acute mountain sickness，AMS）的发病率较高。我们对2216名来自平原地区的救援者做了一项有关高原病的调查。其中，1389名（83%）符合路易斯湖评分系统对AMS的定义。在灾区，约20 000名救援者中有146名被诊断为高原肺水肿，据此粗略计算，高原肺水肿的发病率为0.73%。24名被临床诊断为高原脑水肿。其中一名救援者死于严重高原肺水肿，另一名死于严重高原脑水肿。一位42岁的电工为恢复供电而抢修线路，剧烈体力活动后在工作现场毫无前兆地猝死。此后，“抢救救援者”成了青海和西藏自治区救援队的一项重要任务。最初，因为恶劣气候和暴风影响，直升飞机无法参与玉树地震救援。因此，在像这样医药资源匮乏的偏远地区，由于地形所限无法将高原肺水肿患者立即下撤至低海拔地区，因而其下撤前的第一步治疗为迅速卧床休息、补充氧气或使用可携带的高压氧袋（压力袋），同时给予地塞米松和/或硝苯地平。所有AMS、高原肺水肿和高原脑水肿患者均被逐步空运至西宁。入院后的治疗方案主要为给氧，使用肺血管扩张剂（如昔多芬）、地塞米松和利尿剂。通过快速有效的治疗，所有症状均得以好转，动脉血氧饱和度改善。所有AMS患者的症状皆可逆，最终完全康复，被转移至西宁医院的人员无一例死亡。

然而，玉树山区救援带给我们的经验是什么呢？第一，海拔骤升、重体力活动和寒冷是AMS的重要危险因素；第二，在此类特殊紧急情况下，如无时间进行高原习服，应事先服用乙酰唑胺、地塞米松等药物预防AMS；第三，患有诸如高血压、冠状动脉疾病和糖尿病等疾病的救援者在山区救援中面临更大的风险，不建议他们前往高原。

9 预防感染性疾病

在地震期间，伤者因灰尘和不卫生的环境容易引起感染，提示发生感染和其他疾病的概率极大。

中国疾病预防控制中心专家联合部队对结古镇的残骸废墟进行了大面积消杀，其目的是防止灾区水污染及呼吸道和肠道疾病的暴发。青海省的农业和畜牧部门快速组织6个小组防止动物疫情，协助消杀工作。玉树结古镇和周边是可能发生疫情的重点区域。7.1级地震增加了经由土拨鼠传播的流行瘟疫暴发的概率，中国疾病预防控制中心派遣防疫小组和鼠疫学专家采取防范措施预防鼠疫。共有4077名防疫人员投身到灾区疫情防控工作中，消杀面积达90 872m^2，使用约19 378g灭鼠剂，并为健康人群和救援工作者注射了疫苗。因此，在过去一年里，玉树未发生动物疫情。

10 心理救助

地震后，以藏族为主的玉树居民在灾后重建过程中，为抚平地震给他们带来的创伤和焦虑，需启动心理干预项目。

卫生部和青海省卫生厅派遣心理专家到玉树提供咨询和帮助，同时为当地培训了186名熟悉藏语和当地风俗的医生。

当前，最重要的是确保他们的安全感，帮助他们回归正常的生活，这是提供心理健康帮助的基础。震后前3个月里，幸存者心理问题突出，特别是震后自杀率可能会高，这是因为幸存者在试图忘记可怕的经历时会感觉无助。但是，通过心理咨询，可帮助受灾群众消除沮丧情绪和情感伤害。此外，当地的藏传佛教信仰和习俗也帮助幸存者应对痛苦，最终无一人自杀。只有解决了幸存者的心理问题，一个新的玉树才会重新站起来。

11 总结

青海坐落于青藏高原东北部，由印度洋板块和欧亚大陆板块不断碰撞而形成。这个区域的主要变形为地壳缩短，但西东向主要构造上也有左旋走滑断层，如昆仑和阿尔金断裂带。

地震发生在玉树断裂带，其位于青藏高原的巴颜喀拉地块边缘，是西藏最活跃的断裂带之一，最近几十年来地震活跃。青藏高原地震频发，应加强救援训练。目前，玉树地震灾区正在进行灾后重建，30 000多名工人集结在灾区工作，因此，高原病的防治仍是一项紧迫任务。

原文期刊：Engineering Sciences Vol. 10 No. 1 Feb.,2012.《工程科学》2012年2月第10卷第1期。

参考文献

[1] XINHUA NEWS. China puts final death toll from Qinghai quake at 2698[N]. The Xinhua News Agency, 2010-05-31(in Chinese).

[2] WU T Y. Mountain rescue: the highest earthquake in Yushu[J]. High Alt Med Biol, 2011, 12(1): 93-95.

[3] HOHLRIEDER M, BRUGGER H, SCHUBERT H M, et al. Pattern and severity of injury in avalanche victims[J]. High Alt Med Biol, 2007, 8(1): 56-61.

[4] VAN CAMP L, YATES D. Trauma Scoring[A]// SOREIDE E S, GRANDE C M. Prehospital tuauma care[M]. New York: Marcel Dekker, 2001: 153-168.

[5] BAKER S P, O'NEILL B, HADDON W JR, et al. The injury severity score: a method for describing patients with multiple injuries and evaluating emergency care[J]. J Trauma, 1974, 14(3): 187-196.

[6] COLLOPY B T, TULLOH B R, RENNIE G C, et al. Correlation between injury severity scores and subjective ratings of injury severity: a basis for trauma audit[J]. Injury, 1992, 23(7): 489-492.

[7] CHENG ZHI. Proceedings of medical rescue of disaster medicine in China[C]//Section 3. 2010: 68-74(in Chinese).

[8] ROACH R C, BARTSCH P, HACKETT P H, et al. The lake Louise acute mountain sickness scoring system[A]//SUTTON J R, COATES G. Hypoxia and molecular medicine: Proceeding of the 8th International Hypoxia Symposium[C]. Burlington, VT: Queen City Printers, 1993: 272-274.

[9] WU T Y, DING S Q, LIU J L, et al. Who should not go high: chronic disease and work at altitude during construction of the Qinghai-Tibet railroad[J]. High Alt Med Biol, 2007, 8(2): 88-107.

[10] ZHENG D, ZHU L P. The Qinghai—Tibetan plateau: formation and evolution[M]. Shijiazhuang: Hebei Science and Technology Press, 2003: 271-273.

[11] LOUSHANG LINZHI-DUOJIE. Qinghai—Tibetan plateau: earthquake references[M]. Beijing: Tibetanology Press, 1996: 271-341(in Chinese).

[12] WU T Y. Strengthen healthy works that is of great important to reconstruction of post Yushu earthquake [J]. High Alt Med J, 2011, 21(1): 1(in Chinese).

基金项目："973" 国家重点基础研究与发展计划（No.2012CB518202）；青海科技发展项目计划（No.2011-N-150）。

高原肺水肿继发急性呼吸窘迫综合征：一项诊断性研究

Si Qing Ma[1]，Tianyi Wu[2, 3]，Qiang Cheng[1]，Pei Li[1]，Huiping Bian[4]

[1]中国西宁青海人民医院重症监护室
[2]中国青海国家高原医学重点实验室
[3]中国拉萨西藏大学高原医学研究中心
[4]中国西宁青海心血管医院

【摘要】高原肺水肿（high altitude pulmonary edema，HAPE）是高原病严重表现形式中最常见的。在某些严重病例中，急性呼吸窘迫综合征（acute respiratory distress syndrome，ARDS）可能继发于HAPE。本研究目的是评估海拔4000m以上ARDS的诊断。在海拔4500m对8例继发于HAPE的ARDS患者进行了临床研究。对照组为10例在相同海拔时仅发生HAPE的患者。所有患者均为海平面地区的男性汉族居民，无心肺疾病史。HAPE及疑似ARDS患者在高原地区初步接受紧急治疗后，被迅速下撤至海拔2808m的格尔木医院。入院5小时内，完成问诊、查体、血常规、血气分析、胸片、多普勒超声心动图及右心导管插管等一系列临床检查。ARDS与HAPE的最主要区别在于前者临床病程的严重性与延续性。因此，下撤至低海拔地区后如HAPE患者对氧疗无应答，且病情迅速恶化则应考虑ARDS的诊断。通常可借用胸部X线或血氧饱和度/吸入氧浓度比值来帮助确诊，在诊断和鉴别诊断过程中这两种检查必不可少。HAPE患者的胸部X线常显示间质性水肿，而ARDS则表现为与急性呼吸衰竭相关的最严重的渗透性肺水肿。在高原地区动脉血气检测简便易行。在海拔4500m，动脉血氧分压/吸入氧浓度100～150mmHg是HAPE继发ARDS的标志。顽固性低氧血症、肺动脉高压及急性呼吸衰竭是表明HAPE已继发ARDS的3个特征。我们的研究表明，高原（4000m以上）ARDS的诊断标准：①诱因（HAPE）在24～48小时急性发作。②X线胸片显示双肺浸润。③无左心房压力升高迹象，肺毛细血管楔压≤18mmHg。④动脉血氧分压＜60mmHg及动脉血二氧化碳分压＜50mmHg提示低氧性呼吸衰竭。⑤动脉血氧分压与吸入氧浓度比值为100～150mmHg。

【关键词】高原肺水肿；急性呼吸窘迫综合征；诊断；动脉血氧分压与吸入氧浓度比值

引言

高原肺水肿（HAPE）是一种危及生命的非心源性肺水肿，海拔快速上升到2500m以上时易感（Hackett等，1990）。急性呼吸窘迫综合征（ARDS）是一种非心源性肺水肿的呼吸衰竭（Plantadosi等，2004）。高原缺氧可能是ARDS的诱因之一（Biondi等，1986；Laycock等，2010）。

HAPE患者在临床上表现为呼吸困难、痰中带血及斑片状肺浸润，与ARDS症状极为相似（Houston，1978）。但是，已有报道指出严重HAPE患者可能发展为ARDS（Zimmerman等，1980）。然而，据我们所知，HAPE与ARDS的关系目前尚无研究。

2001—2006年，超过10万名工人参与修建了一条连接北京和拉萨的青藏铁路，其中80%的工人从平原地区来到海拔5000m的高原地区工作（Wu等，2009）。铁路建设为我们提供了调查和研究急性高原病（acute mountain sickness，AMS）

的良机。本文报道了8例HAPE继发ARDS患者，同时探讨了在高原野外条件下如何对此病进行诊断的有关问题。

1 资料与方法

1.1 研究地点和对象

本研究在唐古拉山青藏铁路工地附近的两家医院进行。一家医院位于海拔4779m（压力417托）的风火山隧道附近，另一家位于海拔4505m（压力440托）人烟稀少的可可西里地区。修建铁路期间，青藏气象局提供的气象情况如下：日平均气温1.0～7.0℃，平均日照7.4～8.5小时，相对湿度44%～58%。从2001年7月1日到2005年10月31日，在气候恶劣、条件艰苦及低压低氧环境下，共有24 703名筑路工人在此工作（Wu等，2009）。

所有研究对象均为平原地区的男性汉族居民，他们首次乘坐约3天的火车从平原地区到达青藏铁路的首站格尔木（2808m）。然后，乘约6小时公共汽车到达唐古拉山（平均海拔4525m）建筑工地。所有人均初进高原，此前从未有过高原暴露史，无心肺疾病史，无人报告在进入高原前后服用过乙酰唑胺或地塞米松来预防AMS。前往高原之前进行了常规体检，包括血压、心电图、胸部X线、动脉血氧饱和度（oxygen saturatron，SaO_2）及血常规，结果显示所有受试者身体健康。

在建筑工人中发生AMS极为普遍，所有工人中HAPE及高原脑水肿（high altitude cerebral edema，HACE）的发病率分别为45%～95%、0.45%和0.24%。用救护车将112例HAPE患者紧急从唐古拉山下撤至海拔2808m的格尔木医院，历时约4小时。住院接受治疗后，大部分HAPE患者逐渐康复，但氧疗对8例严重HAPE患者未起作用，在下撤至低海拔后其病情仍迅速恶化。根据症状、体征及实验室检查结果，推测这些患者可能因HAPE继发了ARDS（Zimmerman等，1980）。我们对患者进行紧急全面治疗的同时，开展了一系列研究。本研究报告了8例HAPE继发ARDS患者的肺血流动力学及实验室研究数据。对照组为10例单纯HAPE患者（PHAPE），其年龄、性别及工作类型均匹配，且在同一海拔发病。

1.2 常规血液学检查

使用自动血液计数器获得红细胞计数、白细胞总数及分类（Cell-Dyn 3700，加利福尼亚州圣克拉拉市雅培市Abbott，Santa Clara，CA）。

1.3 动脉血气研究

患者呼吸室内空气，血液样本取自桡动脉，肝素化后经血气分析仪（Radiometer ABL-30，Denmark）测得动脉血氧分压（oxygen partial pressure in arterid，PaO_2）、动脉血二氧化碳分压（partial pressure of carbon dioxide in artery，$PaCO_2$）及pH值。此外，同步测定股动脉及混合静脉血血气，用以估算氧输送、氧消耗和氧摄取。重复检查时，在收集动脉血液样本前至少停止吸氧10分钟，收集完成后立即进行现场分析。患者症状出现时获取了所处海拔高度；在治疗及康复期间需进一步明确HAPE或ARDS的诊断。

1.4 右心导管术

在术前未使用药物情况下，用热稀释Swan-Ganz导管（AH-050007Fr 100cm，4 cavities，美国）经右颈内静脉置入至肺动脉。使用HP-160A多功能监护仪连续监测72小时，测得平均肺动脉压（mean pulmonary artery pressure，mPAP）及平均肺动脉楔压（mean pulmonary artery wedge pressure，mPAWP），测定心输出量，并计算心排血指数（cardiac index，CI）、肺动脉阻力=（mPAP－mPAWP）/CI。在测试期间，所有患者佩戴雾化器及一次性储气面罩（WK-Respironics）吸入100%的氧气[吸入氧浓度（fraction of inspired oxygen in nitrogen，FiO_2）为1.0]。患者住院5小时内行心导管术。

1.5 多普勒超声心动图

采用多普勒超声心动图同时测量肺血流动力学及mPAP，具体方法已有报道（Wu等，2007）。简而言之，使用3.5-MHz的二维成像/多普勒传感器（HP-Sonos 1500，Palo-Alto，美国），受试者取侧卧位，从胸骨旁的短轴心尖位置获取数据。数据记录存放在S-VHS录像带中，两位有超声心动图工作经验的心脏病专家后期独立做分析。使用Kitabatake公式计算mPAP（Kitabatake等，1983）。mPAP≥25mmHg提示肺动脉高压（Wu等，2007）。

1.6 HAPE诊断

首先使用路易斯湖评分系统对HAPE进行实地诊断，诊断标准如下。如果最近上行至较高海拔，出现以下至少两种症状：静息时呼吸困难、咳嗽、虚弱或运动能力下降、胸闷或胸堵；同时伴有下列至少两项体征：肺部闻及啰音或哮鸣音、中心性发绀、呼吸急促及心动过速（Roach等，1993）。在唐古拉山当地医院及格尔木医院行胸部X线检查以进一步明确诊断。所有患者均被观察到胸部X线浸润，符合肺水肿表现。胸部X线在评估病情程度、排除心力衰竭及其他肺部疾病等方面具有很好的诊断价值。

1.7 ARDS评估

ARDS的诊断是基于美国–欧洲ARDS共识会议上被多数临床医生及研究人员所接受的定义标准（Bernand等，1994）。建议标注涵盖影像学、气体定量分析及临床分类（包括PaO_2/FiO_2）。急性肺损伤定义为PaO_2/FiO_2比值≤300mmHg；ARDS定义为PaO_2/FiO_2比值≤200mmHg。虽然PaO_2/FiO_2比值标准已广泛应用于海平面地区患者的诊断，但FiO_2因海拔不同而各异，因而不适用于高原地区ARDS的诊断（West等，1984；Montes等，2010）。由于氧分压随海拔升高而下降，因此，PaO_2/FiO_2比值在高原地区更低（Perez-Padilla Jr，2004）。

本研究采用100～150mmHg的PaO_2/FiO_2作为海拔4000m处诊断及评估ADRS程度的指标（Zhang等，2001；Wu，2001）。简单地说，海拔4000m处ADRS的诊断标准如下。

在快速升至海拔4000m以上的患者中诊断ADRS必须同时满足以下4个条件：①急性发作。②胸部X线显示双肺弥漫性浸润。③未见毛细血管楔压升高（≤18mmHg）的证据。④PaO_2/FiO_2为100～150mmHg。

1.8 统计学方法

数据采用均值±标准差表示，并通过配对数据的t检验进行分析，$P<0.05$为差异有统计学意义。

2 结果

2.1 临床表现

主要临床特征见表1。与PHAPE患者相比，HAPE继发ARDS（ARDSS）患者表现为进行性重度呼吸困难，更为明显的发绀和双肺弥漫性细啰音，而HAPE患者通常仅在一侧肺部闻及湿性啰音。ARDSS患者常发生心动过速和低血压。若HAPE患者出现严重呼吸窘迫且病情迅速恶化，应考虑ARDSS。

2.2 胸部X线结果

ADRSS患者胸部X线显示双侧弥漫性浸润肺水肿，呈斑片状或大片状阴影，而PHAPE患者常表现为单侧或双侧中央间质水肿或毛状样改变。

2.3 血流动力学发现

右心导管的血流动力学研究表明，PHAPE及ARDSS患者都存在肺动脉高压特征（表2）。但与PHAPE相比，ARDSS患者低氧肺动脉血管收缩。在相同海拔，ARDSS患者的肺动脉压高于PHAPE患者。另外，立即吸入100%纯氧，PHAPE患者的mPAP显著下降，而ARDSS患者即便是下撤至低海拔对氧疗的反应也较小。

在高海拔地区进行了多普勒超声心动图检查，并在医院行右心导管检查术。超声心动图检查为无创诊断技术，其结果与右心导管检查术直接测得的肺动脉压值大致相同（$R^2=0.90$）。肺血流监测发现，在急速下撤和有效治疗后，ARDSS和PHAPE患者的mPAP均逐渐下降。

2.4 实验室检查结果

本研究的ARDSS患者PaO_2低于60mmHg伴更低的$PaCO_2$（<50mmHg），提示为Ⅰ型低氧血症呼吸衰竭（表3）。与PHAPE患者相比，ARDSS患者在吸氧后其PaO_2仍为危险的低值；ARDSS患者肺泡–动脉氧分压差较高，提示肺弥散功能显著下降；ARDSS患者PaO_2/FiO_2比值明显低于PHAPE患者，吸氧疗效不佳；ARDSS患者的氧

表1　PHAPE患者与ARDSS患者的临床特征比较

症状及体征	PHAPE（$n=10$）	ARDSS（$n=8$）
年龄（岁）	28±4	30±3
发病海拔（m）	4500	4500
发病时间（h）	48～96	96～120
咳嗽	干咳或有痰	严重的排痰性咳嗽
痰	泡沫白痰	较多，常带血
呼吸困难	休息时严重呼吸困难	严重的呼吸衰竭
发绀	显著	明显
昏迷	0	2例
静息心率（次/分）	102±12.5	134±14.0^{++}
静息呼吸（次/分）	23±4.0	42±5.0^{++}
收缩压（mmHg）	136±18	122±12
舒张压（mmHg）	78±12	64±8^{+}
啰音	湿啰音	水泡啰音
血红蛋白（g/dl）	14.5±2.5	13.4±5.2
白细胞（10^3/cu mm）	11.6±2.8	13.6±2.2

注：PHAPE，单纯高原肺水肿；ARDSS，高原肺水肿继发急性呼吸窘迫综合征；ARDSS与PHAPE，$^{++}P<0.001$，$^{+}P<0.01$。所有数据为治疗前静息状态下呼吸室内空气时收集。

表2　PHAPE患者与ARDSS患者的肺血流动力学

指标	PHAPE（$n=10$）	ARDSS（$n=8$）	
		治疗前	治疗后
RAP（mmHg）	9.46±0.85	13.85±1.15^{++}	6.87±0.99$^{\triangle}$
PAP（mmHg）S	46.4±5.6	55.08±6.8*	35.04±3.5$^{\triangle\triangle}$
PAP（mmHg）D	21.6±3.2	28.12±5.5^{+}	20.02±4.5$^{\triangle}$
PAP（mmHg）M	35.8±3.0	41.63±3.0^{+}	25.50±2.9$^{\triangle\triangle}$
PWP（mmHg）	6.28±3.84	14.00±4.21*	6.88±2.23$^{\triangle}$
PARI（dyn.s.cm^{-5}）	396±33.8	496.50±100.22*	262.65±17.23$^{\triangle\triangle}$
CI（L•min^{-1}m^{-2}）	4.14±0.34	4.20±0.38	4.28±0.42$^{\triangle}$

注：PHAPE，单纯高原肺水肿；ARDSS，高原肺水肿继发急性呼吸窘迫综合征；RAP，右房压；PAP，肺动脉压；S，收缩；D，舒张；M，平均；PWP，肺动脉楔压；PARI，肺动脉阻力指数；CI，心排血指数；ARDSS相较于PHAPE，$^{++}P<0.001$$^{+}P<0.01$，$^{*}P<0.02$；ADRSS治疗前对比治疗后，$^{\triangle\triangle}P<0.001$，$^{\triangle}P<0.01$。PHAPE及ARDSS的所有数据为治疗前静息状态下呼吸室内空气时收集。

表3　PHAPE患者及ARDSS患者的血气分析

指标	PHAPE（n=10）	ARDSS（n=8）	
		治疗前	治疗后
PaO_2（mmHg）	52.6±4.8	49.88±3.45	70.34±2.93$^{\triangle\triangle}$
$PaCO_2$（mmHg）	25.4±2.31	24.60±1.05	28.8±2.54$^{\triangle}$
pH	7.54±0.022	7.57±0.025*	7.43±0.018$^{\triangle\triangle}$
A-a DO_2（mmHg）	7.89±4.02	11.52±4.12^{+++}	5.65±2.45$^{\triangle\triangle}$
PaO_2/FiO_2	134.50±5.24	126.8±6.65^{++}	201.60±4.8$^{\triangle\triangle}$
氧输送（L/min^{-1}m^{-2}）	424±15.20	409.99±13.11*	460.89±13.99$^{\triangle\triangle}$
氧消耗（L/min^{-1}m^{-2}）	135.34±11.60	129.87±5.28*	158.53±9.20$^{\triangle}$
氧摄入量（%）	0.19±0.02	0.18±0.01	0.20±0.01$^{\triangle}$

注：PHAPE，单纯高原肺水肿；ARDSS，高原肺水肿继发急性呼吸窘迫综合征；PaO_2动脉血氧分压；$PaCO_2$，动脉血二氧化碳分压；A-a DO_2，肺泡-动脉血氧分压差；FIO_2，吸入氧浓度；ARDSS与PHAPE比较，$^{++}P<0.001$，$^{+++}P<0.005$，$^{*}P<0.05$。ARDSS治疗前与治疗后，$^{\triangle\triangle}P<0.001$，$^{\triangle}P<0.05$；除了PHAPE及ARDSS的$PaO_2/FiO_2$，其余比较数据均为治疗前静状态下呼吸室内空气时收集。

输送及氧消耗也明显下降。如PHAPE及ARDSS患者白细胞均增多，提示有炎症反应。

2.5　治疗与结局

对ARDS的治疗重点在于支持疗法及针对HAPE诱因的治疗。所有ARDS患者均应迅速下撤至低海拔并需立即在重症监护室进行观察治疗。因格尔木医院的海拔仍有2808m，故使用高压舱对所有ARDS患者进行治疗。对顽固性低氧血症没有很好的治疗方法，无论是吸入100%纯氧还是使用抗生素和地塞米松抗感染治疗均无效。因此，需气管插管、机械通气及呼气末正压通气。经治疗所有患者均存活，出院后情况逐步好转，但完全康复仍需2～3个月。此外，需关注其恢复期的康复问题。

3　讨论

我们的肺血流动力学研究证实先前关于高原导管术的研究结果，表明HAPE是一种非心源性高原肺水肿，与肺动脉高压及正常PWP相关（Hultgren，1997）。虽然ARDSS及PHAPE患者的PWP均低于18mmHg，但ARDSS患者的PWP相对较高。ARDSS患者的肺通透指数（$10^{-3}\cdot min^{-1}$）显著高于HAPE患者（Maggiorini等，2001），提示ARDS的缺氧性肺损伤比HAPE更为严重。

支气管肺泡灌洗液（bronchoalveolar lavage，BALF）的特征表明HAPE及ARDS都属于高蛋白-高渗型肺水肿（Schoene，1986）。尽管HAPE患者BALF蛋白质的浓度范围与ARDS相似，但其巨噬细胞占主导地位而非中性粒细胞，与ARDS患者的BALF中细胞特征截然不同（Schoene，1986，1987）。通过导管收集的BALF对于HAPE和ADRS的鉴别诊断具有重要的实验室研究价值，然而，在偏远山区使用该实验方法几乎是不可能的。

如何在高原野外诊断HAPE继发的ARDS？一般来说，HAPE是一种对休息、给氧或下撤至低海拔迅速起反应的高原疾病。对给氧无应答的低氧血症不是HAPE的常见特征（Hultgren，1997）。同时，临床观察表明HAPE康复迅速，患者康复后不影响肺功能，可正常活动，与ARDS是截然不同的两种类型。因此，HAPE患者如下撤至低海拔后对氧疗无应答，且病情迅速恶化，应考虑诊断为ARDS。胸部X线显示HAPE通常表现为中央间质水肿，而ARDS则表现为与急性呼吸衰竭相关的最严重的渗出性水肿。通常使用胸部X线或SaO_2/FiO_2比值明确诊断。在高原地区，动脉血气分析与胸部X线对ARDS的诊断有重要价值。此外，肺功能测试、血液检测及心电图有助于明确ARDS的病因。右心导管术对研究病理生理学机制很有帮助（Zimmerman和Crapo，1980；Maggiorini等，2001），但该技术也有不足之处，如在高原地区无法实施，增加患者风险并且不适，因而限制了该技术的应用。经验告诉我们，多普勒超声心动图是主要的无创诊断技术，便携、安全、实用，在高原野外尤为有用，值得推荐。

ARDS是一种必须符合特定诊断标准的综合征。PaO_2/FiO_2比值对诊断、评估ARDS及确定有效治疗方案均具有较高价值（Platadosi等，2004；Laycock等，2010）。本研究对$PaO_2/SaO_2 < 200mmHg$（在海平面常用的断标准）作为诊断ARDS的标准提出了质疑，我们认为这一指标用于高原地区ARDS的诊断并不可行。ARDS患者低氧血症的主要生理机制是导致严重通气/血流比例失调、肺内分流、弥散障碍（Biondi等，1986；Platadosi等，2004；Laycock等，2010）。分流根据一系列氧合指数进行计算：PaO_2与FiO_2的比值（PaO_2/FiO_2），PaO_2与动脉-肺泡氧分压差梯度的比值。本研究采用PaO_2/FiO_2比值作为肺内分流的指标，常用于诊断ADRS和确定其程度（Zhang等，2001；Wu，2001；Perez-Padilla，2004；Montes等，2010）。由于氧分压随海拔增加而降低，PaO_2/FiO_2比值在高原时更低，（Zhang等，2001；Wu，2001；Perez-Padilla，2004；Montes等，2010）。因此，使用PaO_2/FiO_2比值小于200mmHg来评估ARDS时，高原患者比海平面地区患者的分流更少，肺损伤更轻（Perez-Padilla，2004）。

在高原，PaO_2/FiO_2比值小于200mmHg不宜作为诊断ARDS的主要指标，特别是在诊断不同海拔地区患者时应予以考虑。我们认为使用PaO_2/FiO_2比值诊断ARDS的方法有两种，一是使用调整后的公式：$PaO_2/FiO_2 = PaO_2/FiO_2 \times$（气压/760），气压为研究现场的气压（West等，1984）；二是根据一种数学模型或回归系数来调整既定海拔高度的PaO_2/FiO_2比值。我们采用了第二种方法，在海拔4000m以上地区用PaO_2/FiO_2比值100～150mmHg来评估8例患者（Zhang等，2001；Wu，2001）。在海拔4000m的玉树地震中，85例重伤所致ARDS患者通过PaO_2/FiO_2比值小于150mmHg得以确诊（Wu等，2012），表明该方法在高原是一种简单、准确、有用的诊断ARDS的指标。因为动脉血气测试即使在偏远山区也很容易实施。

8例HAPE患者出现严重的、持续性急性呼吸衰竭，这表明高原暴露或可导致HAPE发展成ARDS（Zimmerman，1980）。事实上，HAPE继发ARDS的情况并不少见。在海拔4500m以上112例HAPE患者中，8例严重病例符合ARDS临床诊断标准。此前，有报道称HAPE患者发展为ARDS的情况罕见（Hackett等，1990），这可能是因为HAPE多发于偏远山区，不为人所知。较严重的肺水肿患者可能对氧疗或下撤无反应，因此会迅速死亡（Zimmerman，1980）。此外，作为HAPE的终期阶段，ARDS可致多器官功能衰竭（Platadosi等，2004；Laycock等，2010）。由于氧疗对ARDS效果非常差，甚至可危及生命。因此，我们应高度重视这种情况，最关键的是在早期诊断和治疗的同时坚持将HAPE患者迅速下撤至平原地区。

致谢

本研究由“973”国家重点基础研究发展计划（No 2012CB518202）及青海科技发展项目（No. 2011-N-150）资助。

原文期刊：Journal of Medical Laboratory and Diagnosis October，2013，4（1）：1-7.《医学实验室与诊断杂志》2013年10月第4卷第1-7页。

参 考 文 献

[1] BERNARD G R, ARTIGAS A, BRIGHAM K L, et al. The American-European Consensus Conference on ARDS. Definitions, mechanisms, relevant outcomes and clinical trial coordination[J]. Am J Respir Crit Care Med, 1994, 149(3 Pt 1): 818-824.

[2] BIONDI J W, HINES R L, BARASH P G, et al. The adult respiratory distress syndrome[J]. Yale J Biol Med, 1986, 59(6): 575-597.

[3] HACKETT P H, ROACH R C. High altitude pulmonary edema[J]. J Wilderness Med,

1990, 1(1): 3-26.

[4] HOUSTON C S. Lessons from high altitude pulmonary edema[J]. Chest, 1978, 74(4): 359-360.

[5] HULTGREN H N. High altitude pulmonary edema[A]//HULTGREN H N. High Altitude Medicine[M]. Stanford, California: Hultgren Publications, 1997: 256-315.

[6] KITABATAKE A, INOUE M, ASAO M, et al. Noninvasive evaluation of pulmonary hypertension by a pulsed Doppler technique[J]. Circulation, 1983, 68(2): 302-309.

[7] LAYCOCK H, RAJAH A. Acute lung injury and acute respiratory distress syndrome: a review article[J]. BJMP, 2010, 3(2): 324-332.

[8] MAGGIORINI M, MÉLOT C, PIERRE S, et al. High-altitude pulmonary edema is initially caused by an increase in capillary pressure[J]. Circulation, 2001, 103(16): 2078-2083.

[9] MONTES M M, PADUA M A, GUZMAN C I O, et al. Ajuste de la relacion PaO_2/FIO_2 a la presion barometrica: presion barometrica-PaO_2/FiO_2[J]. Medicina, 2010, 24(1): 8-12.

[10] PÉREZ-PADILLA J R. Altitude, the ratio of PaO_2 to fraction of inspired oxygen, and shunt: impact on the assessment of acute lung injury[J]. Arch Bronconeumol, 2004, 40(10): 459-462.

[11] PIANTADOSI C A, SCHWARTZ D A. The acute respiratory distress syndrome[J]. Ann Intern Med, 2004, 141(6): 460-470.

[12] ROACH R C, BÄRTSCH P, OELZ O, et al. The Lake Louise acute mountain sickness scoring system[A]//SUTTON J R, HOUSTON C S, COATES G. Hypoxia and molecular medicine[M]. Burlington, VT, USA: Queen City Press, 1993: 272-274.

[13] SCHOENE R B, HACKETT P H, HENDERSON W R, et al. High altitude pulmonary edema. Characteristics of lung lavage fluid[J]. JAMA, 1986, 256(1): 63-69.

[14] SCHOENE R B. High-altitude pulmonary edema: pathophysiology and clinical review[J]. Ann Emerg Med, 1987, 16(9): 987-992.

[15] WEST J B, LAHIRI S. Predicted gas exchange on the summit of Mount Everest[J]. Resp Physiol, 1984, 142(1): 1-16.

[16] WU T Y. High altitude pulmonary edema and adult respiratory distress syndrome[J]. J High Alt Med (in Chinese), 2001, 11(2): 63-66.

[17] WU T Y, DING S Q, LI J L, et al. Reduced incidence and severity of acute mountain sickness in Qinghai-Tibet railroad construction workers after repeated 7-month exposures despite 5-month low altitude periods[J]. High Alt Med Biol, 2009, 10(3): 221-232.

[18] WU T Y, LI S Z, HOU S K, et al. A successful mountain rescue operation in Yushu earthquake[J]. Engin Sci, 2012, 10(1): 2-7.

[19] ZHANG S F, LIU S X, GAO W, et al. Report of the consensus conference on diagnostic criteria of ALVARDS at high altitude in Western China[J]. Intensive Care Med, 2001, 27(9): 1539-1546.

[20] ZIMMERMAN G A, CRAPO R O. Adult respiratory distress syndrome secondary to high altitude pulmonary edema[J]. West J Med, 1980, 133(4): 335-337.

第三部分

流行病学研究

慢性高原病（蒙赫病）：一项青藏高原的观察性研究

T-Y. WU，Q. ZHANG，B. JIN，F. XU，Q. CHENG，X. WAN

中国青海高原医学研究院低氧生理学与高原病研究室，西宁　810012

引言

1928年，卡洛斯·蒙赫首次描述了慢性高原病（chronic mountain sickness，CMS）[1]。他报道了1例来自秘鲁塞罗德帕斯科地区（海拔4300m）的红细胞增多症患者，并将其归因于患者丧失高原习服。其后，此类疾病被命名为蒙赫病（Monge's disease），以示纪念。

CMS病例报告较多的地区包括美国科罗拉多州的莱德维尔市和秘鲁的塞罗德帕斯科地区。喜马拉雅山区和西藏报道的CMS病例很少，其中多数患者系从平原地区移居高原的移居汉族[2-3]。迄今尚未证实世居高原藏族是否也会发生CMS，对此存在诸多推测，但并无定论。

有学者指出，青藏高原上很可能也存在CMS病例[4]。本研究报道了26例生活在青藏高原的世居藏族CMS患者。同时，将患者的生理学参数与青藏高原上的健康藏族居民（对照组）进行了比较。

1　方法

1.1　研究对象

（1）CMS组：所有患者均为出生和居住在青藏高原东北部的世居藏族。其居住地海拔为3680～4179m，且从未前往平原地区。

患者平均年龄为（44.6±7.8）岁（年龄22～66岁）。男性22例（85%），女性4例。其职业包括世居牧民（17例）和牧区干部（9例），12例为吸烟者。

（2）健康对照组：均为世居藏族男性，共30名，其年龄、身高、体重和职业均与CMS组比较差异无统计学意义。居住地海拔同样匹配（表1）。

表1　CMS组和健康对照组一般特征比较（$\bar{x}\pm s$）

	CMS组（$n=26$）	对照组（$n=30$）	P值
年龄（岁）	44.6＋7.8	45.2±6.1	NS
身高（cm）	166±3.4	165±2.9	NS
体重（kg）	66±2.8	64±2.2	NS
体表面积（m^2）	1.69±0.5	1.67±0.5	NS
居住地海拔（m）	3680～4179	3680～4179	—
吸烟者数量	12	14	NS

1.2　诊断

所有CMS病例的诊断均基于以下标准：①临床症状和体格检查。②全血血红蛋白（hemoglobin，Hb）水平高于20g/dl，血细胞比容（hematocrit，HCT）＞65%。③静息心电图、心电向量图、超声心动图和胸部X线显示严重肺动脉高压和明显的右心室肥厚，在疾病晚期可发生右心衰竭。④将患者转送至较低海拔的地区后，症状可缓解，Hb和HCT可降低。⑤必须排除真性红细胞增多症、慢性阻塞性肺气肿、慢性肺心病和其他心肺疾病。

2　结果

2.1　临床症状和体征

CMS患者的症状平均已持续（14.2±5.6）

年。初始症状可归因于红细胞增多症，主要包括头痛、眩晕，并可逐渐出现乏力、记忆丧失、失眠、食欲下降、心悸、运动后呼吸困难。随着患者年龄增长可出现呼吸困难，最终发生心力衰竭。患者常有出血倾向，表现为鼻出血、咯血、呕血、血尿和紫癜。

患者均出现发绀，杵状指/趾亦常见。面部呈特征性的发绀和满月脸，眼睑肿胀，结膜充血；心率快，有时可伴有收缩期柔和杂音，第二心音通常亢进，有时可有第二心音分裂。最终出现明显的右心充血性衰竭，并伴有肝大、静脉压升高和外周性水肿（表2）。

表2　CMS患者的主要症状和体征

症状和体征	例数	百分比（%）
头痛	26	100
眩晕	26	100
乏力	26	100
食欲下降	24	92
呼吸困难	22	85
心悸	22	85
记忆丧失	21	81
失眠	11	42
食欲减退	18	69
出血倾向	19	73
发绀	26	100
杵状指/趾	17	65
凹陷性水肿	19	73
第二心音亢进	23	88
收缩期杂音	7	27
右心衰竭	15	58

CMS患者有发生高血压的倾向。在26例CMS患者中，共有4例出现高血压（血压＞160/95mmHg），2例处于高血压临界值（血压140/90mmHg＜160/95mmHg），两者合计6例（26%）。健康对照组无高血压病例。CMS组与健康对照组的动脉血压比较见表3。

表3　两组动脉血压的比较（mmHg，$\bar{x}\pm s$）

	CMS组	对照组	*P*值
SBP	121±14	117±13	NS
DBP	84±11	73±7	＜0.01
MAP	98±13	90±8	＜0.01

注：SBP，动脉收缩压；DBP，动脉舒张压；MAP，平均动脉压。

2.2　血液学特征

所有CMS患者均有红细胞增多症，实验室检查发现大量红细胞。平均Hb水平为（22.2±1.5）g/dl，健康对照组仅为（16.6±2.3）g/dl。平均红细胞数在CMS组为（7.86±0.59）×10^6/mm^3，在健康对照组为（5.85±0.45）×10^6/mm^3。

平均HCT在CMS组和健康对照组分别为74.7%±6.6%和56.6%±4.8%。以上参数两组差异有统计学意义。此外，CMS组白细胞数和白细胞分类计数正常，血小板降低（表4）。

2.3　血气分析

采用辐射计（BME-33型，丹麦）测量血气。受试者在室外正常呼吸的状态下，CMS组的动脉血氧分压为（45.0±4.9）mmHg，健康对照组为（50.5±4.3）mmHg。动脉血二氧化碳分压在CMS组为（32.6±1.9）mmHg，在健康对照组为（26.6±3.5）mmHg。动脉pH在CMS组为7.411±0.026，在健康对照组为7.472±0.045。标准碳酸氢根在CMS组为（20.4±1.1）mmol/L，在健康对照组为（19.7±1.2）mmol/L。

肺泡–动脉血氧分压差在CMS组为（8.6±3.8）mmHg，在健康对照组为（2.8±1.5）mmHg。

动脉血气值显示存在低氧血症、动脉血氧去饱和及呼吸性酸中毒（表5）。

2.4　心电图和心电向量图

结果显示，额面最大QRS向量右移，并伴有右侧胸导呈Rs波形，且所有CMS患者均有明显的右心室肥厚。右侧胸导示常见缺血性T波。多数患者（53.9%）有平均P波振幅增高，并有双峰型P波或肺型P波。

表4　CMS组和对照组的血液学数据（$\bar{x}\pm s$）

指标	CMS组	对照组	P值
红细胞（$\times 10^{12}$/L）	7.86±0.59	5.85±0.45	＜0.001
Hb（g/dl）	22.2±1.5	16.6±2.3	＜0.001
HCT（%）	74.7±6.6	56.6±4.8	＜0.001
白细胞（mm^3）	6970±1674	6990±172	NS
血小板（mm^3）	145 000±38 700	128 000±37 700	＜0.05

注：Hb，血红蛋白；HCT，血细胞比容。

表5　两组血气分析的结果（$\bar{x}\pm s$）

	CMS组	对照组	P值
动脉血氧分压（mmHg）	45.0±4.9	50.5±4.3	＜0.001
动脉血二氧化碳分压（mmHg）	32.6±1.9	26.6±3.5	＜0.001
pH	7.41±0.02	7.42＋0.04	＜0.001
血氧饱和度（%）	77.9±5.5	87.8＋3.2	＜0.001
标准碳酸氢根（mmol/L）	20.4±1.1	19.7±1.2	NS
肺泡－动脉血氧分压差（mmHg）	8.6±3.8	2.8±1.5	＜0.001

心电向量图（MVC-40A型，日本）总的变化是QRS空间综合向量向右、后、上方偏移，T向量向左、后、下方偏移。这是右心室肥厚的典型心电向量图表现，在CMS组和健康对照组均有发现。右前型右心室肥厚特征性的心电向量图表现既见于CMS组，也见于健康对照组。不过，CMS组右前型右心室肥厚显著高于健康对照组。表6总结了心电图和心电向量图的主要变化。

表6　两组的心电图和心电向量图所见（$\bar{x}\pm s$）

	CMS组	对照组	P值
心电图AQRS（°）	＋128±32	＋83±35	＜0.001
P_{II}电压（mm）	2.76＋0.78	1.17±0.65	＜0.001
峰型P波（%）	38.5	6.7	＜0.01
肺型P波（%）	15.4	0	
RVH率（%）	100	40	＜0.001
V_1～V_3导联缺血型	42.3	3.3	＜0.001
传导阻滞类型（%）			
不完全性右束支传导阻滞（%）	11.5	33.3	＜0.001
完全性右束支传导阻滞（%）	3.8	0	＜0.01
VCG RVH			
后壁型（%）	34.6	33.3	NS
前壁型（%）	65.4	6.7	＜0.001

2.5 超声心动图

利用Aloka SSD-110S机械扇形扫描仪和M型（带2.25MHr传感器）记录超声心动图结果。同时，记录超声心动图、心电图和心音图。心脏的功能和结构测量值经由标准方法验证。

（1）心脏结构的变化：心脏结构出现明显变化，表现为CMS患者明显的右心室肥厚，以及右心室流出道、右心室内径与左心房内径比值等参数升高。相比之下，左心室肥厚的相关指标并未显著升高（表7）。

（2）心脏功能的变化：左心室收缩功能保持不变，CMS组在心力衰竭期（失代偿期）的心指数为正常或下降（表8）。

胸部X线显示，心脏扩大程度各异，主要取决于右心室和右心房扩大程度；发生充血性心力衰竭时心脏扩大程度明显。右心室肥厚和扩张可引发明显的心脏扩大。肺主动脉及其两个主要分支的体积均增加。

肺动脉段显著突出，肺动脉圆锥隆出，右下肺动脉横径增大，肺动脉的这些变化反映低氧性肺动脉高压的程度。在世居藏族中，膈下缘要低1～1.5个肋间隙，且无肺气肿（表9）。

表7　两组心脏结构的变化（$\bar{x}\pm s$）

	CMS组	对照组	P值
右心室流出道（mm）	37.73±6.40	33.33±6.05	<0.001
右心室内径（mm）	28.26±5.52	18.87±5.34	<0.01
左心房内径/右心室内径	1.97±0.43	2.70±0.84	<0.01
右心室流出道/左心房内径	1.86±0.44	1.64±0.67	<0. 05
左心房内径（mm）	25. 86±4.64	23.73±4.08	<0.05
LVIDd（mm）	48. 54±8.24	46.62±6.24	<0. 05

注：LVIDd，左心室舒张末期内径。

表8　两组心脏功能的变化（$\bar{x}\pm s$）

	CMS组	对照组	P值
心率（次/分）	76.5±9.4	73.4±8.6	NS
每搏输出量（ml/m^2）	40.2±6.1	43.0＋5.6	NS
心输出量［L/（min·m^2）］	3.19±0.47	3.28±0.51	NS
射血分数（%）	59.82±5.76	62.83±6.56	NS
FS（%D）	29.54±5.48	31.62±5.22	NS
mVcf（cir/s）	1.03±0.18	1.08±0.20	NS

注：mVcf，平均周缘纤维缩短速度；FS，左心室短轴缩短率。

表9　两组胸部X线参数的比较（$\bar{x}\pm s$）

	CMS组	对照组	P值
肺动脉段显著突出度（cm）	0. 54±0.27	0.09±0.03	<0.001
右下肺动脉横径（cm）	2.11±0. 34	1.47±0. 20	<0.001
肺动脉圆锥隆出度（cm）	0. 87±0.31	0. 34±0. 21	<0.001
右心室高径（cm）	14.30±1.25	9. 69±1.20	<0.001
心脏扩大（%）	92	27	<0.001

2.6 平均肺动脉压

平均肺动脉压通过间接方法测量：先采用无创方法测量肺泡气体，然后根据肺泡气体公式计算平均肺动脉压（Cudkowicz 1970，Nin 1980）[5]。这一方法与心导管术检查结果高度相关（$r=0.768$）。

肺动脉压在CMS组和健康对照组均升高，但CMS组升高幅度更明显。mPAP均值在CMS组为（38.9±15.5）mmHg［（5.18±2.07）kPa］，在健康对照组为（24.4±4.5）mmHg［（3.25±0.60）kPa］，两者差异有统计学意义（$P<0.001$）。

2.7 治疗

本研究中所有患者均为世居高原居民；由于社会和家庭原因，仅7例患者转送至中等海拔的西宁市（2261m）并接受住院治疗。在转送至西宁1～2个月，临床症状逐步缓解。不过，在他们回到高原的家中后，通常症状复发。

其他19例未转至低海拔的患者就地接受治疗。多数采取放血疗法和吸氧。部分患者在接受放血疗法后症状有所缓解。经放血后，动脉血氧饱和度上升，肺动脉压下降，临床症状（特别是神经精神症状）得到改善，但其持续时间一般并不长，最多7～15天。此外，部分患者接受放血疗法后效果不佳。

由于CMS是一种慢性疾病，吸氧（即便长达数天）并不能显著缓解严重的红细胞增多症，也不能改善心肺血管的结构和功能，其唯一的效果是改善缺氧症状。

近年来，我们开始使用一些中药和藏药来治疗CMS。动物实验提示，这些药物可促使动物产生适应的效果。在应用于CMS患者时，部分药物也达到了良好的治疗效果。

部分患者可死亡。1984年，治多县（海拔为4179m）共查出10例CMS患者；5年后（1989年），2例患者死亡。其中1例患者居住在海拔为4462m的地区；在疾病加重期入住治多县人民医院，随后猝死于病床上，此前数小时曾起床走动。

3 讨论

1925年，卡洛斯·蒙格向秘鲁医学科学院报道了1例来自秘鲁塞罗德帕斯科地区（海拔4300m）的红细胞增多症患者。1928年，他报道了一系列来自高原的红细胞明显偏高的患者。此后，这种CMS被命名为蒙赫病。CMS病例最常见的人群是生活在安第斯的克丘亚人和艾马拉人[7-8]。除南美洲外，在美国科罗拉多州的里德维尔[9-10]、落基山脉[11]、美国加利福尼亚州的太浩湖[12]等北美洲地区也报道过CMS病例。自1928年首度报道CMS以来，虽已历时半个世纪，但西方文献中从未报道过喜马拉雅山区和中国西藏地区的CMS病例。由此，也产生了诸多猜测[13-14]。有些科研人员认为西藏罕有CMS病例，甚至怀疑在青藏高原中根本不存在CMS病例。

显然，这并非事实。CMS在青藏高原很常见。之所以西方科研人员未能发现青藏高原上的CMS，原因有二：首先，CMS在中国有许多不同的称呼，如“高原性心脏病”“高原红细胞过多症”“慢性高原适应不全症”等；其次，所有这些论文均以中文发表。

事实上，这一临床综合征在中国最先是由吴天一等[15]在1965年描述的。他报道了22例生活在青藏高原海拔3402～4888m地区的患者，其中男性21例，女性1例，年龄为18～51岁。这些患者出现特征性的红细胞增多、肺动脉高压、右心室肥厚，严重时可出现右心衰竭。18例患者为从低海拔地区移居青藏高原者，4例为世居高原的本地人，其中1例为藏族男性，42岁，出生且生长于海拔3719m。所有患者此前均已习服高原，下送至较低海拔（2261m）的地区后，症状缓解。当时，吴天一将本病命名为“高原性心脏病”，并认为该病与在人类中发生的原发性肺动脉高压（Ayerza disease）和在牛身上发生的牛高原病（Brisket disease）十分接近[16]。事实上，这些发现与南美洲报道的慢性高原病（蒙赫病）病例十分相似[7-8]。

1979年，吴天一报道了82例发生于青藏高原的类似病例，其中2例为世居藏族，他将该病命名为“高原红细胞增多症”，其临床表现与北美洲报道的“高原红细胞过度增多症”病例非常相似[9-10]。

为进一步明确CMS的发病率及其易感因素，我们在1978—1985年针对居住在青藏高原上的高原人群开展了一项流行病学研究[18-19]。该调查共纳入来自高原的自然人群25 618名成人。他们分布在6个藏族自治州的13个县，共涉及22个人民公社。其居住地划分为3个海拔区间：2261～2808m、3050～3797m和4068～5226m。诊断基于问卷调查、体征，以及血液学检查、心脏和呼吸的实验室检测结果。CMS的人群总体发病率为2.83%，并随海拔的增高而上升。移居人口的CMS发病率比世居人口高9.7倍。这些结果提示CMS在青藏高原并不罕见。

本研究报道的26例CMS患者均为居住在青藏高原的世居藏族，临床资料完整。疾病的主要特征包括与严重的低氧血症、红细胞过度增生、肺动脉高压和右心衰竭相关。CMS的确诊基于以下标准：患者的居住史、临床症状和查体结果，以及血液学、心电图、心电向量图、超声心动图、胸部X线和心肺功能检测结果；所有病例无矿区劳作史；既往无肺病、无呼吸功能障碍、无肥胖或脊柱侧后凸畸形；患者下送至低海拔地区后临床症状可逆转。发生在世居高原居民中的CMS可称为“真蒙赫病”。我们似乎有理由确信这26例患者均患有“真蒙赫病”[20]，由此认为青藏高原上的世居藏族可发生蒙赫病。

据我们所知，藏族是对高原高度适应的民族，然而，为何部分藏族仍会发生CMS？我们认为原因如下：首先，尽管藏族可能对高原适应更佳，但在适应的藏族人群中仍会存在对低氧易感的个体。其次，部分藏族牧民的居住地海拔达4400～5000m；尤其是在夏季，牧区的海拔可超过5000m。此外，对于强体力活动者，如发生呼吸系统感染或其他可加剧低氧的因素，即可导致部分世居藏族发生CMS。

本研究的数据也提示，通气不足[21]和肺动脉高压[22]是CMS的两个主要的致病机制。

致谢

感谢健康藏族志愿者和CMS患者的合作，也感谢果洛和玉树两个藏族自治州人民医院和治多县人民医院医务人员的大力协助。他们慷慨无私的帮助确保了本研究的顺利开展。

原文期刊：High altitude medicine edited by G. Ueda et al，Shinshu University Press，Matsumoto，Japan PP314-324（1992）.《高原医学》第314-324页，1992年日本松本市信州大学出版社。

参 考 文 献

[1] MONGE M C. La Enfermedad de Los Andes（Sindromes eritremicos）[J]. An Fac Med Lima, 1928, 11: 314-318.

[2] PEI S X, CHEN X J, SI-REN B Z, et al. Chronic mountain sickness in Tibet[J]. Q J Med, 1989, 71(4): 555-574.

[3] SUN S F, HUANG S Y, ZHANG J G, et al. Decreased ventilation and hypoxic ventilatory responsiveness are not reversed by Naloxone in Lhasa residents with chronic mountain sickness [J]. Am Rev Respir Dis, 1990, 142(6 Pt 1): 1294-1300.

[4] WARD M. Mountain medicine, a clinical study of cold and high altitude[M]. London: Crosby Lockwood Staples, 1975: 269-276.

[5] NIN H H. Scientific reports of the Chinese scientific and mountaineering expeditions to Mt. Qomolungma[M]. Beijing: Science Press, 1980: 56-67.

[6] SCIENTIFIC NEWS. Altitude sickness “cure” [N]. China Daily, 1986-11-19.

[7] MONGE MC, MONGE C C. High Altitude Disease: Mechanism management[M]. Springfield, 111: Charles. Thomas, 1966.

[8] PENALOZA D F, SIME F, RUIZ L. Cor pulmonale in chronic mountain sickness: present concept of Monge's disease[A]//POTER R, KNIGHT J. High altitude physiology: cardiac and respiratory aspects[M]. New York: Churchill Livingston, 1971: 41-60.

[9] KRYGER M H, MCCULLOUGH R E, DOEKEL R, et al. Excessive polycythemia of high alti-

tude: Role of ventilatory drive and lung disease [J]. Am Rev Respir, 1978, 118(4): 659-666.

[10] KRYGER M, MCCULLOUGH R E, COLLINS D, et al. Treatment of excessive polycythemia of high altitude with respiratory stimulant drugs [J]. Am Rev Respir Dis, 1978, 117(3): 455-464.

[11] HECHT H H, MCCLEMENT J H. A case of chronic mountain sickness in the United State [J]. Am J Med, 1956, 25(3): 470-477.

[12] GRONBECK C 3RD. Chronic mountain sickness at en elevation of 2,000 meters [J]. Chest, 1984, 85(4): 577-578.

[13] PENALOZA D, SIME F. Chronic cor pulmonale due to loss of altitude acclimatization (chronic mountain sickness) [J]. Am J Med, 1971, 50(6): 728-743.

[14] HEATH D. The morbid anatomy of high altitude (with discussion) [J]. Postgrad Med J, 1979, 55(645): 502-510.

[15] WU T Y, LI C H, WAN Z W. Adult high altitude heart disease, reports of 22 cases [J]. Chin J Int Med, 1965, 13: 700-704.

[16] HECHT H H, KUIDA H, LANDE R L, et al. Brisket disease. 2 clinical features and hemodynamic observations in altitude-dependent right heart failure of cattle [J]. Am J Med, 1962, 32: 171-183.

[17] WU T Y. High altitude polycythemia, reports of 82 cases [J]. Chin J Hematol, 1979, 3(1): 27-30.

[18] WU T Y, GE R L, DAI T F, et al. An investigation on high altitude heart disease [J]. Natl Med J China, 1983, 63(2): 90-92.

[19] WU T Y, DAI T F, HOU K S, et al. An epidemiological studies on mountain sickness at Qinghai-Tibet plateau [J]. Chin J Epidemiol, 1987, 8(2): 65-69.

[20] ARIAS-STELLA J, KRUGER H, RECAVARREN S. Pathology of chronic mountain sickness [J]. Thorax, 1973, 28(6): 701-708.

[21] SEVERINGHAUS J W, CHIODI H, EGER E IZND, et al. Cerebral blood flow in man at high altitude. Role of cerebrospinal fluid pH in normalization of flow in chronic hypocapnia [J]. Circ Res, 1966, 19(2): 274-282.

[22] CRUZ J C, RECAVARREEN S. Chronic mountain sickness: a pulmonary vascular disease? [A]//BRENDEL W, ZINK R A. High altitude physiology and medicine [M]. New York: Spring-Verlag, 1982: 271-277.

慢性高原病流行病学调查：在青藏高原的十年研究

Tian-Yi Wu，Wangshou Li，Yan Li，Re-Li Ge，Qiuhong Cheng，Shaozhen Wang，Guochang Zhao，Liying Wei，Yanshou Jin，Ge-Don

中国青海高原医学研究院，西宁　810012

【摘要】1984—1993年，我们在青藏高原针对高原人群中的慢性高原病（chronic mountain sickness，CMS）或蒙赫病开展了流行病学研究。总共有2314名世居藏族和2719名移居汉族参与了此次调查，且所有受试者年龄均在15岁以上。他们分别居住在中等海拔、高海拔和极高海拔地区。CMS的诊断基于以下标准：问卷调查得分＞10分，血红蛋白＞200g/L，血细胞比容＞65％，血氧饱和度＜85％。世居藏族CMS的患病率为1.21％，移居汉族为5.59％。我们使用与Monge等（1992）相同的标准与秘鲁海拔相近的地区（4300m）比较后，发现世居藏族CMS的患病率较低（0.91％），而秘鲁克丘亚人则高达15.6%（P＜0.001）。此外，结果表明静息通气、血细胞比容和年龄在藏族中并无相关性。同样，我们也观察到血红蛋白和CMS评分没有随着年龄增长而上升。因此，认为在藏族中年龄可能不是诱发CMS的一个重要因素，这可能是世居安第斯人和世居藏族之间的重要区别。

【关键词】流行病学；慢性高原病；藏族；汉族；年龄

引言

慢性高原病（chronic mountain sickness，CMS）或蒙赫病（Monge’s disease）在喜马拉雅地区藏族中的发病情况很少有研究。此前，人们一直怀疑CMS是否确实存在于青藏高原的世居藏族中。有些研究人员甚至推测CMS可能仅局限于安第斯山区。因此，在藏族人群中开展流行病学研究是澄清事实的最好办法。本次流行病学研究的目的有三：①在青藏高原的世居藏族中开展CMS调查，确定是否存在CMS。②调查生活在不同海拔的藏族人群中CMS的患病率。③评估年龄和吸烟对藏族人群CMS发病过程的影响。同时，对CMS诊断标准的评分系统进行了检验。

1　材料和方法

1.1　受试者

1984—1993年，我们共调查了2314名世居藏族和2719名移居汉族；所有受试者的年龄均在15岁以上。本次调查在自然人群中开展，人群覆盖率超过90%。从所获数据来看，CMS的流行情况可用患病率来表示。

1.2　地域

就地域而言，本次调查的范围包括青海省、西藏自治区的东北部和甘肃省南部。上述这些地区均位于青藏高原。

1.3　社区和海拔

纳入本研究的藏族人群来自两个城市（西宁和格尔木）、18个社区和8个藏族自治州。上述地区均位于海拔2261～5226m的高原。根据受调查人群的居住海拔，我们将其分成3组：A组，居住在海拔2260～2980m；B组，居住在海拔3128～3968m；C组，居住在海拔4006～5226m。

1.4 职业

藏族人群主要为游牧民（78.2%）、半农牧民或农民（15.3%）、干部（5.2%）和矿工（1.3%）。汉族受试者主要是职员（52.4%），此外，还有干部（18.8%）、农民（10.6%）、游牧民（9.7%）、工人（5.3%）和士兵（3.2%）等。

1.5 调查问卷

每名受访者均填写一份调查问卷。输入的数据包括疾病自然史、家族史、世居史、迁徙史、妇女史、既往史和吸烟史。随后，逐步补充症状、体征和实验室检查结果。主要的症状如头痛、呼吸困难等均列于附录（头痛问卷等）。

1.6 诊断标准

研究中建立了CMS的问卷评分系统。

症状和体征：①头痛。②头晕。③体虚。④精神疲劳。⑤呼吸困难和/或心悸。⑥睡眠障碍。⑦耳鸣。⑧食欲减退。⑨口唇、面部或手指发绀。⑩结膜和咽喉充血及毛细血管扩张。

分数0：视作否定回答。基于受试者的肯定回答，症状和体征可评为1分、2分和3分，分别对应轻度、中度和重度。

判断：总分低于10分视作“健康”；10～15分为“轻度”CMS；16～20分为“中度”CMS；21～30分为“重度”CMS。

1.7 实验室数据

此外，在诊断CMS时增加实验室数据，即血红蛋白＞200g/L，血细胞比容＞65%，血氧饱和度＜85%，动脉血二氧化碳分压＞35mmHg。至少应提供3项数据。

1.8 统计学方法

均数间的比较采用*t*检验。频率分布的分析基于一系列2×2表格，并采用秩和检验（经Yate校正）。统计评价使用了统计分析系统（IBM Computer）。数据以均值±标准差表示，$P<0.05$为差异有统计学意义。

2 结果

2.1 患病率

处于不同海拔高度的世居藏族和移居汉族中CMS患病率列于表1。

2.2 患病率的相关因素

海拔：CMS的患病率随着海拔的增加而升高。在移居汉族中，在海拔较低地区（2261～2980m）CMS的患病率为1.05%，而在海拔较高的地区（4068～5226m）为11.83%。有些移居汉族即使在中等海拔地区（2260m）即可发生习服丧失，但没有世居藏族在海拔低于3000m的地区出现这种现象。只有一名世居藏族在海拔3406m的地区发生该病。在藏族和汉族人群中海拔和CMS患病率之间的关系如图1所示。

表1 不同海拔地区藏汉人群中的CMS患病率

海拔（m）	移居汉族			世居藏族			*P*值
	受访人数	病例数	患病率（%）	受访人数	病例数	患病率（%）	
2261～2980	226	0	—	286	3	1.05	—
3128～3980	1206	14	1.16	1786	67	3.75	＜0.01
4068～5226	882	14	1.59	727	86	11.83	＜0.001
合计	2314	28	1.21	2799	156	5.57	＜0.01

注：“—”表示无数据。

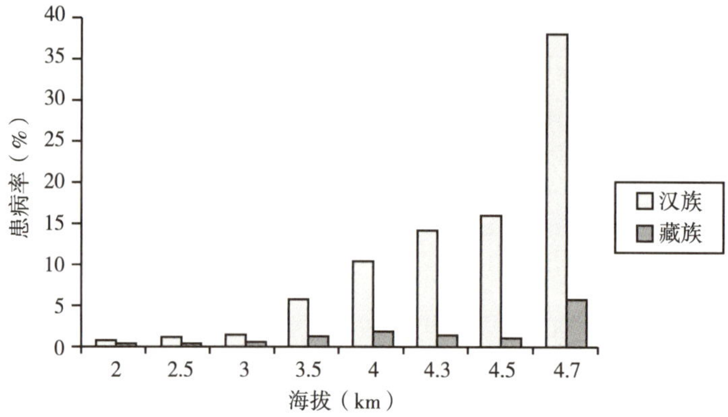

图1　在西藏，汉族人群中CMS的患病率在2500m处为6.8%，至4700m处则上升至37.5%。与之相比，藏族人群中CMS的患病率在3406m处为0.45%，在5220m处为4.8%

民族：民族与CMS之间存在强相关性。在青藏高原，CMS主要发生在移居汉族中。他们从平原地区移居至青藏高原，并在高原居住了几年。相比之下，CMS在世居藏族人口中极罕见，其患病率较低。CMS的平均患病率在汉族总人群中为5.57%，而在藏族总人群中仅为1.12%。

性别：无论是在移居汉族还是在世居藏族中，CMS的患病率提示该病在女性中罕见。此外，71%的女性CMS发生在更年期或绝经后。图2显示了在海拔4300m地区（玛多县）CMS的性别分布。

年龄：从表面上看，CMS似乎主要发生在中老年汉族男性中，但实际上，出生在平原、并在青年时期（时逢新中国成立后）移居青藏高原时即可能罹患CMS，症状发生前在高海拔地区的居住时间为8～42年（平均21.6年）。由此可见，CMS的患病率随着年龄的增长而上升（限54岁内）。然而，在世居藏族中，不同年龄组间的CMS评分并无显著差异（表2）。随着年龄的增长，动脉血氧分压略有下降，但差异无统计学意义。静息通气、血细胞比容和年龄间并无相关性（图3）。

吸烟：在藏族中，吸烟并非CMS的必要的促成因素。事实上，由于宗教信仰的原因，西藏的藏族几乎都不吸烟。相反，分别有约35%的汉族男性和38%的汉族男性CMS患者有吸烟史。然而，CMS患病率在汉族吸烟者和非吸烟者之间差异无统计学意义（$P>0.05$）。

3　讨论

尽管此前曾有过在西藏发生CMS的零星报道[1-2]，但毫无疑问，开展CMS的流行病学研究有助于确定该病是否存在于藏族人群中。此外，CMS的某些流行病学特征也可帮助我们深入了解CMS的重要致病机制。据我们所知，本文是首篇测定CMS在藏族人群中患病率的调查报告。

准确的患病率信息是诊断的直接依据。本研究的特点是症状和阳性体征及实验室数据作为诊断和量化分值的依据。

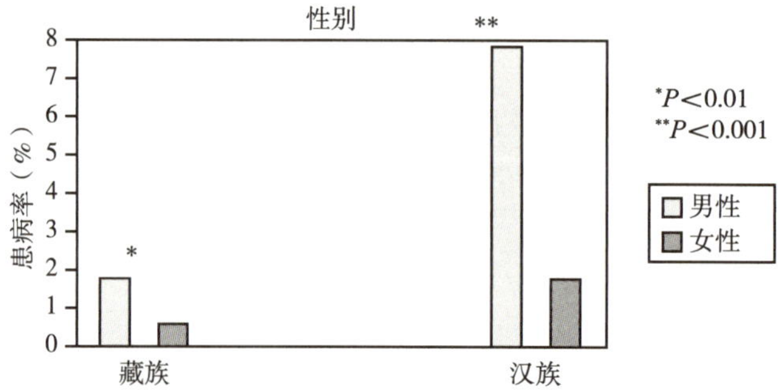

图2　在青藏高原上的玛多县（4300m），CMS的患病率在汉族女性中为1.76%，在汉族男性中则为7.77%。在藏族女性和男性中CMS的患病率则分别为0.56%和1.78%

表2 不同年龄段中受调查人群的CMS评分（$\bar{x}\pm s$）*

年龄（岁）	移居汉族		世居藏族	
	例数	CMS评分	例数	CMS评分
15～19	155	2.17±0.78	148	2.02±0.45
20～29	424	4.14＋0.92	338	3.27＋0.74
30～39	780	5.08±1.22	574	3.64±1.19
40～49	748	5.82±1.57	516	3.89±1.63
50～59	318	6.08±1.66	375	4.07±1.46
60～69	196	5.82±1.43	224	4.11＋1.27
70	78	5.88±1.82	139	5.24±1.82

注：*高原人群不包括CMS病例。

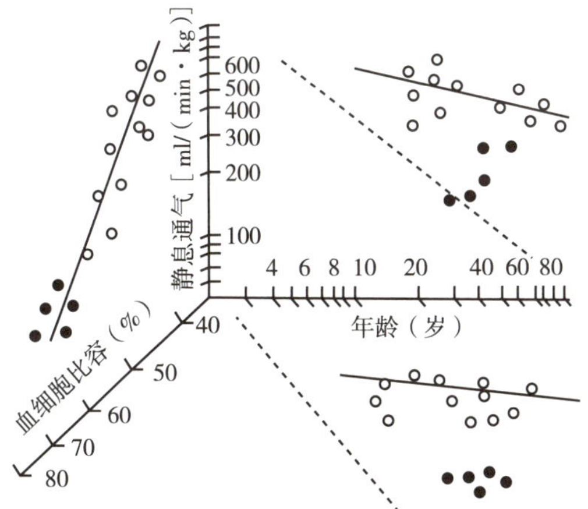

图3 玛多县（海拔4300m）世居藏族中血细胞比容、年龄和静息通气之间的关系

注：·，CMS；虚线，克丘亚人；实线，中国藏族。两者存在显著差异。

（改编自Monge和Whittembury，1982）

西藏的流行病学资料表明，种族和CMS之间具有很强的相关性。CMS的总患病率在世居藏族中为1.21%，在汉族移民中为5.59%。此外，我们使用Monge等（1992）提出的标准[3]，即CMS定义为血红蛋白＞213g/L，血氧饱和度＜83%；在相应的海拔（4300m），CMS的患病率在藏族中极低（0.91%），而在秘鲁塞罗-帕斯科地区的克丘亚人则高达15.6%，后者几乎是前者的15倍。与安第斯的印第安人相比（在该人群中CMS常见）[4]，藏族似乎受到缺氧的影响较少。虽然CMS的患病率在藏族中极低，但该病在山区世居人群中其实一直存在。

秘鲁的研究人员认为，CMS可能是高原居民老龄化的一种表现[5]。由于来自平原地区的汉族在青藏高原的居留时间平均为（21.6±10.8）年，汉族患者的平均年龄为（46.4±8.9）岁，故CMS主要发生在中老年移居汉族中（但不超过54岁）。然而，在藏族群体中开展的调查显示，CMS的患病率并未随着年龄的增长而升高。在海拔4300m处的研究表明，静息通气、血细胞比容和年龄在藏族中并无相关性。此外，我们观察到血红蛋白和CMS评分没有随着年龄的增长而升高，且血氧饱和度及与身高相关的呼气峰值流量也未随年龄的增加而下降。因此，得出结论，在藏族中年龄可能不是诱发CMS的重要因素。这与在秘鲁印第安人中观察到的结果完全不同。我们很难简单地解读这项发现的意义，需要开展纵向研究才能对这一重要问题予以澄清[6]。

致谢

我们衷心感谢果洛藏族自治州和玉树藏族自治州州医院及玛多县医院的医务人员提供的帮助。

原文期刊：JS Mountain Medicine，Progress in Mountain Medicine and High Altitude Physiology，May 20th-24th，1998，Matsumoto，Japan. 日本登山医学会组织“登山医学与高原生理学进展”会议论文集，1998年日本（长野县）松本市。

参 考 文 献

[1] PEI S X, CHEN X J, SI-REN B Z, et al. Chronic mountain sickness in Tibet[J]. Q J Med, 1989, 71(4): 555-574.

[2] WU T Y, ZHANG Q, JIN B, et al. Chronic mountain sickness (Monge's disease): an observation in Qinghai-Tibet plateau[A]//UEDA G, REEVES J T, SEKIGUCHI M. High altitude medicine[M]. Matsumoto: Shinshu University Press, 1992: 314-324.

[3] MONGE C C, ARREGUI A, LEON-VELARDE F. Pathophysiology and epidemiology of chronic mountain sickness[J]. Int J Sports Med, 1992, 13(Suppl 1): S79-S81.

[4] ARREGUI A, LEON-VELARDE F, CABRERA J, et al. Migraine, polycythemia and chronic mountain sickness[J]. Cephalalgia, 1994, 14(5): 339-341.

[5] LEON-VELARDE F, ARREGUI A, MONGE C C. Aging at high altitudes and the risk of chronic mountain sickness[J]. Wilderness Environ Med, 1993, 4(2): 183-188.

[6] WINSLOW R M, MONGE C C. Hypoxia, polycythemia, and chronic mountain sickness[M]. Baltimore: Johns Hopkins University Press, 1987: 17-37.

· 特邀社论 ·

青藏高原上的生活

第六届国际高原医学及高原生理学会议将于2004年8月在中国青海省西宁市召开，会后还将在拉萨召开一场卫星会议。这是该国际会议第一次在亚洲大陆召开，会址靠近喜马拉雅山脉，在世界上海拔最高、高原面积最大、素有“世界屋脊”之称的青藏高原。过去20年，中国在高原领域的研究取得了显著的进步（Wu，1994；West，1998）。在这个神奇的地方，参加本次国际会议的科学家定会为开辟高原医学及生理学的新征程感到激动。

西藏是一片神秘的土地。从生物学观点来看，藏族因其在极端低氧环境中成功适应而成为这片土地最神秘的特点之一。由于藏族传统的生活方式不提倡异族通婚，因此保留了纯正的基因血统，成为研究低氧对人类生理学与医学慢性影响的特殊群体。

与海拔相关的健康问题对中国尤为重要，这是因为青藏高原上居住着大量的（超过1000万）高原人群。此外，每年成千上万的人从低海拔地区迁徙至高海拔地区，因此，形成了世界上最庞大的迁徙人群。然而，相较于世居藏族，移居汉族对高原低氧的耐受力较差。

最近，在西藏发现了大量的矿石、贵金属及石油，而最重要的矿山坐落于海拔4000m以上，常住的矿工持续暴露于慢性缺氧环境（Wu，2001）。随着中国实施西部大开发，一条全长1118m的新青藏铁路开始兴建。这条铁路起于格尔木（海拔2800m）止于拉萨（海拔3658m），穿越昆仑山脉及唐古拉山口，其中超过76%的铁路线位于海拔4000m以上。但是，3万～5万名筑路工人大多数来自低海拔地区，他们有罹患高原病的风险，因而使得高原病的预防及治疗成为突出问题。铁路竣工后，将有大量工作人员在32个火车站居住和工作，他们和矿区工人都需要配备富氧设备（West，2003）。

之前，每届国际会议都有其自身特点及重点领域（West，2002）。本届会议我们将着重讨论慢性缺氧暴露及慢性高原病（chronic mountain sickness，CMS）。流行病学数据表明，因长时间居住在高原而获得遗传适应的藏族人群，其CMS极为罕见（Moore，2001）。相反，汉族却极易感。我们估计，在青藏高原上约25 000名移居汉族中，大概5%罹患CMS。Leon-Velarde提出，CMS是世界高海拔人群的一个公共卫生问题，我们非常支持其观点，并同他一道呼吁世界卫生组织承认这是一个健康问题（Leon-Velarde，2003）。因此，当务之急是所有致力于高海拔研究的科学家共同制定国际公认的CMS诊断标准，成立工作小组并开展工作已有5年。如今，形成共识的时机已经成熟，有望在本届大会通过此事。

高海拔进化压力也引起高山物种的基因变化，其中有些变化被认为影响了机体对低氧环境压力的反应。青藏高原上的动物为基因测序提供了一个绝好的机会，有关对牦牛、藏羊、高原鼠兔和喜马拉雅旱獭的初步数据表明，这些动物对高原环境的适应具有遗传性。

藏药已在青藏高原发展了约2000年。历史上，传统医学能有效治疗许多高原相关疾病。过去几年间，藏药药理特性的科学研究已取得显著进步，比如红景天比乙酰唑胺更有助于改善高海拔地区的睡眠，这是高原医学领域一个有趣且非常重要的课题。

最后，西藏是科学家们研究高海拔的天堂。我们谨代表中华医学会高原医学分会，欢迎各位来西宁和拉萨！

原文期刊：High Altitude Medicine & Biology Volume 5，Number 1，2004.《高原医学与生物学杂志》2004年第5卷第1期第1-2页。

参 考 文 献

[1] MOORE L G. Human genetic adaptation to high altitude[J]. High Alt Med Biol, 2001, 2(2): 257-279.

[2] LEÓN-VELARDE F. Pursuing international recognition of chronic mountain sickness[J]. High Alt Med Biol, 2003, 4(2): 256-259.

[3] WEST J B. High life: a history of high altitude physiology and medicine[M]. Amer. Physiol. Soc. Oxford University Press, Oxford, UK, 1998.

[4] WEST J B. World Congress of Mountain Medicine and High Altitude Physiology, 1994-2002 [J]. High Alt Med Biol, 2002, 3(1): 1-4.

[5] WEST J B. Improving oxygenation at high altitude: acclimatization and O_2 enrichment[J]. High Alt Med Biol, 2003, 4(3): 389-398.

[6] WU T Y. The Altitude Medical Research Institute in Qinghai, China[J]. ISMM Newsletter, 2004, 14(2): 3-4.

[7] WU T Y. The Qinghai-Tibetan plateau: how high do Tibetans live? [J]. High Alt Med Biol, 2001, 2(4): 489-499.

·临床研究·

高原消化道出血：唐古拉山青藏铁路建设者观察性研究

Tian-Yi Wu[1]，Shou-Quan Ding[2]，Jin-Liang Liu[3]，Jian-Hou Jia[3]，Rui-Chen Dai[4]，Dong-Chun Zhu[4]，Bao-Zhu Liang[5]，De-Tang Qi[5]，Yong-Fu Sun[6]

[1]中国铁道部生理研究组，中国青海高原医学研究院，西宁 810012
[2]中国青海省青藏铁路建设公司第12医院，格尔木 816000
[3]中国青海省青藏铁路建设公司第20医院，格尔木 816000
[4]中国青海省青藏铁路建设公司，格尔木卫生局，格尔木 816000
[5]中国铁路建设总公司，北京 100844
[6]中国铁道部，北京 100844

本研究获得LS-CNNSF-30393130和国家“973”项目（2006 CB 504100，CB708514）的经费支持。

通信作者：吴天一，生理学与医学教授，中国青海高原医学研究院，高原医学国家重点实验室，西宁 810012

【摘要】**目的** 调查从低海拔地区前往高原的人群及唐古拉山的工人中消化道出血（gastrointestinal bleeding，GIB）的发生情况、诱因及防治方案。**方法** 2001年至2003年10月，我们研究了海拔4905m的唐古拉山铁道工地上的13 502名筑路工人中GIB的发生情况。记录了不同海拔地区GIB的发病率。当工人下撤至海拔2808m的格尔木和海拔2261m的西宁时，进行了内镜检查。对所获得的高原GIB的数据进行了分析。**结果** 在13 502名筑路工人中，GIB的总发病率为0.49%。GIB的发病率随海拔升高而增加。大多数症状在患者进入高海拔地区后的3周内出现。出血表现为呕血、黑便或便血、隐血。内镜显示高原GIB的诱因包括出血性胃炎、胃溃疡、十二指肠溃疡和胃糜烂。实验性研究表明，急性胃黏膜损伤可由缺氧和寒冷应激诱发，这可能也是高原GIB的发病机制。大量饮酒及摄入阿司匹林或地塞米松均可增加GIB的风险。既往有消化性溃疡或高原红细胞增多症病史的人发生消化道出血的风险也较高。早期诊断、撤离和治疗可早期康复。**结论** GIB如未及时有效治疗，很可能危及生命。患者越早得到诊治和撤离，就能越早康复。如能识别早期的症状体征，则有助于避免因高原GIB而致死。

【关键词】高原；消化道出血；缺氧应激；急性胃黏膜病变；风险因素

引言

虽然登山者及来自低海拔地区者进入高原时多出现心脏、呼吸及神经系统症状，但专门针对缺氧环境对高原病患者或高海拔地区健康人群消化系统的影响研究鲜有报道。事实上，食欲减退、上腹不适、上腹疼痛、胃灼热、消化不良、恶心、呕吐、腹泻、呕血、痔疮及消化道溃疡等消化系统症状常见于登山者或旅居高原者[1-2]。此外，流行病学与临床研究表明，在高原环境下发生消化道出血（GIB）并不少见，且经常危及生命[3-4]。急性高原病（acute mountain sickness，AMS）共有两项诊断标准，其中一项为环境症状问答计分系统[5]，另一项则为路易斯湖评分系统[6]。消化道症状包括恶心/呕吐、食欲减退、胃痛/腹痛和便秘，但GIB并未包括在诊断标准内。此外，日本人、中国人及秘鲁人GIB均有相关数据报道，但西方人的报道罕见[7]。

海拔对于高原铁路建设者的健康极其重要。唐古拉山段铁路建设为研究AMS、高原肺水肿、高原脑水肿及高原GIB提供了一个难得的机会。本文描述了GIB在唐古拉山筑路工人中的发病率、临床特征及风险因素。

1 材料和方法

1.1 区域与受试者

2001年6月29日至2003年10月31日，对在施工现场附近的两家医院收治的高原消化系统疾病患者（含高原GIB）进行了研究。其中一家医院位于海拔4779m的风火山地区，另一家医院则位于海拔4505m的可可西里地区。这两家医院收治了在海拔3486～4905m建设路段工作的患者。过去3年中，共有8014例和5488例建设者分别在风火山地区及可可西里地区工作。两个观测路段及疏散地区的气候条件如表1所示。

天气与气候学数据由唐古拉山气象观测站及青海省气象局提供。建设者不仅暴露在缺氧，还暴露在严寒条件下。冬季气温在-36～-27℃，年平均气温在-7～-3℃。

向被调查人员发放调查问卷，问卷内容包括年龄、性别、种族、职业、出生地、低海拔地区居住时间、到达高原的时间、吸烟及饮酒史、当前与既往病史及家族史。

所有受试者在进入高原前后都经过了仔细的医学评估，包括体格检查、血常规检查、胸部X线检查、心电图等。本研究的研究方案经青海高原医学研究所人类研究委员会审批通过。研究前获得每名受试者的口头知情同意。

1.2 诊断

AMS诊断以路易斯湖评分系统作为标准，检测到两项或以上症状即可定义为AMS[6]。GIB的临床诊断则基于以下标准：①短期暴露在海拔超过3000m的未习服者。②出现上腹不适、上腹疼痛、呕血、黑便或便血等典型症状。③血红蛋白（hemoglobin，Hb）水平或血细胞比容（hematocrit，HCT）出现显著下降。④转院至格尔木（海拔2808m）或西宁（海拔2261m）后经内镜检查确诊GIB。⑤经输血和吸氧治疗后症状与体征消失。根据临床和实验室检查结果对患者转归情况进行评估。

1.3 统计学方法

统计学分析采用IBM 3990系统。计算了GIB在此类人群中的发病率（指定人群在指定时间范围内的累计病例数占比）。通过2×2四格表、比值比及卡方检验方法测试消化道出血风险因素的频率。均数的比较采用t检验，$P<0.05$时为差异有统计学意义。

表1 两个观测路段及格尔木和西宁疏散区域气候条件

项目	风火山	可可西里	格尔木	西宁
海拔（m）	4905	4505	2808	2261
气压（mmHg）	417	440	538	585
年均气温（℃）	-7.0	-2.6	3.6	6.7
年降水量（mm）	317	291	42	371
年日照时间（h）	2712	2764	3101	2793
相对湿度（%）	57	58	34	57

2 结果

2.1 总发病率

我们对建设路段附近两家当地医院收治的患者进行了高原病研究。2001—2003年，在参与建设唐古拉山路段的13 502例筑路者中66例发生了GIB，该时段发病率为0.49%。

2.2 诱因

研究表明，GIB的发病率与许多因素有关，包括海拔、进入高原的时间、年龄、性别、劳动条件及种族。

海拔因素：GIB在不同海拔的发病率如图1所示。GIB在低于海拔3500m时的发病率很低，在海拔4500～5000m的发病率最高，发病率逐步从海拔3500m的0.2%升至海拔4905m的1.1%（$P<0.01$）。

症状出现时间：在66例患者中，17例（25.8%）在进入高原第5～10天出现GIB症状，24例（36.3%）在第11～15天出现，14例（21.2%）在16～20天出现，其他11例（16.7%）在第21～122天出现（图2）。大多数症状在患者进入高原后3周内出现。

年龄与性别：患者多数为青年人或中年人，年龄最大46岁，平均年龄为（34±7.8）岁。

男性GIB更为普遍，这可能与女性总人数较少（21人）有关，可以忽略不计。

职业：工人和干部的GIB发病率分别为0.51%和0.46%。两组人群发病率差异无统计学意义（$P>0.05$）。

种族：需要指出的是，所有GIB者均为来自中国低海拔地区的汉族。超过1/3的工人为高原本地居民（其中大部分为长期居住在海拔2500～3200m的藏族），但是该人群没有发现GIB。

2.3 内镜检查发现

所有高原GIB者均被低转至格尔木或西宁的当地医院。其中，28例患者在入院时或住院后24小时内接受内镜检查，其他患者无法或拒绝接受内镜检查。内镜检查结果表明，胃溃疡11例，十二指肠溃疡4例，复合型溃疡4例，出血性糜烂性胃炎5例，出血性胃炎4例，慢性萎缩性胃炎1例。

2.4 危险因素

3例患者的GIB明显与饮酒、阿司匹林和/或地塞米松用药有关。病例1为1例从低海拔地区进入海拔4505m建设路段的铁路工人。在进入高原的过程中，为预防AMS，该患者接受8mg剂量地塞米松及后续每8小时4mg地塞米松的预防性治疗。在进入海拔4505m的当日上午，患者主诉出现严重头痛。给予0.5g阿司匹林及地塞米松，头痛无法缓解。饮酒约300ml（含50%酒精）。8小时后，患者突然丧失行为能力，同时伴胃部不适、腹部疼痛及重度疲劳等症状。第3天上午6时许，患者解出柏油样黑便，阿司匹

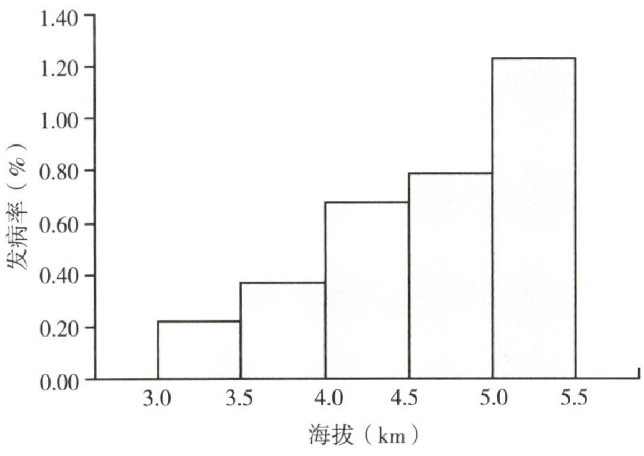

图1 唐古拉山两所医院中，消化道出血患者的发生频数在不同海拔地区的分布。消化道出血的发病率随海拔的升高而增加

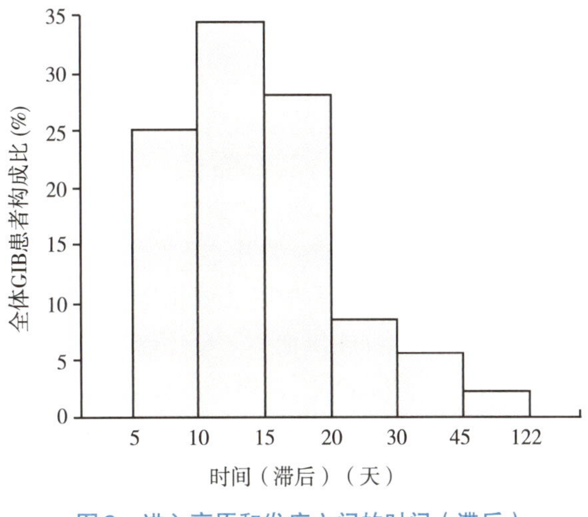

图2 进入高原和发病之间的时间（滞后）

林与地塞米松随即停用。患者病情在数小时内出现进展性恶化，立即将其低转至格尔木医院（海拔2808m）。患者入院时血压为90/50mmHg，Hb水平低于65g/L。入院后6小时内行纤维胃镜检查，结果显示弥漫性胃出血及糜烂，线状胃溃疡合并十二指肠溃疡。给予患者辅助吸氧及静脉输液。约5小时内输全血600ml，并给予组胺H_2受体拮抗剂（雷尼替丁）治疗，患者血压逐渐升高（110/80mmHg），黑便停止。患者在接下来两周内病情缓慢得到改善，Hb水平回升至105g/L。入院21天后出院，返回其低海拔家乡。

除上述病例外，在可可西里施工路段还有2例相似病例。病例2为健康青年男性，服用阿司匹林与地塞米松预防AMS，当晚饮酒后次日上午即解出黑便。病例3为中年工人，既往有胃消化性溃疡史。患者在饮用100ml烈酒后服用阿司匹林治疗头痛，短时内即解出黑便。

5例GIB患者在进入海拔4000m以上地区超过45天后出现红细胞增多症（Hb＞210g/L）。

此外，6例GIB者既往有潜在消化性溃疡史，5例患有慢性胃炎。

2.5 转归

GIB确诊后，患者疏散至格尔木医院（海拔2808m）或安排门诊治疗或低转至西宁（海拔2261m）治疗。经积极治疗后，病情逐渐好转。

3 讨论

3.1 AMS与高原GIB的命名及其相互关系

高原GIB属于独立的临床病种，但不同研究者用于描述该综合征的术语不相同。一些秘鲁科学家用词不够严谨，将其称为“缺氧性胃出血”[8]，也有人称其为“高原消化性出血”[9]。鉴于颊黏膜、消化系统黏膜、手指甲及消化道、泌尿道、视网膜和牙龈均可能出血[10-11]，因此该病被命名为“高原出血综合征”，而高原GIB则属于该综合征的临床表现之一[11]。但是，高原GIB属于一种独立的消化道黏膜病变引起的疾病。我们认为，高原GIB一词更适合描述该病。

我们也注意到约有58%的GIB患者伴有AMS，而约42%的患者仅出现GIB。然而，GIB与高原肺水肿或高原脑水肿并无关联。因此，高原GIB是否属于AMS在消化道一种表现，仍需要进一步研究。

3.2 高原GIB的发病率

1978—1984年，唐古拉山段青藏公路建设者的高原GIB发病率为1.1%[4]。2001—2003年，相同路段青藏铁路建设者的高原GIB发病率为0.49%，远低于珠峰登山者中报告的发病率。1988年，中国－日本－尼泊尔友谊探险队攀登珠穆朗玛峰时，在52名沿西藏北麓（海拔5154m）登顶（7790m）的日本登山队员中，其中5名北麓登山队员出现上消化道出血，发病率高达9.6%[12]，该结果表明GIB发病率随海拔升高而增加。

Liu[13]报道，驻守在海拔3700～5380m地区的士兵，在1年内的GIB病例数占同期位于喀喇昆仑山（海拔3550m）山脚下中国部队医院所收治患者总人数的0.8%，占AMS总数的1.5%。但是，内镜检查结果发现登山者急性胃黏膜病变的发病率高达16%～49%[14-16]，该结果表明GIB存在某些临床亚型。

3.3 高原GIB的临床特征

66例病例中有17例在进入海拔超过3500m地区后第10天内出现高原GIB。大多数患者（55例）在第20天内出现高原GIB，其余11例在第21天后出现高原GIB。这些发现与高原肺水肿或高原脑水肿的发病时间无关联。一般情况下，到达海拔3500m第1～5天发生高原肺水肿或高原脑水肿，平均时间为3天。

登山者及高原本地居民均可出现GIB[8, 17]。Macedo[8]报道，2名克丘亚语系世居印第安人在安第斯山地区出现突发性不明病因的重度胃出血。然而，在我们的GIB患者中没有世居藏族。这可能是由于藏族人群对高原缺氧环境具有更强的遗传抗性。

在高原，GIB可表现为呕血（呕吐鲜红色或棕色血液）、黑便（柏油状黏液样黑色粪便）或者便血（经由直肠排出鲜红色血液，排除痔疮诊断）。但本研究中64例患者的出血症状均为黑便，仅有2例患者出现呕血。然而，出血也可能表现为隐血，同时粪便外观保持正常。Naito等[18]用“OC-血液透析试剂盒”检测到10名登山运动员在其1989年喀喇昆仑山探险期间存在粪便隐血，该试剂盒通过与其他动物无交叉反应性的人血红蛋白专一检测方法，共有8名人员呈阳性反应，该结果表明登山者多数存在静默性胃肠黏膜出血现象。

GIB的症状和体征取决于出血量和出血速度。根据我们的经验，急性中度出血（失血量超过500ml，最多为1000ml）可出现嗜睡、头晕、少尿、出汗和面色苍白。血压改变首先表现为直立性低血压。脉率作为评价指标的准确性看来并不理想，尤其是此类登山者在高海拔环境下多有出现心动过速的情况。急性大量出血的特征表现为在数秒至数小时内的失血量超过1500ml或循环血量的25%，收缩压与舒张压均出现下降，脉率增加，Hb水平或HCT值下降。其中，后者可作为这种极端情况下的关键性指标。因此，解出黑便的患者无论出现或不出现呕血或相关症状或低血压，都应及时转送至低海拔医院，并接受进一步的评估和治疗[4]。

3.4 高原GIB的内镜表现及发病原因

高原GIB诊断强烈建议采用内镜检查。Sugie等[19]通过对22名希夏邦马山（海拔5020m）登山者的研究发现13例胃、十二指肠黏膜病变病例。Sugie等[20]报道的动脉血气分析结果如下：动脉血氧分压＝43mmHg，动脉血氧二氧化碳分压 ＝23.5mmHg，pH＝7.51，BE＝1.0mmol/L。Zhao和Li[15-16]报道了51例在海拔3658m和4200m环境下健康青年男性胃、十二指肠黏膜病变的发病率为49%。在类似海拔环境下胃癌患者偶可出现GIB[21, 22]。

据Saito[12]报道，1名男性登山者在珠穆朗玛峰探险时，在海拔7028m发生了消化道大出血及严重贫血，转移至海平面后，内镜检查未发现异常[23]。Zhou[24]报道了1名来自低海拔地区的健康汉族在拉萨（海拔3658m）旅游期间出现GIB，并死于复发性消化道大出血，尸检结果显示胃浅表弥漫性糜烂，但并未发现消化道溃疡。

3.5 高原GIB的发病机制

有关高原GIB的发病机制尚不清楚。由高原GIB致死患者的病理学结果显示，其胃黏膜下微动脉与微静脉均出现显著曲张，胃黏膜内形成大量毛细血管[25]并在出血后进入胃[26]。多种不同的原因都可诱发应激急性胃黏膜病变。有研究报道，寒冷或低氧刺激可诱发大鼠急性胃黏膜病变[27-28]。但在高山上，登山者通常同时面对寒冷及低氧刺激，这表明低氧血症很可能是平原健康登山者出现急性胃黏膜病变的主要原因[19]。Kamiyama等[29]将其归因于低氧改变胃黏膜电位差继而导致胃黏膜的完整性和防御机制遭到破坏。依赖有氧代谢的胃黏膜细胞电位差与电解质转运密切相关。低氧血症可引起组织氧含量变化，进而导致电位差减小。艰苦的环境及高强度的工作加剧低氧刺激，并诱发胃黏膜毛细血管受损[14, 17]。Naito等[30]报道，高原急性胃黏膜病变的另一种可能机制为胃黏膜中的磷脂酰胆碱发生过氧化。据研究报道，低氧组的溃疡指数及磷脂酰胆碱过氧化氢均高于对照组，但是两组的硫代巴比妥酸并无差异。该结果表明，胃黏膜脂质的过氧化可能在低氧诱导急性胃黏膜病变发病机制中发挥了一定作用。应激导致的急性弥漫性胃黏膜病变在病理和临床上都与胃、十二指肠黏膜病变存在差别，且表现为上消化道出血。

3.6 高原GIB的危险因素

饮酒：一直以来都认为饮酒能够减轻AMS症状并具有保护作用[4]。最近Houston[31]的研究则建议在高原地区应减少饮酒。饮酒也可能是高原GIB的一个危险因素。Ravenhill[32]在研究中观察到饮酒可加重AMS的症状。在模拟缺氧环境（海拔7620m）下少量饮酒可能导致精神与生理功能受损[33]。Steels[34]报道，3名夏尔巴人在珠穆朗玛峰上大量饮酒后出现上腹部剧烈疼痛、恶心及呕吐。Zhou[24]则报道3名男青年在拉萨饮用烈酒后因出血性胃炎而诱发胃内大出血。克丘亚语系印度人喜欢饮用粗加工劣酒，这可能是该人群胃溃疡发病率升高的原因[26]。在1978—1984年青藏公路建设期间，饮酒量多的工人GIB发病率（1.93%）高于饮酒少的工人（0.95%）[4]，该结果表明，饮酒增加了在高原

GIB的风险，因此应避免在高原饮酒。

阿司匹林或其他非甾体抗炎药：有研究表明，阿司匹林能够有效治疗AMS所引起的头痛[35]。虽然阿司匹林单独使用对于预防AMS引起的头痛并不十分有效，但若与地塞米松联合使用，则效果非常好[36]。虽尚无定论，但目前已有强有力证据支持服用阿司匹林所诱发的急性上消化道弥漫性出血可导致大出血事件。治疗AMS诱发的头痛是一个难题，因为阿司匹林及其他非甾体抗炎药可导致消化道出血[7, 37]。有研究报道，对乙酰氨基酚（扑热息痛）或布洛芬在治疗头痛或其他疼痛的过程中都有很强的抗炎作用，并且不会引起GIB事件[38]。

地塞米松：鉴于在高原短期使用地塞米松治疗不会产生问题[31]，该药物一直用于AMS的预防和治疗[39-40]。但是，地塞米松属于诱发溃疡的高疑似药物之一，尤其是有消化性溃疡既往史的患者，地塞米松可能增加GIB的风险。同时使用地塞米松、阿司匹林及饮酒可对胃肠道黏膜产生累加或协同效应，正如我们所报道的病例一样，可导致快速和严重的GIB。

高原红细胞增多症：红细胞增多症是高原居民及低氧血症患者的常见特征[15-16, 24]。在89%～100%的高原红细胞增多症患者中上腹疼痛、消化不良、食欲减退、呕吐及腹泻等消化道症状通常可消失[24]。GIB是高原红细胞增多症的一个常见并发症。本研究中的5例GIB患者均有高原红细胞增多症。Zhou[24]报道，21例驻守拉萨（海拔3658m）的中国青年男性士兵（平均年龄为26.6岁）出现高原红细胞增多症，此前无消化道溃疡史。在高原红细胞增多症发病后可出现GIB。他们研究发现，暴露在寒冷环境、艰苦作业及饮酒是主要的诱因。

Zhao和Li[15-16]报道了来自拉萨的98例高原红细胞增多症（Hb＞210g/L）患者的内镜检查结果，其中浅表性胃炎29例、胃溃疡26例、十二指肠溃疡12例、复合型溃疡5例及萎缩性胃炎3例。Chu和Sun[41]对玛多（海拔4300m）地区的5例高原红细胞增多症患者进行检查后发现其胃部存在弥漫性出血、糜烂及溃疡性坏死；进一步电镜检查，患者胃黏膜活检超微结构显示：不规则排列的粗大微绒毛，分泌小管微丝增大，胃壁细胞增大的线粒体密度增高，主细胞粗面内质网及酶原颗粒物增多，血管内皮细胞增生，表面似微绒毛状且出现基底膜增厚。这种胃黏膜病变可能与红细胞过度增生、微血管栓塞导致的胃黏膜缺血有关。

高原消化性溃疡：临床观察结果表明，喜马拉雅及安第斯居民消化性溃疡比海平面地区居民更加多见[21, 24, 42]。在高原，胃溃疡发病率高于十二指肠溃疡[43-44]。Berrio等[42]报道在秘鲁拉奥罗亚（海拔3800m）总医院经内镜检查后确诊的100例消化道出血病例中，胃溃疡占33%，十二指肠溃疡占23%，胃糜烂占23%，赘生物（肿瘤）占2%。胃溃疡的患病率随着海拔高度的升高而增加，但十二指肠溃疡的患病率并非如此[45]。上消化道出血是高原消化性溃疡的常见并发症之一[45-46]，出血率为20%～66%[9, 46]。

目前已经认识到，长期暴露在低氧环境下的高原居民胃溃疡及出血的发病率都呈上升趋势[45-48]。此外，低氧环境及寒冷应激所诱发的胃黏膜损伤可能部分解释了高原人群胃溃疡高发的现象。

本研究的66例GIB病例中，4例患者有消化性溃疡既往史，其中1例在使用阿司匹林后迅速出现了消化道出血。该现象表明，除非在进入高原前症状已得到充分控制，否则已有消化性溃疡者不应进入高原，这是因为该病所导致的并发症在高原可致死[37]。

3.7 高原GIB的病程及其预后

高原GIB可威胁生命，而急性大出血引起继发性休克可进一步加剧患者在高原环境下的缺氧、细胞功能障碍及酸中毒，最终可致死[4]。我们此前已经报道，在青藏公路唐古拉山路段建筑工人中因高原GIB引起的死亡率高达6.8%[4]。

发生急性高原GIB所应采取的应急措施包括尽早撤离或下降并吸氧，同时给予生理盐水或输血治疗。已有研究表明，组胺H_2受体拮抗剂或质子泵抑制剂能更加有效地改善GIB症状[4]。登山者和进入高原居民应充分了解高原消化道出血[49]的对症自我处置方法，即在出现上腹部疼痛或消化不良的情况下，组胺H_2受体拮抗剂能有效治疗溃疡及GIB，该药物是目前高原GIB的常规疗法。

综上所述，患者越早的诊断、治疗和撤离，

就能越早康复。识别早期症状和体征，有助于避免因高原GIB引起的死亡。

原文期刊：World Journal of Gastroenterology, 2007, 13（5）：774-780.《世界胃肠病学杂志》2007年第13卷第5期，第774-780页。

参考文献

[1] BHATTACHARJYA B. Mountain Sickness [M]. Toronto: Bristol John Wright & Sons LTD, 1964.

[2] HU H C, WU T Y, LI T L. High Altitude Disease [M]. Xining: Qinghai Publishing House, 1997: 65-68.

[3] BERRIOS J. Consideraciones sobre la pathologia digestive en los habitentes de las grandes alturas del Peru [J]. Rev Gastroenterol Peru, 1982, 2: 21-28.

[4] WU T Y. Take note of altitude gastrointestinal bleeding [J]. ISMM Newsletter, 2001, 10 (1): 9-11.

[5] SAMPSON J B, CYMERMAN A, BURSE R L, et al. Procedures for the measurement of acute mountain sickness [J]. Aviat Space Environ Med, 1983, 54 (12 Pt 1): 1063-1073.

[6] ROACH R C, BARTSCH P, HACKETT P H, et al. The Lake Louse acute mountain sickness scoring system [A] //SUTTON J R, HOUSTON C S, COATES G. Hypoxia and molecular biology [M]. Burlington: Queen City Press, 1995: 272-274.

[7] Editorial. October case discussion [J]. ISMM Newsletter, 1999, 9 (1): 13-15.

[8] MACEDO DIANDERAS J. Hemorragias gastricas por hipoxia de altura [J]. Arch Inst Biol Andina Lima, 1968, 2: 183-187.

[9] MONGE E S, DIAZ J F. Aparato gastrointestinal [A] //MONGE C C, LEON-VELARDE. El RETO Fisiologico de vivir en los ANDES [M]. Lima: Universidad Peruana Cayatano Heredia, 2003: 227-229.

[10] HEATH D. The morbid anatomy of high altitude [J]. Postgrad Med J, 1979, 55 (645): 502-511.

[11] LI S P. High-altitude hemorrhage syndrome [J]. Wilderness Environ Med, 1993, 4: 115-117.

[12] SAITO A. The medical reports of the China-Japan-Nepal Friendship Expedition to Mt. Qomolungma/Sagamatha (Everest) [J]. Jap J Mount Med, 1989, 9: 83-87.

[13] LIU M F. Upper alimentary bleeding at high altitude [A] //LU Y D, LI K X, YIN Z Y. High altitude medicine and physiology [M]. Tianjing: Tianjing Science & Technology Press, 1995: 586.

[14] NAKASHIMA M, SAITO A, ENDO K, et al. The report of Kyoto University Medical Research Expedition to Xixabangma (8027 m) 1999 (KUMREX' 90) [J]. Jap J Mount Med, 1990, 10: 135-144.

[15] ZHAO G B, LI L. The gastrointestinal mucosal lesions in patients with high altitude polycythemia [J]. Zhonghua Yixue Zazhi, 1991, 71 (11): 611.

[16] ZHAO G B, LI L. Impairment of the digestive system in high altitude polycythemia [J]. Zhonghua Neike Zazhi, 1991, 30 (8): 492-494.

[17] MACEDO DIANDERAS J. Hemorragia gastricas en la altura (4540 m. Sebre el nivel del mar) [J]. Arch Inst Biol Andina Lima, 1965, 1: 53-56.

[18] NAITO H, MATUNO A, SAKAI I, et al. Gastrointestinal symptoms in high mountain climbing-Medical report in Iwate Karakoram Friendship Expedition on 1989 [A] //UEDA G, REEVES J T, SEKIGUSHI M. High altitude medicine [M]. Matsumoto: Shinshu University Press, 1992: 286-299.

[19] SUGIE T, ADACHI M, JIN-NOUCHI Y, et al. Gastroduodenal mucosa lesion at high alti-

tude[J]. Jap J Mount Med, 1991, 11: 55-58.

[20] SUGIE T, KAN N, SAITO A, et al. Acute gastric mucosal lesion at the high altitude[A]// SUTTON J R, COATES G, HOUSTON C. Hypoxia and mountain medicine[M]. Burlington: Queen City Printers Inc. , 1992: 320.

[21] BERRIOS J, ZAPATA C, NAGO A, et al. Estudio comparativo de la patologia digestiva de las grandes Alturas y del nivel del mar en el Peru[A]//III Jornades Cientificas. En bomenaje al centenario del nacimiento del professor doctor Carlos Monge Medrano[M]. Lima: Universidad Peruana Cayatano Heredia, 1985: 197.

[22] VILLAMEVA PALACIOS J, LOPEZDE GUIMARAES D, AVILA POLO F. Homorragia digestive alta en los Andes peruana: reporte de 115 casos observados on Huaraz[J]. Rev Gastroenterol Peru, 1976, 16: 99-104.

[23] MASUYAMA M. A discussion on the October case discussion[J]. ISMM Newsletter, 1999, 9 (1): 13-15.

[24] CAO Z W. High altitude polycythemia[M]. Beijing: Military Medical Science Press, 1996: 96-97.

[25] ZEVALLOS G, MEILLER M. Algunos aspectos histopathologicos de la ulcers gastroduodenal en la altura[J]. Rev Asoc Med Prov Yauli (Peru), 1959, 4: 66-73.

[26] HEATH D, WILLIAMS D R. High altitude medicine and pathology[M]. Oxford: Oxford University Press, 1995: 258-259.

[27] KAMIYAMA Y, SAKAI I, NAITO H, et al. Pathogenesis and prevention of experimental acute gastric ulcers by cold restraint stress[A]// UEDA G, KUSAMA G S, VOELKEL N F. High altitude medical science[M]. Matsumoto: Shinshu University Press, 1988: 454-457.

[28] AICHI M. Experimental studies on development of gastric mucosal damage following acute hypoxia in rats[J]. Jap J Gastroent, 1980, 77(8): 1223-1233.

[29] KAMIYAMA Y, MATSUNO S, SAKAI I, et al. Pathogenesis of experimental acute mucosal lesion induced by hypoxia in rats[A]//UEDA G, REEVES J T, SEKIGUCH I M. High altitude medicine[M]. Matsumoto: Shinshu University Press, 1992: 280-285.

[30] NAITO H, MASUKO T, KAMIYAMA Y, et al. A possible role of lipid peroxidation in the pathogenesis of acute gastric mucosal lesion induced by hypoxia[A]. Abstracts of the Third World Congress on Mountain Medicine[M]. Matsumoto: Shinshu University Press, 1998: 111.

[31] HOUSTON C S. Go higher, oxygen, man, and mountain[M]. 4th ed. Shrewsbury: Swan Hill Press, 1998: 157, 164.

[32] RAVENHILL T H. Some experience of mountain sickness in the Andes[J]. J Tropical Med Hygiene, 1913, 16: 313-320.

[33] NETTLES J L, OLSON R N. Effects of alcohol on hypoxia[J]. JAMA, 1965, 194(11): 1193-1194.

[34] STEELE P. Medicine on Mount Everest 1971 [J]. Lancet, 1971, 2(7714): 32-39.

[35] BURTSCHER M, LIKAR R, NACHBAUER W, et al. Aspirin for prophylaxis against headache at high altitudes: randomised, double blind, placebo controlled trial[J]. BMJ, 1998, 316(7137): 1057-1058.

[36] BURTSCHER M B, PHILADELPHY M, LIKAR R, et al. Aspirin versus diamox plus aspirin for headache during physical activity at high altitude(Abst.) [A]//Roach R C, Wagner P D, Hackett P H. Hypoxia: into the next millennium[M]. New York: Plenum/Kluwer, 1999: 133.

[37] WARD M P, MILLEDGE J S, WEST J B. High Altitude Medicine and Physiology[M]. New York: Oxford University Press Inc, 2000: 326-327.

[38] BROOME J R, STONEHAM M D, BEELEY J M, et al. High altitude headache: treatment with ibuprofen [J]. Aviat Space Environ Med, 1994, 65(1): 19-20.
[39] HACKETT P H, ROACH R C, WOOD R A, et al. Dexamethasone for prevention and treatment of acute mountain sickness [J]. Aviat Space Environ Med, 1988, 59(10): 950-954.
[40] RABOLD M B. Dexamethasone for prophylaxis and treatment of acute mountain sickness [J]. Wilderness Environ Med, 1992, 3(1): 54-60.
[41] CHU X Q, SUN H F. Ultrastructural characteristics of gastric mucosa in patients with high altitude polycythemia [A]. Abstracts of the Third World Congress on Mountain Medicine and High Altitude Physiology [C]. Matsumoto: Shinshu Universith Press, 1998: 164.
[42] BERRIOS J, SEDANO O, CALLE E, et al. Homorragia digestive alta en los habitantes de las grandes Alturas del Peru [J]. Rev Gastroenterol Peru, 1996, 16: 13-18.
[43] GARRIDO-KLINGE G, PENA L. Ulcera peptica en la altura [J]. Diagnostico (Peru), 1982, 10: 70-72.
[44] GARRIDO-KLINGE G, PENA L. The gastroduodenal ulcer in high altitudes [J]. Gastroenterology, 1959, 37: 390-400.
[45] BERRIOS J, SELANO O, CALLE E, et al. Hemorragia digestive alta en los habitantes de las grandes Alturas de Peru [J]. Rev Gastroenterol Peru, 1996, 16: 13-18.
[46] GARRIDO-KLINGE G, PENA L. La ulcera gastroduodenal en las grandes Alturas (Andes Peruanos) [J]. An Fac Med (Lima), 1960, 43: 419-436.
[47] MACCAGNO FV. Ulcera gastro-duodenal en la altura [J]. Rev Asoc Med Prov Yauli (Peru), 1960, 5: 74-100.
[48] GARRIDO-KLINGE G, PENA L. Ulcera peptica en la altura [J]. Diagnostico (Peru), 1982, 10: 70-72.
[49] Editorial. The Symptomatic Self Care for prevention and treatment of patients with peptic ulcerations [J]. Chinese Health News, 1999-11-11.

不适合前往高原人群分析：青藏铁路建设期间高原作业与慢性病

TIANYI WU[1, 2]，SHOU QUAN DING[3]，JIN LIANG LIU[3]，MAN TANG YU[2]，JIAN HOU JIA[3]，ZUO CHUAN CHAI[3]，RUI CHEN DAI[3]，SHENG LIN ZHANG[3]，BAO YU LI[4]，LEI PAN[4]，BAO ZHU LIANG[5]，JI ZHUI ZHAO[5]，DE TANG QI[5]，YONG FU SUN[5]，BENGT KAYSER[6]

[1]中国铁道部生理研究组组长
[2]中国青海高原医学研究院，高原医学国家重点实验室
[3]中国铁路建设公司青藏铁路格尔木医院
[4]中国北京铁路总医院高原病实验室
[5]中国铁路建设总公司
[6]瑞士日内瓦大学医学院运动医学研究所，日内瓦

【摘要】2001—2005年，已有10万名以上筑路工人参加了建设连接北京与拉萨的新铁路，其中超过80%的筑路工人从低海拔的长期居住地前往海拔高达5000m的高原参加铁路建设。我们报道了14 050名工作在高原地区工人的健康状况，尤其关注其原有疾病。所有受试者分别在平原和高原地区接受探访。年龄20～62岁，平均年龄为（29.5±7.4）岁，男性占98.8%，女性占1.2%。在首次高原暴露后急性高原病的总发病率为51%，急性脑水肿发病率为0.28%，急性肺水肿发病率为0.49%。约有1%的受试者在高原暴露前罹患高血压。血压≥160/95mmHg者已在高原地区招工中排除。与血压正常者相比，高血压患者在高原地区的血压升幅更大。进入高原前的心律失常筛查阳性率为0.33%，由于心律失常者中绝大多数为生理性，且发生在年轻人或健康人群中，因此我们允许其进入高原工作。此类人员进入高原后经随访未报告异常事件。在招募高原作业工人时已经排除患有冠心病及糖尿病的人员。肥胖症是急性高原病发病及高原地区工作能力减退的危险因素之一。与体重正常者相比，超重者在高原停留期间的体重减轻更为明显。高原暴露是上消化道出血的危险因素之一，尤其是在合并饮酒、服用阿司匹林及地塞米松等的情况下。与低海拔地区相比，哮喘患者在高原地区病情通常会有所好转，除1名因接触花粉而出现哮喘发作者。总而言之，对原有慢性病及危险因素的仔细评估有助于预防原有疾病在进入高原后发生恶化。除上述疾病外，患有其他疾病人员不影响其前往高原地区工作和生活。

【关键词】青藏高原；原有疾病；高原；适应证；禁忌证；医师职责

引言

世界上最高的铁路——青藏铁路从2001年开始建设，历时4年半（West，2004）。该铁路从格尔木（2808m）至拉萨（3658m）的路段全长1142km。约有85%路段的海拔高度超过4000m，途中需穿越唐古拉山脉（海拔5072m）。2001—2005年，每年进入高原地区的筑路工人超过20 000名。这些铁路建设者在青藏高原的艰苦条件下作业与生活5年，其中每年在高原缺氧环境下作业7个月。

筑路工人数量及样本量大，给负责医疗保障的机构（青藏铁路公共卫生局）带来了巨大的挑战。据文献提出的建议，青藏铁路公共卫生局采用前瞻性方法对筑路工人在高原地区工作的禁忌证进行了筛查。由于筑路工人人数众多但资源有限，必须选用简单易行的健康筛查方法。此外，在进行前瞻性筛查时，应聘者可能因担心无法满足招工条件而隐瞒原有疾病。正是由于这种情况的存在，使我们有机会在高原低氧环境暴露条件下对许多既往疾病者进行观察性研究。本文报道了高原暴露对青藏铁路筑路工人健康的影响，其中特别关注原本或后来患病（包括此前已知晓或后来才知晓）的人员。本研究的意义：目前铁路已经建成，预计每年除了有200万名旅客从中国低海拔地区前往西藏高原旅行之外，还有约3000名来自不同低海拔地区的乘务员将在火车上工作，以及1500名雇员将在铁路沿线的45个车站居住和工作。所有这些人员都将会因高原低氧暴露而出现健康问题，因此需要回答“我前往高原地区是否安全？”的问题。

1 方法

1.1 受试者

2001—2005年，经前瞻性方法初步排除患有明显疾病的筑路工人后，该项目共招募了109 258名筑路工人，他们在进入高原地区前全部接受了检查。有78 712名工人来自低海拔地区，出生并生活在760m海拔以下地区，此前没有任何高原暴露的经历。其余30 546名筑路工人则为高原地区的本地居民，出生并生活在海拔2500～4660m地区。在这些人员中，18 784名高原地区的本地居民（藏族或其他各族人，生活在海拔2500～3000m地区，工作在海拔3500～5000m地区）也纳入本项研究。其余11 762名出生并生活在海拔4505～4660m的当地藏族则未纳入研究。本文报道了随访至少1年的一组亚对队列研究（$n=14\ 050$）数据结果。项目为期4年半，其中对数据较为完整的10 819名（77%）进行了分析，其余工人在项目结束前已离开。

1.2 习服

为了使所有来自低海拔地区的筑路工人逐步习服高原环境，采用了历经8小时的火车和汽车分级上升方法。筑路工人首先乘坐2天火车抵达西宁（2261m）并在该地停留2天。随后乘坐火车前往格尔木（2808m），并在该地停留习服3天，最后乘坐汽车抵达高原的建筑工地。

1.3 研究场所

为达到本研究目的，我们采用了海拔最高建筑工地附近3家医院所收集的数据，其中唐古拉山口海拔为5072m。一家医院（海拔4779m，气压417mmHg）靠近风火山隧道（全长1338m，海拔4905m），另外一家医院位于海拔4505m（气压440mmHg）的可可西里地区，还有一家医院则位于海拔4292m（气压447mmHg）的当雄地区。工人暴露在缺氧、寒冷和干燥环境下。研究地点的气候条件汇总见表1。

表1 青藏铁路沿线3个测量区域的海拔高度、气压和气候条件

地区	风火山	可可西里	当雄
海拔（m）	4905	4505	4292
平均气压（mmHg）	417	440	447
年平均气温（℃）[a]	−7.0	−2.6	1.0
年降水量（mm）	317	291	324
年日照时数（h）	2712	2764	3101
相对湿度（%）	57	58	44

注：a表示冬季气温介于−27～42℃。

1.4 调查方法

约有100名医学专业人员（医师、助理医师及护士）接受该项目培训。在上至高原前，所有工人都经过前瞻性筛选。工人们首先填写高原医学研究问卷，问卷内容包括年龄、性别、种族、职业、出生地、低海拔地区生活时间、进入高海拔后的停留时间、吸烟史、嗜酒情况、药物使用情况、病史及家族史。主治医生为每名工人填写一份判断高原禁忌证的信息表。每一种特定医学

禁忌证判断标准如下文中所列各种疾病副标题所示。

随后，安排工人进行常规体检，包括静息动脉血氧饱和度（oxygen saturation，SaO_2）（指套式血氧仪）和血压（血压计）、常规胸部X线、12-导联心电图及血常规检查［血红蛋白（hemoglobin，Hb）浓度、血细胞比容、白细胞及分类计数及乙肝表面抗原］。血压测量符合世界卫生组织（WHO，1978）规定标准。高血压按以下标准定义：人员保持坐位，共测量两次，两次测量至少间隔24小时，每次测量时连续3次读数结果显示收缩压≥140mmHg和/或舒张压≥90mmHg（JNCV，1993）。

同时，在一组工人中，以多普勒超声（HP-Sonos或1500，美国）检测结果为基础，通过改良伯努利方程（Leon-Velarde等，2005）估算其肺动脉压。分别采用Swan-Gans技术和心导管检查，筛出15名高原肺水肿及13名亚急性高原综合征。

我们建议所有工人在抵达高原后第1周内避免重体力劳动。在高原，急性高原病（acute mountain sickness，AMS）采用路易斯湖评分系统进行评估。AMS定义为头痛且累计自我评分≥3分（Roach等，1993）。工人在首次抵达建筑工地后2～3小时即安排填写高原医学研究问卷和路易斯湖评分表，在之后的8周内每晚入睡前约2小时再次填写上述问卷表。同时，对工人进行体检，在该过程中尤其关注其高原病的体征或此前任何已有疾病。每名工人每年在进入高原8周后安排一次随访，并且在返回低海拔地区前夕再次安排一次随访。AMS、高原肺水肿及高原脑水肿的部分数据已在其他文献上发表（Wu等，2006）。

1.5 统计学方法

将数据输入数据库，通过计算机对其进行分析（SAS，美国，运行计算机为美国IBM 3990）。疾病与危险因素的频数采用2×2表、比值比及卡方检验方法进行比较。均值比较则采用t检验。$P<0.05$为差异有统计学意义。

2 结果

筑路工人平均年龄为（29.5±7.4）岁（年龄20～62岁）；男性占98.8%，女性占1.2%。5%的人员报告曾服用预防AMS药物（藏药红景天；地塞米松，$n=128$，0.91%；维生素C）；未报告服用过其他药物，特别说明未服用过乙酰唑胺或银杏类制剂。

2.1 AMS

在首次高原暴露后AMS总发病率为51%，急性脑水肿发病率为0.28%，急性肺水肿发病率为0.49%。AMS、高原脑水肿和高原肺水肿的部分数据已在他处发表（Wu等，2006）。

2.2 高血压

在低海拔地区招工前进行首次筛选时，124名工人患有高血压，其中82名存在明显的高血压（收缩压≥160mmHg和/或舒张压≥95mmHg），平均收缩压为（162±21）mmHg，平均舒张压为（102±12）mmHg。高原地区招工时已将这82名工人排除。鉴于此前研究，不建议通过药物控制的高血压作为高原地区旅行禁忌证（Halhuber等，1985；Ward等，2000），42名轻度高血压（140/90mmHg＜BP＜160/95mmHg；WHO，1978）工人被允许进入高原地区作业，除给药剂量略有增加外，在高原地区使用抗高血压药物（利尿药、血管紧张素转换酶抑制剂、钙通道阻滞剂、利血平及α受体拮抗剂的各种复方组合和剂量）与低海拔地区并无区别。

高原低氧环境对正常血压和高血压受试者的影响有所不同。高血压患者在高原环境下的血压增幅显著高于血压正常人（图1）。当海拔从3486m升高至5072m后，轻度高血压患者在抵达后第2天的静息收缩压平均值从（154±18）mmHg升高至（168±17）mmHg，而静息舒张压平均值则从（92±12）mmHg升高至（101±12）mmHg。7名此前患有轻度高血压患者在抵达海拔4500～4905m地区时表现出血压升高，收缩压均值从（152±17）mmHg升高至（188±21）mmHg，而舒张压从（98±13）mmHg升高至（124±14）mmHg，即便调整抗高血压药物后血压仍然持续升高28～42天。吸入100%氧气可降低外周血管阻力（降低4个Wood单位）进而使血压轻微下降（收缩压平均降幅为8mmHg，舒张压平均降幅为5mmHg）。这些人员最终都撤回到低海拔地区，血压均恢复到高原暴露前水平。

6名在低海拔地区诊断为轻度高血压患者在13～32天内的平均静息收缩压从（150±11）mmHg升至（158±12）mmHg，而平均静息舒张压从（94±9）mmHg升至（98±7）mmHg，之后血压降至高原暴露前低海拔地区水平。

42名高血压患者在抵达高原地区后AMS的发病率为36%，与血压正常人员38%的发生率相似（$P>0.05$）。15名发生AMS的高血压患者血压水平［平均收缩压（161±12）mmHg，平均舒张压（101±11）mmHg］比27名未出现AMS高血压患者［平均收缩压（146±12）mmHg，平均舒张压（94±7）mmHg］更高（$P<0.05$）。

45名（8.5%）起初血压正常的人员在抵达高原地区后出现高血压（图1）。静息收缩压从（124±15）mmHg升高至（147±16）mmHg，而舒张压则从（76±11）mmHg升高至（96±11）mmHg。其中33名受试者的血压在12～21天内重新下降至正常水平。然而，我们发现12名工作和生活在海拔3486～4905m地区的受试者的血压在32～120天持续不缓解，其平均静息收缩压从（132±13）mmHg升高至（166±17）mmHg，而舒张压则从（78±7）mmHg升高至（104±11）mmHg。这些人员最终都被转移到低海拔地区，其血压约在2～4周内逐步恢复到进入高原前的水平。在8名返回高原的受试者中，血压再次出现迅速升高，该发现在2001—2002年重复出现多达4次。因为这些人员不适应在高原作业，最终没有被录用。

2.3 心律失常

进入高原前，常规静息心电图检查显示180名年龄18～52岁［平均年龄（28±9）岁］的筑路工人存在心律失常，心电图检查结果异常的总发生率为0.33%。发现窦性心律不齐22例，其中包括窦性心动过缓14例；单纯性窦性心动过缓8例；房性期前收缩5例；室性期前收缩3例；一度房室传导阻滞1例；窦房传导阻滞1例；不完全性右束支传导阻滞2例。其中，1例42岁完全性右束支传导阻滞男性患者和另一例46岁左前分支传导阻滞男性患者虽未出现任何症状，但被排除在高原作业招工之外，其余所有受试者都被允许前往高原。

在42例此前患有心律失常且进入高原的人中，我们记录其抵达海拔4500～5056m后第1周内的随访心电图数据。发现其中21例昼夜心率均显著增加，窦性心律不齐及心动过缓消失。7～10天后静息心率略有下降，但仍维持在略高于低海拔的心率水平。4人出现偶发的房性或室性期前收缩。经过1个月的高原习服后，静息窦房传导结阻滞现象消失。

经过3个月的高原（4500～5056m）习服后，在上述42名人员中，记录22人的24小时动态心电图。结果显示睡眠时窦性心动过缓8例，不完全性右束支传导阻滞6例，另有3例符合轻中度右心室肥大的心电图特征；1例一度房室传

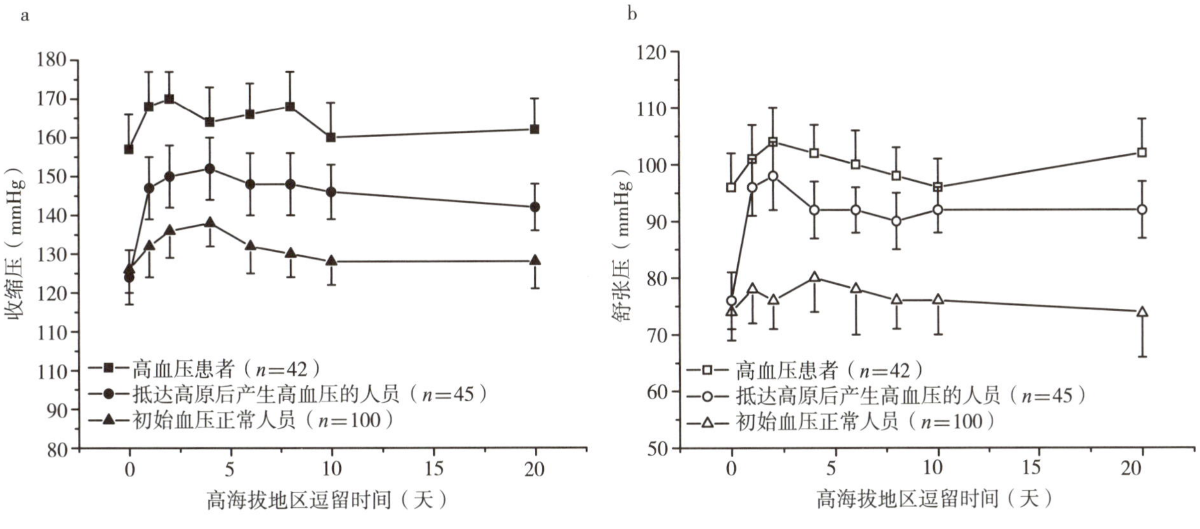

图1 高原地区的高血压。a.收缩压；b.舒张压。描记线存在差异（$P<0.01$）

导阻滞维持不变，并发现1例无症状性预激综合征。这42名人员继续在高原生活和工作，并未出现问题。

在13 436名进入高原前心电图检查结果正常的人员中，高原停留1个月后发现的静息心电图检查异常包括房性期前收缩或室性期前收缩（34例，0.3%）、窦性心动过速（206例，1.5%）、窦性心动过缓（98例，0.7%）及不完全性右束支传导阻滞（108例，0.8%）。3个月后随访结果显示，25名受试者出现心动过缓（心率42～50次/分），其中13名合并低血压。我们发现184人（1.4%）的心电图符合轻中度右心室肥大的特征。在4年的时间里，此前心电图检查结果正常的工人中，经心电图检查确诊的右心室肥大发生率上升至11.8%，且回撤至低海拔后其异常仍持续1～4个月。

2.4 冠心病

在前往高原前，3名年龄46～52岁且表现出心绞痛和/或冠心病心电图表现的人员被排除在高原作业之外。9人主诉用力时偶有胸痛，但心电图检查显示ST段未出现显著性压低或抬高，且较年轻（32～44岁），健康状况良好，因此，允许他们进入高原。在4年半的随访期中，上述9人生活和工作正常，未出现任何健康问题。

需要特别说明的是，1例49岁的男性为项目经理，曾患有冠心病，右侧和左侧冠状动脉植入两枚药物洗脱支架，每天一次服用阿司匹林（300mg）和氯吡格雷（75mg）治疗。我们强烈建议其不要前往高原，即使植入支架术后6个月未出现心绞痛，且冠状动脉造影未见冠脉狭窄。该患者为一个大型建筑路段的负责人，尽管不建议其前往高原地区，他仍然在支架术两年后决定前往。他的工作地点海拔为4905m，睡眠地点海拔为4600m，共计停留约10天，自称感觉好于在低海拔手术前的状态。之后，他继续以10～15天为一个阶段共分10次在上述高海拔地区工作和生活，没有出现发病的症状体征。其在高原的静息心电图检查结果未见心肌缺血证据，且其静息血氧饱和度在86%～88%。

2.5 糖尿病

糖尿病被认为是高海拔地区就业的一项排除指标。9例糖尿病患者（1型糖尿病1例，2型糖尿病8例）在高原地区招工中被排除。高原地区不能满足糖尿病患者的膳食需求，且高强度工作负荷及缺氧环境综合因素增加了该病的危险因素，因此作为排除标准。

2.6 肥胖

肥胖症也考虑为危险因素之一。在筛选过程中，选择体重指数［(body mass index，BMI)，单位为kg/m^2］作为代表性指标。我们结合世界卫生组织标准（WHO，1998）与中国人群的体重构成特征（中国国家血压调查合作组织，1995），将BMI分类如下：BMI＜$22kg/m^2$，体型偏瘦；BMI 22～$24kg/m^2$，体型正常；BMI＞$24kg/m^2$，超重。BMI 25～$27kg/m^2$确定为轻度肥胖，BMI 28～$30kg/m^2$确定为中度肥胖，而BMI＞$30kg/m^2$的人员则确定为重度肥胖。初步筛选结果发现了肥胖患者133例，其中轻度肥胖63例（47.4%），中度肥胖42例（31.6%），重度肥胖24例（18.0%）。肥胖者平均年龄为38岁，年龄24～56岁。

最初，除极度肥胖或合并心血管疾病的肥胖患者外，我们采取相对宽容的态度，不劝阻肥胖人员前往高原地区。但进入高原地区后，我们发现肥胖者发生AMS的风险接近体型偏瘦及体型正常对照者的3倍，同时还伴有静息SaO_2的显著下降（表2）。在适应高原环境之后，轻度肥胖人员未出现健康问题，并且在高原地区正常生活和工作。

相比之下，3例重度肥胖者因高原暴露致呼吸困难、心悸和乏力加重，尤其是在体力劳动之后，从而导致劳动能力下降。这些受试者几乎完全丧失劳动能力，我们决定立即将其回撤到低海拔地区。

其余肥胖患者在3～5个月的高原地区逗留期间红细胞增多症和肺动脉高压比体重正常者更为多见（图2、图3）。根据这些发现，最终建议所有重度肥胖者都回撤到低海拔地区。

仍留在高原地区（海拔4630～4905m）的肥胖受试者，1个月后体重平均减轻（4.8±1.8）kg，

表2　高原地区AMS的发病率、严重程度及SaO_2在非肥胖和肥胖个体间的比较［例（%）］

	偏瘦（$n=100$）[a]	正常（$n=100$）[b]	肥胖（$n=33$）[c]	P值
AMS				
无	74	62	4	<0.01
轻度	14	28	63	<0.01
中度	12	8	42	<0.01
重度	0	2	24	<0.01
AMS合计	26（26%）	38（48%）	129（97%）	<0.01
SaO_2（%）				
90～94	38	32	11	<0.05
85～89	48	47	49	NS
80～84	14	21	46	<0.05
72～79	0	0	27	<0.01

注：AMS，急性高原病，SaO_2，血氧饱和度。AMS定义：患者出现头痛，路易斯湖评分≥3；0～2分，无AMS；3～5分，轻度AMS；6～10分，中度AMS；11～15分，重度AMS。a为100例年龄、性别和民族相匹配的受试者，b为100例年龄、性别和民族相匹配的受试者。c表示体重指数（BMI<22kg/m²，偏瘦；BMI 22～24kg/m²，正常；BMI 25～30kg/m²，肥胖），无论是否检测出AMS。P值为正常与肥胖比较。

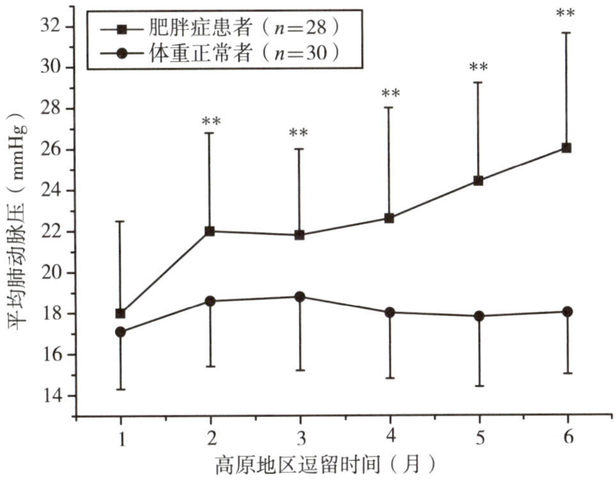

图2　高原地区肥胖症患者的肺动脉压。** $P<0.01$

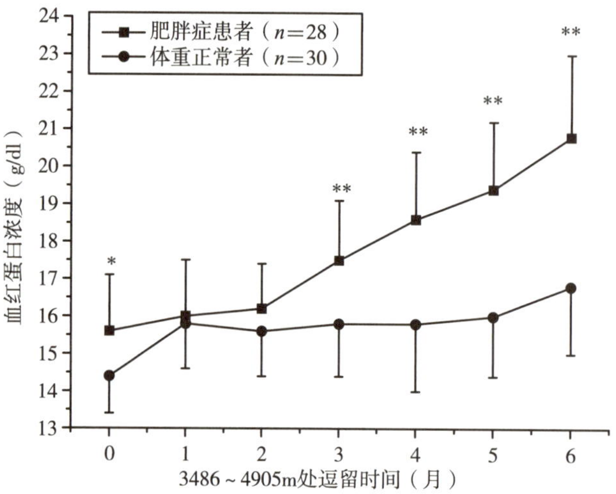

图3 高原地区肥胖症患者的血红蛋白浓度。* $P<0.05$，** $P<0.01$

减轻幅度超过了非超重者［（2.2±0.8）kg，$P<0.05$］。在高原地区6个月随访期间，这些肥胖者中有16例体重增加1～2kg。在工人返回低海拔地区后的5个月随访期间，114例（86%）肥胖受试者体重再次增加2～4kg。

2.7 胃溃疡与十二指肠溃疡

根据青藏铁路公共卫生局规定，已知有胃溃疡或十二指肠溃疡的人员不应前往高原地区，尤其是无症状的活动性溃疡和上腹部疼痛患者。在进入高原前，12人因存在“溃疡病史”而最终被高原招工所排除。尽管制定了这些限制标准，消化道问题仍然是一个重大的健康问题，而且消化道出血（gastrointestinal bleeding，GIB）是唐古拉山地区最易出现的胃肠道疾病之一。在铁路建设前三年所采集到的GIB部分数据已在他处发表（Wu等，2007）。我们报道了项目实施4年半期间所观察到的所有GIB的病案。

2001—2005年，在海拔3486～5072m地区共观察到66例GIB患者，GIB的总发病率为0.49%，发病率随海拔升高而递增（海拔3486m，0.2%；海拔4000m，0.38%；海拔4500m，0.62%；海拔4905m，1.1%；图4）。GIB的临床诊断则基于以下标准（至少3项）：①出现典型症状，如上腹不适、上腹疼痛、呕血、黑便或便血。②Hb浓度和/或血细胞比容下降。③转移到格尔木（2808m）或西宁（2261m）后经内镜确诊。④经输血、吸氧治疗和转移至低海拔地区后，症状体征消失。此外，如果暴露在海拔超过3000m地区因习服不良而引发的GIB，我们将这种特殊的高原病类型命名为高原GIB。

在所报道的66例患者中，包括抵达高原后10天内发病的患者17例；抵达后20天内出血的患者55例；66例患者中有11例在抵达高原21天后发病。GIB的最短发病时间为5天（图5）。

66例GIB患者均回撤到位于格尔木（2808m）或西宁（2261m）的当地医院。其中28例在入院时或入院后24小时内接受内镜检查；其他患者不支持或拒绝进行内镜检查。我们通过内镜检查发现胃溃疡11例，胃溃疡瘢痕1例，十二指肠溃疡4例，合并溃疡4例，出血性糜烂5例，出血性胃炎4例，慢性萎缩性胃炎1例。这些检查所见提示GIB存在多种诱因，同时也表明进入高原地区时原有疾病可能恶化。在进行回顾检查时，7例患者承认有胃溃疡或十二指肠溃疡的既往史，5例则诊断为慢性胃炎，这些人员在招工前初步筛选时隐瞒了病史。此外，3例患者发生的GIB很可能与饮酒、使用阿司匹林及地塞米松有关。

病例1，铁路工人，37岁，前往海拔4505m筑路工地时为预防AMS而接受地塞米松治疗（首剂量为8mg，之后服药剂量为每8小时4mg）。在抵达高原后当日上午，患者主诉出现严重头痛，并给予阿司匹林治疗。因头痛持续不缓解服用阿司匹林效果不佳，患者于次夜饮酒约300ml（含50%酒精）以缓解头痛并帮助睡眠。醒来时患者突然丧失行为能力，并出现黑便。立即停用阿司匹林与地塞米松。在接下来数小时，患

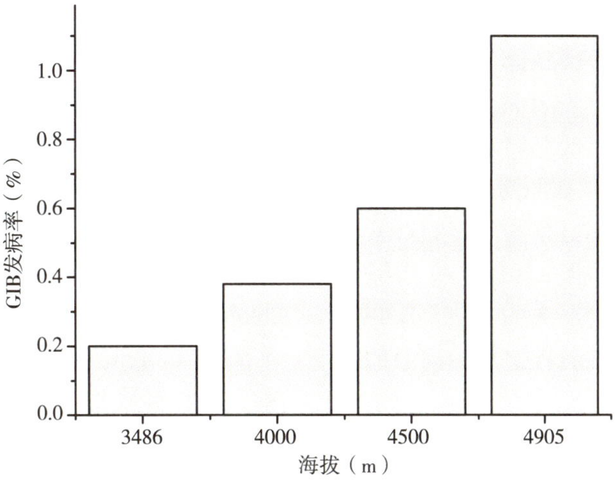

图4　高原地区GIB的发病率（趋势$P<0.01$）

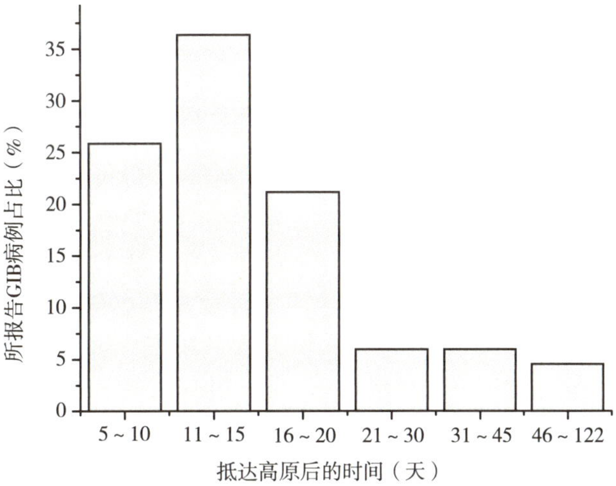

图5　高原地区GIB的发作时间最短为5天，最长122天

者病情呈进一步恶化，随即将其回撤到格尔木医院（海拔2808m）。入院时患者面色苍白且出汗，血压90/50mmHg，Hb水平6.5g/dl。内镜检查显示弥漫性胃糜烂和出血，胃溃疡合并十二指肠溃疡。经给予吸氧、输血600ml及H_2受体拮抗剂（雷尼替丁）治疗后，患者血压逐步升高（110/80mmHg），黑便消失。患者在接下来2周内病情逐步得到改善，Hb水平回升至10.5g/dl。入院21天后出院，并返回低海拔家乡。

病例2，中年工人，有胃溃疡既往史。患者因头痛服用阿司匹林，且在饮用相当于50ml酒精的酒精性饮料后出现黑便一次。

病例3，健康青年男性，服用阿司匹林和地塞米松预防高原病，在当晚大量饮酒后于次日上午出现黑便一次。

5例GIB患者，发病前在海拔超过4000m的地区生活和工作45天以上后已经出现极度红细胞增多症［平均Hb浓度为（22.5±3）g/dl，在21～25g/dl范围内］。66例GIB患者在诊断时Hb水平为（8.2±1.8）g/dl，最低值为5.8g/dl。6例患者因大量出血而出现低血压。这些患者病情危重并且迅速转移至低海拔地区。所有患者最终痊愈，但是在胃部及十二指肠黏膜愈合之前不允许再返回高原地区。

2.8　肝炎

在进入高原前筛选时，12例慢性肝病患者（如脂肪肝变性或纤维化，合并或未合并肝功能异常）被高原作业招工所排除。

乙型肝炎在中国多发，因此所有工人均进行了乙型肝炎表面抗原常规检测。55例有急性肝炎病史和乙型肝炎表面抗原阳性既往史的工人不允许进入高原。由于存在迟发性感染及亚临床综合征，另有6例患者在高原得到确诊，临床表现为肝大、肝功能异常及乙型肝炎表面抗原检查结果阳性。这些患者已经回撤到低海拔地区。

研究发现，一些工人在高原滞留3～6个月巩膜出现轻度黄染，且总胆红素与间接胆红素都明确出现升高。由于肝功能和其他检查指标正常，且在随访期间没有发现肝大的症状，这些人员被允许继续留在高原，并且在之后的高原地区滞留期间健康状况良好。

2.9 哮喘

15例（男性13例，女性2例）患者在低海拔有哮喘史，年龄24～41岁（平均年龄29.5岁）。5例患者经常发病且接受药物治疗，其他患者则偶有出现轻度哮喘。大多数哮喘患者的支气管疾病都存在过敏基础。常规肺功能测试结果显示肺活量、第一秒用力呼气容积及第一秒用力呼气容积/肺活量都出现轻微下降。以文献报道为基础，最终确定高原暴露不会对哮喘患者产生特别的不良影响（Hultgren，1997；Ward等，2000；Cogo等，2004）。

哮喘患者在抵达海拔3500m以上高原后继续按照低海拔剂量标准常规服药。7例在15～40天发病次数减少且程度减轻，需要减少此前在低海拔的服药量。2个月后，这7例患者的相关症状完全消失。6例患者表现出喘息减少、症状减轻且发病间隔时间延长，但是仍维持药物治疗。1例哮喘患者同时也是吸烟者，出现急性支气管炎，抵达海拔4600m后48小时内经常性发作。患者病情逐步康复且经抗生素治疗并减少吸烟之后症状消失。另一例明确有花粉过敏史的哮喘患者在抵达高原3个月内并未出现症状，但是在8月草原野花开花季节哮喘发作频繁。服用支气管扩张剂和地塞米松治疗后，其哮喘得到良好控制。

所有哮喘患者在返回低海拔后，发作的严重程度和频率都维持在低于此前居住低海拔时的水平，尽管第一秒用力呼气容积仍然维持在正常值以下。这些哮喘患者在项目实施期间每年重新回到唐古拉山筑路工地并作业6个月，没有出现重大的健康问题。

2.10 慢性阻塞性肺疾病

经初步筛选，4例表现出明显SaO_2降低（低海拔地区的平均静息SaO_2为78%，SaO_2在74%～85%）的慢性阻塞性肺疾病患者被排除在高原作业招工之外。但1例46岁男性经理为吸烟者，患有慢性支气管炎合并中度肥胖（BMI＝28kg/m^2），坚持乘车从低海拔地区经5天进入海拔4600m。抵达后次日上午，诉严重头痛、恶心和气短。经检查发现有呼吸困难并伴有口唇发绀。静息脉率为146次/分，血压为142/84mmHg，肺动脉第二心音亢进，而肺部听诊清晰。给予吸氧后患者病情仍迅速恶化，静息SaO_2下降至68%。立即将其回撤到低海拔地区后，病情迅速得到改善。

2.11 高原咽喉炎

咽炎、喉炎及扁桃体炎属于高原地区的3种常见病，有时也称为高原咽喉炎。在建设项目实施第一年，我们并没有对这种疾病非常关注，施工路段有56名筑路工人发病，患者此前都有过几次的咽喉疼痛史。多数是由炎症及溃疡所引起，并伴有刺激性咳嗽。这种病痛导致他们难以在高原地区从事体力劳动。咽喉含片、漱口水及雾化吸入等对症治疗可帮助改善病情。在合并继发性感染的情况下，使用抗生素尤为有效。此后数年的高原咽喉炎发病率保持相似（44～71例/年）。

2.12 贫血

初步筛选结果显示，6例女性和1例男性患者（24～34岁）存在轻度贫血。平均Hb浓度为（9.5±2.0）g/dl（8.5～11.0g/dl）。3例女性因月经过多出现贫血，其中1例与月经不规则有关，1例则在哺乳期。男性贫血者有因痔疮引起的间歇性出血史。尽管发现少量红细胞，所有患者的实验室检查结果与正常红细胞性贫血一致；平均红细胞体积为（78.4±8.8）μm^3，平均红细胞血红蛋白浓度为27.8%±2.2%。诊断为轻度缺铁性贫血的人员被允许进入高原从事办公室工作。在高原，他们服用铁剂，3个月后其贫血症状都有不同程度改善，测得平均Hb浓度为（13.5±1.5）g/dl，平均红细胞体积为（82±4.6）μm^3，平均红细胞血红蛋白浓度为33%±3.4%，所有检测值都在中国人的正常范围内。我们没有检测促红细胞生成素的水平，但是血网织红细胞计数出现暂时升高，表明红细胞合成增多。

2.13 妊娠

申请在高原地区工作的青年女护士与技术人员超过100名。7名女性处于妊娠期的前3个月。3名近期结婚的女性报告停经，之后经妊娠试验确定为已经妊娠。我们强烈建议所有妊娠女性不要前往高原地区。

2.14 癫痫

3例明确患癫痫但病情得到控制的人员及3例疑似癫痫发作人员都未获准前往高原工作。1例藏族本地人在高原地区作业时出现癫痫大发作，被送到格尔木医院，CT扫描检查显示脑部存在多处棘球蚴囊肿，导致继发性癫痫发作。

3 讨论

前往高原工作和休闲的人日益增多，其中也包括存在危险因素或患有慢性病的人员。有关海拔对这些状况影响的文献极为有限（Hackett，2001）。青藏铁路的修建使我们有机会对高原地区工人进行大规模的队列研究。在本文中，我们利用观察到的数据，对不同的慢性病与高原环境长期暴露之间的相关性分别进行讨论，并与文献报道结果进行比较。

3.1 高血压

有关前往高原旅行对高血压患者影响方面的研究较为稀缺，大多数报道的是患者在中度海拔短期停留，最多30～42天（Halhuber等，1985；Scholing，1985）。我们在此报道了在5000m的高原每年生活和工作长达7个月的高血压患者的大样本量，且对长达4年的演变数据进行随访。高原环境暴露对高血压受试者血压的影响各不相同，但是静息血压与运动血压都表现出升高趋势（6名高血压受试者进行踏车测力计的运动测试，并且与10名非高血压受试者进行比较）。高血压患者在抵达高原后数日内可出现血压升高现象。我们的研究表明，AMS的发病率与高血压无直接关联，但是高血压患者更易出现头痛。因此，需要对这些受试者的AMS与高血压进行仔细评估。

未经治疗的轻度高血压患者在海拔1200m环境下可出现高原诱发的高血压（Palatini等，1989），而老年高血压患者在海拔1700～2000m环境下即可出现高原诱发的高血压（Scholing，1985）。在海拔超过2500～3460m环境下，高血压患者的收缩压与舒张压通常会出现大幅升高（Savonitto等，1992；Roach等，1995）。在我们的研究队列中，大多数血压正常受试者（92%）在海拔3468～5072m环境下停留7个月内的收缩压或舒张压变化很小或无变化。约有8%血压正常者在抵达高原后第1周血压出现暂时升高，然后随着在高原停留时间延长而恢复到正常水平。该结果也验证了Kamat和Banerji（1972）及Palatini等（1989）的观察结果。我们的观察结果表明，高血压患者的血压升幅超过血压正常者（图1）。Somers等（1988）研究表明，在急性缺氧期间（吸入10%的氧气5分钟），临界高血压的化学感受性反射可使高血压患者的交感神经系统活性的升高显著超过血压正常者。该结果表明，高血压患者在低氧环境下比血压正常人员更容易出现交感神经活性增强（Somers等，1988；Wolfel等，1994）。

有趣的是，我们在低海拔地区诊断为高血压的患者中还观察到抵达高原后血压出现下降的现象，印证了此前报道结果。Halhuber等（1985）报道，抵达并停留在海拔3000m地区的593例轻度高血压患者在适应当地环境后的收缩压与舒张压都出现下降。进入高原后的血压下降现象持续4～8个月。Scholing（1985）的研究表明，31例高血压患者在抵达海拔1700～2000m 30天后，血压出现下降，并且这种作用在患者回到低海拔地区后仍持续3个月。在血压正常人员中并没有观察到此类血压变化现象（Scholing，1985）。长期居住在高原的高原世居克丘亚人（Ruiz和Penaloza，1977）、藏族人群（Wu，1994）或久居高原居民也有类似现象的报道。慢性高原暴露下所观察到血压下降的产生机制仍不清楚，但可能与肾上腺素敏感性变化有关（Antezana等，1994；Hackett，2001）。

高原地区抗高血压药物的剂量仍存在争议

（Hackett，2001）。某些研究者认为不应改变原有治疗方案（Rennie和Wilson，1982），其他研究者则认为需要增加给药剂量（Hultgren，1997）。根据我们的经验，在高原环境下略微增加给药剂量能够有效控制持续升高的血压。由于高原环境下血压升高机制主要与刺激α肾上腺素能的作用有关，因此使用α受体拮抗剂是合理的，但仍需要通过正式研究进行验证（Hackett，2001）。

作为高原环境暴露下的早期反应，高血压很可能与交感肾上腺素能活性增强有关（Wolfel等，1991；Wolfel等，1994）。高原低氧环境可同时激活β肾上腺素和α交感神经通路。前一种激活可导致心率加快、心肌收缩加强，而后者可导致动脉压和外周血管阻力都升高（Reeves等，1992a；Reeves等，1992b）。高血压患者及血压正常受试者在抵达高原后血浆肾上腺素及去甲肾上腺素水平的升高都与血压升高相关（Palatini等，1989；Reeves等，1992a；Reeves等，1992b；Somers等，1988；Wolfel等，1991；Wolfel等，1994）。我们的受试者中，高血压合并AMS患者的血压比未合并AMS的患者更高。据我们推测，这可能是由于合并有AMS患者的血浆肾上腺素和去甲肾上腺素水平高于未合并AMS患者（Bartsch等，1991）。

一个令人惊讶的发现就是所谓的“高原高血压”，即在低海拔地区健康筛查时未见高血压的受试者在高原出现持续性的高血压。虽然其潜在机制目前尚不明确，但可能与未脱敏交感神经持续驱动作用导致的外周阻力长期升高有关。

我们在高原高血压患者中没有发现脑血管意外或心力衰竭，这也证实了轻度高血压患者在血压得到充分控制情况下可安全前往高原的观点（Rennie和Wilson，1982；Halhuber等，1985；Hultgren，1997；Ward等，2000；Hackett，2001）。另外，我们认为患有高血压的患者在抵达高原后若收缩压≥180mmHg和/或舒张压≥110 mmHg且伴有症状，应将其转移到低海拔。

3.2 心律失常

在我们的研究队列中，低海拔地区筛查显示心电图异常的患病率很低（0.33%），该结果可能与我们的受试者大部分比较年轻有关。我们对低海拔地区确诊为心律失常的人员在其抵达海拔4000～5000m高原地区后进行随访。我们发现患者窦性心律不齐、期前收缩或一度房室传导阻滞在高原环境下均未出现恶化，所有42名人员在高原地区的身体状况良好。我们认为，年轻人中发生的此类心律失常，并不因为高原环境而加重。与之相比，老年人在高原环境下多有出现明显的室性和室上性异位心律（Hultgren，1997；Levine等，1997）；期前收缩、室性二联律、短暂室上性心动过速，偶可出现心房颤动、心房扑动或房性心动过速，但这些疾病返回低海拔地区后消失（Alexander，1995；Hultgren，1997）。这些异常的心电图与低氧血症及缺氧诱导的肺动脉高压似乎相关。从总体上看，患有单纯性心律失常的年轻人并没有因高原暴露增加风险，但老年人则需要根据健康状况进行仔细评估。

3.3 冠心病

哪些冠心病患者不应前往高原地区？患者在支架植入术或冠状动脉旁路移植术后前往高原地区长途旅行或工作是否安全？显然，近期的心肌梗死、冠心病控制不良或病情不稳定，都是前往高原地区旅行的禁忌证。据Halhuber等（1985）报道，1273例心脏病患者（包括434例冠心病患者，其中有心肌梗死既往史的患者141例）在中等海拔地区（1500～3000m）病死率低，可忽略不计。1例患者在高原出现新的梗死。作者提出，存在轻度梗死，但症状已消失数月的患者前往海拔3000m地区并不增加风险（Halhuber等，1985）。Erdman等（1998）在海拔2500m环境下对冠心病伴有左心室功能受损的患者与健康人员进行了比较。两组在高原的运动能力均有下降，但是并没有出现并发症或缺血征象。健康老年人从低海拔地区前往中等海拔（2484米）地区很少出现心肌梗死或心肌缺血的心电图特征（Roach等，1995；Yaron等，1995）。高原环境暴露可加重老年冠心病患者的心脏应激体征，且病情不稳定者甚至可发生心肌梗死（Levine等，1997）。

某些冠心病患者在海拔高于3100m环境下表现出早期心绞痛和ST段异常，同时表现出跑台运动耐力下降（Brammell等，1982；Morgan等，1990）。在海拔3100m以上对一组共149名男性滑雪者进行的研究发现，5名40岁以上男性出现了ST段压低。ST段异常率为5.6%，并不高于无症状者在低海拔地区亚极限运动下的异常率（Grover等，1990）。

无症状和未发现的冠状动脉疾病，尤其是那些存在家族史或吸烟史、肥胖症、久坐不动等危险因素者，在高原地区出现心肌梗死的风险可能会有所增加（Ward等，2000）。此类人员是否不应前往高原地区？根据我们的经验，9名在海拔4000～5000m地区工作的临床疑似冠心病建筑工人，在5年随访期间正常工作和生活，没有出现任何症状或心电图异常。

冠状动脉旁路移植术患者对高原环境的耐受问题仍然存在争议。一些作者提出，此类患者在无症状情况下仍可按原有锻炼方案在高原进行锻炼，无须服药。此类患者通过运动试验或医学研究结果一般显示为低风险，允许前往高原地区（Hultgren，1988；Hultgren，1997）。Rennie（1989）报告了1例冠状动脉旁路移植术患者在海拔5760m地区长途旅行期间无不良反应（Rennie，1989）。不过有些研究者却并不认同，认为成功冠状动脉旁路移植术后仍有潜在风险，且高原暴露仍为其禁忌之一（Hultgren，1988）。据最近的一篇报道，22例患者在经皮冠状动脉腔成形术或冠状动脉旁路移植术后12个月快速升至海拔3454m，并且完成了最大限度的限制性运动负荷试验，结果并未发现任何心肌缺血或显著心律失常的心电图迹象（Schmid等，2006）。我们的研究中有1例患者在支架植入术后血管造影未见异常。该患者间断性前往海拔4905m地区，感觉良好且未出现心绞痛发作。

短期低氧环境暴露可增加正常人与冠心病患者的心肌血流量，尽管后一种人群的血量储备更少（Wyss等，2003）。与生活在低海拔地区人员相比，生活在高原地区的人，其冠状动脉周围建立更多的侧支循环（Arias-Stella和Topilsky，1971）。Del Pilar等（2006）安排6例生活在低海拔地区的男性冠心病患者14次暴露在间歇性低压低氧环境（模拟海拔为4200m）下，发现患者心肌灌注得到显著改善。综上所述，稳定性冠心病患者应可安全前往高原，但是不稳定性冠心病患者则需要进行仔细风险评估（Hultgren，1997；Hackett，2001）。

3.4 肥胖

肥胖是否是AMS的风险因素？肥胖是否会影响在高原环境下的健康及运动能力？根据我们在唐古拉山的研究经验，肥胖者更容易发生AMS，发病率约比BMI正常人员高3倍（97% *vs.* 37%，$P<0.05$）。Hirata等（1989）研究发现，体型偏瘦者（BMI＜22kg/m^2）在海拔5150m的AMS易感性低于体型正常者或肥胖症患者，AMS的发病率分别为22%、54%和70%（$P=0.04$）。Kayser（1991）研究表明，在Thorong Pass（5400m）附近患AMS的男性徒步旅行者的BMI明显高于未发病者。Ri-Li等（2003）的研究显示，在模拟海拔下肥胖患者易诱发AMS。目前尚不清楚肥胖如何引发AMS，与相对低通气和睡眠低氧血症的高发病率相关（Hackett，2001）。有趣的是，与体重正常者相比，中度肥胖者对低氧和高碳酸血症的化学敏感性更高（Ge等，2005），而肥胖者易发AMS的确切机制仍有待阐明。

在相同海拔环境下，肥胖者的肺动脉压似乎比正常人更高。即便在海拔2240m，20例肥胖者的平均肺动脉压也高达约30mmHg，高于同一海拔的正常人（约为15mmHg）及生活在3730m的正常秘鲁人（22mmHg）（Lupi-Herrera等，1980）。我们的研究也发现，中重度肥胖者在海拔4630～4905m的平均肺动脉压（31mmHg）高于轻度肥胖者（24mmHg）和体型正常者（22mmHg）。

有趣的是，我们发现肥胖者在海拔4000m以上工作3～5个月体重下降，且可达到接近正常人的体重。据Boyer和Blume（1984）报道，BMI更高的人在高原表现出更为明显的体重减轻趋势，其他研究者也有类似的报告（Ri-Li等，2003）。在高原地区旅行或工作，结合低氧环境及锻炼，可能是减轻体重的最佳方法。

总体上，轻度肥胖者在高原没有特别的劣势。未合并心肺疾病的中度肥胖者，需要采取一定的措施。重度肥胖者则可能不宜前往高原。

3.5 GIB

一般认为低海拔地区居民在高原暴露后消化性溃疡的发病率不会上升（Rennie和Wilson，1982）。但在我们所研究的高原环境下，高原

GIM却并不少见，总发病率可达0.49%。出血可能是隐匿的，也可出现呕血、黑便或便血。内镜检查结果显示，高原GIB的诱因包括出血性胃炎、胃溃疡、十二指肠溃疡及胃侵蚀。大多数患者在抵达高原后3周内出现症状，发病潜伏期最短仅为5天。

动物研究表明，缺氧（Aichi，1980）与寒冷刺激（Shian等，1995）均可诱发急性胃糜烂。我们发现GIB的发病率与海拔高度呈正相关，这表明低氧可能是一个致病原因。同时，如饮酒、服用阿司匹林和/或地塞米松等可加重GIB。3例患者出现的GIB可能与饮酒、服用阿司匹林和/或地塞米松服用有关（Wu和Liu，2006）。Steele（1971）报道了3名夏尔巴人在珠峰上饮酒后出现严重上腹疼痛、恶心及呕吐，另1名受试者出现大量呕血。1名夏尔巴人在喜马拉雅Pangboche峰（3800m）上饮酒，3天后出现头晕及黑便（Basnyat，2005）。1978—1984年青藏公路建设期间，经常性饮酒者GIB发病率（1.93%）高于饮酒较少者（0.95%）（Wu，2001）。因此，在高原应遵循慎饮酒，慎用阿司匹林及地塞米松的常规准则（Wu和Liu，2006）。需要说明的是，本研究的5例重度红细胞增多症（Hb＞21g/dl）患者在发生GIB之前曾在海拔超过4000m的地区居住超过45天。因此，怀疑高原重度红细胞增多症是GIB的一个危险因素。

在攀爬期间的GIB可能会危及生命。1名23岁女性登山者因十二指肠溃疡出血，在救援到达前被围困在海拔5496m麦金利山长达1周。回撤到低海拔地区后，患者血细胞比容为12.5%，Hb浓度为3.8g/dl（Rennie和Wilson，1982）。在本研究的66例高原GIB患者中，有6例出现大出血，其平均Hb水平降至（7.2±1.8）g/dl，最低仅为5.8g/dl。在青藏公路建设期间（1978—1984），5350名建筑工人的GIB发病率为1%～2%，高原GIB死亡率为6.8%（Wu，2001）。

幽门螺杆菌是低海拔地区胃十二指肠溃疡的重要致病因素之一（Israel和Peek，2001）。一项西班牙研究报道了海拔高度、幽门螺杆菌感染与胃癌之间的相关性（Senra-Varela等，1998）。据研究报道，幽门螺杆菌感染和胃癌都可增加缺氧诱导因子-1α的表达（Griffiths等，2007）。目前仍不清楚幽门螺杆菌在高原GIB发病过程中所发挥的作用。

综上所述，已知有胃溃疡或十二指肠溃疡的人不应前往高原。高原暴露可能是胃十二指肠溃疡的一个独立危险因素，但其他致病危险因素也不应被排除。在合并缺氧、饮酒、阿司匹林和地塞米松的情况下，我们报道的GIB病例也明确支持上述结论。

3.6 肝炎

据Hultgren（1997）报道，病毒性肝炎在高原急性暴发的风险比在平原地区更甚，且病死率更高。因此急慢性肝炎是前往高原地区旅行的禁忌证。有趣的是，我们发现某些在高原出现总胆红素升高的工人并不患有肝炎或胆管梗阻。由于这种升高是由于间接胆红素升高而非直接胆红素，因此该现象并不表示存在肝功能异常，而可能与高原红细胞增多症有关。

3.7 哮喘

哮喘极为常见，患者通常年轻且活跃，因此有关哮喘患者是否适宜前往高原旅行问题非常常见（Ward等，2000；Hackett，2001）。我们的研究表明，大部分哮喘患者在高原的喘息次数及服药剂量均低于低海拔地区。7例哮喘患者在高原停留2个月后哮喘发作完全消失。这些结果也验证了意大利团队在尼泊尔Lobuje金字塔实验室（5050m）的研究成果，他们发现，哮喘患者研究组在高原地区的支气管反应性低于低海拔地区（Allegra等，1995）。

高原环境对哮喘的这种显著有益影响最可能的解释是因为空气中刺激物减少。本研究中的工人大多数来自城镇地区，而高原建筑工地的污染要比低海拔城镇地区低得多。此外，不难想象，在高原除空气中缺少变应原外，在高原低氧刺激下，交感神经和肾上腺皮质活性增高导致血清皮质醇及去甲肾上腺素水平升高，从而支气管收缩减少（Allegra等，1995；Cogo等，1997；Hultgren，1997；Ward等，2000；Hackett，2001；Cogo等，2004）。另外，如本研究中所报道的疑似花粉诱发哮喘加重的病例所示，即便在高原，季节性草-花粉引起的哮喘仍会增加，这取决于花粉季节。

某些人员可能会因运动诱发哮喘。此类情

况下，可能需要限制运动量并给予支气管扩张气雾剂治疗（Rennie和Wilson，1982；Hackett，2001）。呼吸道感染，尤其是病毒性感染，通常与哮喘发作有关，在此情况下可能需要联合使用抗生素和糖皮质激素进行治疗。

3.8 慢性阻塞性肺疾病

一般认为慢性阻塞性肺疾病患者在高原环境下病情会出现恶化，这取决于疾病的严重程度（Ward等，2000；Hackett，2001）。轻度慢性阻塞性肺疾病患者在中等海拔短期停留不会出现任何问题（Graham和Houston，1978；Roach等，1995）。但慢性阻塞性肺疾病患者与正常人比较，在同一海拔，SaO_2下降，前者可出现更为严重的缺氧（Rennie和Wilson，1982），此时可能出现严重的低氧血症，尤其是在睡眠期间。此类患者显然无法在高原生活和工作，因此我们将慢性阻塞性肺疾病患者排除在招工对象之外。本研究中有1例患有明显慢性阻塞性肺疾病的官员，坚持前往高原旅行后感觉很难受，再次证明此类患者在高原暴露后的风险。

3.9 高原咽喉炎

从极限海拔攀登开始之日起，对登山者来说高原引起的咳嗽已成一种常识。最初认为吸入干冷空气是诱因，但是近期高原实验舱研究表明，即便在可控温度和湿度环境下仍可出现咳嗽，该结果提示咳嗽不仅仅是干冷空气所致。Mason和Barry（2007）提出有两种与高原相关的咳嗽：一种可出现在相对较低海拔，与患者活动有关，并且在降低海拔后仍持续不缓解；另一种咳嗽则不会在海拔5000～6000m以下环境中发病，并且在患者回撤到较低海拔地区后可迅速缓解。我们的观察结果与第一种类型一致，这很可能与刺激因素有关，有时因咽部和/或喉部继发性感染而加剧。制订相应治疗策略之前，高原咳嗽确切原因需要更进一步了解。在此之前，根据我们在高原建筑工地所发现的情况，可采用对症治疗的方法，包括在有感染的情况下采用抗生素治疗。

3.10 贫血

从生理的角度看，贫血可导致血液携氧能力下降。因此，重度贫血患者应在前往高原前接受治疗（Ward等，2000）。轻度贫血者可能不会有明显负面影响，因此不应禁止其前往高原。本研究发现，在缺铁性贫血患者中，高原居住与铁剂疗法相结合事实上可能发挥了刺激红细胞生成的作用。

3.11 本研究的优势及局限性

Hackett（2001）在其关于高原及常见病的综述中指出，对患有慢性病或存在危险因素的人前往高原工作或休闲，仍然缺乏可靠的科学依据来给予建议。本研究的优势体现在大量观察数据、高原暴露时间。另外，我们的研究对象大多为年轻人，并且只对有限的几种慢性病进行了研究，特别排除了有高原招工禁忌证的患者。此外，由于筑路工人数量多，纳入研究的样本量大，同时医疗资源有限，因此采用的调查方法相对局限。

3.12 总结

对于有基础病的患者而言，要回答哪些人群不适合前往高原的问题并不容易。事实上，对于某些疾病的认识和观点仍然存在分歧（Rennie和Wilson，1982；Hultgren，1997；Hackett，2001）。根据本研究结果，既不应该采取相对宽容的立场，也不应该设置严格的禁忌证。前者会将某些人员置于不当风险之中，后者则会排除过多受试者前往高原，尽管这对他们来说非常安全。显然，在低海拔地区出现缺氧性疾病的患者抵达高原后病情会进一步恶化。此类疾病包括伴有SaO_2下降的慢性阻塞性肺疾病、近期的心肌梗死或心力衰竭、伴睡眠呼吸暂停的肥胖者及重度高血压患者。患有此类疾病的人员不建议前往高原，或者至少在到达高原前后应仔细评估。与之相反，患有诸如轻度贫血或过敏性哮喘的患者在高原似乎不会增加发病的风险，而且病情可能会出现改善。对于糖尿病等疾病，具体情况不明。我们在高原艰苦环境下的招工条件中已前瞻性地将1型或2型糖尿病患者排除在外。但是，1例1型糖尿病患者已成功登顶珠峰，这表明患者只要身体状况良好并且能获得理想的监测和治疗，暴露在极端高海拔环境也并非不可能（Milewski，2006）。在有关AMS的发病风险方面，本研究确认了肥胖是AMS的危险因素之一。与健康人相似，海拔升高速率作为AMS的一个主要危险因素，对于慢性病患者也具有重要意义。逐级升高能为习服高原赢得时间，同时也有助于早期识别慢性病病程进展，并予以相应的护理，包括在必要情况下返回低海拔地区。

致谢

衷心感谢三所医院的所有医生和护士在研究过程中愿意并给予积极配合。没有他们的帮助，我们无法完成如此大规模的研究。本项研究得到了LSCNNSF-30393130项目及中国“973”项目CB708514（编号2006CB504100）的资助。

原文期刊：High Altitude Medicine & Biology Volume 8，Number 2，2007.《高原医学与生物学杂志》2007年第8卷第2期第88-107页。

参考文献

[1] AICHI M. Experimental studies on development of gastric mucosal damage following acute hypoxemia in rats[J]. Nippon Shokakibyo Gakkai Zasshi, 1980, 77(8): 1223-1233.

[2] ALEXANDER J K. Age, altitude, and arrhythmia[J]. Tex Heart Inst J, 1995, 22(4): 308-316.

[3] ALLEGRA L, COGO A, LEGNANI D, et al. High altitude exposure reduces bronchial responsiveness to hypo-osmolar aerosol in lowland asthmatics[J]. Eur Respir J, 1995, 8(11): 1842-1846.

[4] ANTEZANA A M, KACIMI R, LE TRONG J L, et al. Adrenergic status of humans during prolonged exposure to the altitude of 6,542 m [J]. J Appl Physiol(1985), 1994, 76(3): 1055-1059.

[5] ARIAS-STELLA J, TOPILSKY M. Anatomy of the coronary circulation at high altitude[A] //POTER R, KNIGHT J. High altitude physiology: cardiac and respiratory aspects[M]. London: Churchill-Livingstone, 1971: 149-158.

[6] BÄRTSCH P, MAGGIORINI M, SCHOBERSBERGER W, et al. Enhanced exercise-induced rise of aldosterone and vasopressin preceding mountain sickness[J]. J Appl Physiol(1985), 1991, 71(1): 136-143.

[7] BASNYAT B. The Khumbu cure[J]. High Alt Med Biol, 2005, 6(4): 342-345.

[8] BOYER S J, BLUME F D. Weight loss and changes in body composition at high altitude [J]. J Appl Physiol Respir Environ Exerc Physiol, 1984, 57(5): 1580-1585.

[9] BRAMMELL H L, MORGAN B J, NICCOLI S A, et al. Exercise tolerance is reduced at altitude in patients with coronary artery disease[J]. Circulation, 1982, 66(6): 11-371.

[10] COGO A, BASNYAT B, LEGNANI D, et al. Bronchial asthma and airway hyperresponsiveness at high altitude[J]. Respiration, 1997, 64 (6): 444-449.

[11] COGO A, FISCHER R, SCHOENE R. Respiratory diseases and high altitude[J]. High Alt Med Biol, 2004, 5(4): 435-444.

[12] DEL PILAR VALLE M, GARCIA-GODOS F, WOOLCOTT O O, et al. Improvement of myocardial perfusion in coronary patients after intermittent hypobaric hypoxia[J]. J Nucl Cardiol, 2006, 13(1): 69-74.

[13] ERDMANN J, SUN K T, MASAR P, et al. Effects of exposure to altitude on men with coronary artery disease and impaired left ventricular function[J]. Am J Cardiol, 1998, 81(3): 266-270.

[14] GE R L, STONE J A, LEVINE B D, et al. Exaggerated respiratory chemosensitivity and association with SaO_2 level at 3568 m in obesity[J]. Respir Physiol Neurobiol, 2005, 146 (1): 47-54.

[15] GRAHAM W G, HOUSTON C S. Short-term adaptation to moderate altitude. Patients with chronic obstructive pulmonary disease[J]. JAMA, 1978, 240(14): 1491-1494.

[16] GRIFFITHS E A, PRITCHARD S A, VALENTINE H R, et al. Hypoxia-inducible factor-1alpha expression in the gastric carcinogenesis sequence and its prognostic role in gastric and gastro-oesophageal adenocarcinomas [J]. Br J Cancer, 2007, 96 (1): 95-103.

[17] GROVER R F, TUCKER C E, MCGROARTY S R, et al. The coronary stress of skiing at high altitude [J]. Arch Intern Med, 1990, 150 (6): 1205-1208.

[18] HACKETT P. High altitude and common medical conditions [A] //HORNBEIN T F, SCHOENE R. High altitude: an exploration of human adaptation [M]. New York: Dekker, 2001: 839-886.

[19] HALHUBER M, HUMPELLER E, INAMA K, et al. Does altitude cause exhaustion of the heart and circulatory system [A] //RIVOLI J, CERRETELI P, FORAY J, et al. High altitude deterioration [M]. Basel: Karger, 1985: 192-202.

[20] HIRATA K, MASUYAMA S, SAITO A. Obesity as risk factor for acute mountain sickness [J]. Lancet, 1989, 2 (8670): 1040-1041.

[21] HULTGREN H N. The safety of trekking at high altitude after coronary bypass surgery [J]. JAMA, 1988, 260 (15): 2218-2219.

[22] HULTGREN H N. High Altitude Medicine [M]. Stanford, CA: Hultgren Publications, 1997.

[23] ISRAEL D A, PEEK R M. Pathogenesis of Helicobacter pylori-induced gastric inflammation [J]. Aliment Pharmacol Ther, 2001, 15 (9): 1271-1290.

[24] JNCV. The fifth report of the Joint National Committee on Detection, Evaluation, and Treatment of High Blood Pressure [J]. Arch Intern Med, 1993, 153 (2): 154-183.

[25] KAMAT S R, BANERJI B C. Study of cardiopulmonary function on exposure to high altitude. I. Acute acclimatization to an altitude of 3. 500 to 4,000 meters in relation to altitude sickness and cardiopulmonary function [J]. Am Rev Respir Dis, 1972, 106 (3): 404-413.

[26] KAYSER B. Acute mountain sickness in western tourists around the Thorong pass (5400 m) in Nepal [J]. J Wilderness Med, 1991, 2 (2): 110-117.

[27] LEON-VELARDE F, MAGGIORINI M, REEVES J I, et al. Consensus statement on chronic and subacute high altitude diseases [J]. High Alt Med Biol, 2005, 6 (2): 147-157.

[28] LEVINE B D, ZUCKERMAN J H, DE FILIPPI C R. Effect of high-altitude exposure in the elderly: the Tenth Mountain Division study [J]. Circulation, 1997, 96 (4): 1224-1232.

[29] LUPI-HERRERA E, SEOANE M, SANDOVAL J, et al. Behavior of the pulmonary circulation in the grossly obese patient. Pathogenesis of pulmonary arterial hypertension at an altitude of 2,240 meters [J]. Chest, 1980, 78 (4): 553-558.

[30] MASON N P, BARRY P W. Altitude-related cough [J]. Pulm Pharmacol Ther, 2007, 20 (4): 388-395.

[31] MILEWSKI M. Peak performance [J]. Diabetes Forecast, 2006, 59 (10): 60-63.

[32] MORGAN B J, ALEXANDER J K, NICCOLI S A, et al. The patient with coronary heart disease at altitude: observations during acute exposure to 3100 meters [J]. Wilderness Environ Med, 1990, 1 (3): 147-153.

[33] National Blood Pressure Survey Cooperative Group PRC. The study of sampled study of body weight and its relation to blood pressure in China [J]. Chin J Hypertens, 1995, 3 (1): 31-35.

[34] PALATINI P, BUSINARO R, BERTON G, et al. Effects of low altitude exposure on 24-hour blood pressure and adrenergic activity [J]. Am

J Cardiol, 1989, 64(19): 1379-1382.

[35] REEVES J T, MAZZEO S, WOLFEL E E, et al. Increased arterial pressure after acclimatization to 4300 m: possible role of norepinephrine [J]. Int J Sports Med, 1992, 13 (Suppl 1): S18-S21.

[36] REEVES J T, MOORE L G, WOLFEL E E, et al. Activation of the sympatho-adrenal system at high altitude [A] //UEDA A, REEVES J T, SEKIGUCHI M. High altitude medicine [M]. Matsumoto: Shinshu University Press, 1992: 10-23.

[37] RENNIE D. Will mountains trekkers have heart attacks? [J]. JAMA, 1989, 261(7): 1045-1046.

[38] RENNIE I D, WILSON R. Who should not go high [A] //SUTTON J R, JONES N L, HOUSTON C S. Hypoxia: man at altitude [M]. New York: Thieme-Stratton, 1982: 186-190.

[39] GE R L, CHASE P J, WITKOWSKI S, et al. Obesity: associations with acute mountain sickness [J]. Ann Intern Med, 2003, 139(4): 253-257.

[40] ROACH R C, BARTSCH P, OELZ O, et al. The Lake Louise acute mountain sickness scoring system [A] //SUTTON J R, COATES G, HOUSTON C S. Hypoxia and molecular medicine [M]. Burlington, VT: Queen City Press, 1993: 272-274.

[41] ROACH R C, HOUSTON C S, HONIGMAN B, et al. How well do older persons tolerate moderate altitude? [J]. West J Med, 1995, 162 (1): 32-36.

[42] RUIZ L, PEÑALOZA D. Altitude and hypertension [J]. Mayo Clin Proc, 1977, 52(7): 442-445.

[43] SAVONITTO S, CARDELLINO G, DOVERI G, et al. Effects of acute exposure to altitude (3,460 m) on blood pressure response to dynamic and isometric exercise in men with systemic hypertension [J]. Am J Cardiol, 1992, 70(18): 1493-1497.

[44] SCHMID J P, NOVEANU M, GAILLET R, et al. Safety and exercise tolerance of acute high altitude exposure (3454 m) among patients with coronary artery disease [J]. Heart, 2006, 92(7): 921-925.

[45] SCHOLING W. High altitude climate: adaptation of healthy persons and hypertensives [J]. Med Klin, 1981, 76(19): 518-523.

[46] SENRA-VARELA A, LOPEZ-SAEZ J B, GOMEZ-BIONDI V. Prevalence of Helicobacter pylori infection in two Spanish regions with different incidence of gastric cancer [J]. Eur J Epidemiol, 1998, 14(5): 491-494.

[47] SHIAN W M, SASAKI I, KAMIYAMA Y, et al. Gastric mucoal phosphatidylcholine hydroperoxide increases during cold water-immersion restraint stress in rats [J]. Tohoku J Exp Med, 1995, 176(2): 127-130.

[48] SOMERS V K, MARK A L, ABBOUD F M. Potentiation of sympathetic nerve responses to hypoxia in borderline hypertensive subjects [J]. Hypertension, 1988, 11(6 Pt 2): 608-612.

[49] STEELE P. Medicine on Mount Everest 1971 [J]. Lancet, 1971, 2(7714): 32-39.

[50] WARD M P, MILLEDGE J S, WEST J B. High Altitude Medicine and Physiology [M]. 3rd ed. London: Chapman and Hall Medical, 2000.

[51] WEST J B. Golmud-Lhasa rail link: an enormous challenge in high altitude medicine [J]. High Alt Med Biol, 2004, 5(1): 3.

[52] WHO. Arterial hypertension [M]. Geneva: World Health Organization, 1978.

[53] WHO. Obesity: Preventing and Managing the Global Epidemic [M]. Geneva: World Health Organization, 1998.

[54] WOLFEL E E, GROVES B M, BROOKS G A, et al. Oxygen transport during steady-state submaximal exercise in chronic hypoxia [J].

J Appl Physiol (1985), 1991, 70 (3): 1129-1136.

[55] WOLFEL E E, SELLAND M A, MAZZEO R S, et al. Systemic hypertension at 4,300 m is related to sympathoadrenal activity [J]. J Appl Physiol (1985), 1994, 76 (4): 1643-1650.

[56] WU T, DING S, LIU J, et al. Ataxia: an early indicator in high altitude cerebral edema [J]. High Alt Med Biol, 2006, 7 (4): 275-280.

[57] WU T, LIU J. Alcohol and aspirin in combination with dexamethasone causes gastrointestinal bleeding at high altitude [J]. Wilderness Environ Med, 2006, 17 (1): 69-71.

[58] WU T Y. Low prevalence of systemic hypertension in Tibetan native highlanders [J]. ISMM Newsletter, 1994, 4 (1): 5-6.

[59] WU T Y. Take note of altitude gastrointestinal bleeding [J]. ISMM Newsletter, 2001, 11 (1): 9-10.

[60] WU T Y, DING S Q, LIU J L, et al. High-altitude gastrointestinal bleeding: an observation in Qinghai-Tibetan railroad construction workers on Mountain Tanggula [J]. World J Gastroenterol, 2007, 13 (5): 774-780.

[61] WYSS C A, KOEPFLI P, FRETZ G, et al. Influence of altitude exposure on coronary flow reserve [J]. Circulation, 2003, 108 (10): 1202-1207.

[62] YARON M, HULTGREN H N, ALEXANDER J K. Low risk of myocardial ischemia in the elderly visiting moderate altitude [J]. Wilderness Environ Med, 1995, 6 (1): 20-28.

青藏铁路乘客中的高原病

Tian Yi Wu[1, 2], Shou Quan Ding[3], Sheng Lin Zhang[4], Jin Qing Duan[3], Bao Yu Li[5], Zhong Yan Zhan[3], Qin Li Wu[3], Suolung Baomu[3], Bao Zhu Liang[6], Shu Rang Han[6], Yu Ling Jie[6], Gang Li[6], Lin Sun[6], Bengt Kayser[7]

[1]中国铁道部生理研究小组
[2]中国青海国家高海拔医学重点实验室
[3]中国格尔木青藏铁路应急中心
[4]中国西宁青海铁路医学心血管科
[5]中国北京中国铁路总医院
[6]中国青藏铁路公司（北京、西宁）
[7]瑞士日内瓦大学医学院运动医学研究所，日内瓦

【摘要】青藏铁路全长约3000km，行驶时间约为24小时，85%的铁路位于海拔4000m以上，其中一个山口高5072m，每年约有200万人因乘坐火车到高原旅行而急剧暴露于高原环境。本研究的目的是统计在青藏铁路乘客中急性高原病（acute mountain sickness，AMS）的发生率。共调查了3组观察对象：160名低海拔汉族，62名生活在海拔2200～2500m的移居汉族，以及25名生活在海拔3700～4200m的世居藏族。从海拔2808m急剧升高到4768m的1.5小时内，78%的乘客出现缺氧症状，其中24%符合路易斯湖评分标准。未习服高原环境的平原汉族AMS发病率为31%，而移居高原汉族为16%，藏族乘客为0。女性及老年人AMS的风险略高，多数患者表现为轻度AMS，为自限性，到达拉萨几天后即自愈。一些较严重的AMS患者需就医。为了降低乘客的健康风险，列车医疗人员需接受更好的专业培训，并将此类风险提前告知乘客，建议尚未习服高原者在中等海拔适应1～2天。

【关键词】青藏铁路；高海拔列车；拉萨；急性高原病

引言

青藏铁路从西宁至拉萨全长约2000km（图1）。第一段西宁至格尔木，长814km（平均海拔2906m，最高点关角隧道3698m）。第二段格尔木至拉萨，长1142km（平均海拔4251m，最高点唐古拉山口5072m）。在2006年青藏铁路开通前，有关急剧暴露于高原环境对非习服高原乘客健康有何影响知之甚少，仅有秘鲁中央铁路乘客的轶事信息（West，2004）。青藏铁路的开通运行带来了诸多与公共卫生相关的挑战（West，2006；2008a；2008b）。该列车车厢内供氧，自投入运营以来，每年约有200万游客乘火车急剧暴露于高原环境。考虑到乘火车快速行至高原过程中及车厢内不同的氧浓度，我们着手统计经青藏铁路前往拉萨乘客高原疾病的发生率，以便提出建议，从而降低因急剧高原暴露对乘客健康所造成的影响。

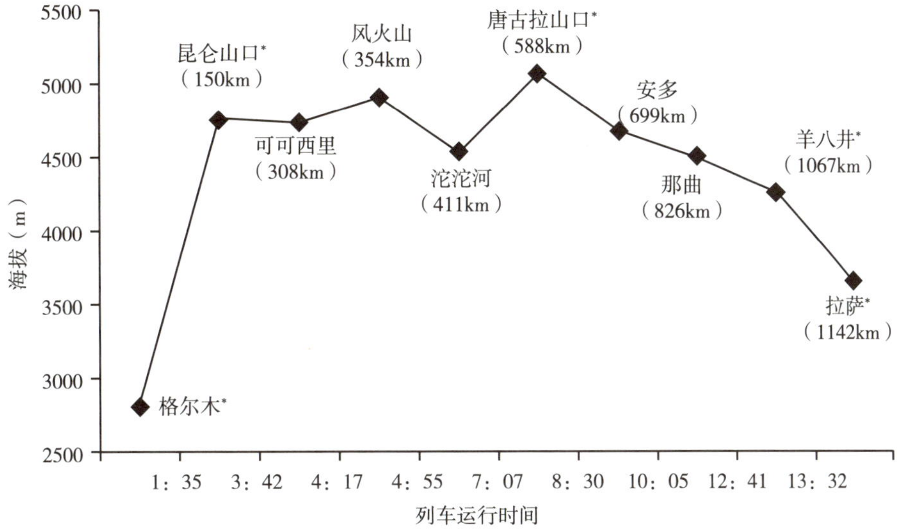

图1 从格尔木到拉萨的海拔与旅行时间

注：图示主要火车站点及与西宁之间的距离，带*的地点为测量地点。

1 方法

1.1 受试对象及分组

受试者分为3组（表1）：第一组为160名平原地区汉族（女性占39%），年龄22～69岁，平均年龄为（41±14）岁。其中114人从2006年乘坐首列北京至拉萨列车的868名游客中随机抽取。其余46名从2007年从西宁至拉萨列车游客中招募，这些受试者于清晨乘机抵达西宁，在西宁逗留4小时后乘列车前往拉萨。在第一组中，96%来自接近海平面，其余4%来自海拔1000m以下，无高原习服经历。第二组为中度海拔的62名汉族（女性占40%），他们已在西宁附近海拔2200～2500m的地区生活5～10年。年龄21～56岁，平均年龄为（40±11）岁。第三组为25名高原世居藏族（女性占40%），他们长期居住在海拔3700～4200m的青海北部，年龄18～62岁，平均年龄为（38±11）岁。

在所有受试者中，19名（7%）服用红景天（一种藏草药）以预防急性高原病（acute mountain sichness，AMS），除一位有哮喘病病史外，其余无人报告服用过乙酰唑胺或地塞米松。

1.2 体检和实验室检查

在离开西宁前，对所有受试者进行体检和实验室检查获得基线数据。AMS的诊断采用了路易斯湖评分系统（Lake Louise Scoring System，LLSS）（Roach等，1993）。LLSS是自填问卷表，包含5个项目，以AMS的频发症状为基础，即头痛、胃肠道反应（食欲减退、恶心或呕吐）、失眠、虚弱或乏力、眩晕或头晕。每个项目0～3分，由受试者自行评分，每个分数均有详细描述。总分最小值为0分，最大值为15分。受试者通过回答有关功能状态的问题获得最终评分（因为症状可减少活动）；如有专家在场，亦可进行标准化的临床评估（精神状态、共济失调及外周水肿等方面的改变）。临床评估由熟悉AMS及LLSS的内科医生完成。AMS的综合评分根据自评、功能和临床评分的结果综合计算。出现头痛和累计分数≥3定义为AMS。AMS程度定义如下：0～2分为无AMS；3～4分为轻度；5分及以上为重度。由于问卷在出发前填写，受试者当时地处西宁，尚未在高原过夜，故睡眠不在考虑范围内；但随后受试者在火车上过夜，所以之后的问卷均涉及睡眠。LLSS辅以病史、高原暴露史、运动和活动习惯、饮酒史及吸烟史等与AMS相关的潜在危险因素。

问卷之后，对受试者行体检。仰卧静息10分钟后，测得脉搏和动脉血氧饱和度（使用手指血氧测定法）、血压（使用血压计）及12导联心电图。

在去往拉萨的旅途中，又测得3次12导联心电图、血压、脉搏、动脉血氧饱和度和AMS评分。此外，由于没有车载X线，所以特别重视胸部听诊。所有检查均在火车行进中进行，涵盖整条路线的不同区域。首次测量是上午，列车行至昆仑山口附近（4768m），第二次测量是下午，列车行至唐古拉山口附近（5072m），第三次测量是晚上，列车即将抵达拉萨前的羊八井站（4257m）。

1.3 高原暴露

西宁至格尔木段平均时速80km/h，行驶约10小时（从下午8点至次日上午6点）。格尔木至拉萨段行驶约14小时，从上午7点至下午8点。这就意味着乘客将暴露于中度海拔（2216～3698m，平均海拔2906m）约10小时，暴露于高海拔（2808～5072m，平均海拔4251m）约14小时。虽然最初铁轨坡段设计是每行驶1km所增加的海拔不超过20m，但由于山区特殊的地理环境在某些地段海拔实际升高幅度达每公里50m。全线共设45个火车站，每个站点停靠时间为10分钟。

所有车厢配有分子筛制氧装置（West，2008）。格尔木至拉萨段，车内氧含量保持在23%～24%，降低有效高度600～1000m。虽然车窗为全封闭式，但由于中途有乘客上下车，开门时不可避免地导致氧气流失。另外，在海拔较高的地方，分子筛制氧浓度受限。还有，每节车厢内的乘客较多（从40人的软卧车厢到150人的硬座车厢）需要额外增加氧气的生成和供应。

1.4 统计学方法

分类数据用2×2四格表、比值比（odds ratio，OR）、卡方检验（χ^2）和康菲尔德置信区间来表达。单因素方差分析（ANOVA）和克鲁斯卡尔-瓦里斯（Kruskal-Wallis）检验分别用于连续或序数变量。数据用均值±标准差表示，$P<0.05$为差异有统计学意义。

2 结果

2.1 AMS的发病率和程度

3组受试者的年龄、性别、身高和体重或体重指数差异无统计学意义（表1）。在平原组中，两个小组测量结果没有差别（从北京到西宁，一组乘火车历时26小时，其中2小时在海拔2000m以上；另一组乘机历时2小时10分钟，机舱内压力与海拔2400m处相当）。以西宁（2261m）为基线水平，160人中仅有3名（2%）来自低海拔的汉族有轻微症状且达到AMS的诊断标准。第一段路程为西宁至格尔木（2260～3700m），在所有247名受试者中，15人（6%）出现症状，但仅有6人（2%）患AMS。列车继续前行到格尔木至拉萨段，在最低点（格尔木，2808m）观察到的AMS发病率最低（4%）。穿过格尔木后，火车从2808m急速攀升至4768m（1.5小时内），到达昆仑山山口，车内富氧装置仍将氧气浓度保持在22%～23%，相当于降低300～600m的海拔，所以乘客实际暴露的有效高度刚过4000m。这一段旅途中，在247名乘客中有187人（76%）报告AMS症状，其中62人（25%）达到AMS的诊断标准。经过昆仑山山口后，列车在海拔4500～4900m行驶约7小时行至最高点（唐古拉山山口，5072m），此处发病率达31%。随后，列车逐渐下行，13小时后到达海拔4251m的羊八井站，发病率降至28%（图2）。

3组乘客中，来自低海拔汉族LLSS计分3～8分，平均（4.8±0.44）分，AMS发病率为31%；移居高原汉族的发病率为16 %，LLSS计分3～5分，平均（3.8±0.32）分；世居高原藏族无一人患AMS，LLSS计分1～2分，平均（0.38±0.12）分。平原组发病率显著高于移居高原组（$\chi^2=5.18$，$P=0.025$），严重程度（根据AMS的平均计分评定）也高于移居高原汉族（$P<0.05$）。但71例AMS患者中多数（60例，85%）为轻度，仅有11例（15%）为重度。

据19名（7%）受试者称红景天没有明显的预防效果。

2.2 症状和体征

在格尔木至昆仑山段，症状发作时间的中位数为（2±0.5）小时，最早有7人在列车上行至海拔3500m时在1小时内发作。最常见的症状是头痛（82%），且在有些乘客中为唯一症状（其中20名受试者中5人头痛评分为3分）；恶心（29%）也很常见，其中4%伴呕吐；16%气短。

表1 受试组一般资料

	人数	年龄（岁）	体重指数（kg/m²）
平原地区汉族	160（62例女性）	41±14（22～69）	23.8±3.6
中度高原汉族	62（25例女性）	40±11（21～56）	23.4±2.8
高原世居藏族	25（10例女性）	38±11（18～62）	23.3±2.5

注：受试者性别、年龄及体重指数差异无统计学意义。

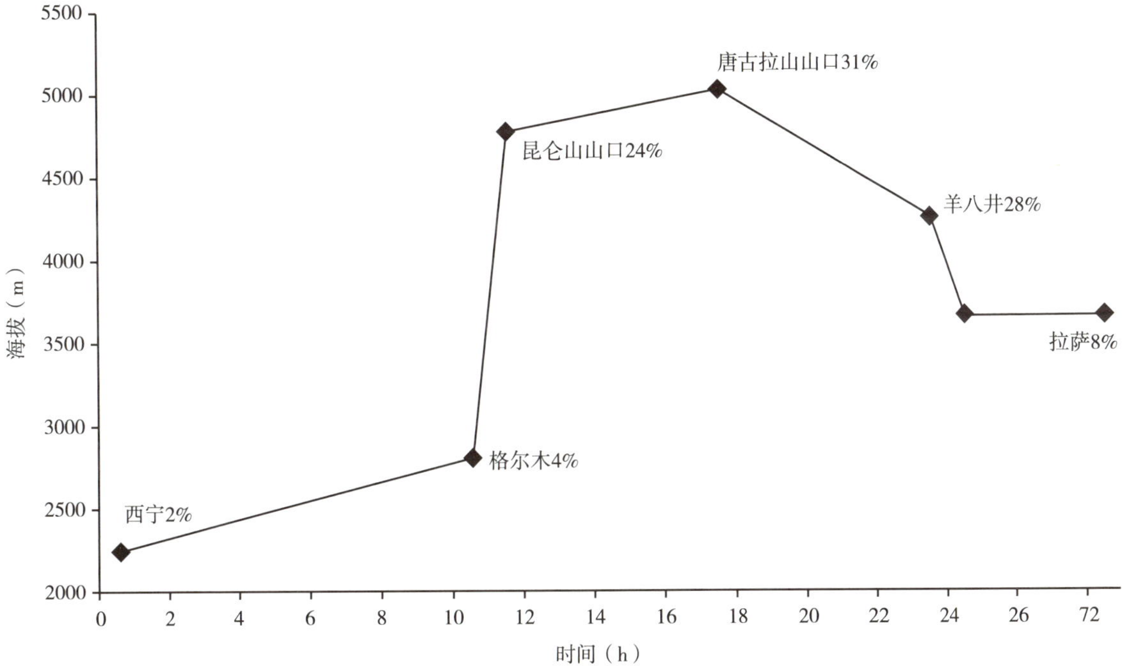

图2 旅途中各测量点的AMS发病率

5人面部水肿，12人足部或脚踝水肿，水肿可能因久坐所致。71例AMS患者的症状及体征频率如表2所示。总的来说，247名乘客中有66人（27%）出现头痛等3种及以上症状，评分≥3，符合AMS的诊断标准。尽管177人（72%）有1种或两种症状或体征，但除5人因严重头痛被诊断为AMS外其他大多数（172人，70%）并没有达到AMS的诊断标准。受试者肺部未闻及粗糙性音或啰音，未发生高原肺水肿或高原脑水肿。一例52岁的老年男性报告严重头痛伴共济失调，在过道上走路时难以维持平衡。给氧后症状迅速减轻，在到达拉萨后入院，胸部X线检查显示肺部无阴影，CT扫描未发现脑水肿的迹象。留院观察1天并间歇性给氧，随后出院。之后，跟团在拉萨旅游，病情未见进一步发展。

表2 71例AMS患者症状及体征比例

症状及体征	人数（例）	比例（%）	平均分数
头痛	71	100	2.1
恶心	32	45	1.4
呕吐	6	8	2.1
食欲减退	42	59	1.7
乏力和/或虚弱	46	65	1.8
嗜睡/疲乏	5	7	1.0
呼吸困难	34	48	1.6
外周水肿	13	18	1.5
共济失调	1	1	1.0

注：AMS为急性高原病。

2.3 风险因素

2.3.1 性别　女性比男性易患AMS，包括藏族女性在内的87名乘客中30人（34%）患AMS，而135名男性中30人（22%）患AMS，女性明显偏高（$\chi^2=5.82$，$P<0.0025$）。

2.3.2 年龄　71例AMS患者平均年龄（43.5±13.5）岁，而未患AMS的213名受试者平均年龄（37.8±12.7）岁。在40岁以下的131名旅客中有24人患AMS，而40岁以上的153名乘客中有47人患AMS（18%比31%，$\chi^2=5.79$，$P<0.025$）。年龄在60岁以上的老年受试者中12人患AMS，其中3人在70岁以上。

2.3.3 习服　平原地区汉族和高原移居汉族AMS发病率显著不同。在160名平原地区汉族中50人患AMS（31%），而生活在中等海拔（2200～2500m）的62名移居汉族中仅有10人患AMS（16%）。相较于已高原习服的汉族受试者，平原地区汉族对AMS更为易感（*OR*＝3.12，95%*CI* 1.24～8.86，$P<0.01$）。长期居住在海拔3500m以上的25名世居藏族中，6人出现一种或两种症状，但无人符合AMS诊断标准。这3组受试者AMS发病率差异有统计学意义（$\chi^2=35.96$，$P<0.001$）（图3）。

2.3.4 脉搏和血压　静息脉搏在西宁最低，随海拔升高而加快，从而增加了患AMS的概率（*OR*＝1.5，95%*CI* 1.1～2.1，$P<0.05$），同时脉搏的加快与AMS症状的程度呈正相关（$R^2=0.21$，$P<0.01$）（图4）。

离开西宁前，大多受试者的收缩压和舒张压均正常，到达格尔木时收缩压中度升高。而当列车上行至海拔4768～4905m时，在无AMS的176名受试者中，有43人（24%）血压升高，静息时平均收缩压从（122±14）mmHg升至（146±16）mmHg，平均舒张压从（728±16）mmHg升至（92±12）mmHg（$P<0.05$）。已患AMS受试者血压高于未患AMS受试者的血压[平均收缩压（142±14）mmHg *vs.*（126±12）mmHg，$P<0.05$；平均舒张压（96±10）mmHg *vs.*（78±6）mmHg，$P<0.025$]。但血压的改变与AMS计分不相关。旅途中AMS患者和非AMS患者收缩压与舒张压的变化如图5所示。

40岁以上的受试者动脉收缩压高于40岁以下的受试者[平均收缩压（144±14）mmHg *vs.*（122±12）mmHg，$P<0.05$；平均舒张压（86±10）mmHg *vs.*（74±8）mmHg，$P<0.05$]。

2.3.5 血氧饱和度　血氧饱和度随海拔升高而下降（图6）。海拔4768～5072m时，未罹患AMS的176名乘客平均血氧饱和度为84%±9%，其中12人血氧饱和度值小于80%（血氧饱和度78%～64%，平均76%±7%）。在这176例受试者中，年龄40岁以上的受试者血氧饱和度略低

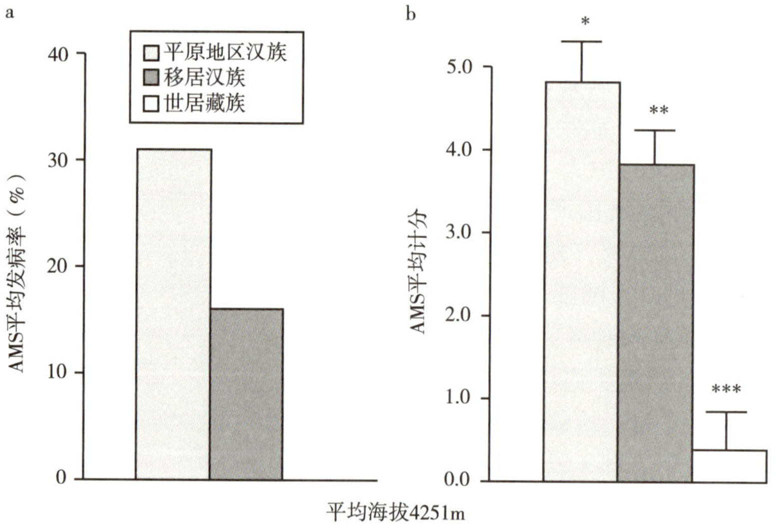

图3 （a）平原地区汉族、移居汉族及世居藏族的AMS发病率。（b）平原地区汉族、移居汉族及世居藏族的AMS平均计分。*$P<0.05$平原地区汉族对移居汉族，**$P<0.01$移居汉族对世居藏族，***$P<0.001$平原地区汉族对世居藏族

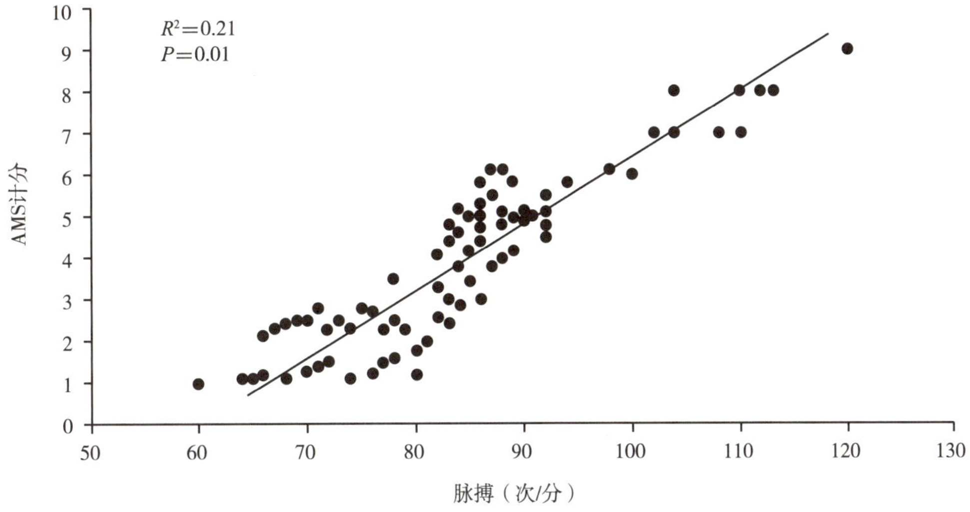

图4　旅途中各测量点测得的脉搏与AMS的LLSS评分的关系

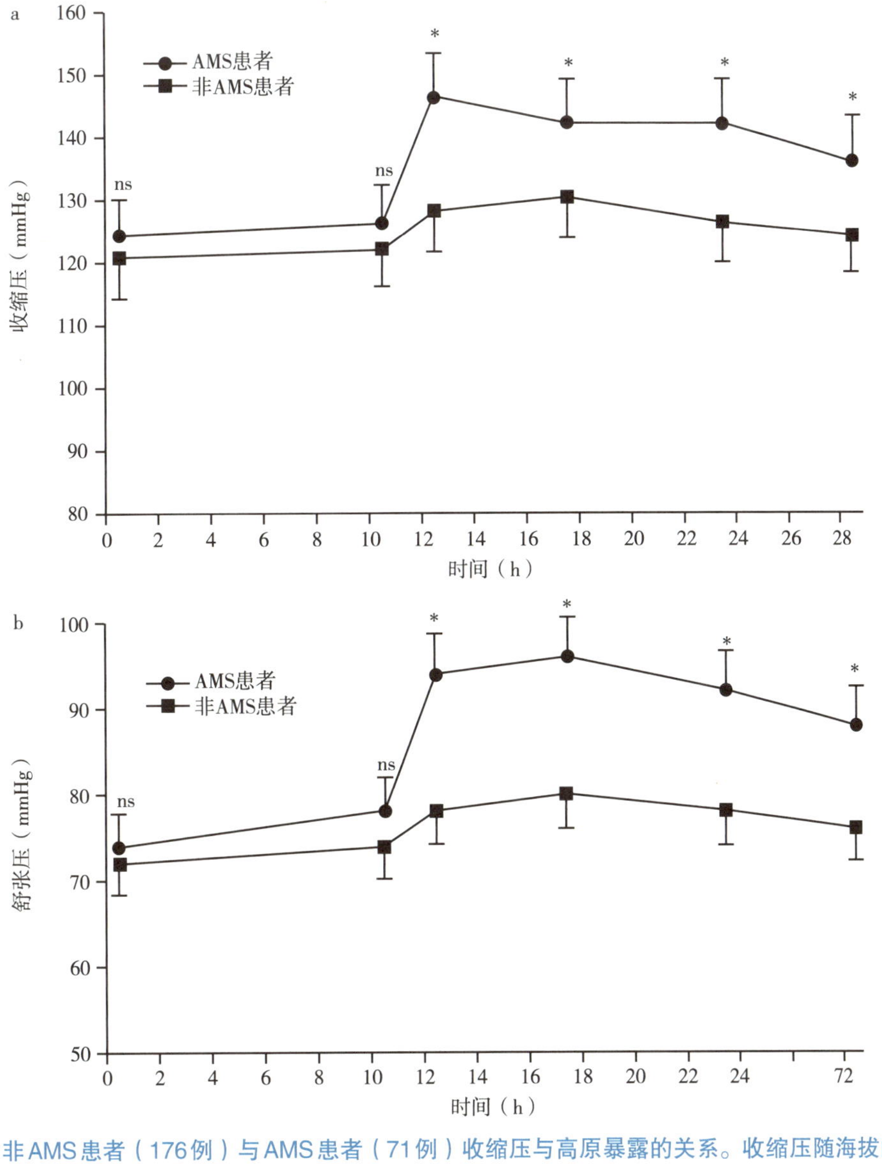

图5　（a）非AMS患者（176例）与AMS患者（71例）收缩压与高原暴露的关系。收缩压随海拔的升高而升高，AMS患者的收缩压高于非AMS患者（$*P<0.05$）。（b）非AMS患者（176例）与AMS患者（71例）舒张压与高原暴露的关系。舒张压随海拔的升高而升高，AMS患者的舒张压高于非AMS患者（$*P<0.05$），差异有统计学意义

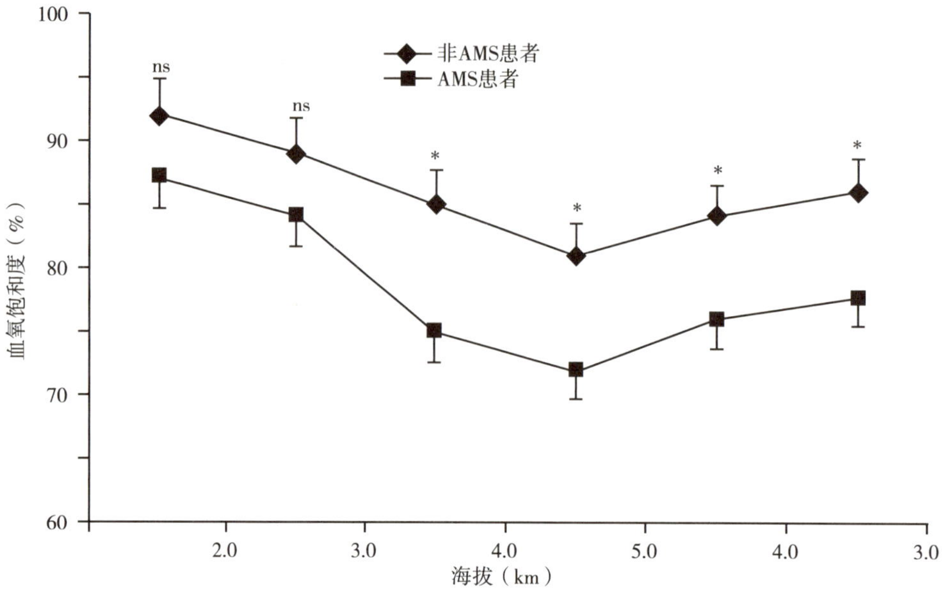

图6　比较AMS患者（71例）与非AMS患者（176例）的血氧饱和度，乘列车时两组人员血氧饱和度均随海拔升高而下降，相较之下AMS患者下降的更为明显（*$P<0.05$）

于年纪较小的受试者（79%±11% *vs*. 85%±10%；$P>0.05$，差异无统计学意义）。

176例未患AMS受试者平均血氧饱和度为84%±9%，71例AMS患者为72%±11%，11例重度AMS患者平均血氧饱和度为64%±6%，略低于60例轻度AMS患者的平均血氧饱和度（73%±9%）。综合所有数据，血氧饱和度与AMS计分呈负相关（$R=-0.48$，95%*CI* −0.42～−0.56，$n=247$，$P<0.001$）。

青藏铁路列车上禁止吸烟。32名乘客仅在火车停站时吸烟，吸烟与AMS症状和血氧饱和度无明显关联。

2.3.6　心电图　离开西宁前，23人（8%）静息心电图异常。在列车上，心律失常者并不罕见，特别是老年乘客在海拔4000m以上的高度时，但是，与正常年轻组相比差异无统计学意义（表3）。平原汉族的静息心电图异常（27/160，17%）似乎多于移居汉族（9/87，10%）（$\chi^2=1.93$，$P>0.05$）。心律失常患病率在AMS患者和正常受试者间差异无统计学意义（14%比12%，$\chi^2=0.17$，$P>0.05$）。

健康年轻人时常出现窦性心律不齐和窦性心动过缓，而老年人时常出现窦性心动过速。3例无症状和2例AMS患者出现期前收缩。1例喝醉的受试者出现室性期前收缩。老年人（6/99，6%）的ST段压低（≥0.5mm）比年轻人（2/88，2%）更常见。176名受试者中除2人外，均在列车上进行了心电图检查，未发现心肌缺血。

2.4　拉萨随访

抵达拉萨（3658m）后两天，在火车上罹患AMS的65名乘客中有34人（52%）仍有AMS症状，但大多数症状已明显好转，可继续参团旅游。仅有2人需卧床休息，予以间歇性给氧后缓慢恢复。在拉萨的前2天，建议所有受试者避免用力。轻度AMS未影响正常活动，并且症状于2天内消失。

3　讨论

登上青藏铁路的列车犹如进入了移动的低压舱，气压随海拔增加而明显变化，随着地势变化列车的上行与下行交替出现，使乘客处于一种不稳定的状态。攀升速度加快时，乘客体力活动降低。此外，在行至高海拔地段时，车厢内供氧浓度增至23%～24%，相当于降低了实际海拔，从而将高原暴露限制在等同于海拔4000m以下。其效果与登山者或徒步旅行者截然不同。如果前者是降低患高原病的风险，那么后者则是增加了此类风险。另外，在列车上服用安眠药、饮酒、长时间不活动和睡眠均导致相对肺通量不足，从而可能加重低氧血症。因此，乘列车前往拉萨是

表3　在列车上心电图异常：40岁以上与40岁以下的受试者比较

心电图变化	≥40岁 例（%）	<40岁 例（%）	P值
呼吸性心律失常	5（5.0）	9（10.2）	>0.05
窦性心动过缓	5（5.0）	7（8.0）	>0.05
窦性心动过速	10（10.0）	5（5.7）	>0.05
房性期前收缩	3（3.0）	1（1.1）	>0.05
室性期前收缩	1（1.0）	0	
逸搏	1（1.0）	0	
A-V心肌疾病（一级）	1（1.0）	0	
不完全性右束支传导阻滞	1（1.0）	3（3.4）	>0.05
ST段压低≥0.5mm	4（4.0）	2（2.3）	>0.05
ST段压低≥1.0mm	2（2.0）	0	
T波变化	4（4.0）	2（2.3）	>0.05

注：A-V，房室传导阻滞；BBB，束支传导阻滞。

一种形式十分特殊的、被动的低氧暴露，而且在列车上受试者的活动受到限制。

3.1　AMS的发病率和程度

AMS的发病率随海拔上升速度及到达海拔的升高而增高，在海拔2808m处为4%，4768m处为24%，5072m处为31%。个别人可能在海拔2500m即罹患AMS，但严重症状一般出现在海拔3500m以上。症状的严重程度不仅取决于所达到海拔，更取决于海拔上升的速度。青藏铁路的攀升速度极快，从格尔木（2808m）至昆仑山（4768m）仅需1.5小时，攀升速度达1300m/h。因此，毫不奇怪，78%的乘客出现轻度症状，24%的乘客LLSS评分达到3分。在车厢里很容易感知海拔的激增，类似乘坐缆车从委内瑞拉的梅里达镇（1680m）出发，约45分钟即抵达玻利瓦尔峰的一个亚峰（4760m）。大多数人到达山峰时已出现明显的AMS症状，在峰顶长时间停留后症状加剧（Hultgren，1997）。冒纳开亚山可快速通过公路到达，只需驾车1.5小时即到达海拔4205m的峰顶。在峰顶的研究场所，80%的人在第一天出现明显的AMS症状（Forster，2000）。但是，AMS的发展也取决于高原暴露时间。本研究中AMS发病率相对较低，提示对于许多受试者而言，在青藏铁路上如果暴露在有效高度为4000m的时间足够短，可防止AMS的充分发展。

3.2　症状

头痛是最常见的症状。在约4905m处，尽管247名乘客中有126人（51%）头痛的评分至少有1分，但大多数人的总分远低于AMS的标准。在拉萨的随访中，发现数天后受试者的头痛症状会自行消失。虽有1位乘客出现剧烈头痛伴共济失调，但未发展成为高原脑水肿。本组受试者中也未发现高原肺水肿，这可能与高原暴露时间较短有关（高原肺水肿的发生通常需48小时）。

3.3　风险因素

3.3.1　年龄　多个研究表明，年轻人罹患AMS的风险较高（Hackett等，1976；Roach等，1995；Gaillard等，2004）。Honigman等（1993）报道60岁以上的老人AMS发病率低于40岁以下的年轻人。在我们的研究中，40岁以上乘客的发病率为31%，显著高于40岁以下者（18%）。对此我们提出两种解释。首先，在对登山者或徒步旅行者的研究中，受试者体力消耗巨大，是AMS的重要致病因素（Hackett等，1976；Roach等，2000），而本研究中受试者体力消耗小。其次，本研究队列中，相对年长的乘客一般习惯于久坐不动或在列车上活动条件受限（Maggiorini等，1990）。

3.3.2 性别 性别因素是否AMS的相关危险因素尚不确定。大多数研究指出，男女在AMS的发病率上并无差异（Hackett等，1976；Maggiorini等，1990；Schneider等，2002；Gaillard等，2004）。仅有两个研究发现AMS的发病率与性别相关。其中一个研究发现，翻越尼泊尔陀隆垭口（Thorong Pass）（5400m）的徒步旅行者中69%的女性出现AMS症状，而男性则为57%。另一个研究报道是在尼泊尔海拔4300m（*OD* 3.15，95% *CI* 1.62～6.12）处，女性徒步朝圣者的AMS患病率和高原脑水肿发病率更高（Basnyat等，2000）。我们发现女性AMS患者（36%）高于男性（22%），$P<0.025$。由于所有的AMS计分系统基于受试者主观症状及程度的描述，因此，AMS的病理生理学、发病率及程度方面是否存在性别差异尚不清楚。

3.3.3 习服 平原汉族的AMS发病率最高。居住在中等至高海拔地区的汉族较少罹患AMS，本地藏族则无一例发病。这与Honigman等（1993）的研究结果一致，他们报道了科罗拉多高原居民前往高原时比直接从海平面前往高原的居民更少罹患AMS；同样，Schneider等（2002）发现先期习服有利于预防AMS。因此，建议乘坐列车的旅客根据自身的状态事先进行习服。

3.4 列车上的临床评估

我们使用了LLSS问卷调查，事实证明该问卷非常适用于列车上乘客的AMS筛查，同时测量了脉搏和血氧饱和度。除AMS的症状外，脉搏和血氧饱和度与AMS相关（Roach等，1998；O'Connor等，2004）。我们发现脉搏快和低血氧饱和度更容易患AMS（Shah等，2006），心率和血氧饱和度为AMS诊断提供了简单有效的方法（Burtscher等，2004）。

在高原，心律失常并不罕见，尤其是老年人（Furberg等，1992；Roach等，1995；Alexander，2000；Hackett，2001；Wu等，2007）。在本研究中，约17%平原汉族出现静息心电图异常，因此，作为一个基线检查，心电图或许能为后续心脏缺血或心律失常的诊断提供有一定价值的证据（Hultgren，1997；Hackett，2001；Bartsch和Gibbs，2007）。已知急剧的高原暴露可致正常人及高血压患者血压升高，但个体差异极大（Roach等，1995；Hackett等，2001；Wu等，2007；Luks，2009）。我们发现在血压最初正常的受试者中有24%发生一过性高血压（包括收缩期和舒张期）。这或许是高原缺氧激活了肾上腺系统（Reeves等，1992）。在中度海拔虽然心血管疾病患者一般情况稳定（Roach等，1995；Hackett，2001），但交感神经的激活可能为疾病恶化的潜在风险，尤其是伴有运动时（Bartsch和Gibbs，2007；Hackett，2001）。本研究发现，AMS患者的收缩压高于非AMS患者。这一发现证实了早期对铁路工人的研究结果（Wu等，2007）。正如Luks（2009）最近回顾的那样，对高海拔地区高血压管理知之甚少且越来越多的高血压患者前往高原工作或休闲，因此需要开展进一步的观察研究和临床试验。

3.5 健康教育和体检

为预防在青藏铁路上出现健康问题，应向乘客告知急剧高原暴露的相关风险。已有健康问题的乘客应意识到病情恶化的可能性，并在旅行前咨询医生，上车后应即刻将个人的健康状况告知列车上的医生。为此，本文作者之一已制定青藏铁路乘坐火车指南，供旅客使用。

3.6 逐步上升

海拔快速上升是导致和加重AMS的主要危险因素之一，与习服所需的时间呈负相关（Smart和Hunter，1984）。当徒步旅行者前往珠峰大本营时，在Lukla（2804m）机场和Pheriche（4243m）调查地点之间每多停留一天，AMS风险就下降19%（Basnyat等，1999）。在青藏铁路上乘火车快速上升意味着AMS风险的增加。一般来说，应分段逐步上升，在中度海拔的西宁（2261m）或格尔木（2808m）地区停留几天，以便获得足够的习服。尽管青藏铁路上的AMS病例多为中度且有自限性，但在过去3年间，在600万乘客中确诊了100多例高原脑水肿或高原肺水肿患者。最近的观察（未发表数据）表明，如果乘客在西宁停留1～2天，继续行至格尔木后再停留上1～2天，AMS的发病率从31%降至22%。

3.7 药物预防

有趣的是，前往高原的中国人传统上只使用中药或藏药来预防AMS，很少人会使用乙酰唑胺或地塞米松。我们发现，服用红景天的受试者未能免于罹患AMS。由于红景天的使用无对照组，且使用者数量很少，所以无法得出结论。预防性使用乙酰唑胺来预防AMS可能适用于敏感的受试者，应向未来的乘客推荐。

3.8 结论

乘火车从西宁前往拉萨的旅客面临罹患AMS的风险。尽管大多为轻度，不会使其丧失能力。然而，必须谨慎行事，因为对高原敏感、年长和既往患病的乘客有发生健康问题的风险，或可危及生命。

由于乘坐青藏线列车的乘客数量增加（2006年7月1日至2009年7月1日，列车运送了600万乘客到拉萨），AMS成为巨大的公共卫生问题。因此，为控制这一健康风险，有必要在列车上配备训练有素的医务人员，改善供氧系统，并为乘客进行健康教育。

致谢

我们非常感激Dr. John West在青藏铁路高原问题上为我们提供重要而有益的建议，同时也感谢青藏铁路首列列车（青-1）上所有的工人和乘务员，以及北京-拉萨段的27人，西宁-拉萨段的178人，格尔木-拉萨段的907人为我们收集数据提供了帮助。

声明

作者声明没有任何利益冲突。

原文期刊：High Altitude Medicine & Biology, Volume 11, Number 3, 2010.《高原医学与生物学杂志》2010年第11卷第3期。

参 考 文 献

[1] ALEXANDER J K. Cardiac arrhythmia at high altitude: effect of aging [J]. ISMM Newsletter, 2000, 10(1): 2.

[2] BARTSCH P, GIBBS J S. Effect of altitude on the heart and the lungs [J]. Circulation, 2007, 116(19): 2191-2202.

[3] BASNYAT B, LEMASTER J, LITCH J A. Everest or bust: a cross sectional, epidemiological study of acute mountain sickness at 4243 meters in the Himalayas [J]. Aviat Space Environ Med, 1999, 70(9): 867-873.

[4] BASNYAT B, SUBEDI D, SLEGGS J, et al. Disoriented and ataxic pilgrims: an epidemiological study of acute mountain sickness and high-altitude cerebral edema at a sacred lake at 4300 m in the Nepal Himalayas [J]. Wilderness Environ Med, 2000, 11(2): 89-93.

[5] BURTSCHER M, FLATZ M, FAULHABER M. Prediction of susceptibility to acute mountain sickness by SaO_2 values during short-term exposure to hypoxia [J]. High Alt Med Biol, 2004, 5(3): 335-340.

[6] FORSTER P. Chronic intermittent exposure to high altitude: the view from Mauna Kea [J]. ISMM Newsletter, 2000, 10(1): 3.

[7] FURBERG C D, MANOLIO T A, PSATY B M, et al. Major electrocardiographic abnormalities in persons aged 65 years and older (the Cardiovascular Health Study) [J]. Am J Cardiol, 1992, 69(16): 1329-1335.

[8] GAILLARD S, DELLASANTA P, LOUTAN L, et al. Awareness, prevalence, medication use, and risk factors of acute mountain sickness in tourists trekking around the Annapurnas in Nepal: a 12-year follow-up [J]. High Alt Med Biol, 2004, 5(4): 410-419.

[9] HACKETT P H, RENNIE D, LEVINE H D. The incidence, importance, and prophylaxis of acute mountain sickness [J]. Lancet, 1976, 2 (7996): 1149-1155.

[10] HACKETT P H. High altitude and common medical conditions [A] //HORNBEIN T F, SCHOENE R B. High altitude: an exploration

of human adaptation [M]. New York: Marcel Dekker, 2001: 839-885.
[11] HONIGMAN B, THEIS M K, KOZIOL-MCLAIN J, et al. Acute mountain sickness in a general tourist population at moderate altitudes [J]. Ann Intern Med, 1993, 118 (8): 587-592.
[12] HULTGREN H. High altitude medicine [M]. Stanford, CA: Hultgren Publications, 1997.
[13] KAYSER B. Acute mountain sickness in western tourists around the Thorong Pass (5400m) in Nepal [J]. J Wilderness Med, 1991, 2 (2): 110-117.
[14] LUKS A M. Should travelers with hypertension adjust their medications when traveling to high altitude? [J]. High Alt Med Biol, 2009, 10: 11-15.
[15] MAGGIORINI M, BUHLER B, WALTER M, et al. Prevalence of acute mountain sickness in the Swiss Alps [J]. BMJ, 1990, 301: 853-855.
[16] O'CONNOR T, DUBOWITZ G, BICKLER P E. Pulse oximetry in the diagnosis of acute mountain sickness [J]. High Alt Med Biol, 2004, 5: 341-348.
[17] REEVES J T, MOORE L G, MAZZEO R S, et al. Activation of the sympatho-adrenal system at high altitude [A] //UEDA G, REEVES J T, SEKIGUCHI M. High altitude medicine [M]. Matsumoto: Shinshu University Press, 1992: 10-23.
[18] ROACH R C, BARTSCH P, HACKETT P H, et al. The Lake Louise acute mountain-sickness scoring system [A] //SUTTON J R, COATES G, HOUSTON C S. Hypoxia and mountain medicine [M]. Burlington, VT: Queen City Printers, 1993: 272-274.
[19] ROACH R C, GREENE E R, SCHOENE R B, et al. Arterial oxygen saturation for prediction of acute mountain sickness [J]. Aviat Space Environ Med, 1998, 69 (12): 1182-1185.
[20] ROACH R C, HOUSTON C S, HONIGMAN B, et al. How well do older persons tolerate moderate altitude? [J]. West J Med, 1995, 162 (1): 32-36.
[21] ROACH R C, MAES D, SANDOVAL D, et al. Exercise exacerbates acute mountain sickness at simulated high altitude [J]. J Appl Physiol (1985), 2000, 88 (2): 581-585.
[22] SCHNEIDER M, BERNASCH D, WEYMANN J, et al. Acute mountain sickness: influence of susceptibility, preexposure, and ascent rate [J]. Med Sci Sports Exerc, 2002, 34 (12): 1886-1891.
[23] SHAH M B, BRAUDE D, CRANDALL C S, et al. Changes in metabolic and hematologic laboratory values with ascent to altitude and the development of acute mountain sickness in Nepalese pilgrims [J]. Wilderness Environ Med, 2006, 17 (3): 171-177.
[24] SMART J, HUNTER D. Alpine travel: mountain sickness, the unwelcome companion [J]. Med J Aust, 1984, 141 (12-13): 792-795.
[25] WEST J B. High life: a history of high altitude physiology and medicine [M]. Oxford University Press, Oxford, UK, 1998.
[26] WEST J B. Golmud-Lhasa rail link: an enormous challenge in high altitude medicine [J]. High Alt Med Biol, 2004, 5 (1): 3.
[27] WEST J B. Completion of the railroad to Lhasa [J]. High Alt Med Biol, 2006, 7 (4): 263-264.
[28] WEST J B. A new approach to very-high-altitude land travel: the train to Lhasa, Tibet [J]. Ann Intern Med, 2008, 149 (12): 898-900.
[29] WEST J B. The Qinghai-Tibet railway [J]. High Alt Med Biol, 2008, 9 (1): 1-2.
[30] WU T Y, DING S Q, LIU J L, et al. Who should not go high: chronic disease and work at altitude during construction of the Qinghai-Tibet railroad [J]. High Alt Med Biol, 2007, 8 (2): 88-107.

吸烟、急性高原病和高原习服的关系：一项队列研究

Tian-yi Wu[1, 2, 3]，Shou-Quan Ding[4]，Jin-Liang Liu[4]，Jian-Hou Jia[4]，Zuo-Chun Chai[4]，Rui-Chen Dai[4]，Ji-Zhui Zhao[5]，Qi De Tang[5]，Bengt Kayser[6]

[1]中国铁道部生理研究组，北京
[2]中国青海高原医学研究院，高原医学国家重点实验室，西宁
[3]中国西藏大学高原医学研究中心，拉萨
[4]中国格尔木青藏铁路建设公司医院，格尔木
[5]中国铁路建设总公司，北京
[6]瑞士日内瓦大学医学院运动医学研究所，日内瓦

【摘要】目的 吸烟和急性高原病（acute mountain sickness，AMS）之间的关系尚不清楚。本研究旨在评估AMS的风险和高原习服与吸烟之间的关系。**方法** 从平原地区招募200名汉族健康非吸烟者和182名吸烟者。受试者之前均未到过高原地区，且两组间的年龄、健康状况和职业均匹配，将他们运送到海拔4525m的高原。在抵达高原时及抵达高原3个月和6个月后评估受试者的AMS、吸烟习惯、动脉血氧饱和度、血红蛋白、肺功能和平均肺动脉压。**结果** 与非吸烟者相比，吸烟者初抵高原时具有较低的AMS发病率和较低的AMS得分；在高原停留3个月和6个月后吸烟者的血红蛋白和平均肺动脉压伴随血氧饱和度降低而升高，且第一秒末用力呼气容积和最大自主通气量较低。**结论** 少量吸烟可降低AMS的发病风险，但在高原停留较长时间后，无益于高原习服且有损肺功能。

引言

2010年，中国男性中吸烟人数占53%，占总人口的28%[1]。吸烟不仅对健康有害，还可影响对高原缺氧环境的耐受能力。有研究人员指出，吸烟可加重低氧血症，并增加急性高原病（AMS）的发病风险[2]。但在登山者中的研究发现吸烟可降低AMS的发病风险[3]。不过，吸烟对AMS发病风险及病理过程的影响仍然缺少充分的流行病学数据支持。2001—2005年青藏铁路建设期间，超过78 000名来自低海拔地区的建设者进入高原地区工作和生活。由于34%的汉族男性工人吸烟，这为直接研究吸烟对AMS发病风险的影响提供了一次难得的机会。因此，本研究是在海拔最高工地（平均海拔4552m），来自平原地区的工人中进行的。我们评估了吸烟者与非吸烟者AMS的发病率和疾病进展情况及受试者的高原习服情况。

1 方法

本项研究由3家医院共同完成（海拔4779m，气压约417mmHg；海拔4505m，气压约440mmHg；海拔4292m，气压约447mmHg）。建设路段的最高海拔为4905m。研究获得中国自然科学基金委员会及青海高原医学研究所人体研究委员会批准。2003年招募首批工人，共4683名。所有参与前瞻性研究的工人均填写一份问卷表，提供年龄、性别、民族、职业、出生地、高原暴露情况、个人史及家族史、吸烟及饮酒情况等信息。受试者接受问询并进行体格检查。为健

康状况及体检结果良好的受试者提供工作机会。随后，邀请受试者参与本项有关高原暴露对健康影响的研究。研究目的不被受试者知晓，且不提供有关吸烟信息和经济补偿，但告知其可随时退出研究，并签订知情同意书。我们先后招募来自低海拔地区的吸烟者与非吸烟者各200例，根据肺活量判断受试者健康状况良好，且均为初次进入高原地区工作的未习服者。3例吸烟者与4例非吸烟者拒绝参与本研究。两组受试者的年龄、体重指数、工作所在地海拔及工作岗位（半机械化，铺设轨道）相似。受试者首先乘火车2天后抵达海拔2261m地区并在该地停留2天，随后乘12小时火车抵达海拔2808m地区并在该地停留3天。最后，乘客车6～8小时抵达最高海拔地区。

在本研究中，吸烟者定义为日吸烟量达10支或以上并且持续超过6个月。非吸烟者定义为从未吸烟，偶尔吸烟者被排除在外。吸烟分为轻度（＜1包/天，如每天10～20支）、中度（每天1包）或重度（每天超过1包）。吸烟时间分为短期（6个月至2年）、中期（2～5年）和长期（＞5年）。以上仅适用于吸烟者分类。

动脉血氧饱和度（oxygen saturation，SaO_2，指夹式血氧仪，Ohmeda，Louisville，CO，美国）在静息30分钟后取坐位测量。平均肺动脉压（mean pulmonary artery pressure，mPAP）根据多普勒测算，通过3.5MHz传感器（HP-Sonos 1000型或1500型，Palo-Alto，CA，美国）从胸骨旁短轴或心尖位置获取数据，测量时受试者保持平躺略向左侧倾斜翻转。由两名心脏病专家在不了解受试者的吸烟状况或所在海拔环境的情况下独立将数据结果录入录像带，供进一步分析使用。mPAP依据Kitabatake公式计算。多普勒检查与我院进行的右心导管插管直接测量的肺动脉压值相关性较高（$r^2=0.90$）。mPAP≥25mmHg时确诊为肺动脉高压。用便携式肺功能仪（COSMED，意大利）测量肺活量、第一秒用力呼气容积（forced expiratory volume in one second，FEV_1）、肺活量的25%～75%呼气峰值流量（peak expiratory flow，$FEF_{25\%\sim75\%}$）及20秒最大通气量（maximal voluntary ventilation，MVV）。用静脉血测定血红蛋白（hemoglobin，Hb）（Au-400，Olympus，新宿，日本东京）。这些指标分别在低海拔地区、抵达高原时及3天内（除第1个小时mPAP和次日的肺功能）进行测量，同时在1周、3个月及6个月后进行复测。

AMS采用路易斯湖评分系统（Lake Louise Scoring System，LLSS）[4]进行自我评估，评估项目包括症状（头痛、头晕/眩晕、乏力、消化道不适（食欲减退-恶心-呕吐）及入睡困难），各项评分值为0～3分（无、轻度、中度和重度）。填写该量表的3项临床体征［精神状态改变（0～4），从足跟至足趾试验测定共济失调（0～4）及外周水肿（0～2）］。采用头痛及累积评分≥3分或≥4分作为定义AMS的两项临界指标。AMS的严重程度定义如下：3～5分为轻度，5分或以上为重度。受试者在抵达海拔4525m的当晚及抵达后1周内的每晚完成AMS评估。

数据采用SAS软件（8.1版）进行分析，采用均值±标准差表示。$P<0.05$为差异有统计学意义。根据累积病例数的占比计算AMS发病率。频率比较利用χ^2检验。均数比较采用t检验。利用Pearson相关性分析AMS评分与SaO_2、Hb、mPAP及肺功能等测量指标之间的相关性。肺功能改变采用双因素重复测量方差分析，组间比较则采用Tukey事后检验及t检验。计算原始比值比及95%置信区间对吸烟与AMS之间的相关性进行量化分析。采用单因素Logistic回归分析方法计算吸烟组与对照组的AMS风险，并对单个变量与AMS之间的相关性进行观察。通过多元Logistic回归分析检验自变量的效应，并确定主要效应。采用似然比检验方法将主要风险因素放入正向回归分析中。二分法因变量为AMS（0＝无AMS，1＝AMS，LLSS截断分值≥4分）。自变量有SaO_2、Hb、mPAP、肺活量、FEV_1、$FEF_{25\%\sim75\%}$及MVV。SaO_2重新编码：0＝90%及以上，1＝86%～89%，2＝最高不超过85%。Hb浓度重新编码：0＝最高为16g/dl，1＝高于16g/dl。mPAP重新编码：0＝最高不超过20mmHg，1＝高于20mmHg。肺活量、FEV_1、肺活量25%～75%的$FEF_{25\%\sim75\%}$及20秒MVV重新编码：0＝正常，低海拔值，1＝异常，即相比于低海拔测量值的升幅或降幅＞2SD。吸烟行为编码：0＝不吸烟，1＝每天吸烟量少于1包，2＝每天吸烟量约为1包，以及3＝每天吸烟量超过1包。吸烟史编码：

0＝不吸烟，1＝短期吸烟，2＝中期吸烟，3＝长期吸烟。

2 结果

2.1 受试者

4例吸烟者在进入高原地区之前退出，14例受试者在高原地区因非医学原因失访；所有非吸烟者均完成了本项研究。我们收集了182例吸烟者［SMO组，平均年龄（38±7）岁，年龄25～54岁］和200例非吸烟者［CON组，平均年龄（38±6）岁，年龄24～56岁］的数据。

2.2 吸烟

在SMO组中，轻度吸烟者占18%，中度吸烟者占45%，而重度吸烟者则占37%。吸烟史：短期吸烟者占23%，中期者吸烟占35%，长期吸烟者占42%。吸烟者在高原地区的每日吸烟量与在低海拔地区相似（$P>0.05$）。

2.3 AMS

SMO组AMS发病率低于CON组（LLSS≥3分：45% *vs.* 56%，$\chi^2=4.57$，$P=0.039$；LLSS≥4分：39% *vs.* 51%，$\chi^2=5.53$，$P=0.013$；LLSS≥5分：3.4% *vs.* 8.5%，$\chi^2=4.56$，$P=0.038$）。LLSS≥5分的受试者住院治疗人数比例为5%，并且CON组多于SMO组（17例 *vs.* 6例，$\chi^2=4.56$，$P=0.038$）。在抵达高原地区时，SMO组的LLSS评分低于CON组［（1.6±0.6）分 *vs.*（1.8±0.7）分，$P=0.004$］。LLSS≥3的SMO组评分低于CON组［（3.8±0.5）分 *vs.*（4.0±0.6）分，$P<0.001$］。抵达后第1周，SMO组的评分值仍然低于CON组［（1.4±0.8）分 *vs.*（1.6±0.5）分，$P=0.005$）。没有出现高原脑水肿或高原肺水肿事件。SaO_2与LLSS评分呈负相关（CON组：$R=-0.192$，$P=0.005$；SMO组：$R=-0.174$，$P=0.019$；研究组间差异无统计学意义，$P=0.095$）。mPAP指标与LLSS评分呈负相关（CON组：$R=-0.147$，$P=0.044$；SMO组：$R=-0.156$，$P=0.048$；组间差异无统计学意义，$P=0.075$）。其他指标无显著相关性。SMO组发生头痛、食欲减退－恶心－呕吐或睡眠障碍的人数少于CON组，但两组间其他LLSS症状的频率和强度相似（表1、表2）。头痛、食欲减退－恶心－呕吐及入睡困难等AMS不同症状的最高平均分值存在显著性差异（表3）。

表1 非吸烟者在海拔4525m环境下AMS的症状和体征

LLSS症状强度	例（%）				小计
	0	1	2	3	
头痛	46（23）	70（35）	56（28）	28（14）	154（77）
头晕或眩晕	158（79）	22（11）	12（6）	8（4）	42（21）
体虚或疲乏	87（43）	68（34）	42（21）	3（2）	113（57）
食欲减退、恶心或呕吐	102（51）	52（26）	36（18）	10（5）	98（49）
入睡困难	58（29）	72（36）	58（29）	12（6）	142（71）
活动能力下降	112（56）	71（36）	17（9）	0	88（44）
精神状态改变	196（98）	3（1.5）	1（0.5）	0	4（2）
共济失调	194（97）	6（3）	0	0	6（3）
外周水肿	172（86）	21（11）	7（3）	0	28（14）

注：对照组和吸烟组比较：头痛，$\chi^2=4.66$，$P=0.031$；食欲减退、恶心或呕吐，$\chi^2=3.85$，$P=0.049$；入睡困难，$\chi^2=13.517$，$P<0.001$；其他症状差异无统计学意义。合计：总分＞0。

表2 吸烟者在海拔4525m环境下AMS的症状和体征

LLSS症状强度	例（%）				小计
	0	1	2	3	
头痛	104（57）	42（23）	22（12）	14（8）	78（43）
头晕或眩晕	144（79）	22（12）	13（7）	3（2）	38（21）
体虚或疲乏	81（45）	50（27）	42（23）	6（3）	101（55）
食欲减退、恶心或呕吐	111（61）	39（21）	26（14）	6（3）	71（39）
入睡困难	86（47）	42（23）	45（25）	9（5）	96（53）
活动能力下降	107（59）	58（32）	15（8）	2（1）	75（41）
精神状态改变	180（99）	2（1）	0	0	2（1）
共济失调	178（98）	4（2）	0	0	4（2）
外周水肿	158（87）	18（10）	6（3）	0	24（13）

表3 LLSS症状最高平均分值（$\bar{x}\pm s$）

症状	CON组	SMO组	P值
头痛	1.33±0.56	0.70±0.42	<0.001
头晕或眩晕	0.35±0.30	0.31±0.18	0.192
体虚或疲乏	0.88±0.26	0.89±0.28	0.755
食欲减退、恶心或呕吐	0.77±0.42	0.60±0.36	<0.001
入睡困难	1.48±0.45	0.95±0.38	<0.001

注：CON为非吸烟组；SMO为吸烟组。

2.4 肺功能

在抵达海拔4525m地区后，两组受试者的肺活量均出现降低（表4）。抵达后第3天，SMO组与CON组受试者肺功能平均降幅分别为4%和6%。CON组在3个月和6个月后恢复正常，但SMO组却并未恢复。在抵达高原地区时，CON组与SMO组受试者的FEV_1和$FEF_{25\%\sim75\%}$指标均出现升高。虽然SMO组受试者的这两项指标随时间推移而出现逐步下降，但在CON组，受试者的这两项指标却仍然维持较高水平。MVV指标也观察到了相似的变化趋势。

2.5 SaO_2

两组受试者在低海拔地区的SaO_2相似（CON组：97%±7%，SMO组：97%±6%，$P=0.816$）。在抵达高原地区时，SaO_2出现下降（CON组：83%±6%，SMO组：83%±5%，$P=0.001$，与低海拔地区相比，差异无统计学意义，$P=0.164$）。随着受试者在高原地区滞留时间的延长，SMO组的SaO_2开始低于CON组（3个月：85%±5% *vs.* 86%±6%，$P=0.004$；6个月：85%±6% *vs.* 86%±6%，$P=0.002$，表5）。这种差异的产生是由于CON组SaO_2在3个月和6个月后分别改善3.8%和4.1%，而SMO组的SaO_2在3个月和6个月后分别只改善2.8%和2.5%（$P=0.035$和$P=0.002$）。

2.6 Hb浓度

初期两组受试者的Hb水平相似［低海拔，SMO组：（15.8±2.1）g/dl，CON组：（15.5±1.4）g/dl，$P=0.164$；抵达高原地区时，SMO组：（16.0±1.8）g/dl，CON组：（15.8±1.6）g/dl，$P=0.189$］。3个月后，两组的Hb水平开始表现出

表4　SMO组与CON组的肺功能比较（$\bar{x}\pm s$）

指标	低海拔	到达后	3天后	3个月后	6个月后	P_1	P_2
肺功能（I）							
SMO组	4.48±0.46	4.36±0.63	4.24±0.60	4.12±0.62	4.10±0.38	0.046	G：0.110
CON组	4.54±0.44	4.43±0.45	4.12±0.63	4.52±0.32[a]	4.50±0.26[b]	0.013	I：0.027
FEV_1（I）							
SMO组	3.92±0.82	3.98±0.74	4.02±0.84	3.96±0.78	3.82±0.74	0.321	G：0.164
CON组	4.10±0.48	4.21±0.51	4.18±0.62	4.28±0.46[c]	4.22±0.50[c]	0.388	I：0.465
$FEF_{25\%\sim75\%}$（L/s）							
SMO组	4.08±1.05	4.01±0.85	4.06±1.06	4.02±1.12	3.92±0.92	0.465	G：0.044
CON组	4.16±0.85	4.24±0.66	4.28±0.72	4.81±0.63[d]	4.93±0.67[e]	0.006	I：0.048
MVV（L/min）							
SMO组	108.0±4.5	110.2±4.4	111.6±4.8	106.3±5.2	107.4±5.3	0.035	G：0.002
CON组	111.3±5.2	115.5±5.6[f]	117.4±4.6[f]	118.3±3.8[f]	117.8±4.5[f]	0.002	I：0.001

注：P_1，每组分别重复测得数据的ANOVA；P_2，ANOVA——两组间的概率（G）及相互作用（I）；因技术原因，仅对部分受试者行肺功能检测，在低海拔地区的检测人数：SMO组40例，CON组42例；抵达高原时：SMO组36例，CON组28例；3天后：SMO组36例，CON组28例；3个月后：SMO组32例，CON组34例；6个月后：SMO组28例，CON组25例。所报告的不同时点测量值尽量为相同的患者。SMO组为吸烟组，CON组为非吸烟组，FEV_1为第一秒用力呼气容积，$FEF_{25\%\sim75\%}$为肺活量25%～75%的呼气峰值流量，MVV为最大通气量。SMO组与CON组3个月后、6个月后肺功能比较，[a]$P<0.001$，[b]$P<0.001$；SMO组与CON组3个月后、6个月后FEV_1比较，[c]$P=0.048$、[c]$P=0.036$；SMO组与CON组3个月后、6个月后$FEF_{25\%\sim75\%}$比较，[d]$P=0.048$、[e]$P=0.021$；SMO组与CON组到达后、3天后、3个月后、6个月后MVV比较，[f]$P<0.001$。

表5　SMO组和CON组的血氧饱和度、血红蛋白水平和平均肺动脉压（$\bar{x}\pm s$）

	例数	SaO_2（%）	Hb（g/dl）	mPAP（mmHg）
低海拔地区				
SMO组	182	96.5±6.4	15.8±2.1	15.6±3.1
CON组	200	97.2±6.8	15.5±1.4	15.1±2.8
抵达高原后				
SMO组	182	82.5±5.2	16.0±1.8	17.5±4.5
CON组	200	83.2±5.8	15.8±1.6	16.2±3.6
3个月后				
SMO组	182	84.8±4.6[a]	16.2±1.8[b]	22.4±4.4[c]
CON组	200	86.4±5.7	15.8±1.5	21.5±3.8
6个月后				
SMO组	182	84.6±6.3[d]	17.4±1.6[e]	23.1±4.8
CON组	200	86.6±5.7	16.2±1.5	21.7±4.1

注：SMO组，吸烟组；CON组，非吸烟组；Hb，血红蛋白水平；mPAP，平均肺动脉压；SaO_2，动脉血氧饱和度；SMO组与CON组3个月后SaO_2、Hb、mPAP比较，[a]$P=0.004$，[b]$P=0.021$，[c]$P=0.044$；SMO组与CON组6个月后SaO_2、Hb比较，[d]$P=0.004$、[e]$P<0.001$。

差异［SMO组：（16.2±1.8）g/dl，CON组：（15.8±1.5）g/dl，$P=0.021$］。6个月后这种差异更为显著（SMO组：（17.4±1.6）g/dl，CON组：（16.2±1.5）g/dl，$P<0.001$，表5］。Hb水平随着每日吸烟量（包/天）（$R=0.22$，$P=0.005$）增加及吸烟时间延长（年）（$R=0.23$，$P<0.0001$）而升高。在6个月时，重度吸烟者和长期吸烟者的血红蛋白水平［分别为（17.2±2.1）g/dl和（18.1±2.3）g/dl］较轻度、中度吸烟者（原始比值比1.1，95%*CI* 1.01～1.26，$P=0.035$）及短中期吸烟者（原始比值比1.1，95%*CI* 1.11～1.87，$P=0.011$，表6）更高。

2.7 肺动脉压

两组在低海拔的肺动脉压测量值相似［SMO组：（15.6±3.1）mmHg，CON组：（15.1±2.8）mmHg，$P=0.101$］。抵达高原时，两组受试者的肺动脉压均出现升高，其中SMO组受试者的肺动脉压比CON组更高［（17.5±4.5）mmHg *vs.*（16.2±3.6）mmHg，$P=0.005$］。受试者的肺动脉压随着时间推移出现进一步升高［3个月，SMO组：（22.4±4.4）mmHg，CON组：（21.5±3.8）mmHg，$P=0.005$；6个月，SMO组：（23.1±4.8）mmHg，CON组：（21.7±4.1）mmHg，$P=0.023$，表6］。肺动脉压与吸烟量（包/天）（$R=0.17$，$P=0.008$）及吸烟时间（年）（$R=0.19$，$P=0.005$）存在一定的相关性。在6个月时，重度吸烟者与长期吸烟者的肺动脉压分别为（24.2±5.2）mmHg和（24.0±5.7）mmHg，显著高于轻中度吸烟者（原始比值比1.1，95% *CI* 1.05～1.68，$P=0.048$）和中短期吸烟者（原始比值比1.2，95%*CI* 1.01～1.71，$P=0.031$，表5）。在CON组中SaO_2与肺动脉压呈正相关（$R=0.158$，$P=0.019$），而在SMO组中则与肺动脉压呈负相关（$R=-0.163$，$P=0.023$）。

2.8 Logistic回归分析

在高原地区，$SaO_2 \leq 85\%$的受试者发生AMS的风险为$SaO_2 \geq 90\%$受试者的2.6倍（表7）。Hb、mPAP及肺功能等指标未发现存在显著性影响。FEV_1、$FEF_{25\% \sim 75\%}$及MVV的原始比值比分析结果与肺活量分析结果相类似（数据未显示）。重度吸烟者及中长期吸烟者的AMS发病风险出现降低（表7）。在多因素Logistic回顾分析中，只有SaO_2、吸烟习惯及吸烟史表现出显著影响（表8）。

表6 SMO组和CON组第6个月的血氧饱和度、血红蛋白水平和平均肺动脉压及吸烟强度/吸烟史（$\bar{x}\pm s$）

吸烟强度/吸烟史	例数	SaO_2（%）	Hb（g/dl）	mPAP（mmHg）
轻度	33	84.8±1.7	16.3±1.6	22.5±3.6
中度	82	84.2±2.2	16.5±1.7	22.8±4.4
重度	67	83.1±2.5[a]	17.2±2.1[b]	24.2±5.2[c]
短期	41	85.2±2.4	16.6±1.6	22.1±3.5
中期	65	84.7±1.6	17.2±1.8	22.5±4.5
长期	76	84.2±2.1[d]	18.1±2.3[e]	24.0±5.7[f]

注：Hb，血红蛋白水平；mPAP，平均肺动脉压；SaO_2，动脉血氧饱和度，表7同此；重度吸烟与中度吸烟、轻度吸烟比较，[a]$P=0.002$、[a]$P<0.001$；重度吸烟与中度吸烟、轻度吸烟比较，[b]$P=0.036$、[b]$P<0.001$；重度吸烟与中度吸烟、轻度吸烟比较，[c]$P=0.048$、[c]$P<0.040$；长期吸烟与中期吸烟、短期吸烟比较，[d]$P=0.009$、[d]$P<0.001$；长期吸烟与中期吸烟、短期吸烟比较，[e]$P=0.008$、[e]$P<0.001$；长期吸烟与中期吸烟、短期吸烟比较，[f]$P=0.057$、[f]$P<0.044$。

表7　多项单因素回归分析（未校正）的结果（左栏的变量）

变量	AMS［例（%）］	未校正的*OR*（95% *CI*）	*P*值
SaO_2（%）			
≥90	32（33）	1（ref）	
86～89	65（40）	0.986（0.647～1.545）	0.069
≤85	76（62）	2.630（2.156～3.274）	＜0.001
Hb（g/dl）			
≤16	142（46）	1（ref）	
＞16	31（42）	0.745（0.504～0.762）	0.238
mPAP（mmHg）			
≤20	164（45）	1（ref）	
＞20	9（45）	0.645（0.446～0.672）	0.164
肺活量			
正常	168（46）	1（ref）	
Less by ≥2SD	5（39）	0.211（0.096～0.747）	0.770
吸烟			
未吸烟	102（51）	1（ref）	
＜1包/天	16（49）	0.860（0.674～0.901）	0.755
1包/天	30（37）	0.786（0.652～0.810）	0.035
＞1包/天	25（37）	0.627（0.335～0.856）	0.039
吸烟史			
未吸烟	102（51）	1（ref）	
短期	17（40）	0.864（0.520～0.978）	0.465
中期	25（39）	0.818（0.465～1.075）	0.044
长期	29（38）	0.654（0.358～0.861）	0.027

表8　多因素Logistic回归分析（经校正）的结果（最终回归分析中保留左栏的变量，所有其他变量均无显著单方）

变量	β	*SE*	*Wald*	校正后的*OR*（95% *CI*）	*P*值
SaO_2≤85%					
不吸烟	−0.048	0.481	14.12	2.343（2.121～2.895）	0.001
吸烟	−0.062	0.474	15.86	2.584（1.984～3.365）	0.001
吸烟/未吸烟					
＜1包/天	0.084	0.382	3.84	0.865（0.583～1.014）	0.075
1包/天	−0.051	0.257	4.17	0.662（0.424～0.898）	0.031
＞1包/天	−0.056	0.236	4.28	0.646（0.328～0.856）	0.02
吸烟史					
未吸烟					
短期	−0.086	0.408	3.86	0.748（0.482～1.083）	0.057
中期	−0.068	0.252	4.04	0.674（0.412～0.767）	0.027
长期	−0.082	0.186	4.16	0.636（0.318～0.825）	0.021

注：SaO_2，动脉血氧饱和度。

3 讨论

3.1 AMS

我们发现与非吸烟者相比，吸烟者中LLSS临界评分≥3分和≥4分者其AMS发病率低11%～12%（相对20%～24%）。该研究结果与旅游者及登山者AMS风险的研究结果相反[5-6]，但证实了一项前瞻性队列研究（原始比值比0.66，95%*CI* 0.41～1.07，$P=0.009$）[7]中的趋势发现。Hultgren[2]（p.469）假设吸烟者更容易发生AMS，并且由于一氧化碳血红蛋白的氧携带能力降低加剧低氧血症，吸烟对呼吸系统的影响导致的氧摄取量下降，以及外周氧摄取能力受损，吸烟者在高原习服过程中可能存在问题。一项研究报道认为，吸烟和饮酒的结合并不利于来自低海拔地区的工人在海拔3200m环境中的习服，但该报道并未提及AMS[8]。

3.2 头痛、消化道不适及睡眠障碍

虽然两组受试者的AMS发病率及其严重程度的差异性较小，但仍具较高的统计学差异。有限的临床相关性对于AMS的病理生理学研究具有意义。吸烟者较少出现头痛、食欲减退-恶心-呕吐及睡眠障碍。AMS性头痛可能与缺氧环境诱导的脑血管扩张作用有关，也可能与一氧化氮等效应器（很可能通过活化三叉神经系统[9]）及大脑静脉压力增高作用[10]有关。在低海拔环境下，一氧化氮在紧张型头痛发病过程中发挥一定作用，而且一氧化氮前体药物可引起头痛和恶心[11]。硝酸甘油可诱发头痛并加剧AMS[12]，西地那非也具有类似的作用[13]。吸烟可导致血管内皮功能受损，减少一氧化氮生成，并加快一氧化氮降解[14]，因此吸烟者呼出的一氧化氮量较少[15]。我们推测，一氧化氮水平下降对于吸烟者的头痛及消化道不适具有一定的保护作用。

吸烟者报告的睡眠问题较少。暴露在高原环境下可诱发周期性呼吸[16]。对二氧化碳的高通气敏感性所产生的通气震荡效应及二氧化碳储量减少情况下所产生的缺氧诱发受试者频繁从睡眠中醒觉。尼古丁、一氧化氮及一氧化碳均可对呼吸的调节功能产生影响[17-18]。我们推测吸烟者睡眠质量更好的原因在于尼古丁和一氧化碳含量升高及一氧化氮水平降低使受试者的呼吸不稳现象有所减少。

3.3 肺动脉压

吸烟者在低海拔地区的mPAP普遍较高，这与吸烟可导致肺动脉压升高的预期结果相符[19]。在高原环境下，两组受试者mPAP均出现升高，这与低氧环境可导致mPAP升高的预期结果相符[20]。吸烟者的mPAP更高，吸烟者与非吸烟者在3个月和6个月的mPAP差异虽然较小，但是差异有统计学意义，其中重度吸烟者所表现出的差异更为明显，表明存在一定的量效关系。在高原环境下，受试者肺动脉压升高与高原肺水肿之间存在一定的相关性[21]。高原肺水肿易感人员通过呼气排出的一氧化氮量较少。呼出一氧化氮可降低肺动脉压，而他达拉非可增加一氧化氮浓度，对于高原肺水肿具有预防作用[21]。由于吸烟有损一氧化氮的生物利用度[14, 19]并且降低呼出一氧化氮量[15]，我们可通过肺功能循环中一氧化氮生物利用度的降低来解释部分吸烟者平均肺动脉压更高的形成机制。

3.4 SaO_2

非吸烟者SaO_2的逐渐升高反映其对高原环境的通气习服过程[22]。在较低的动脉血氧分压下，激活的外周化学感受器可诱导通气过度。该通路的敏感性随时间延长而增强[22]。吸烟者在3个月和6个月的SaO_2升幅较低，表明吸烟不利于受试者对高原环境的通气习服。一氧化氮和一氧化碳对于化学感受器都具有调节功能[17]。尼古丁可使非吸烟者外周化学反射对动脉氧含量下降的敏感性出现增强，但是吸烟者无此作用[18]。终生居住在高原地区的人群最终可形成通气下降的现象[2]。中枢化学感受器对二氧化碳的敏感性及外周化学感受器对低氧环境的敏感性下降[3]可进一步促使通气下降，从而导致红细胞增多症[23]。由于吸烟本身是该综合征的一种危险因素[24]，我们推测吸烟者因化学感受器敏感性下降而导致高原环境的通气习服能力减弱。

大多数血氧计（包括本研究中所使用的在内）都按照血红蛋白氧饱和度来解释碳氧血红

蛋白指标，从而错误显示吸烟者SaO_2的高水平[25]。由于高原环境下受试者肺泡氧分压（P_AO_2）和PaO_2出现下降而肺泡二氧化碳分压则维持在相似的水平上（假设吸烟相关的一氧化碳暴露量保持不变），一氧化碳与氧气的竞争作用可导致碳氧血红蛋白水平升高[26]。由于吸烟者升高的碳氧血红蛋白水平可使血红蛋白氧饱和度解离曲线左移，因此吸烟者动脉血氧分压可能会出现下降，该结果与吸烟者外周化学感受器敏感性降低的认识相符。Brewer等[26]的研究也确实发现吸烟者在海拔3100m环境下的动脉血氧分压低于非吸烟者［（53.4±5.8）mmHg *vs.*（58.6±4.2）mmHg］。

3.5 吸烟引起的红细胞增多症

吸烟可引起红细胞增多症。在低海拔地区吸烟者所表现出的更高Hb水平趋势可在其进入高原地区3个月和6个月后达到显著性水平。据此前报道，这种效应可以增加血液携氧能力并且可纠正饱和度下降[26]。如果吸烟者在高原地区停留数年，吸烟及低氧环境所诱发的红细胞增多症可进一步升高吸烟者的Hb水平，从而增加慢性高原病的发病风险[23-24]。

3.6 肺功能

在抵达高原地区时，受试者肺活量呈下降趋势，但非吸烟者随时间变化可恢复正常水平，吸烟者则没有出现该现象。据此前研究报道，进入高原地区后的12～24小时受试者肺活量下降[27]。这种肺活量下降现象可能由肺血容量增加和轻度间质性水肿引起[28]。虽然受试者抵达高原地区时出现的肺活量改变与SaO_2无关，但AMS受试者肺活量降幅高于未罹患此病的受试者（4.0%±0.7% *vs.* 4.2%±0.5%，$P<0.002$）。

由于空气密度随海拔升高而降低，FEV_1和$FEF_{25\%\sim75\%}$出现升高的现象，与预期结果相符。但文献报道数据却存在相互矛盾之处。不同的研究发现，高原环境下FEV_1可出现增加[29]、下降[30]或者保持不变[31]。在本项研究中，在抵达高原地区后吸烟者与非吸烟者FEV_1指标均略有升高。非吸烟者该指标升高现象随时间延长而持续存在，但吸烟者则在6个月后出现降低，该结果表明吸烟可导致肺功能减退。非吸烟者在第3个月和第6个月的$FEV_{25\%\sim75\%}$指标分别升高至低海拔地区测量结果的115%和118%。而吸烟者在第3个月的$FEV_{25\%\sim75\%}$指标与低海拔地区测量结果相似，但在第6个月则下降了4%。非吸烟者在3个月和6个月的20秒最大通气量均增加，符合预期。与之相比，吸烟者在停留高原地区期间的20秒最大通气量均出现下降，总体上吸烟者在高原地区出现了肺功能受损。

3.7 优势与不足

本研究的主要优势在于纳入200例吸烟者，有利于确定此前未能发现的效应。我们没有测定一氧化碳和一氧化氮呼出水平，或血气和一氧化碳血红蛋白水平，也没有确定这些指标与AMS症状评分之间的相关性。通过睡眠活动测量仪测量受试者睡眠质量，以及低氧环境通气反应和高碳酸血症的定量分析可能有助于进一步的认识。鉴于有研究报道称吸烟可降低对疼痛的知觉，因此我们也不能完全排除吸烟者对AMS症状严重程度的感知能力不及非吸烟者这一事实[32]。

3.8 吸烟与健康

展示吸烟的“正面”影响令人不快，必须强烈劝阻吸烟。我们不建议通过吸烟来预防AMS。第一，我们仅在习惯性吸烟者中进行调研，而并未对非吸烟者的影响进行过研究。第二，吸烟极易成瘾，且可增加心肺疾病及包括癌症在内的其他疾病的发病风险[33]。第三，高原地区通常还伴有寒冷，吸烟可增加冻伤的风险[34]。第四，吸烟降低了活动能力[35]。第五，吸烟还可产生二手烟问题，危害他人[33]。第六，吸烟对AMS的风险及其严重程度的影响较小。预防AMS的最佳措施无疑是逐步提升海拔高度并提供充足的时间去习服高原环境[9]。

3.9 结论

未适应高原环境的吸烟者在进入高原地区后的AMS发病风险略有下降，但高原习服能力较差。我们不建议通过吸烟来预防AMS，但在研究中强调吸烟对一氧化氮代谢的影响，以及吸烟烟雾中存在的一氧化碳、尼古丁或其他活性物质对高原环境适应过程的潜在作用。

信息披露

众所周知，多年来烟草业一直在很大程度上操控科学、科研人员和公众。本文作者谨此宣布，没有一位作者正在或曾经与烟草业存在利益关系；本研究独立于任何由烟草业提供的资金或其他影响。

作者分工

TYW设计了本研究，分析了相关数据，并参与了论文撰写；SQD、JLL、JHJ、ZCC、RCD、JZZ and QDT收集和分析了数据；BK参与了数据分析、结果解读和论文终稿撰写。

资金来源

本研究受中国以下基金支持：NNSF-30393130、973-2012CB518202和EAF XZ-101。

利益冲突

无。

伦理学批准声明

本项研究经中国国家自然科学基金委员会及青海高原医学研究所人体研究委员会批准。

出处和同行评议

非特约撰稿；通过外审。

数据分享声明

所有感兴趣的学者均可向通讯作者申请访问原始数据。

原文期刊：Thorax，2012，67（10）：914-919.《胸腔》2012年第67卷第10期第914-919页。

参考文献

[1] GATS. Global Adult Tobacco Survey (GATS)-China Fact Sheet 2010 [EB/OL]. (2012-08-07). http: //www. who. int/tobacco/surveillance/en_tfi_china_gats factsheet_2010. pdf.

[2] HULTGREN H N. High altitude medicine [M]. Stanford: Hultgren Publications, 1997.

[3] MACLEAN N. Smoking and acclimatisation to altitude [J]. Br Med J, 1979, 2 (6193): 799.

[4] ROACH R C, BÄRTSCH P, OELZ O, et al. The Lake Louise acute mountain sickness scoring system [A] //Hypoxia and molecular medicine [M]. Burlington, Vermont: Queen City Press, 1993: 272-274.

[5] GAILLARD S, DELLASANTA P, LOUTAN L, et al. Awareness, prevalence, medication use, and risk factors of acute mountain sickness in tourists trekking around the Annapurnas in Nepal: a 12-year follow-up [J]. High Alt Med Biol, 2004, 5 (4): 410-419.

[6] SCHNEIDER M, BERNASCH D, WEYMANN J, et al. Acute mountain sickness: influence of susceptibility, preexposure, and ascent rate [J]. Med Sci Sports Exerc, 2002, 34 (12): 1886-1891.

[7] RICHALET J P, LARMIGNAT P, POITRINE E, et al. Physiological risk factors of severe high altitude illness: a prospective cohort study [J]. Am J Respir Crit Care Med, 2012, 185 (2): 192-198.

[8] LINDGÄRDE F, LILLJEKVIST R. Failure of long-term acclimatization in smokers moving to high altitude [J]. Acta Med Scand, 1984, 216 (3): 317-322.

[9] HACKETT P H, ROACH R C. High-altitude illness [J]. N Engl J Med, 2001, 345 (2): 107-114.

[10] WILSON M H, IMRAY C H, HARGENS A R. The headache of high altitude and micro-gravity-similarities with clinical syndromes of cerebral venous hypertension [J]. High Alt Med Biol, 2011, 12 (4): 379-386.

[11] GUPTA S, NAHAS S J, PETERLIN B L. Chemical mediators of migraine: preclinical and clinical observations [J]. Headache, 2011, 51 (6): 1029-1045.

[12] MAZZUERO G, MAZZUERO A, PASCARIELLO A. Severe acute mountain sickness and suspect high altitude cerebral edema related to nitroglycerin use [J]. High Alt Med Biol, 2008, 9 (3): 241-243.

[13] GHOFRANI H A, REICHENBERGER F, KOHSTALL M G, et al. Sildenafil increased exercise capacity during hypoxia at low altitudes and at Mount Everest base camp: a randomized, double-blind, placebo-controlled crossover trial [J]. Ann Intern Med, 2004, 141 (3): 169-177.

[14] TODA N, TODA H. Nitric oxide-mediated blood flow regulation as affected by smoking and nicotine [J]. Eur J Pharmacol, 2010, 649 (1-3): 1-13.

[15] MALINOVSCHI A, JANSON C, HOLMKVIST T, et al. Effect of smoking on exhaled nitric oxide and flow-independent nitric oxide exchange parameters [J]. Eur Respir J, 2006, 28 (2): 339-345.

[16] BLOCH K E, LATSHANG T D, TURK A J, et al. Nocturnal periodic breathing during acclimatization at very high altitude at Mount Muztagh Ata (7,546 m) [J]. Am J Resp Crit Care Med, 2010, 182 (4): 562-568.

[17] PRABHAKAR N R. NO and CO as second messengers in oxygen sensing in the carotid body [J]. Respir Physiol, 1999, 115 (2): 161-168.

[18] ARGACHA J F, XHAËT O, GUJIC M, et al. Nicotine increases chemoreflex sensitivity to hypoxia in non-smokers [J]. J Hypertens, 2008, 26 (2): 284-294.

[19] WRIGHT J L, LEVY R D, CHURG A. Pulmonary hypertension in chronic obstructive pulmonary disease: current theories of pathogenesis and their implications for treatment [J]. Thorax, 2005, 60 (7): 605-609.

[20] SCHERRER U, REXHAJ E, JAYET P Y, et al. New insights in the pathogenesis of high altitude pulmonary edema [J]. Prog Cardiovasc Dis, 2010, 52 (6): 485-492.

[21] JOSEPH V, PEQUIGNOT J M. Breathing at high altitude [J]. Cell Mol Life Sci, 2009, 66 (22): 3565-3573.

[22] LEON-VELARDE F, VILLAFUERTE F C, RICHALET J P. Chronic mountain sickness and the heart [J]. Prog Cardiovasc Dis, 2010, 52 (6): 540-549.

[23] PEI S X, CHEN X J, SI-REN B Z, et al. Chronic mountain sickness in Tibet [J]. Q J Med, 1989, 71 (4): 555-574.

[24] TEMPER K K. Pulse oximetry [J]. Chest, 1989, 95 (4): 713-715.

[25] BREWER G J, EATON J W, GROVER R F, et al. Cigarette smoking as a cause of hypoxemia in man at altitude [J]. Chest, 1971, 59 (Suppl): 30S+.

[26] BASU C K, SELVAMURTHY W, BHAUMICK G, et al. Respiratory changes during initial days of acclimatization to increasing altitudes [J]. Aviat Space Environ Med, 1996, 67 (1): 40-45.

[27] PELLEGRINO R, POMPILIO P, QUARANTA M, et al. Airway responses to methacholine and exercise at high altitude in healthy lowlanders [J]. J Appl Physiol (1985), 2010, 108 (2): 256-265.

[28] GAUTIER H, PESLIN R, GRASSINO A, et al. Mechanical properties of the lungs during acclimatization to altitude [J]. J App Physiol Respir Environ Exerc Physiol, 1982, 52 (6): 1407-1415.

[29] POLLARD A J, MASON N P, BARRY P W, et al. Effect of altitude on spirometric parameters and the performance of peak flow meters [J]. Thorax, 1996, 51 (2): 175-178.

[30] MASON N P, BARRY P W, POLLARD A J, et al. Serial changes in spirometry during an ascent to 5,300 m in the Nepalese Himalayas [J]. High Alt Med Biol, 2000, 1 (3): 185-

195.
[31] GIRDLER S S, MAIXNER W, NAFTEL H A, et al. Cigarette smoking, stress-induced analgesia and pain perception in men and women [J]. Pain, 2005, 114 (3): 372-385.
[32] EDWARDS R. The problem of tobacco smoking [J]. Br Med J, 2004, 328 (7433): 217-219.
[33] ERVASTI O, JUOPPERI K, KETTUNEN P, et al. The occurrence of frostbite and its risk factors in young men [J]. Int J Circumpolar Health, 2004, 63 (1): 71-80.
[34] FORTE V A, MUZA S R, FULCO C S, et al. Smoking accentuates the decrement in maximal oxygen uptake at high altitude [J]. FASEB J, 1996, 10 (4): A645.

谁更易患急性高原病：在唐古拉山青藏铁路工人中实施的一项前瞻性研究

WU Tian-yi，DING Shou-quan，LIU Jin-liang，JIA-Jian-hou，CHAI Zuo-chun，DAI Rui-chen

【摘要】目的 在海拔3500～5000m唐古拉山处修建青藏铁路过程中，明确铁路工人的急性高原病（acute mountain sickness，AMS）发病率具有重要意义。本研究调查了铁路工人发生AMS的危险因素，以期找到更有效的防治AMS方法。**方法** 共有11 182名铁路工人在一天中完成两次路易斯湖评分系统调查，计分≥3时判定为AMS。在2001—2003年的研究期间，至少用2个月时间对相关疾病危险因素进行了评估。采用多元Logistics回归分析建立风险分析模型，并使用标准统计学方法进行数据分析。**结果** 在唐古拉山高海拔施工的工人中，有56%发生了AMS。AMS发病率随海拔上升而增高。当急剧升至海拔3500m以上时，从海平面地区或平原地区初进高原者、25岁以下年轻人、剧烈运动者、肥胖者、动脉氧饱和度低于80%者，均为AMS发病的独立危险因素。AMS与性别或服用红景天无明显关系。健康教育有助于AMS的早期诊断。**结论** 本研究采用路易斯湖评分系统诊断标准，结果显示这是一套经充分验证的AMS野外评估及早期诊断标准。本研究对AMS发病危险因素的多个变量进行描述。医生进行查体与检测以识别AMS高危对象，重视并干预这些危险因素。预防措施包括连续渐进式上升、健康教育、立即转至低海拔，以免AMS重症患者病情的进一步发展。最重要的则是有效控制AMS的发病危险因素。

【关键词】 急性高原病；发病率；危险因素；青藏铁路

引言

近年来，随着迁移到高海拔地区人员的不断增加，特别是在过去5年中，到青藏高原旅游的人数急剧增长，由急性高原病（acute mountain sickness，AMS）造成的人员伤亡和经济损失也明显增加。从2006年7月1日至2009年7月1日，通往拉萨的青藏铁路建成后，每年至少有280万人乘火车到青藏高原旅行，其中AMS的发病率为31%[1]。此外，每年从平原乘机前往西藏海拔3600m地区，且未适应高原气候的新兵中，有57.2%发生AMS[2]。如今，人们能快速旅行至高海拔地区，这使中国每年有上百万人有发生AMS的危险。

关于如何识别AMS的发病危险因素及高危人群，目前尚不完全清楚。然而，了解AMS的危险因素有助于为其提供干预及预防措施，从而影响AMS的临床管理。

青藏铁路是世界上海拔最高的铁路，格尔木（2808m）至拉萨（3658m）路段长1142km，其中，超过3/4的行程需穿越海拔4000m以上的唐古拉山和其他高山。2001—2003年，约有3万名铁路工人在这一气候恶劣的低压环境中工作，这给高原医学提出了巨大挑战[3]。不过，这一铁路建设工程也为研究AMS发病率及发病危险因素提供了机会。在高原，人们面临着低氧的挑战，更易发生AMS。之前的研究已注意到，诸如急进高原和剧烈运动等危险因素，均为引发高原疾病的危险因素[4]。对于高危人群，如不能提供建议、加以识别和适当管理，则可能导致不必要的痛苦或死亡。因而，本研究主要聚焦AMS的发病危险因素。

1 方法

1.1 研究地点

在建筑工地附近的3家医院进行AMS的流行病学与临床研究。一家医院位于海拔4779m的风火山（气压428托），另一家医院在可可西里地区海拔4505m处（气压440托），第三家医院位于海拔4292m的当雄（气压447托）。最高的风火山隧道建在海拔4905m。这3处建筑场地的平均高度为4525m（气压435托）。3家医院均提供公共医疗卫生服务，接收分散在6个工地的患者，他们作业地在海拔3486～5010m。

1.2 研究对象

2001年6月29日至2003年10月31日，共有11 182名工人作为受试对象接受评估。其中，在风火山调查3081名工人，可可西里5608人，当雄2493人。有10 040人为世居平原者，均出生并生活在海平面或低于海拔760m的地区，之前无高原暴露史，且都是初次到达上述3处工地。排除有既往史的人员，如高血压、冠心病、糖尿病及慢性阻塞性肺疾病。受试对象中无习惯性吸烟者。所有来自平原地区的工人均在7天内乘坐火车和汽车按梯度逐渐上升。研究对象先乘2天火车到达海拔2261m的西宁，在西宁停留2天，然后经西宁-格尔木铁路段乘车12小时，抵达海拔2808m的格尔木并在此停留3天。最后乘坐6～8小时汽车到达山区的施工地。另外一组1142名工人为本地世居高原者（98%为藏族），均出生并生活在海拔2500～3000m的中度高原地区，上至海拔3500～5000m参加施工，本研究将他们与初进高原的施工人员进行了比较。

研究对象相对年轻，年龄20～62岁，平均年龄29.5岁，大多在25～35岁。98%的研究对象为男性，仅有162名女性（1.4%，职业为护士、技术人员和工人）参与本项研究，因人数太少不能用于统计分析。仅少数人（5%）曾服用藏药（红景天）或其他药物（地塞米松、维生素C等）以预防AMS，其他受试对象均未服用预防AMS的药物，因此不影响研究的自然结果。本研究经中国青海高原医学科学研究院伦理委员会批准。

1.3 气候条件

青藏铁路沿线3个研究点的气候条件见表1。工人在海拔3486～5010m处施工，年平均气温为-7.0～1.0℃，年日照时间2712～3101小时，相对湿度44%～58%，年降水量291～324mm。人群暴露于低氧、寒冷和干燥的环境。所选择的3个工地是典型高山作业场所。

1.4 调查过程

所有研究对象均完成了两份问卷调查。第一份为高原医学研究问卷，调查受试者的年龄、性别、种族、职业、出生地、海平面或平原地区居住时间、高原居住时间、烟酒史、既往史、家族史及现病史。高原医学研究问卷仅在进入高海拔前在低海拔地区填写。第二份是路易斯湖评分系统（Lake Louise Scoring System，LLSS）[5]，在到达工地几小时后填写。研究对象完成该调查的个人报告部分，每天填写两次，一次在傍晚收工后，一次在早晨醒后一小时。同时对研究对象进行查体，重点了解是否有AMS临床体征、高原脑水肿（high altitude cerebral edema，HACE）和高原肺水肿（high altitude pulmonary edema，HAPE）。由熟悉该评分标准及临床评估工具的医生完成此项客观调查。此外，每年进入高原前，需先在海平面地区进行基线评估。

1.5 AMS评估

LLSS包括对AMS 5项症状的自我判定。除有头痛症状外，同时至少还有以下症状之一：失眠、头晕或眩晕、乏力、食欲缺乏、呕吐等胃肠不适和入睡困难。LLSS分为0～3等级，分别代表无、轻、中、重。最低分为0分，最高分为15分。该计分辅以一项受试者功能评估的问题（因症状导致的活动减弱）；同时，若有专业知识人员在场，再辅以一项标准化临床评估[精神状态改变（0～4分），足跟-趾尖试验测定是否运动失调（0～4分）、外周性水肿（0～2分）[1, 5]。临床评估由熟悉AMS及其LLSS评估的医生完成。将自我评判评分、功能评分和临床评估评分3项相加，即为AMS累计评分。有头疼症状，同时累计评分≥3分，则定义为发生

表1 青藏铁路沿线3个调查地区的海拔、气压及气候条件*

变量	风火山	可可西里	当雄
海拔高度（m）	4905	4505	4292
平均气压（mmHg）	417	440	447
年平均温度（℃）*	−7.0	−2.6	1.0
年降水量（mm）	317	291	324
年日照时间（h）	2712	2764	3101
相对湿度（%）	57	58	44

注：* 表示天气及气候数据由唐古拉山气象观察台和青海－西藏气象局提供，冬季温度范围为−42～−27℃。

AMS。严重程度分类：0～2分，无AMS；3～4分：轻度AMS；≥5分，重度AMS[5]。

1.6 体重指数

体重指数（body mass index，BMI）包括体重和身高，每位受试对象在进入高原前后各进行一次例行测量，并计算出BMI（kg/m²）。根据BMI值，再结合世界卫生组织标准（WHO，1998）[6]与中国人（NBPSCG，中华人民共和国，1995）的BMI特点[7]，将受试者分为偏瘦（BMI＜22kg/m²）、标准（BMI 22～24kg/m²）和超重（BMI＞24kg/m²）。肥胖程度又划分为轻度肥胖（BMI 25～27kg/m²）、中度肥胖（BMI 28～30kg/m²）和重度肥胖（BMI＞30kg/m²）。

1.7 实验室检查

实验室检查包括血常规检查、血压计测定血压、指夹式血氧仪测定动脉血氧饱和度（oxygen saturation，SaO_2）、胸部X线检查及12导联心电图检查。在通过唐古拉山前后各检查一次。

铁路工人到达海拔3486～5010m的工地后，在同一工地施工过程中，我们每年对其进行超过8周的AMS发生率观察。这一阶段结束后，若任何受试对象有AMS的症状或体征，需随时去医生处进行LLSS的详细记录，并进行仔细的医学评估。

1.8 健康教育

在本项目的最初阶段，约有95%的工人在抵达唐古拉山前对高原相关健康知识不了解，因此，AMS发病率较高。为有效预防AMS，工人先后在西宁、格尔木或建筑工地反复接受系统的高原健康教育。同时，向所有工人分发了由本文作者之一（吴天一）编辑的青藏铁路建设医学指导手册，内容涉及预防AMS发病及危险因素。

1.9 统计学方法

计算出受试群体的AMS发病率（一定时期内，一定人群中某病新病例出现的频率），并仅就第一次高原暴露工人的发病率进行测评。采用正向逐步多元Logistic回归分析，观察可能影响AMS发病及严重程度的危险因素。该研究历时3年（2001年6月至2003年11月），使用修订后的HAMR和LLSS进行问卷调查，收集11 182名受试者到达高原前后的数据，并进行回归分析。判断是否发生AMS作为独立变量，抵达的绝对高度、上升速度、是否服用红景天预防、年龄、性别、运动强度、BMI、民族、SaO_2及健康教育，均作为AMS的潜在危险因素进行调查。用95%置信区间（*CI*）对校正后比值比（*OR*）进行比较。通过一系列四格表和卡方检验对分布频率进行分析，*t*检验用于均数的比较。单因素方差分析和克鲁斯凯－沃利斯检验分别用于连续变量和分类变量。数据以平均值±标准差（SD）表示，$P<0.05$时为差异有统计学意义。使用统计分析系统（SAS，美国，在IBM 3990机上运行，美国北卡罗来纳州凯瑞市）进行统计学评估。

2 结果

研究对象首次进入平均海拔4525m的高原时，总AMS发病率为56%，其中重度占14.3%；在所有工人中HACE和HAPE的发病率分别为0.28%和0.49%。在所有受试者中，271名初进高原者（2.7%）和826名高原世居者（72.3%）完全没有AMS症状和临床体征。3665名受试者（32.8%）表现出1项或2项症状与体征，158人（1.4%）出现2项以上症状和体征，但无头痛症状，因此，不符合AMS的LLSS诊断标准。

将10项独立变量作为二分变量进行回归分析。结果表明，从海平面地区或平原地区初进高原的汉族，6～8小时从海拔2801m急进海拔4552m，并在海拔3500m以上作业、剧烈运动、年龄在25岁以下及肥胖者，均为AMS的独立危险因素。测定基于Logistic回归分析和*OR*，二者均根据模型中的其他变量做了调整（表2）。

2.1 海拔高度

在海拔为2261m（西宁）和2808m（格尔木）的中度高原地区，AMS的发病率为0和3%。当海拔升至3500m以上时，来自平原地区工人的AMS发病率随海拔升高而逐渐增高，3486m时为33%，4292m时为49%，4505m时为58%，4650m时为62%。在急速升至海拔5000m时（4905～5010m），几乎所有受试者（98%）出现2项或更多的症状，且初进高原者的发病率达到最高的67%。风险模型中，急速升至海拔5000m的平原居民的*OR*为4.82（95%*CI* 2.84～10.65，$P<0.001$）。例如，当某人逐渐升至海拔低于5000m高度时，*OR*为0.1，而同一个人在其他因素不变的情况下急速升至海拔5000m时，*OR*则为0.48。所有受试者在起初3天内，其AMS评分均随海拔升高而增加。在前3天中从海拔2261m进入5010m时，每升高1000m，平均增加0.6分，*OR*为每1000m增加2.4。

2.2 上升速度

在本研究中，我们遵循海拔逐渐升高的规律，来自平原地区的筑路工人在7天内，先是逐渐升至中度高原地区的西宁（2261m），然后至格尔木（2808m）。但从格尔木到唐古拉山（海拔3486～5010m，平均海拔4552m）6～8小时的公路行程中，由于地形原因，上升速度较快，从而导致AMS发病率急剧增高至58%～67%。该上升趋势在风险模型中的*OR*为3.12（95%*CI* 1.56～7.85，$P<0.001$）。AMS的严重程度与上升速度高度相关，并与到达的最高海拔负相关（$r=-0.312$，$P<0.001$）。

2.3 服用红景天

61名受试者在进入高原前后服用过红景天，AMS发病率为59%，与总AMS发病率比较差异无统计学意义（$P>0.05$）。

2.4 年龄

为评估年龄与AMS的关系，将研究对象分为3个年龄组：第一组2002人（≤25岁），第二组6784人（26～40岁），第三组2396人

表2 AMS独立发病危险因素的多变量Logistic回归分析结果*

变量	*OR*值	95%*CI*	*P*值
到达5000m的绝对海拔	4.82	2.84～10.65	＜0.001
初入高原的汉族平原居民	4.61	1.86～11.06	＜0.001
肥胖者	3.82	1.68～11.26	＜0.001
3500m以上的工作海拔	3.63	1.28～6.68	＜0.001
4525m海拔时低于80%的血氧饱和度	3.35	1.55～5.56	＜0.001
6～8小时内由2800m快速升至4525m	3.12	1.56～7.85	＜0.001
重体力活动	2.44	1.06～6.62	＜0.01
年龄＜25岁	2.02	1.12～3.34	＜0.01

注：*表示模型中未作为AMS独立发病危险因素的变量包括性别、服用红景天、逐渐升至中度高原地区及缺乏高原病知识。

（41～62岁）。第一组AMS平均发病率64%，高于第二组（AMS发病率58%）和第三组（AMS发病率54%）。第一组的AMS发病风险为40岁以上受试者的2倍多（$OR=2.02$，95%CI 1.12～3.34，$P<0.01$）。第二组与第三组之间差异无统计学意义（$P>0.25$）。

2.5 性别

在不同性别之间，AMS发病率（男性57%，女性35%，$P>0.05$），或AMS严重程度[男性$LLSS_{平均}=(3.82\pm2.3)$分，女性$LLSS_{平均}=(3.54\pm1.8)$分，$P>0.05$]均无统计学意义。这一结果与参与山区筑路工人多数为男性有关。

2.6 体力活动

为评估体力活动对AMS发病的影响，将年轻的受试者分为两组。第一组62人[平均年龄（22.6±2.4）岁]，第二组60人[平均年龄（23.2±3.2）岁]。第一组在进入海拔4000m后随即开始野外作业，从事重体力劳动，如挖土、人力搬运重型设备、登山，其AMS发病率为72%；第二组在到达相同的海拔高度后先休息、再作业，其AMS发病率为53%。第一组的AMS发病率高于第二组（$P<0.05$），且AMS发病风险较第二组要高2.4倍（$OR=2.44$，95%CI 1.06～6.62，$P<0.01$）。

2.7 BMI

在98名肥胖受试者中，44人轻度肥胖（44.9%），31人中度肥胖（31.6%），23人重度肥胖（23.5%）。海拔上升过程中，肥胖者的症状发生率高于其他人，其AMS发病率为偏瘦组和标准对照组的近3倍（97% *vs.* 38%，$P<0.001$）。偏瘦组和标准BMI组各为100人，且年龄、性别、种族均相匹配。肥胖在AMS发病风险的评估中的OR为3.82（95%CI 1.68～11.26，$P<0.001$）。高原习服后，轻度和中度肥胖者再未出现健康问题，在高原可正常生活，有的还呈现出体重明显下降的趋势。

与之相反，3名重度肥胖受试者，因高原暴露，特别是在剧烈的体力劳动时出现呼吸困难、心悸和乏力加重，因而不仅工作效率降低而且几乎完全丧失工作能力，因此决定立即撤回平原。

2.8 民族

在同一海拔时，来自海平面地区或平原地区初进高原者的AMS发病率（3486m时33%，4905m时67%）高于中度高原世居者（海拔3486m时3.0%，4905m时4.1%）。即便藏族工人的工作负荷往往重于初进高原汉族工人，但汉族工人发生AMS的风险比高原世居者高4倍多（$OR=4.61$，95%CI 1.86～11.06，$P<0.001$）。

2.9 SaO_2

患有AMS的受试者SaO_2平均值低于健康者。AMS患者的平均SaO_2为（74±4）%，而健康受试者为（86±5）%（$P<0.001$），且SaO_2降低程度与AMS症状评分的增高呈负相关（$r=-0.264$，$P<0.01$）。在海拔4525m时SaO_2低于80%的受试者发生AMS的风险是SaO_2更高受试者的3倍（$OR=3.35$，95%CI 1.55～5.56，$P<0.001$）。发生AMS的肥胖者SaO_2[（68±3）%]显著低于BMI正常的个体[（87±4）%]（$P<0.001$）。

2.10 结果

这是在中国青藏高原地区采用LLSS定义和诊断AMS、HAPE、HACE的首次研究。结果表明，LLSS非常适于野外的AMS评估。大部分患者在发病早期即得到准确的诊断及适当的治疗，而对严重的AMS、HAPE及HACE患者来说，尽快离开或迅速返回低海拔地区非常重要。我们明确了AMS发病的危险因素，这些因素可干预调节和有效控制。尽管我们在3年期间观察了大量在高原作业的群体，但未出现一例因AMS引发的死亡。

3 讨论

虽然有对阿尔卑斯山、洛基山登山者和徒步跋涉者进行过大量的AMS发病率研究[8-12]，但几乎未见关于青藏高原AMS发病率数据的报道[1-2]。西藏地区有关AMS发病率和危险因素的信息也很少。对多数登山者和徒步跋涉者而言，急进高原暴露时间一般不会超过1周，因此，我们对在高原停留时间更长并且患有AMS

的个体及其病情预兆并不完全清楚。有关长期工作生活在高原筑路工人的AMS发病情况，以前也未有报道。本研究的主要目的是评估在青藏高原唐古拉山筑路工人中AMS的危险因素。在平均海拔4525m的唐古拉山，筑路工人的AMS发病率为56%。Hackett及其同事[8]测得的徒步跋涉者抵达喜马拉雅山海拔4243m时的AMS发病率为52%，Maggiorini与同事[13]测得阿尔卑斯山海拔4559m处登山者的AMS发病率为53%。以上结果接近，但低于急进海拔4300m朝圣者的AMS发病率68%[14]。在接近海拔5000m的最高施工地点，AMS发病率为67%，这与Kayser[15]报道的西方旅行者徒步跋涉至海拔5400m时的发病率63%相符。

总体来讲，AMS是一种较温和、有自限性但会产生不适感的疾病，可迅速发展成HAPE或HACE而危及生命。之前的研究提示，HACE和HAPE的发病率远低于AMS，为0.1%～4.0%[10]。本研究中HAPE和HACE的发病率分别为0.49%和0.28%，且未出现死亡。但20年前在唐古拉山的青藏公路施工过程中，在筑路工人中HAPE的发病率高达9.8%，病死率也更高[16]。这可能与一些危险因素未得到有效控制有关。

海拔是不是引发AMS的一个重要危险因素呢？在本研究中，我们发现AMS发病率随海拔升高而增高，且变化范围很大，从3%升至67%。在实施本研究的最低海拔高度2261m，92%的受试者完全没有出现AMS的症状和体征；高于海拔3500m时，AMS发病率明显升高。在海拔4905～5010m的最高施工地点风火山，气压为420托，仅为海平面地区气压值的55%，吸入气体的氧分压从海平面地区的149托（196mbar）降至78托[17]。因此，几乎所有受试者在这里都出现症状，且AMS发病率急剧升至67%。这对前往该海拔的人群是值得注意的问题，因为他们已明显处于高危状态。对前往高海拔地区人员的一项最重要建议是，出现轻微症状时应停止前行直至恢复后再继续。

之前的研究工作表明，海拔上升过快是导致AMS的一个主要危险因素[9-11, 14, 18]。很短时间内上升至高海拔就会降低适应度，可能会增加AMS发病率。在高海拔地区缓慢或分段式上升，可以达到渐进性适应的目的，从而避免或缓解症状。然而，什么是最优的上升模式至今仍不清楚。本研究中，最初的7天里，受试者逐渐从平原地区上升至中度高原地区，可能产生部分适应性。但从2808m到达4525m的海拔高度时，仅用了6～8小时，且因为地形原因，在沿途无法停留更长时间以获得适应。本次海拔上升后，98%的工人出现症状，且67%达到LLSS的诊断标准。

研究结果清楚显示，起初几天在中度高原停留之后再迅速上升至高海拔并未降低AMS的发病率，这可能是由于最后阶段海拔急剧上升，未获得足够时间进一步适应。这种海拔急速大幅上升是AMS的高危因素。最近有报道提示，所有在1天内上升至3500m以上海拔的人均有发生AMS的风险。

重体力活动也被视为AMS发病或加重病情的一个危险因素，而且可促使更早发病[9, 20]。本研究中一个潜在的危险因素是年轻人抵达高原后随即开始高强度作业。因此，到高海拔后应避免立即进行繁重的体力活动。重体力活动加重动脉低氧血症，这无疑使工人更易患AMS[9-10, 20]。预防AMS的方法之一是到达高海拔后的最初几天将重体力活动减少到最小限度。避免重体力活动可减少AMS的发作[9-11, 19-20]。

本研究结果提示，25岁以下年轻人发生AMS的可能性较40岁以上者高2倍。其他研究也提示年轻人患AMS的风险更高[8, 21]。这可能与年轻人抵达高海拔后多从事重体力工作有关，而且AMS症状更突出。之前研究也显示，AMS在年龄＞50岁的受试者中发生率更低[12, 21]。但我们并未发现中年和老年组有显著差异。造成这一差异的部分原因可能是于本研究中年龄＞50岁受试者的样本量较少有关。另外，由于一些老年人患有某些心血管疾病但无临床症状，这使其成为AMS的易感群体[1]。因此，我们必须特别谨慎对待年长者，因为他们发生AMS的风险更高。

有关性别对AMS易感性的影响研究结果较为混杂且不确定[9, 11]。在喜马拉雅山区进行的一些研究发现，AMS在女性中的发病率较高[14-15]。相反，另一些研究却提示女性对AMS有较好的防护力[21-23]。还有一些研究结果发现无性别差异[8, 12]。本研究中发现，男性的发病率略高于女性，与之前Maggiorini等[13]的研究结果相符。但本研究中女性受试者大多数从事久坐的工作，活动强度低于男性受试者。因此，我们认为性别差异对AMS的影响不大。

肥胖与AMS之间的关联尚不清楚。有研究提示AMS与BMI没有相关性[11, 18, 24]，但这在一定程度上可能与相关研究中超重或肥胖受试者的数量相对较少有关。本研究发现，BMI偏高对AMS发病率有正向影响。肥胖受试者的AMS发病率为97%，是正常体重受试者（38%）的3倍（$P < 0.01$）。另外一些研究也发现BMI较高的个体其AMS发病率明显升高[12, 15, 25]，与本研究结果一致。因此，我们推断肥胖可能是AMS的发病危险因素。

关于肥胖如何使人更易发生AMS尚不清楚。超重或肥胖者可能更常出现肺换气不足、睡眠窒息和氧耗量增加[9, 15, 25]，因此，其在高海拔地区更易发生AMS。重度肥胖者不宜去高原地区。

之前的一些研究发现AMS发病率与种族并无关系[26]，但这可能是研究样本量小且分散造成的。本研究显示，高原世居种族的AMS发病率明显低于平原世居种族。高原世居者对AMS有相对的抵抗力。特别是世居藏族，他们几乎能抵抗所有的高原疾病，说明已对高原产生更强的适应能力[27]。此外，有报道提示，居住在海拔1000m以上的群体对AMS有一定程度的防护力，居住海拔越高，适应力越强，AMS的发病风险越低[9, 12, 18]。相反，终生居住在海拔900m以下的海平面地区或平原地区的种族，发病风险显著升高，最有可能发生AMS[12]。在中国高原地区的大型工程项目或救援行动中，我们应尽可能挑选适应高原人群。

本研究中，在抵达海拔4525m的当天，AMS患者的SaO_2明显低于健康受试者。研究结果提示，$SaO_2 \leqslant 80\%$的受试者发生AMS的风险更高。AMS患者的SaO_2偏低可能是肺换气不足或气体交换异常引起[28]。因此，我们认为在高原地区进行SaO_2的监测，可能有益于发现AMS发病风险较高的受试者。还有一些学者也认为SaO_2可作为区分AMS易感性的一个简单有效的指标[28]。同时，SaO_2水平较低可视为一个独立的AMS发病危险因素。

近年来的研究提示，提高人们对AMS的认识可能会降低其发病率[24, 29]。不过，本研究中尽管90%的工人对高原病相关知识有所了解，但在4000m以上的海拔高度仍有72%的工人发生AMS，说明相关知识本身不足以完全预防AMS。但是，了解AMS相关知识对早期诊断和有效治疗确实有用，因为工人若感觉患病，可以前去就医。所以，加强相关知识教育确实可以防止AMS发展成HACE或HAPE，从而危及生命。我们的结论是，从公共卫生的角度而言，对工作在高原地区的AMS高风险群体进行相关知识教育可以提高安全性，改善健康状况[30]。

综上所述，青藏铁路筑路工人中AMS的发病率较高。我们明确了一些影响AMS发病率及严重程度的危险因素。但研究结果提示，通常是多种危险因素共同作用于高风险群体的结果。海拔急速上升、到达更高海拔及进行剧烈运动，这三者结合确定会增加发病的可能性。来自海平面地区的初进高原者、肥胖者及年轻人，前往高海拔地区时需特别注意。AMS与性别、服用红景天、对疾病相关知识的了解并无关联。如果缺乏对高原病的了解，可能会因延迟就医而错过早期诊断。近年来，从平原地区进入青藏高原旅行的人数大量增加，因此AMS的预防治疗已成为一个大型的公共健康问题，医生需要提供适宜的预防AMS的相关建议。本研究结果对预测高原地区的AMS易感人群可能具有重要意义，不仅供医生参考，也有助于为旅游者、建筑工人、高山救援人员和军人提供重要的建议，还可以适用于缓和危险因素，从而明显减少AMS的发生。

致谢：我们谨对Bengt Kayser博士的热心帮助与宝贵建议致以诚挚的感谢，也感谢可可西里、风火山及当雄医院的医生和护士为本研究付出的巨大努力。

铁道部高原生理研究组；高原医学研究院 西宁 810012 （吴天一）

青藏铁路风火山医院 青海格尔木 816000 （Ding SQ，Jia JH）

青藏铁路可可西里医院 青海格尔木 816000 （Liu JL）

青藏铁路当雄医院 西藏拉萨 851500 （Chai ZC）

青藏铁道建筑公司 青海格尔木 816000 （Dai RC）

本项研究由中国国家自然科学基金项目（项目编号：30393130）和“973”计划项目（项目编号：2006CB708514）资助。

原文期刊：Chinese Medical Journal，2012，125（8）：1393-1400.《中华医学杂志》2012年第125卷第8期第1393-1400页。

参 考 文 献

[1] WU T Y, DING S Q, ZHANG S L, et al. Altitude illness in Qinghai-Tibet railroad passengers [J]. High Alt Med Biol, 2010, 11(3): 189-198.

[2] REN Y S, FU Z M, SHEN W M, et al. Incidence of high altitude illnesses among unacclimatized persons who acutely ascended to Tibet [J]. High Alt Med Biol, 2010, 11(1): 39-42.

[3] WU T Y. Build Qinghai-Tibet railway: an enormous challenge in high altitude medicine [A] // XU K D, LIU D P, JIN G F, et al. Science and Technology at the Frontier in China [M]. Beijing: Higher Education Press, 2007: 51-84.

[4] HACKETT P H, ROACH R C. High-altitude illness [J]. N Engl J Med, 2001, 345(2): 107-114.

[5] ROACH R C, BARTSCH P, HACKETT P H, et al. The Lake Louse acute mountain sickness scoring system [A] //SUTTON J R, HOUSTON C S, COATES G. Hypoxia and molecular biology [M]. Burlington, VT: Queen City Press, 1993: 272-274.

[6] WHO. Obesity: preventing and managing the global epidemic [M]. Geneva: World Health Organization, 1998.

[7] National Blood Pressure Survey Cooperative Group PRC. The study of sampled study of body weight and its relation to blood pressure in China [J]. Chin J Hypert (Chin), 1995, 3(1): 31-35.

[8] HACKETT P H, RENNIE D, LIVINE H D. The incidence, importance, and prophylaxis of acute mountain sickness [J]. Lancet, 1976, 2 (7996): 1149-1154.

[9] BASNYAT B, MURDOCH D R. High-altitude illness [J]. Lancet, 2003, 361(9373): 1967-1974.

[10] BARTSCH P, BAILEY D M, BERGER M M, et al. Acute mountain sickness: controversies and advance [J]. High Alt Med Biol, 2004, 5 (2): 110-124.

[11] HONIGMAN B, THEIS M K, KOZIOL-MCLAIN J, et al. Acute mountain sickness in a general tourist population at moderate altitudes [J]. Ann Intern Med, 1993, 118(8): 587-592.

[12] MAGGIORINI M, BÜHLER B, WALTER M, et al. Prevalence of acute mountain sickness in the Swiss Alps [J]. BMJ, 1990, 301(6756): 853-855.

[13] BASNYAT B, SUBEDI D, SLEGGS J, et al. Disoriented and ataxia pilgrims: an epidemiological study of acute mountain sickness and high altitude cerebral edema at a sacred lake at 4300 m in Nepal Himalayas [J]. Wilderness Environ Med, 2001, 11(2): 89-93.

[14] KAYSER B. Acute mountain sickness in western tourists around the Thorong pass (5400 m) in Nepal [J]. J Wilderness Med, 1991, 2(2): 110-117.

[15] YANG J Y, ZHUO Q Q. A clinical analysis on the therapeutic effects of 306 cases of acute high altitude pulmonary edema [J]. Chin Med Sci J, 1995, 10(3): 173.

[16] WEST J B. Prediction of barometric pressure at high altitude with the use of model atmospheres [J]. J Appl Physiol (1985), 1996, 81(4): 1850-1854.

[17] SCHNEIDER M, BERNASCH D, WEYMANN J, et al. Acute mountain sickness: influence of susceptibility, preexposure, and ascent rate [J]. Med Sci Sports Exerc, 2002, 34(12): 1886-1891.

[18] LUKS A M, MCLINTOSH S E, GRISSOM C K, et al. Wilderness Medical Society consensus guidelines for the prevention and treatment of acute mountain sickness[J]. Wilderness Environ Med, 2010, 21(2): 146-155.

[19] ROACH R C, MAES D, SANDOVAL D, et al. Exercise exacerbates acute mountain sickness at simulated high altitude[J]. J Appl Physiol(1985), 2000, 88(2): 581-585.

[20] ROACH R C, HOUSTON C S, HONIGMAN B, et al. How will do older persons tolerant altitude? [J]. West J Med, 1995, 162(1): 32-36.

[21] HARRIS C W, SHIELDS J L, HANNON J. Acute mountain sickness in females[J]. Aerosp Med, 1966, 37(11): 1163-1167.

[22] JOHNSON T S, ROCK P B. Current concepts. Acute mountain sickness[J]. N Engl J Med, 1988, 319(13): 841-845.

[23] GAILLARD S, DELLASANTA P, LOUTAN L, et al. Awareness, prevalence, medication use, and risk factors of acute mountain sickness in tourists trekking around the Annapurnas in Nepal: a 12-year follow-up[J]. High Alt Med Biol, 2004, 5(4): 410-419.

[24] HIRATA K, MASUYAMA S, SAITO A. Obesity as risk factor for acute mountain sickness[J]. Lancet, 1989, 2(8670): 1040-1041.

[25] DICKINSON J G. Severe acute mountain sickness[J]. Postgrad Med J, 1979, 55(645): 454-460.

[26] WU T Y, LI S P, WARD M P. Tibetans at extreme altitude[J]. Wilderness Environ Med, 2005, 16(1): 47-54.

[27] ROACH R C, GREENE E R, SCHOENE R B, et al. Arterial oxygen saturation for prediction of acute mountain sickness[J]. Aviat Space Environ Med, 1998, 69(12): 1182-1185.

[28] VARDY J, VARDY J, JUDGE K. Can knowledge protect against acute mountain sickness? [J]. J Publc Health(Oxford), 2005, 27(4): 366-370.

[29] HACKETT P H. Acute mountain sickness and high altitude cerebral edema: a review for the practitioner[A]//VISCOR G, MESONES A R, LEAL C. Health and height[M]. Barcelona: Universitat de Barcelona, 2002: 9-22.

第四部分

研究平台建设

中国青海高原医学研究院

中国青海高原医学研究院（下称研究院）的前身为青海省高原心脏病研究院。该院成立于1978年10月，其后扩充了部门及研究内容。研究院现任院长为吴天一教授，他是生理学及医学专家，长期致力于高原医学研究，在1984年重建研究院并将其改名为中国青海高原医学研究院。

中国有许多高山和高原，其中最著名的高原之一是素有“世界屋脊”之称的青藏高原，它是世界上海拔最高、面积最大的高原，平均海拔4000m以上，总面积约250万平方公里，占中国总面积的1/4。青藏高原幅员辽阔，气候多变，地势复杂，当地人将其形象地描述为“10里（5km）不同天”“一日见四季”。高原上有许多野生动物、植物及药用作物。这些基本要素为高原生物医学研究提供了自然条件。

青海省位于青藏高原的东北部，得名于中国最大的咸水湖——青海湖，由藏语“Zwuvonbol”译名而来，意为“绿色的海”。研究院位于历史悠久的高原古城青海省省会西宁市。

青藏高原约有1000万人口，在中国的国防和经济发展中起着特殊作用。每年有成千上万名平原人群前往青藏高原，这可能就是青藏高原地区高原病发病率高的一个因素。

研究院的一项重要任务是为高原居民提供医疗建议，确保高原人群的健康和强健的体魄。研究的目标人群不仅是游客及旅居者，最主要的还是世居和移居高原人群。为此，研究院最初的研究方向是低氧适应，其次主要是高原病的研究。

研究院由基础科学、临床医学及信息与教育3个部门组成。研究人员包括生理学家、生物学家、生物化学家、药理学家、病理学家、流行病学家及临床医生等。基础科学研究室的主要任务是利用流行病学、遗传学、电生理学、形态学、生物化学、药效学及生物学（细胞与分子）等多学科手段，对人类适应高原环境的生理机制进行研究。主要研究方向为高原藏族生理适应性研究。值得注意的是，世居藏族高原适应的完美机制基于组织适应。尽管研究院最初关注的是高原人群，但对高山特有物种（如牦牛和高原鼠兔）的高原遗传适应研究也被纳入研究计划，以此作为研究高原动物进化的渠道。

临床研究室拥有100张床位，制定了详尽的高原病诊断标准，具备预防和治疗高原常见心肺疾病和高原病的能力。由于青藏高原先天性心脏病的发病率高，因此研究院还设立了心脏外科中心。

借助科技的快速发展，研究院建成了先进的现代低压氧舱和高压氧舱。舱内主要含一个30英尺×10英尺的大房间，并与另一间10英尺×9英尺的房间相通。两个舱均可独立组装或拆卸。舱内还有一系列医疗及低氧研究设备，可用于长短期人体研究与动物实验。

研究院还设有野外高山医学研究站，位于海拔3417m的天景山脚下。该站配备了人体及动物实验室。另一个高原研究站则位于黄河的发源地、海拔4280m的玛多县。

1987年，中华医学会高原医学分会成立。此后，先后召开3次全国高原医学研讨会，并出版《中国高原医学杂志》，发表的文章为中文，附有英文摘要。

近年来，研究院接待了许多来自世界各地的著名专家，如John T. Reeves、Michal P. Ward、Jean Paul Richalet、Eugene Gippenreiter、Gou Ueda、Shozo Kusama、Enrique Vargas及Benjamin Levine等。他们同研究院的专家一起讨论及交流高原医学的知识和信息。

总之，青藏高原是世界上研究高原医学的最佳地点，而世居藏族相比其他任何人群可能在高原居住时间更长，构成了世界上最能适应高原环境的独特群体。研究院不断寻找可在这个美丽的

“世界屋脊”上共同开展高原生理及高原医学研究的合作伙伴。

原文期刊：ISSM Newsletter Volume 4 Number 2，May，1994.《国际运动医学协会通讯》1994年5月第4卷第2期。

·临床研究·

珠穆朗玛峰：极高海拔高原医学实验场所

WU Tianyi[1]，LI Shuping[2]，ZHOU Zhaonian[3]

[1]中国青海高原医学研究院
[2]中国北京市中国登山协会
[3]中国科学院上海生理学研究所

【摘要】对高原科学感兴趣的人都熟知Edmund Hillary及Tenzing Norgay的名字，因为这两人在高原生理学及高原医学史上具有里程碑意义，今年5月29日是他们首次登上珠穆朗玛峰50周年纪念日。本文回顾了我国在珠穆朗玛峰（下称“珠峰”）的登山历史。中国是“山的王国”，中国人也最早意识到高原对人类健康的危害，并首次在公元前37—前32年及约公元403年分别描述了急性高原病及高原肺水肿。此外，1708—1716年，对珠峰的首次考察也由中国人完成。然而，中国现代登山运动直至20世纪50年代才起步。中国登山协会成立于1956年，随后，1960—2003年连续成功登顶珠峰，并在那里进行了一系列生理学及医学研究项目。潘多是1975年成功登上珠穆朗玛峰的藏族女登山队员，在她身上曾经做过一项特别引人注目的测量，她静躺在山顶，心电图的标准Ⅰ导联遥测至大本营，心电图未见明显变化。对极高海拔登山者进行了一系列人体氧气传输研究。藏族队员是中国登山队的新生力量，在极高海拔显示出优越的体能，表明藏族能更好地适应高原环境。最后，作者期望此次纪念活动能激励人们去了解这个最令人感兴趣的研究领域——极高海拔人群。

【关键词】珠穆朗玛峰（艾佛勒斯峰）；中国探险；藏族登山队员；极高海拔；医学及生理学研究

2003年是John Hunt爵士带领的英国登山队首次攀登珠峰的50周年纪念。1953年5月29日上午11：30是一个难忘的时刻，Edmund P.Hillary和Tenzing Norgay二人成功登顶，成为首批登上世界最高峰的人[34]。

本篇讲述了中国登山运动和中国珠穆朗玛峰探险期间的医学及生理学研究。

1 中国最早的登山活动

中国在历史上被称为“中央王国”“山的王国”。自古以来，人们就因各种理由而登山，包括守卫边陲、高山御敌、对外贸易、寻矿采矿及朝圣等。而中国人很早就对在高原上艰难的生存有深切的体会。

公元前30年左右，汉朝的《前汉书》中对此有历史记载。

公元前37—前32年，中国一名叫杜钦的大将军报道了一支武装护卫队在通过克里克山口（海拔4827m）和乌鲁拉巴山口进入现阿富汗（海拔4200m）时遭遇的困境[3]。他记述了杳无人迹的沙漠、食品的匮乏，还有必须穿越“大头痛山”和“小头痛山”的行进路线。在头痛山上，“令人身热无色，头痛呕吐，驴畜尽然”（班固[32-92]《前汉书》）[19]。这是人类历史上有记载的对急性高原病（acute mountain sickness，AMS）的最早描述[3, 31, 34]。

约公元403年，一位在阿富汗和克什米尔地区游历的名叫法显（公元399—414年）的佛教徒记录了他的同伴，一位名叫胡林的中国和尚在翻越“小雪山”时口吐白沫而死[2]，这可能是世界上首次提到高原肺水肿，因为临床描述很典型[3，28]。

唐朝（公元618—907年）佛教盛行。公元628年，高僧玄奘率徒西行取经。他们翻越了帕米尔高原上天山山脉的穆苏尔岭（海拔约6000m）[9，24]。玄奘注意到高原病的诸多症状：头痛、食欲减退、恶心、呕吐、眩晕、呼吸窘迫。根据自己在帕米尔高原的体验，玄奘第一个明确提出并使用“瘴疠”一词，意为高山瘴气影响了人的身体[11，24]，现称AMS。

2　珠穆朗玛峰的第一次勘察

在中国，Mt. Everest被称为“珠穆朗玛峰”。“珠穆朗玛”源于藏语。据佛经记载，Qomo（“珠穆”）是一位女神，名叫“Lang-Sangma”（朗-桑玛），故简称“Qomolungma”（珠穆朗玛）[10]。

在1708—1706年绘制中国地图时，中国勘察者和西藏僧侣一起对珠峰进行了第一次勘察。根据此次勘察，在北京的耶稣教徒绘制了一张地图。这幅地图在1917—1918年使用铜版印刷术出版。康熙皇帝在位期间将其命名为“大清皇舆图”[11，29]。

在这幅地图上，现珠峰的位置被标注为Jumu Langma Alin（“Alin”满语意为“高山”）[10]。该图为欧洲人最早绘制亚洲地图打下了基础，欧洲版的中国地图（d’ Anville’s Nouveau）于20年（即1733年）后出版[29]。

3　1955—1959年筹备珠峰探险

虽然中国很早就体验了高原对人类生活的影响并观察到高原病，但中国现代登山运动直至20世纪50年代才开始起步。1955年6月，中华总工会在北京组织了一批年轻的登山队员，次年3月，中国登山队成立，中国登山协会于1958年在北京成立[4，11]。

中国登山队一开始是与苏联登山队合作，联合攀登了高加索地区和帕米尔高原的部分高山。但因两国关系恶化，合作被迫中止，苏方单方面撕毁两国联合攀登珠峰的计划。于是，中国人决心依靠自己的力量来攀登世界最高峰[11]。

1953年5月29日，Hillary和丹增成功登顶珠峰，这在当时无疑是振奋人心的消息，极大地鼓舞了中国登山健儿。为筹备1960年登顶珠峰，中国登山协会在1955年、1956年、1957年及1959年接连进行探险训练，先后登上团结峰峰顶（海拔6775m，帕米尔高原，1955年）、公格尔九别峰（7595m，新疆，1956年）、贡嘎山峰（7590m，四川，1957年）、慕士塔格峰（7546m，新疆，1959）及其他山峰[11]。

4　1960年中国探险

早在1960年中国即成立了第一支珠峰登山队，队长史占春和副队长徐竞都是非常优秀的登山家。3月19日，登山队向着珠峰进发。这是一支214人的庞大队伍，有男女队员，但大多数人都是前来训练或作为后援。

大本营选址在世界上海拔最高的喇嘛庙——珠峰脚下海拔5154m处的绒布寺[4，9]。中国登山队选择从北坡攀登，为此制订了名为“四次适应性训练”的攀登计划，并严格地执行如下[4]。

第一步，在3月25～27日，登山队员向上攀登，穿过东绒布冰川，分别搭建了1号营地（海拔5400m）、2号营地（海拔5900m）和3号营地（海拔6400m）。

第二步，在4月11～13日，队员从3号营地继续攀登，穿过北坳，到达4号营地（7300m）。

第三步，在4月29日至5月1日，队员离开北坳（6950m），继续攀登至5号营地（7600m）。

第四步，在5月2～3日，26名队员攀登“第二台阶”，搭建了冲顶营地（8550m）。

第2天，4名队员向顶峰进发。1960年5月25日上午4：20（北京时间），3名队员成功登顶。他们是王富洲（汉族，25岁）、贡布（藏族，27岁）和屈银华（汉族，25岁）。这3名登顶者返回后被拥戴为民族英雄。

遗憾的是，由于当时天还没亮，又无灯具照明，未能在峰顶拍照留念[11]，这就是没有登顶照片的原因。虽然当时有人对登顶成功持怀疑态度，但现在多数权威已认可中国关于登顶成功的说法[34]。1960年登山运动中，也有一些医生参与（吴永生、翁庆章、张树栋等）。他们对高山医学及生理学进行了初步研究，包括高原对人体体温、血压、心电图、脑电图、通气等的影响；对AMS和冻伤进行了观测，探讨了低氧耐力、登山运动员的筛选及补充氧气的应用技术等问题。上述数据在1964年以专著形式发表[1]。

5 1975年中国探险

在"文化大革命"期间出发的这支探险队，总共有410人，可能是史上最庞大的队伍。成员包括登山队员、后勤人员、科研人员和勘察人员，队长是史占春，副队长是37岁藏族女性潘多。

该队选择了和1960年一样的"四次适应性训练"的攀登计划，经北坳东北山脊上山，但冲顶营地建在海拔8680m处，比1960年的8550m略高。他们于1975年3月8日离开拉萨，3月19日抵达绒布寺大本营，经过80天艰苦卓绝的训练后，登山队员于5月26日从冲顶营地开始向顶峰攀登。在攀登过程中，他们最小限度地使用了氧气，仅仅在休息的时候使用而行进过程中则完全不用。

此次活动获得了巨大成功，9名队员于5月27日下午2点30分登顶，他们是潘多、索南罗布、洛则、侯生福、桑珠、大平措、贡嘎巴桑、次仁多吉和阿布钦。除侯生福为汉族外，其余队员都是藏族。此外，还有6名藏族女队员突破了8000m的高度，其中3位到达8600m，另外3位到达8200m，几乎和优秀的男队员不相上下。

需要特别指出的是，这支登山队伍在峰顶放置了一个三脚测量仪，从而从北坡测得珠穆朗玛的准确高度为8848.13m[23-24]。但从生理学角度来说，这次探险最具有意义的是藏族登山队员能完成异常艰巨的体力工作——为了在岩石上凿出洞来安装这个长达3m的金属三脚架以便测量高度，在海拔8848m处未吸氧状态下作业超过1小时（90分钟），而峰顶的大气压只有251托[35]，肺泡氧分压35托[32]，这样的压力是真正的生命极限，这说明藏族队员有着惊人的低氧耐力和顽强意志。前无古人，这是生理学上的一个里程碑。

另一个里程碑事件是副队长潘多躺于三脚架下，通过遥控心电图仪，将其心电图传回大本营。令人吃惊的是，她的心电图一切正常[22]，而这份心电图无可争议地成为人类在珠峰顶上的第一份医学测试资料[34]。

这支队伍中包含了一支庞大的生理学和医学考察队，队长是上海生理研究所的生理学家胡旭初教授。该所已分别在1965年及1975年组织了两次珠峰科学探险[8]。在1957的这次考察中，通过放置在大本营的无线电心电图测试仪，测量了15名登山队员攀登至海拔8000m时的静息心电图[22]，同时研究了登山队员的心脏功能与高原表现之间的关系[18]，并在海平面的低压舱中进行了无创性心肺功能测试来挑选登山队员[7]。这些高原生理学及医学的主要研究成果已分别于1974年和1980年发表（西藏科学探险，中国科学院，1974；青藏高原科学探险，中国科学院，1980）[15，25-26]。

6 1988年中日尼联合探险

1988年，中日尼三国联合攀登珠穆朗玛峰是举世瞩目的大事。3个国家的队员由5个民族组成：中国汉族人、日本人、尼泊尔人、中国藏族人和夏尔巴人。当时的一个壮举是，登山队员们同时开始攀登，在峰顶交叉，从南坡上则北坡下，而从北坡上则南坡下[12]。

登山队总人数是254人，117名从尼泊尔（南坡）出发，而另外137名从西藏（北坡）上攀。联合探险的队长是史占春。

5月5日下午12:44至16:40，4名汉族人、5名日本人及3名尼泊尔人从两侧登上峰顶，并在峰顶向全世界电视直播实况[39]。

8名中国和日本医学工作者参加了此次联合登山队，观察到数个呼吸道和/或消化道损伤的病例。

在极高海拔5151～8200m，有5名从北坡出发的日本登山队员发生消化道出血，表现为腹痛、黑便及急性贫血。虽然H_2受体拮抗剂对高山胃肠出血有效，但其中一名患者病情非常严重，在3号营地（6500m）数次黑便，血细胞比容降至20%。他被迅速撤至大本营，然后立刻送返日本。让人难以置信的是，他回到日本后马上进行胃镜检查，但并未发现胃、十二指肠有任何异常[21]。消化道出血在高原并不罕见，一些患者因出血而死，理应受到更多的重视[37]。

南坡队的一名日本医生Mizukoshi 3月20日在大本营（海拔5350m）猝死。尸检显示其死因并非严重的高原病，而是蛛网膜下腔出血[21]，可能与低氧应激有关。

其他研究包括心脏功能、大脑功能、心房钠尿肽[21]、AMS的危险因素肥胖[5]、乙酰唑胺的不良反应[16]、登山队员肾上腺皮质的功能[13]、对高原出血综合征的观察（包括消化道出血、尿道出血和视网膜出血）[14]。

7 藏族在极高海拔

1960—2003年，中国80名登山队员连续13次成功登上珠穆朗玛峰，其中46名为藏族队员。在登山运动中，通过调查显示，藏族队员不仅能更适应高原环境，而且在极高海拔显现出生理功能上的优势。

在中国的登山活动中，藏族队员常常身负重物，不用氧气也能和其他使用氧气的队员一样攀登，并无过度疲劳的表现。

1975年，藏族队员在珠穆朗玛峰安装三脚架时显示出他们的生理优势。1988年，藏族队员次仁多吉在海拔8848m无氧停留99分钟，藏族女队员对极高海拔、严寒和应激的耐受能力与男队员相比并不逊色。尤其是桂桑，她是世界上唯一两次（1990年，1999年）登顶珠峰的女性。

藏族队员能够很好地维持自己的体重，并保持良好的食欲。有趣的是，登山期间藏族队员并不青睐现代登山营养食品，他们还是更喜欢传统的糌粑（烘炒的青稞）和酥油茶。在高山帐篷里，他们睡眠良好，很少出现睡眠障碍[20]。

一般人在海拔5800m以上的地方只能短暂停留。在这一高度以上智力和体力均会进行性变弱，这种现象被称为“高原衰退症”[27]。但藏族即便是在更高海拔地区生活相当长的时间通常也不会出现高山衰退。藏族较少罹患AMS，极少意外死亡，这一点值得关注。

在极高海拔，一系列生理学研究证据强有力地说明，藏族登山队员比汉族登山队员的最大摄氧量更高、心输出量更大，体力负荷更强[36]，急性低氧通气反应和急性高碳酸血症通气反应增加[22]。藏族队员没出现高原红细胞增多症，但血氧饱和度更高[6]。藏族队员不仅更能适应低氧，而且极为耐寒。例如，藏族队员能在海拔4900m的雪地里赤脚行走而不会冻伤，这可能与代谢率略微增高和四肢表皮温度高相关[29]。所以上述这些生理特征说明汉族在高原生活需习服，而藏族生来适应高原，这大概是经过无数代自然选择的结果[17]。

因此，从1975年开始，中国登山队队员多为藏族。作为中国登山队的分支，西藏登山队于1979年成立。藏族队员们在中国的高原探险中战功卓著。

最后，为纪念珠峰登顶50周年，中国在2003年5月底举行了一系列的庆祝活动，其中两项尤为引人瞩目：一是2003年中国业余登山者珠峰探险，二是中韩友好珠峰探险。这是极具挑战性的登山活动，共18名队员，包括8名中国藏族人、4名中国汉族人、3名韩国队员及3名夏尔巴人，他们于2003年5月21～22日胜利登顶，且无人罹患严重的AMS。无限风光在险峰！

8 致谢

本研究获青海科学技术委员会资助（ACD-FD200105），同时获得中国国家自然科学基金的部分资助（LS39730190）。

原文期刊：US Chinese Health and Hygiene Journal Vol. 6 No 12 Dec. 2003.《美国中国健康与卫生杂志》2003年12月第6卷第12期。

参考文献

[1] Chinese Mountaineering Party, Jilin Medical University. A monographs of mountain medicine [M]. Chang-Chun: Univ. Jilin. Med. Press, 1964.

[2] FA-HSIEN. The travels of Fa-Hsien (399～414 AD) [M]. Cambridge, Mass: Cambridge University Press, 1923.

[3] GILBERT D L. The first documented report of mountain sickness: the China Headache Moun-

tain story [J]. Respir Physiol, 1983, 52 (3): 315-326.
[4] GUO C R. Plant a red flag on the summit of Qomolungma (Everest) [M]. Beijing: People's Sports Publishing House Press, 1960.
[5] HIRATA K, MASUYAMA S, SAITO A. Obesity as risk factor for acute mountain sickness [J]. Lancet, 1989, 2 (8670): 1040-1041.
[6] HUANG S Y, NING X H, ZHOU N, et al. Ventilatory function in adaptation to high altitude: Studies in Tibet [A] //WEST J B, LAHIRI S. High altitude and man [M]. Bethesda, MD: Amer Physiol Soci Press, 1984: 173-177.
[7] HUST, NING X H, ZHOU Z N, et al. Studies on the methods of physiological evaluation of ability to acclimatize to stimulated high altitude in mountaineer candidates Ⅰ-Ⅸ [A] // Scientific Reports of the Chinese Scientific and Mountoineer Expeditions. Ⅱ [R]. Bejing: Science Press, 1980: 175-254.
[8] HU S T. Hypoxia research in China: anoverview [A] //SUTTON J R, HOUSTON C S, JONES N L. Hypoxia, exercise and altitude [M]. New Youk: Alan R Liss, Inc. , 1983: 157-171.
[9] HUO Z, ZHUANG Y. A handbook of Tibetan explorations [M]. Lhasa: Tibetan Publishing House Press, 2001: 89-96.
[10] JIANG D. Mt. Qomolungma [M]. Beijing: Commercial Affairs Books, 1974: 1-3.
[11] KE G G. Mountaineering: the past and the present [M]. Beijing: People's Sports Publishing House Press, 1976: 61-88.
[12] LI H P. The China-Japan-Nepal Friendship Expedition first ascent and cross traverse of the summit of Mt. Qomolungma [N]. The People's Daily, 1988-05-06.
[13] LI S P, CHENG B Y. Changes in adrenocortical function during climbing and their effects on altitude acclimatization and high altitude sickness [A] //Beijing Asia Games Scientific Congress [C]. beijing, 1990: 342-346.
[14] LI S P. High-altitude hemorrhage syndrome [J]. Wilderness Environ Med, 1993, 4: 115-117.
[15] LU D S. Proceedings of Symposium on Qinghai-Xizang (Tibet) Plateau, Vol 1 and 2 [M]. Beijing: Beijing Science Press/Gordon and Breach, 1981.
[16] MASUYAMA S, HIRATA K, SAITO A. "Ondine's Cures", side effect of Acetazolamide? [J]. Am J Med, 1989, 86 (5): 637.
[17] MOORE L G. Human genetic adaptation to high altitude [J]. High Alt Med Biol, 2001, 2 (2): 257-279.
[18] NING H H, HUANG P K, DUNG Z S. Relationship between cardiac pump competence and high altitude performance in climbing Qomolungma [A] //Scientific Reports of the Chinese Scientific and Mountaineering Expeditions. Ⅱ [R] Beijing: Beijing Science Press, 1980: 68-83.
[19] PAN K U. Ch'ien Han Shu (Yen-Shih-Ku, annotator, 581-645 [M]. Reprinted Shanghai, Chung-Hua Press, 1927: Chapter 96a: 10a-10b.
[20] PLYWACZEWSKI R, WU T Y, WANG X Q, et al. Sleep structure and periodic breathing in Tibetans and Han at simulated altitude of 5000 m [J]. Respir Physiol Neurobiol, 2003, 136 (2-3): 187-197.
[21] SAITO A. The medical report of the China-Japan-Nepal Friendship Expedition to Mt. Qomolungma/Sagarmatha (Everest) [J]. Japan J Mount Med, 1989, 9: 83-87.
[22] SHI Z Y, NING X H, HUANG P G, et al. Comparison of physiological responses to hypoxia at high altitude between highlanders and lowlanders [J]. Sci Sin, 1979, 22 (12): 1455-1469.
[23] SHI Z Y, NING X H, ZHU S C, et al. Electrocardiogram made on ascending the Mount Qomolungma from 50M. a. s. l. [J]. Sci Sin, 1980, 23 (10): 1316-1325.

[24] SHUNAN L B, LU Z E, HOU S F, et al. Another Ascent of the Summit of Mount Qomolungma (A Colour Atlas) [M]. Beijing: Foreign Language Press, 1975.

[25] TANG S. The Great Tang: a history of the Western Region [M]. Quoted from Tibetan Research, 1985: 1-6.

[26] The Qinghai-Tibetan Scientific Expedition of the Chinese Academy of Sciences and the Chinese Mountaineering Party. Report on the scientific expedition to Mt. Qomolungma, 1975-high altitude physiology [M]. Beijing: Science Press, 1980.

[27] Tibetan Scientific Expedition of the Chinese Academy of Sciences. Report on the Scientific Expedition to Mt. Qomolungma, 1966～1968-high altitude biology and physiology [M]. Beijing: Science Press, 1974.

[28] WARD M. Mountain medicine [M]. London: Crosby Lockwood Staples, 1975: 236-245.

[29] WARD P M. Tibet: human and medical geography [J]. J Wilderness Med, 1990, 1 (1): 36-46.

[30] WARD M. The first ascent of Mount Everest [J]. Brit Med J, 1993, 306 (6890): 1455-1458.

[31] WARD M P, MILLEDGE J S, WEST J B. High altitude medicine and physiology [M]. 3rd ed. London: Arold, 2000.

[32] WEST J B. High altitude physiology [M]. Stroudsburg. PA: Hutchinson Ross, 1981: 3-7.

[33] WEST J B, HACKETT P H, MRET K H, et al. Pulmonary gas exchange on the summit of Mount Everest [J]. J Appl Physiol Respir Environ Exerc physiol, 1983, 55 (3): 678-687.

[34] WEST J B. High life: a history of high altitude physiology and medicine [M]. New York: Oxford University Press, 1998.

[35] WEST J B. Barometric pressure on Mt. Everest: new data and physiological significance [J]. J Appl Physiol (1985), 1999, 86 (3): 1062-1066.

[36] WU T Y, LI W S, ZHANG L Z. Changes in cardiac function at rest and during exercise in mountaineers at extreme altitude [J]. Natl Med J China, 1990, 70 (2): 72-76.

[37] WU T Y. Take note of altitude gastrointestinal bleeding [J]. ISMM Newsletter, 2000, 10 (2): 9-10.

[38] XIU Q Y, SONG Q I. A new work on Tibetan history [M]. Beijing: Chinese Publishing House, 1975.

[39] ZHANG S. An introduction of the China-Japan-Nepal Friendship Expedition to Mt. Qomolungma [J]. The People's Daily, 1988-02-02.

缩略语表

英文缩略语	英文全称	中文全称
AMS	acute mountain sickness	急性高原病
CMS	chronic mountain sickness	慢性高原病
HACE	high altitude cerebral edema	高原脑水肿
SaO_2	oxygen saturation	血氧饱和度
TG	triglyceride	甘油三酯
Hb	hemoglobin	血红蛋白
HVR	hypoxia ventilation reaction	低氧通气反应
HCT	hematocrit	血细胞比容
$PaCO_2$	partial pressure of carbon dioxide in artery	动脉血二氧化碳分压
PaO_2	oxygen partial pressure in arterial blood	动脉血氧分压
MCV	mean corpuscular volume	平均红细胞容积
EPO	erythropoietin	促红细胞生成素
ANP	atrial natriuretic peptide	心房钠尿肽
HAPE	high altitude pulmonary edema	高原肺水肿
HAHD	high altitude heart disease	高原性心脏病
HIF	hypoxia-inducible factor	低氧诱导因子
CAD	coronary artery heart disease	冠状动脉粥样硬化性心脏病
$P_{A-a}O_2$	alveolar-arterial PO_2 difference	肺泡-动脉氧分压差
ROC	receiver operating characteristic	受试者工作特征
FiO_2	fraction of inspired oxygen in nitrogen	吸入氧浓度
ARDS	acute respiratory distress syndrome	急性呼吸窘迫综合征
MODS	multiple organ dysfunction syndrome	多器官功能障碍综合征
PH	pulmonary hypertension	肺动脉高压
mPAP	mean pulmonary artery pressure	平均肺动脉压
PAP	pulmonary artery pressure	肺动脉压
HPV	hypoxic pulmonary vasoconstriction	缺氧性肺血管收缩
HPH	hypoxic pulmonary hypertension	低氧性肺动脉高压
HAPH	High altitude pulmonary hypertension	高原肺动脉高压
SPAP	systolic pulmonary arterial pressure	肺动脉收缩压

续 表

英文缩略语	英文全称	中文全称
PVR	pulmonary vascular resistance	肺血管阻力
NO	nitric oxide	一氧化氮
HAPC	high altitude polycythemia	高原红细胞增多症
2,3-DPG	2,3-diphosphoglycerate	2,3-二磷酸甘油酸
TIA	transient ischemic attack	短暂性脑缺血发作
LLSS	Lake Louise Scoring System	路易斯湖评分系统
CIH	chronic intermittenthypoxia	慢性间歇性缺氧
SIMS	subacute infantile mountain sickness	婴儿亚急性高原病
COPD	chronic obstructive pulmonary disease	慢性阻塞性肺疾病
ARDS	acute respiratory distress syndrome	急性呼吸窘迫综合征
CO	cardiac output	心输出量
CI	cardiac index	心排血指数
BAL	bronchoalveolar lavage	支气管肺泡灌洗
PSG	polysomnography	多导睡眠监测
REM	rapid eye movement	快速眼球运动
NREM	non-rapid eye movement	非快速眼球运动
PEF	peak expiratory flow	呼气峰值流量
FVC	forced vital capacity	用力肺活量
FEV_1	forced expiratory volume in one second	第一秒用力呼气容积
PB	periodic breathing	周期性呼吸
TST	total sleep time	总睡眠时间
TSP	total sleep period	总睡眠期
MVV	maximal voluntary ventilation	最大通气量
GIB	gastrointestinal bleeding	消化道出血